# 重症创伤生命支持

## Life Support for Severe Trauma

主　编　　吴京兰
　　　　　[美]德米曲斯·德米曲埃狄斯
　　　　　都定元

副主编　　张海钢　索质君

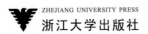

ZHEJIANG UNIVERSITY PRESS
浙江大学出版社

**图书在版编目（CIP）数据**

重症创伤生命支持 / 吴京兰,(美)德米曲斯·德米曲埃狄斯,都定元主编. — 杭州:浙江大学出版社,2021.10(2023.8重印)

ISBN 978-7-308-21617-3

Ⅰ.①重… Ⅱ.①吴… ②德… ③都… Ⅲ.①创伤—急救 Ⅳ.①R641.059.7

中国版本图书馆CIP数据核字(2021)第169020号

**重症创伤生命支持**

吴京兰 ［美]德米曲斯·德米曲埃狄斯 都定元 主编

张海钢 索质君 副主编

| | |
|---|---|
| 责任编辑 | 殷晓彤 |
| 责任校对 | 金佩雯 |
| 封面设计 | 续设计—黄晓意 |
| 出版发行 | 浙江大学出版社 |
| | （杭州市天目山路148号 邮政编码310007） |
| | （网址:http://www.zjupress.com） |
| 排　版 | 杭州兴邦电子印务有限公司 |
| 印　刷 | 浙江省邮电印刷股份有限公司 |
| 开　本 | 787mm×1092mm　1/16 |
| 印　张 | 33.5 |
| 字　数 | 660千 |
| 版 印 次 | 2021年10月第1版　2023年8月第2次印刷 |
| 书　号 | ISBN 978-7-308-21617-3 |
| 定　价 | 368.00元 |

# 《重症创伤生命支持》
# 编委会

主　　编：吴京兰

　　　　　德米曲斯·德米曲埃狄斯（Demetrios Demetriades）

　　　　　都定元

副 主 编：张海钢　索质君

技术指导：

**肯基·伊那巴（Kenji Inaba）**

美国南加州大学洛杉矶医学中心

The Medical Center of University of South California（LAC＋USC）

**伊丽莎白·本杰明（Elizabeth Benjamin）**

美国南加州大学洛杉矶医学中心

The Medical Center of University of South California（LAC＋USC）

**莉蒂·兰姆（Lydie Lam）**

美国南加州大学洛杉矶医学中心

The Medical Center of University of South California（LAC＋USC）

**朱光杰（Jay Guang Zhu）**

美国南加州大学洛杉矶医学中心

The Medical Center of University of South California（LAC＋USC）

**参编人员：**（按姓氏音序排列）

蔡　杰　华中科技大学协和深圳医院

程新生　华中科技大学协和深圳医院

邓　哲　深圳市第二人民医院

丁威威　东部战区总医院

符　勇　南华大学附属第二医院

郭梅梅　华中科技大学协和深圳医院

胡锋兰　华中科技大学协和深圳医院

胡　平　重庆市急救医疗中心（重庆大学附属中心医院）

黄光斌　重庆市急救医疗中心（重庆大学附属中心医院）

柯　路　东部战区总医院

黎锐发　华中科技大学协和深圳医院

李维勤　东部战区总医院

林进团　华中科技大学协和深圳医院

刘双庆　解放军总医院第四医学中心

刘岩松　华中科技大学协和深圳医院

罗　勇　南华大学附属第二医院

莫蓓蓉　华中科技大学协和深圳医院

彭志勇　武汉大学中南医院

沈　俊　武汉大学中南医院

王天兵　北京大学人民医院

肖水明　华中科技大学协和深圳医院

徐红波　华中科技大学协和深圳医院

杨　翊　南方医科大学第三附属医院

张　为　解放军总医院第四医学中心

张卫星　北京大学深圳医院

赵晓东　解放军总医院第四医学中心

# 主编简介(一)

吴京兰,江西广丰人,主任医师,华中科技大学协和深圳医院急危重症医学部主任。

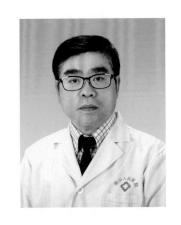

1986年,毕业于江西医学院;1989年,就读于上海第二医科大学瑞金医院,并于1992年获得硕士学位;2008年,赴德国慕尼黑大学附属Truanstain医院访问学习。2014年,在美国Barlow呼吸专科医院陈颢老师的帮助下,在国内率先组建"呼吸机困难撤机中心",为百余例长期使用呼吸机而难以撤机的患者成功撤机。同年,与美国南加州大学洛杉矶医学中心创伤中心合作。2015年,率领团队开始分批赴美学习,培养了一批经过规范培训的创伤救治人员,创立了"以创伤团队为主导的创伤救治模式",结合国内实际情况重建创伤救治流程,并规范化常态化开展创伤救治质量改进工作,将严重创伤急诊急救时间缩短至1小时以内,创伤患者死亡率大幅下降。2017年,建立城市区域创伤中心"南山模式",并在国内推广,取得良好效果,连续两年被国家卫健委医政司评为"进一步改善医疗服务行动计划"典型案例,并获得2019年国家卫健委医政司颁发的急诊急救项目卓越奖、2020年亚洲医院管理卓越奖。先后获得美国外科学会授权,将《高级创伤外科显露技术培训ASSET》和《创伤基础血管内技术BEST》培训课程引进国内。2019年,组建广东省临床医学学会重症创伤专业委员会,并担任主任委员,同时担任中国创伤救治联盟和中国医疗保健国际交流医促会创伤分会常委。先后获得国家卫健委医政司授予的个人表彰和深圳市卫生健康委员会颁发的"十大杰出贡献者"等荣誉。

# 主编简介(二)

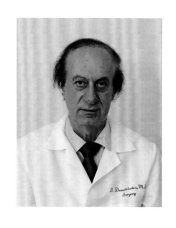

德米曲斯·德米曲埃狄斯(Demetrios Demetriades)教授,外科学博士,美国南加州大学洛杉矶医学中心创伤中心主任,前美国外科学会创伤教育委员会副主席,前美国创伤外科学会副主席。从事创伤外科工作近五十年,具有非常丰富的临床经验,热衷于创伤救治规范化培训工作,培训全世界数以千计的创伤专业医师。创建美国海军创伤医师培训基地,创建新鲜组织创伤培训实验室,培训创伤医师和其他外科医师近万名。独立撰写创伤相关学术专著16部,参与撰写学术专著130章,有关专著翻译成意大利文、阿拉伯文、中文和日文,撰写学术论文700余篇,在其领导下,南加州大学创伤与急危重症医学中心成为全美最负盛名的学术型创伤中心之一,发表的同行评议居全美之首,许多毕业生成为美国、加拿大以及欧洲、南美和亚洲地区诸多创伤中心的负责人,创伤中心的成就被多个国家的媒体报道。

历年来,先后担任《创伤杂志》《美国外科医师杂志》《英国外科杂志》《柳叶刀》《新英格兰杂志》《世界外科杂志》《美国外科杂志》《损伤》《外科年鉴》的编委以及世界多个国家的学术顾问和杂志编委。

2011年和2013年,分别被美国外科学院和美国心脏病学会授予终身成就奖;荣获美国食品药品监督管理局(Food and Drug Administration,FDA)授予的杰出服务奖,美国最好的外科医师等30余项荣誉。2015年,被聘为深圳市高端外国专家。2018年,荣获美国外科学会颁发的"外科医生教育大师成就奖",并被聘为中国国际创伤救治联盟副主席。

2015年,与华中科技大学协和深圳医院签订长期合作协议,打造"创伤与急危重症医学中心",推动中国创伤中心建设,取得显著成果。

# 主编简介（三）

都定元，主任医师，教授，专业技术二级，重庆市急救医疗中心、重庆大学附属中心医院副院长，重庆市重点学科(创伤外科)学术技术带头人，重庆市市级创伤中心(重庆大学创伤医学中心)主任。2003—2004年，作为高级访问学者前往美国密苏里大学大学医院(University of Missouri-Columbia University Hospital)胸心外科与创伤急救中心学习。担任中华医学会创伤学分会常委，中国医师协会创伤外科医师分会副会长，中国创伤救治联盟副主席，国际创伤救治联盟常委，中国研究型医院学会卫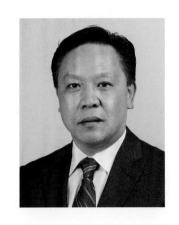生应急学专委会副主委，重庆市医师协会创伤医师分会会长，国家创伤医学中心、国家创伤区域医疗中心设置标准专家组成员，国家创伤医学中心专家委员会委员，国家创伤医疗质量控制专业委员会委员，《创伤外科杂志》《中华创伤杂志》副主编，《中华创伤学杂志》《中华危重症医学杂志(电子版)》《中华卫生应急电子杂志》编委，《中华医学杂志》通讯编委。积极率队参加国内外重大灾难医学救援，2015年赴尼泊尔抗震救灾医学救援，任中国政府医疗队副队长兼医疗救治专家组组长。

致力于推进以创伤外科为核心的医院创伤中心建设，积极探索和创造性应用创伤急救新技术方法，治愈大量疑难危重创伤患者，并积极开展创伤与重症急救技术研究，开展了25项国家级、省级、厅级研究课题；牵头制定胸部创伤救治规范5部，发表中英文论文235篇，编写学术专著19部；获国家科技进步奖二等奖1项、重庆市自然科学奖一等奖1项、重庆市科技进步奖二等奖和三等奖各1项，重庆市卫计委三等功1次；荣获王正国创伤医学突出贡献奖，中国医师协会"白求恩式好医生"称号。

# 致　谢

衷心感谢 Demetrios Demetriades 教授多年来的无私奉献和谆谆教导，感谢他对我们创伤中心建设的鼎力相助和辛勤付出，感谢他的博学多识和宽厚仁爱。我们从他身上学到的不只是医学知识，更是敬业、爱业的精神。

# 前言一

作为从事心血管内科工作二十余年,拥有丰富心脏介入经验和心血管危急重症救治经验的临床医师,我在2008年临危受命,担负起了重症医学科主任一职,此时的我倍感压力。于我而言,重症医学科是一个全新的学科、全新的领域,几乎涉及内、外、妇、儿等各个学科的所有内容,因此只具备心血管专科知识远远不够,我需要从头学起,掌握多学科的临床知识和技能。

最让我感到棘手的是创伤病人的救治。一位多发伤病人从发生现场到急诊科,从急诊科到手术室,从手术室到重症医学科,需要很多医师、很多学科的相互协作和共同努力,通常会采取立即止血、输血、会诊、完善检查、积极复苏抢救等措施,但往往事倍功半,有时面对病情的恶化常常感到束手无策,十分沮丧,因为这与心脏病抢救时可以短时间内看到疗效有着巨大反差。深深感到需要想办法改变救治模式、疏通抢救流程、提高抢救水平,让抢救步骤更紧凑,配合更协调,方法更多样,技术更高超,进而降低创伤病人的死亡率。

2013年9月,在莫蓓蓉副院长的引荐和帮助下,我认识了美国南加州大学洛杉矶医学中心的朱光杰(Jay Guang Zhu)教授。朱教授学识渊博,性格开朗,为人热情,热衷于创伤中心的工作。在朱教授的帮助下,我很快与Demetrios Demetriades教授取得了联系,经过一年多的交流、互访和商谈,于2015年初正式启动"中美创伤与急危重症医学中心"建设项目,我们有幸组织创伤团队全员赴美接受规范化培训。

南加州大学洛杉矶医学中心拥有美国一级创伤中心和美国海军创伤培训基地,是全美享誉盛名的创伤中心。初到洛杉矶医学中心,我们就感觉到了医院给予我们的高度重视和全方位照顾。为我们安排了独立的办公室、值班房,甚至停车位,安排了专职的指导老师,让我们全程参与各类交班、临床查房和教学查房、参与手术观摩、亲临抢救现场。我们经历了严格规范的高级创伤生命支持(advance trauma life support,ATLS)培训、高级创伤外科显露技术课程(advance surgical skills for exposure in trauma course,ASSET)培训,以及各种模拟培训和新鲜尸体的实景培训。每3～6个月换一批医护人员赴美学习,至今已有40余位医护人员接受了国际最高水平的创伤专业培训。经过两年的实践与探索,我们组建了一支理念统一、步调一致的创伤团队,建立了"以创伤团队为主导的多学科联合救治"模式,重建了规范的"院前—急诊—外科—重症"一体化救治流程,引进了20余项创伤急救技术,常态化开展了以降低"死亡率和并发症"为目标的质量改进工作,并将信息化系统与现代急诊急救理念相结合,注重严重创伤一体化救治管理,提倡"救护车未到,信息先到;病人未到,医师先到"的理念,使严重多发伤的平均救治时间从126分钟缩短到56分钟,死亡率从41.2%降低到11.3%。理论与实践相结合形成了城市创伤中心建设的"南山模式",其精髓在于理念统一的创伤团队、规范合理的救治流程、专业规范的救治技术,标准的应急启动与响应机制以及持续不断的质量改进工作。

"中美创伤与急危重症医学中心"建设项目得以顺利进行,要感谢骆旭东院长的远见卓识和亲力亲为,感谢美国南加州大学凯克医学院首席执行官Thomas Jackiewicz教授与洛杉矶医学中心Dan Castillo院长的肯定、帮助和大力支持,当然也要感谢Demetrios Demetriades教授、朱光杰教授和邓启文院长的鼎力相助!"中美创伤与急危重症医学中心"建设项目使我院创伤中心建设得到长足发展。

为了推动"南山模式"的广泛应用,协助各级医院创伤中心建设和快速发展,我们根据美国南加州大学洛杉矶医学中心创伤中心的"红本书""蓝本书"以及Demetrios Demetriades教授丰富的教学经验,于2018年初推出"创伤团队整体培训计划(The Advance Training for All Teams, ATAT)",经过两年的实践,取得良好效果。

五年的创伤专业学习与实践以及两年的ATAT培训过程,让我深深地感到,创伤中心建设的实质是医院整体实力的建设,不仅是骨科,更有赖于所有外科团队的整体实力,特别是院前抢救、急诊科和重症医学科综合实力的提高,也离不开影像科、输血科、检验科等多学科的应急响应和通力协作。因此,与创伤救治相关的所有人员都应该接受统一规范的理论培训和专业标准的实战演习,以改变救治理念、遵循规范的救治流程,树立完善的质量改进观念,坚持常态化质量改进工作,使不同学科之间、不同人员之间的工作质量差异逐步减小,并趋于标准化、规范化、同质化,最终形成一个完整的救治体系,完成每一次重症创伤的救治工作,最大限度地降低患者死亡率。

基于此,我想有必要编写一本既符合中国创伤中心建设要求,又有利于实际应用的学术专著。让广大医护人员不再是仅仅从各自专业的角度去救治创伤患者,而是站在创伤专业的角度审视重症创伤的应急救治,站在重症医学的角度对待严重创伤的整体救治。很荣幸,这一想法得到Demetrios Demetriades教授的积极响应和大力支持,并有幸与这位创伤界的泰斗级人物共同担任主编。同时,得到国内十余位经过ATLS

培训的知名专家的帮助,共同参与编写,特别感谢王天兵教授、都定元教授、赵晓东教授和李维勤教授的支持与指导。

本书浓缩了 Demetrios Demetriades 教授 40 余年创伤教学的精华,集中体现了当今创伤救治的最新理念。全书共分 4 个部分,分别是"重症创伤急诊急救""重症创伤急救技术""重症创伤重症管理"以及"重症创伤质量管理",4 部分内容贯穿于整个救治过程,将评估、救治、重症支持和质量改进连贯一体,充分体现了现代创伤救治之精髓,创伤中心建设之要领。

本书可以供医院创伤团队整体培训使用,也可以作为临床工作指导手册、创伤中心建设参考书。本书简明扼要的编排和深入浅出的讲解,有助于读者深刻理解严重创伤救治的关键所在;其详尽的操作技术解析,充分展现了学术严谨性与规范性,有助于读者掌握每一个细节;每个章节列举的常见问题和风险提示,有助于提醒初学者掌握重点,提高警惕,减少差错,避免风险,提高实战能力!

由于水平有限,虽竭尽所能,恐仍有诸多不足,如有谬误,还望各位同道不吝指出,予以斧正,不胜感激!

华中科技大学协和深圳医院

2021 年 8 月 12 日于深圳

# 前言二

The management of the severely injured patient requires a well-trained team of emergency physicians, surgeons, intensivists and other specialists as well as nurses and technicians, working together in close coordination.

This book is specifically adapted for the needs of entire team of trauma care providers.In addition, it takes into account the Chinese trauma system and provides multidisciplinary training in the management of severe trauma.The book includes more than 500 high-quality photos and illustrations collected over years of practice in a high-volume trauma center.It is a valuable resource to provide a state of the art approach to the initial assessment and management of the severely injured trauma patient.In addition to the general principles of initial evaluation and resuscitation, the book covers specific injuries for each body region, provides useful tips, and highlights common mistakes.The book covers the principles of initial management in special at-risk populations, such as pediatric, geriatric, and pregnant trauma patients.

It also includes a special section on resuscitative procedures in trauma, describing each procedure with step-by-step instructions, key tips and pitfalls, and high-quality illustrations and photographs that make the reader feel as though they are right there at the bedside.Other sections cover the structure and function of the Trauma Team Activation, the management of the trauma patient in the intensive care unit and the principles of quality improvement in trauma.

I am confident that this book will be an excellent companion to all physicians taking care of trauma patients and will prepare them to become effective members of the trauma team.

Demetrios Demetriades MD, PhD, FACS

Professor of Surgery, USC School of Medicine

Director of Trauma, Emergency Surgery and Surgical Intensive Care Unit

Los Angeles County and University of Southern California Trauma Center

# 前言二译文

重症创伤救治需要一支训练有素、理念一致、协同配合、紧密团结的创伤团队,团队人员应当包括急诊科医师、外科医师、重症医学科医师、其他学科医护人员以及相关技术人员。

为了满足医院创伤团队整体培训之需求,本书应运而生,考虑到中国创伤救治体系之特点,本书经过精心设计与编写,特别适用于不同学科人员共同学习、进行严重创伤救治的培训;本书收集了高水平创伤中心多年实践得到的500多幅高质量插图、表格和流程图,对于如何"艺术化"初始评估与处理严重创伤病人,本书堪称宝典。书中不仅讲述了初始评估与复苏的整体原则,而且根据身体各个部位的创伤特点,特别提出各种救治技巧,并强调救治过程中常见的误区和可能出现的风险;书中也包括儿童、老年人和妊娠期妇女等特殊高风险人员创伤初始救治的基本原则。

本书特别讲述了重症创伤初始救治的各项必备技术,采用"step-by-step"的教学方法讲述每一个操作步骤、技术关键和陷阱与风险;高质量的插图与示意讲解,让读者感觉身临其境。本书还特别讲述了重症创伤病人在重症病房的管理,创伤应急启动机制的结构与功能,以及创伤质量改进的总体原则。

我相信该书将成为所有救治创伤病人医师的知识伴侣,并将有助益读者成为一名优秀的救治创伤队员!

德米曲斯·德米曲埃狄斯

医学博士、哲学博士,美国外科医师学会会员

美国南加州大学医学院外科教授

美国南加州大学洛杉矶医学中心　创伤、急诊外科与外科ICU主任

# 前言三

创伤是当今世界各国普遍面临和亟须解决的重大公共卫生问题。按潜在工作年龄损失计算,创伤造成社会危害和劳动力损失远超任何疾病。在发达国家,创伤已成为1~44岁人群第一位致死原因。中国统计年鉴2017报告,我国近10年城乡居民主要疾病死亡率及死因构成比中,损伤和中毒一直稳居前5位,2016年城市居民损伤和中毒死亡率为37.34/10万,农村居民死亡率更高,为54.48/10万。工业化、城镇化、人口老龄化、疾病谱变化、生态环境及生活方式变化等,给维护和促进健康带来一系列新的挑战,健康问题已经成为国家战略层面统筹解决的重大和长远问题。

欧美发达国家开始于20世纪60—70年代的创伤救治体系和创伤中心建设显著提升了严重创伤的救治效率和救治成功率。我国1978年实行改革开放,20世纪80年代中后期,王正国、陈维庭、蔡汝滨等以敏锐的眼光捕捉到欧美发达国家创伤外科的发展经验和在国内建立创伤外科的机遇,相继在重庆和北京建立了创伤救治专科。1985年,第三军医大学大坪医院创伤科建立;同期,意大利政府按照当时发达国家最先进的急救理念培养创伤救治专业骨干,投入最先进的医疗设备援建中国北京和重庆两大现代化急救中心;1987年10月,重庆市急救医疗中心创伤科成立;1988年3月,北京急救中心创伤科成立,至此我国形成了首批独立建制的三大"创伤外科"及院内创伤救治体系,开启了我国现代创伤急救医学新纪元。1990年,武汉同济医院创伤外科成立;2006年,北京大学交通医学中心成立,至2017年发展成为北京大学人民医院创伤医学中心。浙江大学第二医院(1994年)、陕西省人民医院(1994年)、浙江省余姚市人民医院(2003年)、上海市第一人民医院(2007年)、山东大学齐鲁医院(2008年)等也相继建立了以急诊外科为代表的创伤救治专科。这些具有代表性的医院显著提高了我国严重创伤,特别是严重多发伤的救治成功率,为我国创伤救治领域发挥了很好的引领示范作用。目前,我国二级、三级医院尚未普遍建立创伤救治专科,尚未成立严重创伤救治团队,创伤患者救治模式仍以分散在各专科的传统分科救治模式为主。在全国范围内尚未建立完善的创伤救治体系,总体创伤救治水平仍落后于发达国家。

为实现《"健康中国2030"规划纲要》目标,到2030年人均预期寿命再增3岁达到

79岁,创伤外科发展面临重大历史机遇与挑战。国家卫健委2017年出台了《进一步改善医疗服务行动计划(2018—2020年)》、2018年发布《进一步提升创伤救治能力的通知》、2019年《关于印发国家医学中心和国家区域医疗中心设置实施方案的通知》,提出"创新急诊急救服务",推行和加快"创伤中心"建设,正式建立了国家创伤医学中心以及国家创伤区域医疗中心、省级创伤中心、区县域创伤中心三级国家创伤救治体系,全国各地创伤中心建设蓬勃发展,同时也仍面临创伤外科学科设置困难、创伤救治专业人才短缺、救治规范尚未建立等亟待解决的重大问题。

我院创伤外科建立三十多年来,老一辈著名创伤外科专家高劲谋教授时常引导我们积极采用国际国内先进的创伤救治理论和技术,其中Demetrios Demetriades教授的系列创伤救治理论与实践成果对临床创伤救治具有重要的指导作用。2018年以来,在吴京兰教授的引荐下,得以与Demetrios Demetriades教授的互访交流,今有幸与两位教授合著重症创伤生命支持(life support for severe trauma, LSST)一书。

本书集中展示了当今创伤救治的最新理念和先进技术,可以作为创伤中心建设、创伤救治团队的培训、创伤临床救治工作的必备参考书。本书将为进一步规范临床创伤救治、整体提高我国严重创伤救治水平发挥重要的指导作用。

郝延元

重庆市急救医疗中心(重庆大学附属中心医院)

2021年9月10日于重庆

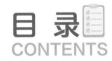

目 录
CONTENTS

## 第三部分　重症创伤与重症管理

## 第四部分　救治规范与质量管理

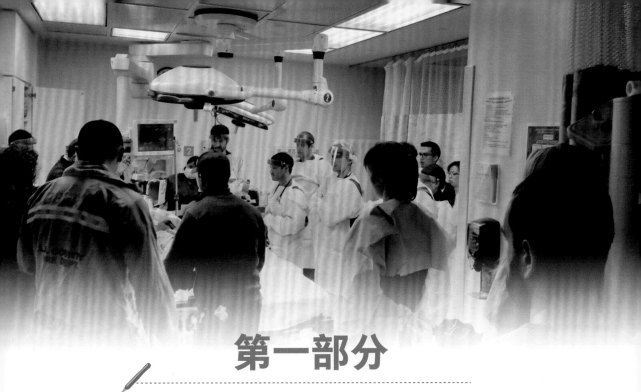

# 第一部分
## 重症创伤急诊急救

　　重症创伤病人往往存在多个部位、多种类型的损伤,部分重症创伤病人早期看上去似乎病情稳定,但往往恶化迅速,甚至危及生命,而大多数病人达到急诊科时情况已经十分危急,规范的团队、恰当的方法、合理的救治、正确的决策至关重要。

　　创伤救治团队成员包括急诊科医生、外科医生、重症医学科医生以及护理和医技人员。创伤救治团队达成共识、团结协作、密切配合是重症创伤急诊急救获得成功的基石。

**没有最好的技术,只有最强的团队!**

LSST

## 内容提要

1. 初始评估与救治是重症创伤成功救治的基本保障,包括初次评估、二次评估和三次评估。评估时应当掌握初始评估与救治的基本原则与方法,深刻理解维持生命体征稳定的优先处理原则,整体评估与救治原则,正确处理、规范施救。

2. 重症创伤病人常合并各种类型的休克,常以失血性休克为主,但不要忽视非失血性休克可能是影响复苏的重要原因,应当熟悉并掌握各种类型休克的特点和处理方法,理解休克复苏的目的是维持血流动力学稳定,为进一步的损伤控制和复苏提供条件。

3. 重症创伤病人病位往往涉及全身多个部位,包括软组织损伤和烧伤。创伤救治团队成员应当掌握各部位的创伤特点以及初始评估与救治要点,深刻理解不同部位损伤的关联和相互影响,熟知各种危急情况的处理决策。

4. 特殊人群包括儿童、老年人和妊娠期妇女,掌握不同人群的创伤特点及救治要点,有助于早期识别异常情况,正确处理危急病情,并有针对性地实施救治。

5. 应当牢记救治过程中的"常见问题与风险提示",避免因评估不规范遗漏重要的阳性结果以及因救治不当产生医源性问题。

# 第一章　初始评估与救治

　　初始评估包括初次评估、二次评估和三次评估。初次评估与救治是重症创伤急救的基本原则,应严格遵循创伤评估顺序由单人或多人同步完成,特别是ABC三个步骤,任何一个环节处理的疏漏或者不到位,都可能造成严重后果;在救治、检查、转运的任何时候,如果病情发生变化,均应按顺序重新评估,确保在创伤的最早阶段、确定性治疗之前,维持病人的基本生命体征,以利于损伤控制,降低死亡率和致残率。二次评估是创伤评估不可或缺的部分,除非病人需要紧急现场手术或立即送往手术室,重症创伤病人必须进行二次评估,大多数情况下,如果人员足够,初次评估和二次评估可以同步进行,有时,需要三次评估。

## 一、　初次评估与救治

初始评估与救治应当遵循以下五要素:

- A. 气道管理和颈椎保护
- B. 呼吸与通气管理
- C. 循环与出血控制
- D. 运动与神经功能评估
- E. 暴露和环境控制

### (一) 气道管理和颈椎保护

　　对于重症创伤病人,气道堵塞可以是由颌面部损伤直接造成的,也可以继发于头部等其他损伤,早期评估的关键在于判断是否存在气道问题或是否存在"危险气道";同时,气道评估与救治过程中往往容易影响颈椎,对于致伤机制可能涉及颈部损伤的所有病人,不管临床上是否有颈椎损伤的表现,均应按可疑损伤处理,予以保护,否则会在开通气道时加重颈椎损伤,造成严重残疾,甚至死亡。因此,气道管理过程特别强调颈椎保护,应当始终遵循这一原则。

1. 气道管理:

■ 早期识别"危险/潜在危险气道":

● 口腔和(或)咽喉较多异物、血块、分泌物,并且有误吸风险。

● 随呼吸出现异常声音,或者言语不清。

● 出现呼吸困难表现和低氧征象。

● 头面口腔部创伤,颈部和喉部损伤。

● 意识障碍,格拉斯哥昏迷评分(Glasgow coma score,GCS)≤8分。

■ 早期识别"困难气管插管"病人:

● 严重颜面部创伤、颈部创伤的病人。

● 张口困难、颈部粗短,颈部活动受限的病人。

● 儿童。

● 快速评估后定为"困难气管插管"的病人。

■ 评估"困难气管插管":

● 看头颈部外形:如果存在明显畸形或者重症创伤,则很可能存在气管插管困难。

● 手指测量评估:如张口达不到3指,舌骨到下颌的距离不到3指,甲状腺切迹到口腔底部的距离不到2指,则可考虑是困难气管插管。

● 张口程度评估:如果病人张口,仅能看见悬雍垂基底部,甚至只见硬腭部分,则应该是困难气管插管。

● 气道阻塞评估:包括口腔咽喉损伤、肿胀等。

● 颈部活动评估:如果病人下颌无法贴到前胸部(包括应用颈托),则难以插管。

■ 早期开放气道:

● 清除掉口咽中的血液、黏液和异物。

● 抬起下颌或者放置口咽通气道改善通气。

● 用面罩吸氧,尝试面罩人工辅助呼吸。

● 经过以上处理,气道难以持续开放,氧合难以维持,具有潜在风险,应当尽快进行确定性气道开放。

● 确定性气道开放方法为经口气管插管、经鼻气管插管或外科气道(环甲膜切开和气管切开),临床上常用经口气管插管和环甲膜切开。

● 如常规气管插管难以进行,病人难以配合、咽反射剧烈、有头部创伤等情况时,可以采用药物协助气管插管的方法,但应注意该方法具有一定的风险。

• 采取药物协助方式进行气管插管的基本要求(详见第二部分第一章):

a. 对于清醒、血压正常、疼痛难忍的病人,可以少量使用镇静镇痛药物,推荐使用依托咪酯或氯胺酮,但应该注意病人血压变化。

b. 更有助于气管插管的药物是肌松剂,推荐使用维库溴铵、罗库溴铵或琥珀胆碱。

c. 插管前进行充分氧疗,准备好呼吸机和吸痰装置,做好环甲膜切开准备。

d. 气管插管尝试失败后,应该立即施行环甲膜切开。

• 正确判断气管插管位置,判断方法有:

a. 听诊双侧呼吸音。

b. 拍摄胸部X线片。

c. 使用二氧化碳测试装置检测呼气末二氧化碳浓度(观察具体数值或者试纸是否变色),该方法更为准确,且适用于抢救的嘈杂环境。

• 如果气管插管失败或者没有条件进行气管插管和环甲膜切开,则可以使用喉罩通气管和喉管通气管开放气道。

• 气管开放全部过程均有可能移动颈椎,一定要注意颈椎保护。

2. 颈椎保护:

■ 对于交通事故、高处坠落、运动等导致创伤的病人,应当高度怀疑颈椎损伤。如果无法确认是否存在颈椎损伤,则应假定为已经损伤,并进行颈椎保护。

■ 软颈托起不到固定作用,应当使用硬式颈托固定颈部,或将病人整个身体固定在长脊椎板上,避免对头颈部进行过度操作,尤其是儿童病人。

■ 当病人有症状或损伤机制可能伤及颈椎但临床无法确定时,应行颈椎CT扫描,但放射学检查应安排在病情稳定后或者紧急手术之后进行。初始检查过程不急于排除颈椎损伤! 先保护、先救治,再检查!

■ 气管插管时,应由专人双手保护颈椎,如图1-1-1所示。

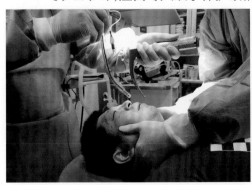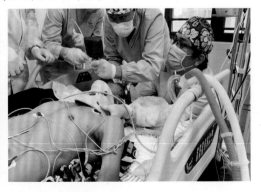

图1-1-1 颈椎保护下气管插管

## （二）呼吸与通气管理

1. 呼吸评估与处理：

■ 临床检查：

● 视诊：颈静脉是否怒张、胸壁有无隆起或者凹陷，胸廓运动是否对称。

● 触诊：气管是否居中，肋骨是否完整，皮下有无气肿，气管位置是否偏移。

● 听诊：双侧呼吸音是否变化。

● 叩诊：在嘈杂的急救环境下，该方法不准确。

■ 重点识别威胁生命的胸部损伤并尽快处理：

● 张力性气胸：对于循环不稳定的病人，应当通过致伤机制和体格检查快速识别张力性气胸，并先用针刺减压，从锁骨中线与第二或第三肋间交叉点插入，如果不能缓解，则应立即放置胸腔闭式引流管。

● 连枷胸：通过观察胸壁运动结合致伤机制，可以初步判断连枷胸，应当监测脉搏血氧饱和度和血气，如果有缺氧或呼吸窘迫，则应给予气管插管和机械通气。对老年病人或严重多发伤病人，应尽早考虑气管插管。

● 开放性气胸：较容易判断，病人胸部开放伤口有气泡溢出或者气体流出的声音。在置入胸腔闭式引流管之前不要缝合或包扎伤口。可以先用方形敷料覆盖，敷料三边密闭、一边开口，形成一个活瓣，以便排气，避免转为张力性气胸。

● 大量血胸：对于循环不稳定的病人，通过快速的体格检查，特别是听诊和叩诊，并结合致伤机制，应当可以识别；如在嘈杂环境下难以确定，则可以立即行扩展创伤重点超声评估法（extended focused assessment with sonography for trauma，eFAST）检查，协助判断。尽快放置胸腔闭式引流管，观察出血量和流速，判断是否需要行急诊剖胸手术，并进行自体血回输。

● 心脏压塞：通过致伤机制和FAST可以早期诊断心脏压塞。大量心包积血导致血流动力学严重障碍的病人，大多合并严重胸部损伤，应考虑急诊剖胸手术；如果没有剖胸手术条件，或者病人需要转运，则可以快速放置胸腔闭式引流管，尽早行外科手术。

2. 通气评估与处理：

■ 使用脉氧仪监测血氧饱和度，给予流量为10L/min的氧气进行面罩吸氧。

■ 单纯气胸、血胸、肋骨骨折、肺挫伤等损伤较少引起通气障碍，可在二次评估中核实并酌情处理。

■ 危及生命的胸部创伤往往造成限制性和(或)阻塞性通气障碍,大多需要机械通气:

● 压力控制和容量控制模式均可。

● 严重肺挫伤病人可以尝试气道压力释放通气(airway pressure release ventilation, APRV)模式。

● 不管采用何种模式,均应设置较低参数,避免气道压过高,加重肺损伤和气胸,避免发生空气栓塞。

■ 危险气道已经行气管插管,但合并通气障碍或者其他损伤,特别是颅脑损伤的病人,血气分析不正常时,应当尽早进行机械通气。

■ 由于机械通气可能加重气胸,或将少量气胸转变成张力性气胸,应当在机械通气前尽早放置胸腔闭式引流管。

## (三) 循环评估和出血控制

重症创伤往往存在出血或其他多种原因导致的血流动力学不稳定,早期评估较为困难,容易疏忽,应动态观察,特别关注心排血量、血容量和出血情况,并同时进行出血控制和液体复苏,根据病人的反应性,决定进一步处理。

1. 循环状况评估:

■ 低血压/休克:创伤病人往往伴有疼痛、恐惧、烦躁和基础疾病,使得循环障碍早期难以判断,初始评估中应当特别注意以下几点。

● 意识状况:意识障碍提示循环血量减少,脑灌注不足。

● 皮肤颜色:脸色苍白提示血容量减少,严重者四肢末梢湿冷。

● 动脉脉搏:脉搏细速是低血容量的征象。

● 血压:早期血压可变化不大,或仅仅是脉压变小,不易引起注意。

■ 出血部位:

● 外出血:外出血直视可见,应当快速止血。

● 内出血:大多发生在胸部、腹部、腹膜后、骨盆损伤和长骨骨折时,应该认真进行体格检查,辅以床旁胸部和骨盆X线检查、CT扫描检查、超声和胸腹腔穿刺等检查快速评估,并迅速施救。

2. 控制出血:

■ 直接压迫、填塞,应用止血带。

■ 长骨和(或)骨盆应用固定和牵引。

- 外科手术治疗。
- 介入血管栓塞治疗。
- 应用氨甲环酸。

3. 液体复苏

- 静脉通道：建立两个大的外周静脉通道，若不成功，则可以采用经骨髓腔或深静脉通道。
- 输液量：等渗盐水1000mL，保持液温在37～40℃。
- 输血类型：非同型血，同型非交叉配对血，同型交叉配对血，大量输血（详见输血规范）。

### （四）运动功能与神经功能评估

1. 评估瞳孔（大小、对光反射）。
2. 确认神经定位体征和脊髓受伤体表定位。
3. 评估意识状态：格拉斯哥昏迷量表（见表1-1-1）。

表1-1-1　格拉斯哥昏迷量表

| 睁眼反应（E） | | 最佳言语反应（V） | | 最佳运动反应（M） | |
|---|---|---|---|---|---|
| 评估 | 评分 | 评估 | 评分 | 评估 | 评分 |
| 主动睁眼 | 4 | 逻辑清晰，正常对话 | 5 | 依指令做动作 | 6 |
| 呼唤睁眼 | 3 | 混乱，语无伦次 | 4 | 可定位痛点 | 5 |
| 疼痛刺激睁眼 | 2 | 说话能被理解，但无意义 | 3 | 疼痛会有缩回反应 | 4 |
| 任何刺激不睁眼 | 1 | 能发出声音，但无法理解 | 2 | 疼痛刺激时，去皮质反应（异常屈曲痉挛） | 3 |
| — | — | 无声音发出 | 1 | 疼痛刺激时，去大脑反应（异常伸展痉挛） | 2 |
| — | — | — | — | 无任何反应（松弛） | 1 |
| 如因眼肿、骨折不能睁眼，应以"C"（Closed）表示 | C | 因气管插管或切开不能发声，以"T"（Tube）表示 | T | — | — |
| — | — | 平时有言语障碍，以"D"（Dysphasic）表示 | D | — | — |

■ 检查时以病人的最优反应计入评分。如一侧肢体活动自如,另一侧肢体无法活动,则以活动良好侧计5分。

■ 眼睛肿胀或者面部骨折,无法睁眼的病人,表示为ECV5M6。

■ 气管插管病人最高分为11分,表示为E4V1M6或E4VTM6。

■ 有言语障碍病史,无法言语表达的病人,表示为E4VDM6。

■ 格拉斯哥昏迷量表评分计分:最高分为E4V5M6,共15分,最低分为3分,13～15分为轻度损伤,9～12分为中度损伤,3～8分为重度损伤。

4. 应当注意低血糖、醉酒和药物中毒也可能引起意识改变,应予鉴别。

5. 对于创伤引起的意识改变,应当特别注意防止低氧血症和低血压导致二次损伤。

## (五) 暴露与环境温度控制

1. 暴露:

■ 彻底脱去病人衣物,避免衣物捆扎躯干或肢体造成损伤。

■ 暴露病人全身并进行全面检查,注意肛门、直肠、阴道等隐匿部位的损伤。

■ 使用专用剪刀,有助于减少医疗意外。

■ 注意妥善保存病人的所有物品,填写专用的物品单,由专人或警务人员管理。

2. 保温措施:

■ 严重失血病人,尤其是老年人和儿童常处于低体温的高风险中,要用毯子和加温的静脉输液使病人保暖。

■ 建议将晶体液加温至39℃,注意血液制品应该使用特殊装置加温,不可用微波炉加温。

■ 调节室温,必要时使用加温毯。

■ 腹腔冲洗液也要用加温的液体。

■ 可以使用体外血液加热装置。

■ 专用的低体温保护套件体积小、重量轻、可以持续使用10小时,效果良好。

## (六) 初始评估中辅助检查措施

1. 抽血检验:血常规,电解质,各项生化指标,血型、血交叉实验,乳酸,妊娠试验,酒精检测,动脉血气分析。

2. 监测监护:心电监护,心电图、二氧化碳监测,尿量监测。

3. 超声创伤重点评估(focused assessment with sonography for trauma,FAST):

■ 初始评估一开始就应当同步进行FAST,可以由创伤外科医生、急诊医生或者超声专科医生完成,并立即报告检查结果。

■ FAST重点关注心包腔、肝肾间隙、脾肾间隙和膀胱/子宫后间隙,如有必要可以加做肺部和胸腔(见图1-1-2)。

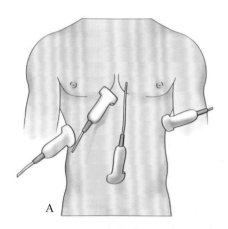
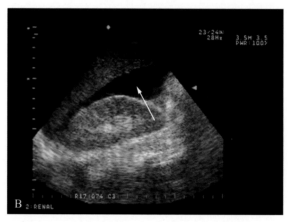

A:FAST四个超声探查部位示意图;B:超声显示肝肾隐窝积液/积血(箭头所示)。

图1-1-2　FAST重点关注心包腔、肝肾间隙、脾肾间隙和膀胱/子宫后间隙

4. 床旁胸部和骨盆的X线检查:

■ 初始评估完成后立即进行床旁胸部和骨盆的X线检查,核实初始评估发现的问题,并进一步查找可能未发现的损伤,搬动病人时注意保护颈椎、胸椎和腰椎,应该由三人同时作同轴侧身放置X线检查背板(见图1-1-3A)。如无颈椎损伤,也可两人同轴侧身协助完成X光检查(见图1-1-3B)。

■ 由放射科技师或经过培训的医护人员完成拍片,重要的是应当迅速阅读X光片,并识别病变,做出判断,必要时请放射科专家会诊(见图1-1-3C)。

■ 也可以采用一体式床旁拍片装置,快捷方便,不用搬动病人。

■ 注意不要因该检查而延误救治和手术。

5. 胃管和尿管:

■ 留置胃管有利于减少胃扩张,避免误吸,并有助于判断上消化道出血,如果已确诊或者怀疑有筛板骨折,应选择经口插管。

■ 留置尿管有助于判断尿量,但怀疑有尿道损伤时(尿道口出血、会阴部瘀斑、前列腺触及不清),不能强行导尿,应该尽早请专科医生会诊。

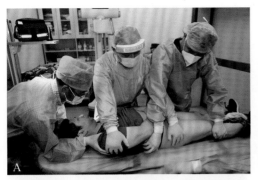
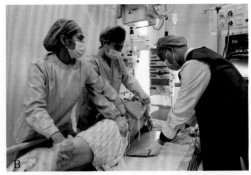
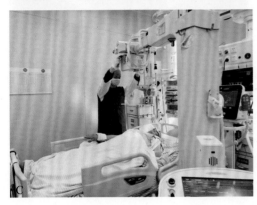

A：三人同轴翻身，保护颈椎，检查病人背部、脊柱，并放置X光背板；B：双人同轴侧身协助完成背部、脊柱检查，并放置X光背板；C：由放射科技师或经过培训的医护人员完成拍片，并立即阅片，查找病变。

图1-1-3 床旁胸部和骨盆的X线检查方法

6. 增强CT扫描：

■ 增强CT扫描一般分四种方式，应当根据重症创伤病人的具体情况，选择不同的增强造影检查方式（见图1-1-4）。

■ 除头部CT扫描无需使用造影剂外，其他部位如胸部、腹部、骨盆CT检查均需进

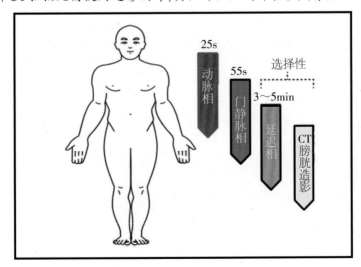

图1-1-4 增强CT扫描不同时相的时间节点要求

11

行增强CT扫描,平扫可能会遗漏很多重要信息(见图1-1-5)。

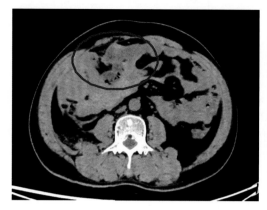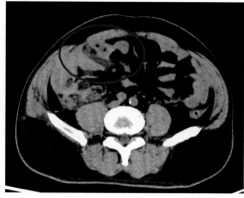

图1-1-5　车祸伤病人,腹部CT平扫显示结肠周围似乎有液性暗区,无其他腹部损伤依据

■ 如果怀疑颈部或以上部位血管损伤,则应完成头颅CT扫描,明确颅内损伤及出血部位后,再行头颈部CT增强扫描明确血管损伤情况。

■ 只有血流动力学相对稳定的病人才能转运至CT室进行检查,检查期间一定要严密看护,并密切监测生命体征,如有危急情况出现,应立即联系医生,终止检查并立即进行抢救。

■ 血流动力学不稳定需要紧急手术时,一定是先进行损伤控制治疗,然后再行增强CT扫描。

7. 增强CT扫描不同时相的意义:

■ 动脉相:有助于发现主动脉损伤、脾脏或肝脏血管损伤以及其他致命性损伤,如心包积血、张力性气胸、血胸等(见图1-1-6)。

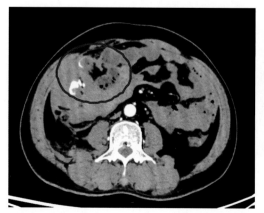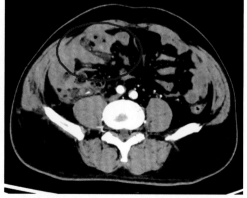

图1-1-6　同一病人,腹部增强CT后(动脉期),可见腹腔有造影剂外渗现象,部分肠管壁明显强化

■ 门静脉相:有助于发现脾脏或肝脏血管损伤、尿道损伤、骨盆骨折或脱位合并血肿,以及其他危及生命的损伤,如气腹、腹膜出血和肠休克(见图1-1-7)。

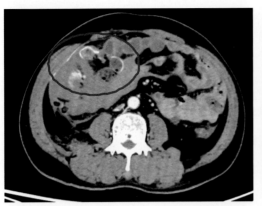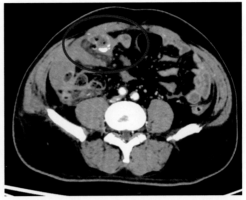

图1-1-7　同一病人,腹部增强CT后(门脉期),可见肠管壁强化范围明显增大,局部回肠动脉增粗,呈高密度影,周围脂肪间隙模糊,肠周见较多液体渗出,表明腹腔有出血,肠管可能手术

■ 延迟相:当怀疑腹部或骨盆骨折病人有肾脏或尿路损伤时,怀疑有活动性出血的病人,包括可能存在创伤性瘘或假性动脉瘤时,可以考虑延迟扫描,以减少漏诊。

■ CT膀胱造影:延迟CT扫描不能取代CT膀胱造影,当发现有肉眼血尿和(或)CT扫描可疑膀胱损伤时,应当行CT膀胱造影检查,以明确诊断。

## (七) 初始评估中临床决策流程

初始评估中应根据病人的危重程度及首次FAST检查结果决定相应的辅助检查方式,采取不同的救治措施(见图1-1-8)。

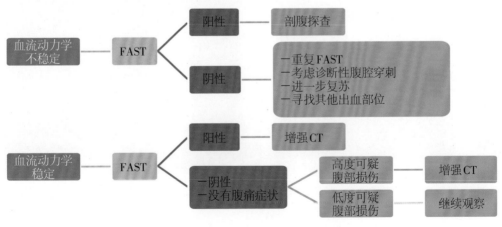

图1-1-8　初始评估决策流程图

## 二、 二次评估

初始评估(ABC)已经完成并开始复苏治疗后,可以开始进行二次评估;但如果病情危重,则应该处理完危及生命的损伤后再开始二次评估。

### (一)病史采集

进一步明确核实致伤机制,并重点了解以下病史。

1. 通过询问病人或者家属了解既往过敏史。

2. 近期用药史:特别注意抗凝药物、抗血小板药物、溶栓药物、激素等用药史。

3. 既往病史/是否怀孕:了解既往病史和妊娠情况,有助于理解病理生理变化,并根据不同人群特点进行治疗。

4. 最后进餐时间:饱食与空腹所发生的损伤,可能造成截然不同的结果。

5. 创伤发生时的环境状况和具体细节。

### (二)体格检查

1. 从头到脚进行全面检查,包括头颈部、胸部、腹部、背部、直肠和阴道,以及肌肉、骨骼和外周动脉搏动。

2. 中毒、休克和头部损伤可能导致评估困难,并不准确。缺氧或低血压可能导致病人烦躁不安,可能被误认为药物滥用,应予以注意。

3. 二次评估时,一定要注意检查背部,否则可能遗漏严重损伤。

4. 不应该只注意明显的伤口,而忽略了其他不太明显但可能更危险的损伤;如图

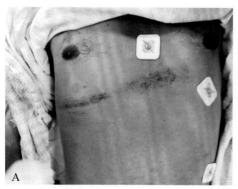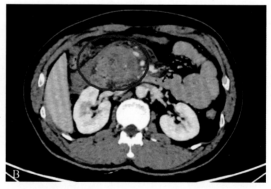

A:胸腹联合部位铁棍顿击伤,可见体表伤痕;B:CT扫描显示胰腺头部严重损伤伴血肿(圆圈所示)。

图1-1-8 体表伤痕提示可能存在严重的脏器损伤

14

1-1-8A所示胸壁仅仅是一道伤痕,但增强CT扫描发现胰腺头部严重损伤伴有血肿(见图1-1-8B)。

## 三、 三次评估

三次评估常是以"查漏补缺"的方式有选择性地进行,目的是查找所有隐匿性或轻微的损伤。

## 四、 常见问题与风险提示

1. 对于存在呕吐反射的病人不要插入口咽通气管,因为可能引起呕吐和误吸。

2. 紧急情况下不选择做气管切开,其耗时较长,应该选择环甲膜切开。

3. 软颈托无颈椎保护作用;硬颈托有一定颈椎保护作用;运送过程中,应全程使用长背板全身固定,以真正起到脊柱保护的作用;持续保护脊柱,不要急于排除颈椎损伤。

4. 对于因失血或心脏压塞引起的心搏骤停,胸外心脏按压没有任何益处,可以选择复苏性剖胸探查术和胸内心脏按压。

5. 不要在肢体损伤和颈部损伤的一侧建立静脉通路,也不要在穿透性腹腔损伤合并低血压病人的股静脉处置入静脉导管。因为输注的液体有可能从近端受损的静脉破口处流失。

6. 闭合性头部创伤很少产生低血压,如果病人发生休克,应找出出血部位,考虑是否为心源性休克或有颈椎损伤。注意头皮撕裂可能会造成大量失血导致低血压。

7. 置入胸腔闭式引流管前,切忌缝合或填塞开放的有气体进/出的胸壁伤口,因为这可能导致张力性气胸的发生。如果需要敷料覆盖,应当使用正方形纱布,将纱布的三条边粘贴在皮肤上,一条边不粘贴。

8. 不可忽略直肠或阴道检查,特别是存在骨盆骨折的病人,因为有可能遗漏严重的损伤(儿童勿行常规阴道检查)。

9. 骨盆或股骨骨折可造成严重失血,对于耻骨联合分离的患者应使用骨盆带。在病人做CT扫描或其他检查转运之前,应早期固定所有严重骨折部位,以减轻疼痛、出血,避免脂肪栓塞和神经血管损伤的发生。

10. 最常遗漏的损伤是脊柱损伤,切勿将高危致伤机制(交通事故、高处坠落)的病人直接收治到专科病房,这可能导致遗漏严重损伤。对于这样的病人,至少在第一个24小时内收入创伤ICU,由创伤外科医师看管。

# 第二章　创伤性休克

　　重症创伤病人常伴有休克,但由于病情复杂危重,早期临床表现不典型,往往延误诊断与处理,一旦休克病情迅速加重,则错失下一步确定性治疗的良机,甚至导致死亡;因此,早期判断休克的存在、早期识别休克的原因,早期快速实施正确的治疗措施,控制休克发展,至关重要。

## 一、 创伤性休克

### (一) 创伤性休克的定义

　　创伤性休克是指机体遭受严重机械暴力导致大出血和(或)重要脏器损伤,使得机体有效循环血量显著不足和(或)循环障碍,组织灌注减少,微循环障碍,进而出现脏器功能损害的临床综合征。

　　根据血流动力学机制,创伤性休克可以分为四个类型。

### (二) 创伤性休克的机制

　　1. 1971年,Weil和Shubin从血流动力学角度将休克分为四个类型,如图1-2-1所示。

　　2. 严重创伤病人伴有较多出血,常伴有低血容量,成为创伤性休克的基础,但不一定是主要原因。

　　3. 创伤后也常由于血液循环的主要通道(心脏和大血管)受到机械性梗阻而发生梗阻性休克。

　　4. 创伤后心脏受到直接或者间接损伤,心肌受伤,可能出现心源性休克。

　　5. 现场处理不当或延时送达医院的开放性创伤,可能导致血行感染,进而合并感染性休克。

　　6. 上述因素单独或多种机制共同参与创伤性休克的发生发展,使得创伤性休克变得复杂,并具有独特的病理生理特征和临床特点。

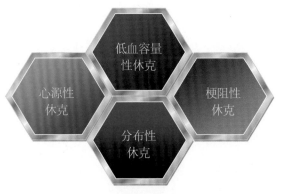

图1-2-1 休克的血流动力学分类(四大类型)

## (三)创伤性休克的特点

1. 起病急,进展快,病情复杂。

2. 病史不详,病情变化快,需要早期、快速、准确判断。

3. 早期缺乏特征性改变,干扰因素多,判断困难。

4. 休克机制复杂,可以是单一因素,也可能多种机制并存,并在病情发展的不同阶段机制不同。

5. 治疗难度大,需要内科、外科、血管介入科等多学科协作。

6. 快速识别与正确处理对预后影响极大。

## 二、 初始评估要点

### (一)休克的早期判断

1. 血压:血压水平在某种程度上可反映组织的灌注水平,休克多伴有低血压。

■ 由于机体适应性代偿,休克早期血压可以正常,或舒张压升高,脉压变小;仅依靠血压降低判断早期休克很可能导致诊断延迟。

■ 脉压变小是早期休克的重要指征。

■ 收缩压下降往往表明出血量已经超过1500mL(全身血容量的30%)。

■ 当收缩压<90mmHg或脉压<30mmHg,或高血压病人血压下降幅度超过基础血压的30%时,则应当考虑休克已经较为严重。

2. 心率:心率变化是机体对失血典型的早期生理反应。

■ 心动过速常见于创伤性休克病人,且心动过速是休克的早期表现之一。

■ 有资料显示,约40%的创伤病人表现为心率正常,甚至心动过缓。老年人群心脏对儿茶酚胺类递质反应下降,且可能服用β受体阻滞剂类药物,受这些因素的影响创伤后可不表现为心动过速。此外,心脏起搏器也会对心率起到限制作用。

3. 休克指数:可用于粗略估计机体休克程度。

■ 休克指数为心率(次/min)与收缩压(mmHg)的比值。

■ 正常值为0.5~0.7,大于0.7往往提示存在隐匿性休克,0.9以上提示大量失血。

4. 皮肤颜色与温度:

■ 肢体末梢皮肤颜色和温度状况与皮肤血管的舒缩情况紧密相关,可较好地反映末梢循环状况。

■ 休克早期为了维持机体重要脏器的血液供应,外周血管代偿性收缩,以致末梢皮肤温度降低,皮肤呈现苍白色。

■ 创伤病人如有心动过速和皮肤湿冷等临床表现,若无其他原因可以解释这些改变,则提示其处于休克状态。

5. 意识状态:

■ 脑组织对缺血缺氧的耐受性极差,脑组织灌注不足,可表现为不同程度的意识障碍。

■ 休克早期病人往往表现为焦虑、烦躁;当病人出现嗜睡、昏睡,甚至昏迷时,则提示休克程度非常严重。

■ 颅脑创伤病人,饮酒或服用镇静安眠类药物的创伤病人,其意识状态与休克严重程度无明显相关性。

6. 尿量:

■ 尿量的多少与肾脏灌注水平紧密相关。

■ 需要留置导尿管进行一定时间的动态观察,早期评估的意义相对较小,但尿量的动态监测对于评估休克病情变化以及治疗的反应性有重要意义。

7. 休克早期血红蛋白水平大多正常。

8. 循环不稳定往往表明出血量大和(或)持续出血,控制出血至关重要。

## (二) 休克类型的判断

创伤性休克在临床上一般分为失血性休克和非失血性休克两大类,严重创伤患者往往两者同时存在。非失血性休克包括心源性休克、心脏压塞、张力性气胸、神经源性休克、空气栓塞以及脓毒性休克等;休克原因的判断有助于制定正确的复苏策略,及时纠正休克、稳定病情,为后续治疗创造条件;一般依据致伤机制和创伤部位、快速全面的查体以及必要的辅助检查能够早期识别休克类型,提供决策和处理思路。

1. 失血性休克:

■ 出血是创伤性休克最常见的原因。几乎所有多发伤病人都存在低血容量现象。

■ 失血性休克可以是外出血或内出血所致,明确出血部位是失血性休克救治的关键。对胸、腹、骨盆、腹膜后、四肢等部位进行快速查体有助于判断出血部位。

■ 必要的辅助检查,尤其是床旁胸部和骨盆X线片检查、FAST,对判断出血部位具有重要意义。

■ 对于怀疑存在出血的创伤病人,如血流动力学稳定,应尽早尽快完成增强CT检查。应当特别注意:对于多发伤病人,应该进行颈部、胸部和全腹部增强CT扫描,而不是普通平扫。

■ 失血性休克大多对容量复苏反应良好,如果反应不好,则可能是出血量过大或是出血部位未被发现或出血未能得到控制,也可能是存在非失血性休克因素。

2. 心源性休克:

■ 多见于胸部或心脏钝性损伤,特别是直接撞击胸部的减速伤,容易造成心脏损伤。如果胸部创伤病人无明显失血表现而出现休克症状,则应怀疑心源性休克。

■ 对于老年创伤病人,还需要警惕创伤应激导致的心肌梗死。

■ 心肌损伤标志物、心电图、心脏彩超检查可以发现异常,协助诊断。

3. 梗阻性休克:

■ 心脏压塞:

● 常见穿透性胸部损伤,亦可见于钝性胸部损伤。

● 约90%的心脏压塞病人,可有低血压、颈静脉怒张、心音遥远典型的贝克氏三联征,但严重创伤病人可能有大量出血或合并其他创伤,使得判断困难。

● 常规FAST有助于发现心脏压塞。

■ 张力性气胸:

● 多见于胸部创伤。

● 典型症状包括烦躁不安、气促、呼吸困难、发绀、颈静脉怒张。

● 患侧呼吸音消失,叩诊音为鼓音,呼吸时胸廓无运动;颈部气管向健侧偏移。

● 张力性气胸凭临床表现即可诊断,一旦诊断,应立即处理,无须进行辅助检查,以免加重病情,甚至危及生命。

■ 空气栓塞:

● 空气栓塞一般发生在大的静脉、肺或心脏右侧损伤时,也可发生在插入中心静脉导管时,因操作不当,使空气进入静脉。

● 如病人存在上述致伤机制,且病情突然出现难以解释的恶化,则需要警惕空气栓塞。

4. 神经源性休克:

■ 神经源性休克主要见于颈髓或上胸段脊髓损伤,多与躯干创伤并存。

■ 单独的颅脑创伤,如未累及脑干不会导致神经源性休克。

■ 病人有低血压但无心动过速、无皮肤湿冷是神经源性休克的典型症状。

■ 创伤病人经液体复苏如果反映欠佳,需警惕可能存在活动性出血或神经源性休克。

5. 脓毒性休克:

■ 创伤后即刻出现感染是罕见的,感染可能延迟(发生在就诊数小时后),尤其在穿透性腹部创伤伴腹腔污染的病人。

■ 脓毒性休克的早期表现不典型,对于开放性损伤等高危创伤机制的病人需要注意严密监测,及时予以液体复苏以及抗感染治疗。

## 二、 早期复苏要点

### (一) 早期复苏原则

1. 对于大多数创伤合并休克的病人,在没有明确其休克原因前,应首先按低血容量性休克治疗,并且评估与复苏同步进行。

2. 及时正确的止血措施和积极的液体复苏策略是失血性休克早期救治的基本要素。

3. 判断液体复苏的反应性,并根据病人对液体复苏的反应及时调整治疗方案。

4. 治疗休克的目的是维持基本的生命体征,争取实施确定性治疗控制损伤的机会,而不是单纯治疗休克。

5. 对于严重创伤病人,应当尽早实施损伤控制复苏方案:

■ 进行外科创伤控制治疗。

■ 启动大量输血方案。

■ 纠正酸中毒和凝血功能异常。

■ 维持体温。

## （二）早期休克治疗目标

1. 疑似活动性出血病人，收缩压应当达到 90mmHg；但如果这个目标值未达到，而病人神智好转，能够简单回答问题时，也应当认为已经达到目标，限制输液，并尽快进行确定性处理。

2. 允许性低血压：一般情况将收缩压保持在 80～90mmHg；脑创伤病人收缩压＞100mmHg。

3. 对于大量出血、血流动力学不稳定的病人，不应当为了达到以上目标而延误损伤控制，应当立即启动损伤控制复苏方案。

## （三）早期出血控制

1. 对于体表或浅表部位的出血，可通过直接加压或填塞压迫控制。

2. 四肢开放性损伤合并大出血时，可以使用止血带，需要注意标注止血带使用时间。

3. 对于开放性肢体损伤、动脉出血不止的病人，可以同时使用压迫止血、止血带止血和紧急手术切开止血，并建立临时血管旁路（见图 1-2-2）。

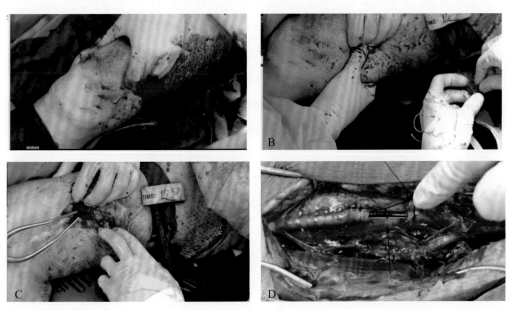

A：中指深入伤口压迫止血；B：在近端放置止血带止血；C：经伤口切开，暴露血管止血；D：建立临时血管旁路（箭头所示）。

图 1-2-2　开放性动脉出血止血方法

3. 骨盆骨折常合并难以控制的出血,可以使用骨盆带(详见第二部分第九章):

■ 对于耻骨联合分离距离＞2.5cm的"开书型"骨盆骨折推荐使用骨盆带固定。

■ 不推荐骨盆X线片检查之前盲目使用骨盆带,注意髂骨翼骨折、骶髂关节骨折或合并耻骨联合重叠的内旋挤压型骨折不适宜使用骨盆带。

■ 其他情况应当在完成骨盆影像学检查后,由骨科医生决定。

4. 长骨骨折应予牵引固定,特别是股骨骨折合并出血时应当尽快牵引,急诊急救时,推荐使用牵引夹板或牵引架进行皮牵引(见图1-2-3),并注意以下事项:

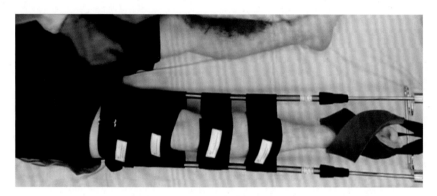

图1-2-3　使用牵引架进行止血

■ 使用牵引夹板或牵引架固定前应先评估患肢的神经血管功能状况。

■ 如存在外出血,则应首先止血。

■ 如存在开放性伤口,则应予以无菌敷料包扎覆盖,如有条件可予以清创处理。

■ 如患肢存在畸形,则应先予以谨慎的矫形复位。

■ 根据健侧肢体长度选择合适长度的牵引夹板。

■ 使用夹板固定后,需要动态评估患肢的神经血管功能状况,如有必要,需要及时调整固定松紧度,调整后也需要第一时间评估患肢的神经血管功能状况。

■ 使用牵引夹板固定时,容易导致坐骨结节、内踝、外踝等骨性突起处皮肤损伤,应使用棉垫等予以保护。

■ 牵引夹板常应用于单独的股骨骨折,在同一侧的腿部或踝部受伤以及骨盆受伤的情况下,夹板可以无牵引力固定制动。

5. 药物治疗:

■ 氨甲环酸是一种抗纤维蛋白溶解的药物,对处于创伤早期高纤溶期的患者,有较好的控制出血的作用。

■ 氨甲环酸用法:应在受伤后3小时内第一次给药,1g静脉注射,持续至少10分钟,随后8小时再静脉输注1g。

- 需要注意的是,受伤后3小时以上使用氨甲环酸可能会增加死亡风险。

6. 对于严重腹部出血和骨盆出血病人,当其生命体征不稳定时,可以使用复苏性主动脉球囊阻断术(resuscitative endovascular balloon occlusion of the aorta,REBOA)进行止血(详见第二部分第五章):

- 对于维持循环稳定,REBOA具有立竿见影的作用(见图1-2-4),有助于短时间内控制休克,保证重要脏器血液供应,争取时间实施确定性治疗,如急诊外科手术(剖腹手术)、盆腔血管栓塞、骨盆外固定、腹膜内/外填塞等。

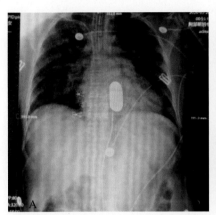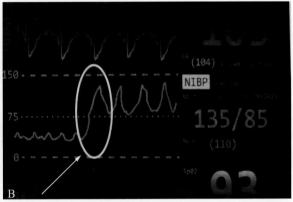

A:REBOA导管送达预定深度后,球囊位于膈肌上方;B:REBOA球囊充气后收缩压明显上升(箭头所示)。

图1-2-4 复苏性主动脉球囊阻断术(REBOA)应用于失血性休克

- 施行REBOA应有快速反应机制和强大的外科团队做支撑,否则可能适得其反。
- 对于严重休克、血流动力学不稳定,又无胸腔出血和心搏骤停的部分病人,REBOA可以替代复苏性剖胸探查术及降主动脉阻断术。

7. 外科手术控制出血或介入止血。

## (四) 液体复苏

1. 液体复苏的原则:

- 对于疑似活动性出血,收缩压约为90mmHg且神志清楚的病人,应限制输液速度。
- 允许性低血压(收缩压保持在80～90mmHg)仍然是早期液体复苏的原则之一,但更重要的是判断液体复苏的反应性,应当根据病人对液体复苏的反应,调整治疗方案。

■ 液体复苏时一定要使用快速输液加温器,输液输血温度应控制在39℃。

2. 血管通路的建立:

■ 快速建立两个或多个大口径(成人16G针头)外周静脉通路,必要时可以建立中心静脉通路(如锁骨下静脉、颈内静脉或股静脉通路)。

■ 输液速度取决于静脉留置针内径,常见静脉留置针的型号、流速与临床选择见表1-2-1。

表1-2-1　不同静脉留置针型号的临床选择

| 型号 | 颜色标识 | 流速(mL/min) | 临床应用 |
|------|----------|--------------|----------|
| 24G |  | 19～25 | 适用于小而脆的静脉,常用于小儿输液 |
| 22G |  | 33～36 | 适用于小而脆的静脉,常用于成人或小儿输液 |
| 20G |  | 55～65 | 适用于成人外周静脉,适合成人常规输液输血 |
| 18G |  | 76～105 | 适用于成人外周静脉,适合快速/大量输液输血 |
| 16G |  | 210 | 适用于成人外周静脉,适合快速/大量输液输血 |

■ 颈部或上肢损伤的病人,应在健侧建立静脉通道,以避免输入液体从近段静脉破损处流出。

■ 下腔静脉属支出血严重时,应选择上肢或颈内静脉、锁骨下静脉建立静脉通道。

■ 如上述通路建立困难,可考虑建立骨髓腔内注射通道(详见第二部分第四章)。

3. 复苏液体的种类与用量:

■ 乳酸林格液:对于严重低血压,给予1L乳酸林格液(或儿童20mL/kg),如果无反应,或者短暂反应后又迅速恶化,应尽早开始输注血液制品。如果病人有明确的外科手术指征,则不能因液体复苏而延误手术!

■ 血液制品:

● 由于交叉配血存在时间延误,紧急救治时应输注O型非同型洗涤红细胞或红细胞悬液。

● 如可延迟至15分钟后紧急输血,也可输注同型未交叉配型的血液。

● 如病情允许延至1小时后输血,则应输注已完成交叉配型的同型血液制品。

● 创伤失血性休克院内救治时,应以输注血液制品为主,并及时启动大量输血方案,强调高比例输血,红细胞、血浆、血小板的比例为(1～2):1:1。

24

**4. 液体复苏的评估：**

■ 神志、血压、脉压、心率等指标可以作为早期液体复苏反应性判断的临床指标，但不能真实反映组织灌注的改善情况，不宜作为休克纠正的监测指标。建议动态监测尿量、乳酸以及碱缺失指标，以评估组织灌注情况。

■ 经过充分的液体复苏后，成人尿量应达到每小时 0.5mL/kg，儿童尿量应达到每小时 1mL/kg，年龄＜1 岁的婴幼儿尿量应达到每小时 2mL/kg；乳酸达到正常值（1～2mmol/L）。乳酸水平可敏感的反应组织缺血缺氧程度。动态监测乳酸以及碱缺失指标能较好地评估休克的严重程度以及液体复苏的效果，可以指导后续治疗方案的制定。

**5. 液体复苏的反应：**

■ 观察复苏反应有助于判断病人的实际失血量是否大于初始估计量，有助于确定病人是否存在需要手术控制的内出血，有助于后续治疗方案的制定，并避免过度或不必要的血液制品输入。

■ 一般根据初始复苏后病人的生命体征变化将液体复苏的反应分为快速起效、短暂起效和无明显效果三类：

● 快速起效是指病人经初始液体复苏后生命体征快速达到正常值或目标值。这类患者往往失血量较少（10%～20%），一般不需要紧急输血，但仍有需要外科干预的可能。

● 短暂起效是指病人经初始液体复苏后，生命体征短暂改善，但随后出现恶化，提示存在活动性出血或复苏不充分。此类患者失血量一般在20%～40%，需要输注血液制品以及外科手术止血。

● 无明显效果指病人对初始液体复苏无反应，提示出血量超过40%，需要紧急输血（非同型血）且行外科确定性止血处理。

**6. 液体复苏反应差的可能原因：**

■ 存在尚未发现的活动性出血。

■ 心脏压塞持续存在。

■ 可能存在张力性气胸的影响。

■ 机械通气模式选择、参数设置有问题。

■ 其他体液丢失。

■ 急性胃扩张，腹压增高，导致下腔静脉回流障碍。

■ 合并心肌梗死、糖尿病、肾上腺皮质功能减退等基础疾病，或应激后病情加重。

■ 存在神经源性休克。

## 三、 非出血性休克的常见原因及处理

### （一）梗阻性休克

1. 胸部创伤往往合并张力性气胸、空气栓塞、心脏压塞，导致静脉回心血量减少，心脏每搏输出量减少，从而出现梗阻性休克。

2. 张力性气胸、心脏压塞都可表现为血压低、颈部和周围静脉充盈，仔细听诊有助于鉴别，前者听诊患侧胸部呼吸音减弱或者消失，后者表现为心音低钝遥远。

3. 快速识别并缓解梗阻是治疗要点，特别是发生张力性气胸时。

4. 空气栓塞可能继发于大静脉、肺部或心脏右侧损伤，也可能是医源性的，如放置中心静脉导管。治疗包括将患者置于头低脚高位；开胸抢救时直接从心脏吸出空气；存在肺部损伤时，钳夹阻断肺门，阻断空气栓塞来源。

### （二）心源性休克

1. 创伤有可能伤及心脏的病人，应持续心电监护并动态监测心肌损伤标志物，必要时完善心脏彩超协助评估。

2. 创伤病人合并心脏功能异常时液体补充需谨慎，应根据中心静脉压、肺动脉压以及心排血量监测指导治疗。

3. 防治心律失常、心搏骤停。

### （三）神经源性休克

1. 应用血管活性药，心动过缓可以使用阿托品。

2. 适当补液，避免为了维持血压输液过多，引起肺水肿。

3. 治疗原发病。

## 四、 常见问题与风险提示

1. 创伤性休克不等同于失血性休克。创伤合并休克往往涉及出血因素，但并不表明一定是失血性休克，创伤合并休克的机制几乎涵盖上述所有休克类型，非失血因素导致的休克往往也是早期休克的主要原因，而且随着病情进展，休克的原因会发生变化。应该在不同时期根据休克的不同原因和类型及时做出相应的处理。

2. 收缩压下降是休克后期表现，脉压变小就应当意识到休克已经发生，因此不能

到收缩压下降才诊断失血性休克。

3. 创伤早期往往丢失大量全血,血红蛋白并不下降,依据血红蛋白的多少判断休克,往往失去早期诊断的机会,因此不能到血红蛋白下降才诊断失血性休克。

4. 老年人、运动员、服药患者等特殊人群以及合并神经源性休克时心率可以不快,上述因素往往会影响休克的判断。因此,不能说心率不快就不是休克。

5. 血压上升并不等同于心排血量增加和休克好转,血压升高可以是药物作用、应激反应、暂时性液体复苏反应,并不代表休克好转。因此,不能将血压上升视为休克好转。

6. 液体复苏过程中简单地维持生命体征,忽视治疗的反应,往往导致输液、输血过度或者不足;当复苏反应差时,一味强调输血、输液,而忽视控制出血或者查找其他可能导致休克的原因,有可能造成灾难性后果。

7. 液体复苏的目的是适当稳定病情,为外科确定性治疗提供机会,而不是治疗休克,在允许性低血压的基础上尽快进行损伤控制手术是治疗休克的根本。

8. 应当特别注意老年人、孕妇、运动员、服药者、低体温者以及起搏器植入患者的血压、心率以及机体代偿能力与正常成年人有较大不同,在休克判断和救治过程中应区别对待。

# 第三章 头部创伤

头部损伤是急诊科最为常见的创伤类型,严重者当场死亡,到达医院的病人约75%为轻症、15%为中度损伤,10%为重度损伤,值得注意的是,部分轻症病人以及大多数中重度损伤病人,由于低血压和低氧血症等诸多因素的影响,早期处置不当可能导致脑组织二次损伤,甚至死亡和致残。早期规范评估,早期正确处理,及时监测并降低颅内压,对于改善脑组织灌注、提高生存率和后期生活质量均有较大帮助。

## 一、 头部创伤的分类

### (一)严重程度分级

1. 轻度损伤:GCS为13～15分,表现为脑震荡或短暂意识改变,临床检查没有特殊发现,但可有健忘、头疼、注意力不集中、睡眠障碍等症状,一般持续两周,但有些病人可持续长达数月。

2. 中度损伤:GCS为9～12分。

3. 重度损伤:GCS≤8分。

4. 中重度颅脑损伤包括多种颅脑损伤类型,如脑挫裂伤、弥漫性脑水肿、轴索损伤、蛛网膜下腔出血、硬膜外和硬膜下出血等。脑实质严重损伤、继发颅内压增高常导致一系列全身各脏器损害,甚至形成脑疝,危及生命。

### (二)头部创伤类型

头部创伤类型包括头皮损伤、颅骨骨折、颅内出血、脑实质损伤、脑疝。

### (三)原发性脑损害

1. 常见创伤机制:机动车相撞、机动车撞击行人、高处坠落以及颅脑的各种穿透伤。

2. 脑实质损伤:创伤发生时剪切力造成脑组织撕裂伤、挫裂伤,以及白质部位的轴突损伤,属于创伤直接导致的脑损害;创伤发生当时即已存在,且不可逆转。

### (四) 继发性脑损害

1. 往往继发于创伤后脑组织灌注不足或缺氧,是可预防和可逆的。

2. 导致继发性脑损害的因素包括颅外因素和颅内原因:

■ 颅外因素:休克、缺氧、电解质异常、高体温、高碳酸血症。

■ 颅内原因:血肿、脑水肿、癫痫发作、感染、脑积水。

3. 急诊急救过程中应当尽一切力量防止继发性脑损害。

## 二、 头部不同部位损伤的特点

### (一) 头皮损伤

1. 头皮撕裂伤:由于头皮血供丰富,撕裂伤血管难以收缩,往往会导致大量出血,甚至发生失血性休克,应特别注意判断是否合并颅骨骨折。

2. 头皮血肿:发生时常隐匿,容易被疏忽。

3. 头皮感染:应当注意头皮感染可通过静脉潜行扩散至颅内,引发颅内感染。

### (二) 颅骨损伤

颅骨骨折常由钝性创伤和穿透伤所致,分为开放性损伤和闭合性损伤,并常伴发颅内损伤。有些部位的颅骨骨折相当危险,如涉及脑膜中动脉沟、硬脑膜窦以及枕部区域的骨折,这些部位的损伤伴发的颅内出血可能迅速致命。

1. 颅骨线形骨折:约80%的颅骨骨折为线形骨折,大多由直接撞击所致,儿童多见;较大冲击力所致的颅骨线形骨折可呈星状分布(见图1-3-1A和B)。

2. 颅骨凹陷骨折:多见于头颅直接撞击和敲打,由于骨片影响大脑皮质,容易诱发癫痫,应早期给予抗癫痫治疗,大多采取保守治疗方案。

3. 颅骨粉碎骨折:出现多条骨折线,以损伤部位为中心,向颅骨四周延伸,并常合并凹陷性骨折(见图1-3-1C)。

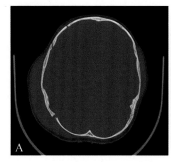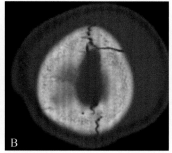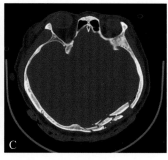

A:颅骨线形骨折;B:颅骨线形骨折呈星状分布;C:颅骨粉碎合并凹陷骨折。

图1-3-1　颅骨骨折常见类型

4. 开放性损伤:可以是闭合性或穿透性损伤头皮和颅骨贯通造成,也可以是含气的鼻窦骨折与颅内相通所造成。颅腔积气很少产生占位效应,但容易引发颅内感染和脓肿形成。

5. 复合性骨折:呈现多种颅骨骨折形态。

## (三) 颅底骨折

1. 颅底的结构特点:

■ 颅底由颅前窝、颅中窝和颅后窝三部分组成(见图1-3-2),由前向后骨质逐渐增厚,颅前窝最薄,外上部受力时容易骨折。

■ 颅底的孔、裂、管是神经和血管的进出通道,某些部位形成薄弱的空腔结构(如鼻旁窦、鼓窦)相邻,外伤时不仅很容易发生骨折,而且常伤及颅神经和血管。

■ 颅底与颅外的结构(如翼腭窦、咽旁间隙、眼眶)紧密相连,容易发生合并损伤。

■ 颅底骨与脑膜紧密愈着,外伤时一般不会形成硬膜外血肿,但往往伤及脑膜,引起脑积液外漏。

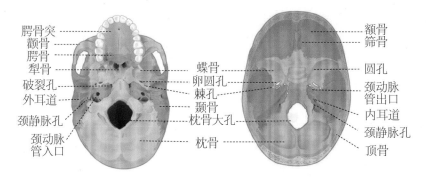

图1-3-2　颅底结构示意图

2. 颅底骨折的临床表现:

通过临床检查常可以发现颅底骨折,但应该注意眼眶周围瘀斑和乳突瘀斑可能延迟几小时才出现,因此在初始评估中可能无此征象。颅底骨折主要表现有:

- 脑脊液鼻漏或耳漏:骨折碎片刺破硬脑膜所致(见图1-3-3A和B)。
- 眼眶周围瘀斑(熊猫眼):提示可能存在颅底的颅前窝骨折(见图1-3-3C)。
- 乳突瘀斑(Battle征):血液流经乳突气房至耳后皮肤形成的耳后瘀斑,提示可能存在颅底的颅中窝骨折(见图1-3-3D)。
- 颅底骨折CT表现:可以表现为线性骨折或粉碎性骨折,多伴有周围骨结构的损伤和出血,有时需要仔细辨识(见图1-3-4)。

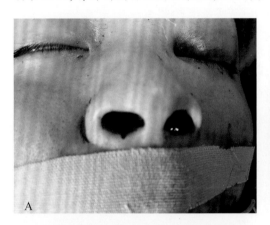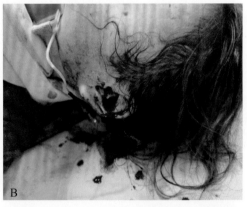
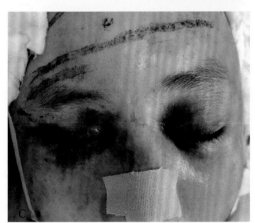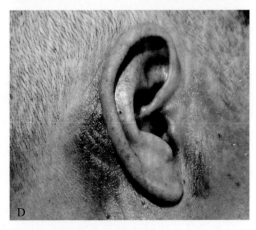

A:脑脊液鼻漏;B:脑脊液耳漏;C:熊猫眼征;D:Battle征。

图1-3-3 颅底骨折临床表现

31

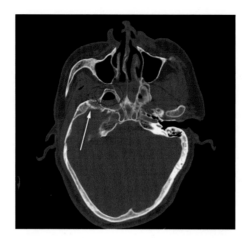

图1-3-4　头颅CT扫描示颅底线性骨折(箭头所示)伴蝶窦积血(圆圈所示)

### (四) 脑实质损伤

1. 脑震荡:无明显的病理解剖学改变,但有短暂的意识丧失,CT扫描正常。

2. 脑挫伤:发生在颅骨骨折部位之下的脑组织表面,或发生在额叶和颞叶脑组织表层之下,剪切力造成的脑组织擦伤,称为脑挫伤,诊断有赖于CT扫描。

3. 撕裂伤:脑实质发生裂伤,CT扫描可以确诊。

4. 脑水肿:脑水肿往往发生于神经胶质细胞、髓鞘和细胞间隙,可引起颅内压升高,并进而引起脑循环灌注异常,或脑疝形成。早期CT扫描可能错过诊断,随后复查CT扫描或MRI检查能更可靠地显示脑水肿征象。

### (五) 颅内出血

1. 硬膜外出血(见图1-3-5):

■ 发生机制:硬膜外出血通常发生在颞叶或顶叶区域,往往由脑膜中动脉或静脉窦裂伤所致,常与对应的颅骨骨折伴随发生,儿童更多见。

■ 临床特点:起初由于脑震荡而出现短暂的意识不清,但很快清醒,稍后由于硬膜外出血的占位效应意识状态再次恶化,形成昏迷—清醒—昏迷现象,但只有30%的病人具有此典型表现。

■ 影像特点:CT扫描可见高密度、双凸形病变(见图1-3-6A),损伤早期或只是静脉出血,少数病人的CT表现不明显或延后出现。

2. 硬膜下出血(见图1-3-5):

■ 发生机制:加速性的暴力撞击可以引起脑皮质与静脉窦之间的桥静脉撕裂,导致硬膜下出血,多发生在着力点的对冲部位;也可以是脑挫裂伤皮质血管破裂引起。

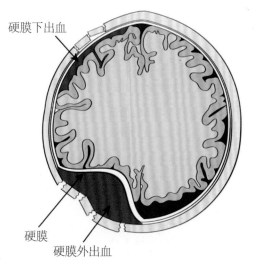

硬膜下出血

硬膜

硬膜外出血

图1-3-5 硬膜外出血和硬膜下出血示意图

■ 临床特点:硬膜下出血的临床表现可轻可重,与血肿大小和部位、血肿形成的速度、脑组织损伤程度以及大脑基础状态有关。轻症出现头痛、呕吐、精神症状,随着血肿增大、脑组织水肿加重,脑室和脑池闭塞、中线移位,可产生占位效应,并可能导致小脑膜疝。

■ 临床分型:根据出血的发生与进展情况,可以分为以下三种类型。

● 急性硬膜下出血:一般指损伤发生后0~24小时出现的硬膜下出血。脑组织损伤出血或者连接皮质与海绵窦的静脉损伤出血均可导致急性硬膜下出血。CT扫描显示为高密度、新月形病变(见图1-3-6B)。

● 亚急性硬膜下出血:一般出现于损伤发生后1~7天,CT扫描影像血肿密度逐渐下降。

● 慢性硬膜下出血(损伤发生时间>7天):可能在受伤数天、数周或数月后才出现;多见于老年患者,CT扫描显示为月牙形、低密度影或等密度的影像改变。

3. 脑实质出血:

■ 发生机制:通常发生在皮质层挫伤部分的下方(见图1-3-6C)。穿透伤或骨片可以引起脑实质撕裂伤而形成脑实质出血。出血部位相对局限,但可扩展,导致中线移位。

■ 临床特点:由于占位效应,容易出现颅内高压的表现及神经压迫症状。损伤的脑组织释放促凝血酶原激酶至血液循环,触发凝血机制,消耗凝血因子,导致创伤性凝血病。

4. 蛛网膜下腔出血：

■ 发生机制：常发生于闭合性颅脑损伤，颅底部或脑表面的血管破裂，血液直接流入蛛网膜下腔而形成，常伴随脑室内、硬膜下、脑室内、脑实质出血。

■ 临床特点：可表现为头痛、意识改变、恶心呕吐、颈项强直，甚至昏迷。蛛网膜下腔出血通常可以通过脑脊液(cerebro-spinal fluid,CSF)循环而被吸收，也可能因为脑脊液循环障碍而出现迟发性脑积水。

■ 影像特点：CT扫描表现为沿脑沟分布的线性、高密度影，通常在大脑侧裂多见，有时CT影像改变轻微，容易疏忽(见图1-3-6B)。

5. 脑室出血：

■ 发生机制：往往由于脑出血破入脑室形成血肿，也可以是脑实质直接撕裂进入脑室所致。

■ 临床特点：单纯脑室出血症状较轻，预后相对较好，但由于常合并其他类型颅内出血，临床表现较为严重；如果导致脑积水，则需要进行脑室分流术。

■ 影像特点：CT扫描表现脑室内高密度影，并形成铸型。

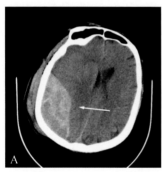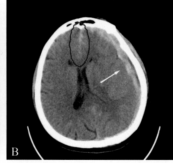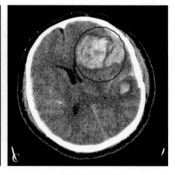

A：急性硬膜外出血(箭头所示)；B：急性硬膜下出血(箭头所示)和蛛网膜下腔出血(圆圈所示)；C：急性脑实质出血(圆圈所示)。

图1-3-6　常见的颅内出血类型

## （五）脑　疝

1. 小脑幕切迹疝：又称颞叶钩(沟)疝，是最常见的脑疝类型。

■ 发生机制：由一侧大脑肿胀或出血导致中线移位，通过小脑幕切迹被推移至幕下，中脑受压所致(见图1-3-7)。

■ 临床特点：脑疝发生时，病人意识转为嗜睡或昏迷，压迫同侧第3对颅神经，导致同侧上眼睑下垂，瞳孔散大固定，眼睛无法向外运动，压迫同侧大脑脚导致对侧肢体出现异常体态(去皮质状态,然后呈去大脑状态),约30%的病人对侧大脑脚也受压,出现假性局灶征象。逐渐出现呼吸加快,呼吸节律不规则,最后长吸呼吸。

2. 中央型脑疝:

■ 发生机制:由大脑前侧和顶部血肿等占位性病变向下挤压脑干所致。

■ 临床特点:瞳孔呈针尖样改变、向下凝视,并出现其他脑干功能异常表现。

3. 大脑镰下疝:又称扣带回疝。

■ 发生机制:多为一侧大脑压力增高导致同侧内侧扣带回下缘向对侧疝出。

■ 临床特点:可以出现颅内高压的表现和对侧下肢活动障碍,单纯大脑镰下疝病人意识和瞳孔的变化不明显,但由于常与小脑幕切迹疝合并存在,病人可以出现意识障碍和瞳孔变化。

4. 枕骨大孔疝:又称小脑扁桃体疝。

■ 发生机制:小脑出血或肿胀导致小脑扁桃体及延髓膨胀进入枕骨大孔,推挤向椎管内,压迫后侧脑干而形成。

■ 临床特点:病人突然意识丧失,脑干功能损失,出现呼吸困难、血压下降,死亡率极高,应当尽早发现并处理。

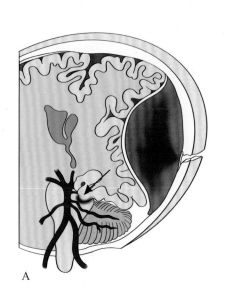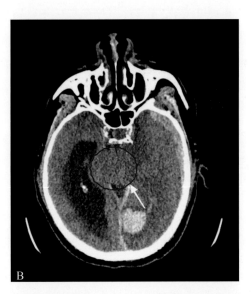

A:示意图中硬膜外出血产生的急性占位效应,大脑脚受压,形成小脑幕裂孔和脑干受压(箭头所示);B:CT所示外伤致硬膜下和枕部出血,大脑脚受压,形成小脑幕切迹疝(箭头所示)。

图1-3-7 外伤致硬膜下和枕部出血导致小脑幕切迹疝

35

# 三、 头部创伤初始评估

## （一）初始评估要点

1. 评估意识状态：使用GCS(3～15分)；已经进行气管插管的病人，其GCS最高为11分；GCS在8分及以下意味着严重的脑损害，预后较差。

2. 临床检查：瞳孔大小、对光反射、眼球运动，有关颅神经检查，检查四肢肌力、肌张力、反射，生命体征(血压、脉搏、呼吸、体温)，其他伴随损伤。

3. 颅底骨折体征：熊猫眼、Battle征、脑脊液耳漏或鼻漏以及第6对颅神经损害的体征。注意这些症状可能出现较晚或先后出现，也要注意评估颅底周围结构的损伤。

4. 注意蛛网膜下腔出血的评估：临床表现不典型，可出现头痛、畏光、颈强直、发热；意识状态轻重不一，可以是轻微的意识模糊，也可以是昏迷。

5. 注意颈部损伤的评估：颈部疼痛、颈强直、压痛或瘫痪都是可疑的征象。

6. 注意判断脑疝：

■ 意识变化：意识逐渐变差或突然意识丧失。

■ 瞳孔变化：第3对颅神经受压导致病变部位同侧的瞳孔扩张；脑疝发生早期也可能由于该神经受刺激而表现为短暂的瞳孔收缩。

■ 体温变化：可高达41℃以上，也可低至35℃以下而不升。

■ 循环变化：心动过缓；血压忽高忽低，终于血压下降、心脏停搏而死亡。

■ 呼吸变化：呼吸节律不规则；呼吸逐渐变浅，吸气延长，最后呼吸停止。

## （二）辅助检查要点

1. 普通颅骨X线片检查：可以显示骨折、异物、颅内积气、钙化的中线结构移位，但仅在无法进行CT扫描时才进行颅骨X线片检查。颅骨线形骨折提示颅内血肿的风险高达400倍，但该项检查常难以发现骨折，不能诊断颅内损伤。

2. 颈部CT扫描：对所有无意识的病人和有可疑症状者(有局部压痛、神经损伤征象)都应行颈椎CT扫描。普通X线检查价值不大，常遗漏重要的损伤。

3. 头部CT扫描：是最重要的诊断工具，适用于所有有意识丧失病史、失忆、意识状态减退和头痛的病人，有头部血肿和定位体征的病人也应该行CT检查。

4. CT血管造影：对于疑有血管损伤的病人，如存在颈椎椎体或椎间孔骨折，或者颈部钝性创伤后出现颈部血肿，特别是有颈部安全带征的病人，应行CT血管造影。

### （三）颅内压监测

1. 颅内压（intracranial pressure，ICP）监测指征：

■ 经过复苏后头颅CT异常的严重颅脑损伤病人，应行ICP监测。

■ 头颅CT正常的严重颅脑损伤病人，GCS≤8分，且入院时具备下列三个特征中2个或以上者，应行ICP监测：

● 年龄＞40岁。

● 收缩压＜90mmHg。

● 单侧或双侧肢体呈特定运动姿态。

■ 中度的颅脑创伤病人，如果同时合并有其他颅外病变，需在麻醉下进行较长时间的手术治疗时，应行ICP监测。

2. ICP监测方法，详见第二部分第六章。

3. 颅内压正常值：正常成人的颅内压为5～15mmHg，儿童比成人要低一些。

4. 脑灌注压（cerebral perfusion pressure，CPP）：

■ CPP是维持脑组织血流灌注的重要指标，比ICP的绝对值更具价值。

■ CPP由平均动脉压减去颅内压而得，即CPP＝MAP－ICP。

■ CPP一般应当维持在70mmHg以上，年幼儿童应当维持在50mmHg以上；可以较好地保证脑组织灌注，同时能最大限度地减轻继发性脑损伤。

5. 若颅脑创伤病人国际标准化比值（international normalized ratio，INR）＞1.5，应避免留置ICP导管。

## 四、处理原则

### （一）优先原则

1. 严重头部创伤病人的预后在很大程度上取决于初始治疗是否充分，应当按照ABCs评估与治疗原则优先处理气道、呼吸与循环，保证足够的血压和血氧。

2. 严重多发伤的病人，应当优先处理腹腔、胸腔及骨盆大量出血。

3. 严重颅脑创伤的病人，应该立即请神经外科医生会诊。

## （二）急诊科处理要点

1. 确保气道通畅，GCS≤8分的病人应当立即行气管插管并机械通气，防治危险气道，保证有足够的通气。

2. 控制外部出血，纠正低血压，引流血气胸，维持血流动力学稳定。

3. 闭合性头部创伤很少会产生低血压，除非是处于终末期或伴随颈椎损伤时。如果出现低血压，则应该寻找外部或内部出血原因或查明可能伴随的颈椎脊髓损伤。对于低血压病人的液体复苏，可考虑使用3%的高渗溶液，一次性快速注射250mL。

4. 使用硬式颈托，保持头颈居于中线位置，直到排除颈椎损伤，在转运过程中保持脊柱全身固定（见图1-3-8A）。

5. 头皮撕裂伤可能导致大量出血，甚至失血性休克，应当积极处理，转运或外出检查前应当快速缝合头皮（见图1-3-8B）。

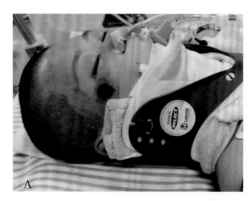 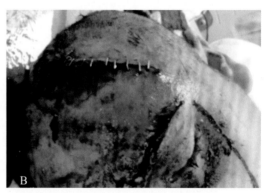

A：使用硬式颈托固定颈椎；B：用订皮机缝合头皮止血。

图1-3-8 重症颅脑损伤的急诊处理措施

6. 对于颅底骨折或复杂颜面骨折病人，应避免经鼻腔放置胃管，可选择经口放置胃管。

7. 躁动的患者须给予足够的镇静治疗，必要时给予肌松剂和气管插管。

8. $PCO_2$保持在32～35mmHg，太低或太高均可能影响脑血流、加重脑组织损伤。

## （三）专科处理

1. 入院观察：所有有颅骨骨折、意识丧失病史、出现癫痫发作、明显头痛、失忆、意识状态改变和神经定位功能缺陷的病人，无论CT结果如何，都应住院观察治疗。

如有疑虑,譬如处理婴儿或醉酒病人时,有时难以判断是否存在颅脑损伤,也应收入住院。

2. 对症治疗:对于闭合性损伤或不复杂的骨折,应对症治疗,观察数天,无须应用抗生素。

3. 预防感染:对于复合性但不复杂的骨折,观察1～3天,使用单剂抗生素预防感染,冲洗并缝合伤口即可。对于颅底骨折病人,应使用单剂抗生素预防感染,不要为阻止脑脊液漏而填塞鼻腔或耳道,因为这样可能导致脑膜炎。尽量让病人保持半坐位。如果脑脊液漏持续超过10天,则应考虑外科手术干预。

4. 骨片复位:对于凹陷性骨折病人,如果是复合性骨折,则复位凹陷的骨片可降低感染发生率。对于闭合性凹陷性骨折病人,不建议常规复位凹陷的骨片。对于严重错位的凹陷性骨折病人,如颅骨凹陷致使其外层低于相邻正常位置颅骨的内层时,应该考虑复位凹陷的骨片。复位凹陷的骨片本身并不改善神经功能,也不会降低癫痫发作的风险。

5. 预防癫痫:对所有颅内出血的病人都应预防癫痫发作,可采用苯妥英钠负荷剂量10～15mg/kg,注射30～60分钟以上,之后每天按5mg/kg剂量使用;或使用左乙拉西坦,每次500mg,每日2次,持续7天。早期癫痫预防治疗(7天内)并不能达到长期预防的作用,延长使用抗癫痫药物也不能防止晚期发生癫痫。

6. 处理头颅刀刺伤:当刀等锐器卡在颅骨上时,一定不要拔出,应由神经外科医师在手术室取出,有时需先做血管造影或CT血管造影,然后确定手术方案。

7. 处理脑干功能障碍:意识障碍不断加重、瞳孔放大固定、定位体征、心动过缓和高血压,均表明脑干功能障碍。此时,如果病人血压正常,可给予甘露醇,按0.5～1g/kg剂量,20分钟内用完;如果病人血压低,则应该给予3%的高渗溶液(250mL,20分钟内用完),并且将$PCO_2$降低至32～35mmHg。

8. 处理颅内压升高:正常颅内压<15mmHg(年幼儿童<5mmHg);如果颅内压>20mmHg,则应积极处理;受伤后最初2～3天颅内高压最为严重,可收入专科ICU进行综合治疗。

9. 手术指征:硬膜外血肿宽度>15mm,硬膜下血肿宽度>10mm,中线移位>5mm,并且意识障碍进行性加重,应当考虑开颅减压手术(见图1-3-9)。

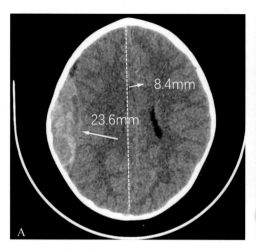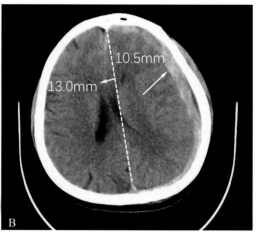

A：硬膜外血肿宽度为23.6mm，中线移位8.4mm；B：硬膜下血肿宽度为10.5mm，中线移位达13.0mm。

图1-3-9　硬膜外和硬膜下血肿增宽致中线移位

## 五、　常见问题与风险提示

1. 除非病人有难治性颅内高压，否则应避免预防性过度通气（$PCO_2 < 35mmHg$），特别是在前24小时内。

2. 避免常规对所有严重的头部损伤病人预防性使用甘露醇；仅在病人存在颅内高压或神经系统恶化，且无低血压的情况下才应考虑使用甘露醇；如果病人有低血压，应该使用3%的高渗溶液（250mL）作为替代方案。

3. 如果仅有闭合性头部损伤，通常不会产生低血压（终末期或婴儿除外）；如果合并低血压，则应当寻找是否有失血或颈脊髓损伤。

4. 轻微头部损伤（GCS为13～15分）也可能与严重的颅内损伤相关；所有患者GCS<15分，有意识丧失或是有记忆丧失病史的患者均应接受脑部CT扫描检查。

5. 头皮撕裂伤可能会失血很多，因此应在放射科检查前要先缝合伤口。

6. 不应长期用药预防癫痫。预防癫痫发作的药物治疗时间不超过7或10天。延长预防用药时间不会降低癫痫的发生风险。

7. 不应忽视头部损伤并发症。急性创伤性凝血病（acute traumatic coagulation，ATC），弥散性血管内凝血（disseminated intravascular coagulation，DIC）、尿崩症（diabetes insipidus，DI）和癫痫发作在严重创伤病人中较为常见，需密切监视，及早开始治疗。

# 第四章 口腔颌面部创伤

口腔颌面部创伤往往涉及软组织和骨骼结构,常因机动车事故,面部直接撞击挡风玻璃、方向盘、仪表盘,或者受到外界打击和摔倒,致使眼、鼻、上下颌骨及其周围的骨骼和血管、神经受损,口腔颌面部创伤容易导致大量出血,而且受颌面部复杂的骨骼结构影响,往往难以通过手术方式控制出血。损伤导致的大块血肿、凝血块积聚、牙齿断裂或假牙脱位以及面部骨骼框架支撑作用的破坏容易引发气道阻塞。因此,严重口腔颌面部创伤存在两个潜在的致命问题:气道阻塞和出血!

发生严重多发伤时,往往合并头部、颈部、胸部及上呼吸道损伤,使口腔颌面部损伤更加严重复杂。

## 一、初始评估

### (一)初次评估与救治要点

1. 遵循ABCs原则进行快速评估,特别注意气道评估与处理。

2. 嘱病人说话,判断气道是否通畅。

3. 检查口腔是否存在凝血块积聚,并立即清除凝血块。

4. 检查是否存在牙齿断裂或假牙脱位,去除断裂的牙齿和假牙。

5. 面部骨折可以引起明显的出血、水肿、分泌物增多和牙齿移位,应尽早建立确定性气道。

6. 颈部检查,注意有无大的血肿,颈部钝性创伤和穿透伤都容易伤及喉和气道,血肿可以压迫气管,导致气管移位和梗阻,应尽早建立确定性气道。

## （二）二次评估要点

1. 面部损伤：

■ 一般检查：视诊可见局部变形、肿胀、淤青，触诊如出现疼痛、骨擦音或者异常运动，常则提示骨折。

■ 眼眶骨折（见图1-4-1）：

● 眼眶受伤或眼睛直接撞击后眼压突然升高所致，可以导致框周骨折或称爆裂性骨折。

● 表现为眼球凹陷、眶周疼痛、眼睛固定向上凝视。

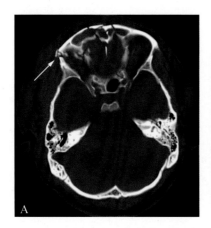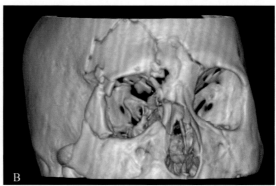

A：右侧眼眶外缘骨折合并额窦骨折；B：CT三维重建图示框周多处骨折。

图1-4-1　眼眶骨折

■ 下颌骨骨折：

● 机动车事故以及面部受到攻击，常导致下颌骨骨折。

● 表现为牙关紧闭或咬合不全，骨折部位肿胀和疼痛，有时可触及捻发感，常合并颞下颌关节脱位（见图1-4-2）。

● 双侧下颌骨骨折并意识障碍的病人，舌体失去支撑，容易后坠，发生气道阻塞。

■ 颧骨骨折：

● 表现为颧骨突出消失，局部肿胀，触痛，有触及捻发感，可以合并下颌骨骨折导致张口困难，也可伤及眶下神经，引起上唇麻痹。

● 严重者颧骨三个脚支均断裂，形成"三脚架型骨折"，颧骨浮动，并影响周围血管神经。

■ 勒福型（Le Fort）骨折：高能量面部损伤可以导致这种骨折，分为三个类型：

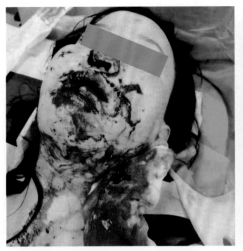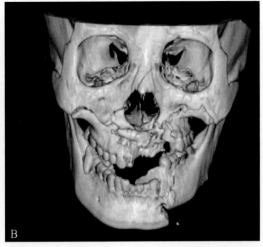

A：面部创伤致鼻腔出血，下唇撕裂；B：CT图像重构显示上颌骨折、下颌骨折移位，牙齿脱落，一颗牙齿嵌入上颌软组织，骨折线延致鼻骨。

图1-4-2　颌面部损伤

- Ⅰ型：上牙槽嵴与脸部分离，并延伸至鼻腔隐窝，上排牙齿移动，但极少影响气道。

- Ⅱ型：中面部骨骼与颅骨分离，导致上颌骨和鼻骨形成大块椎体型裂片，常合并颅底骨折，出现脑脊液鼻漏。

- Ⅲ型：多见于面部高能量损伤致使两侧上颌骨、颧骨、鼻骨、筛骨、犁骨和颅底骨折，颅面部完全分离，属于最严重的面部损伤。

- Ⅱ型和Ⅲ型均属潜在危险性损伤，都可以引起气道阻塞、大量出血、颅底骨折、颅脑损伤，应予高度重视。

2. 检查眼睛：检查视力、瞳孔、眼球运动、复视、前房积血、异物、直接创伤。

■ 角膜损伤：表现为眼睛疼痛、异物感、视物模糊；体检有时难以发现异常，需要专科检查。

■ 眼睛异物：注意异物可能导致穿孔，如有可疑，应行CT检查。

■ 眼前房积血：指眼球前房出血，大多可以自行吸收，但有1/3病人可能数天后复发，并有可能导致视力障碍和青光眼。

■ 眼睛破裂：常发生于穿透伤，也可因钝性伤引起；可见角膜破裂，眼内容物外溢，视力下降、剧烈疼痛，眼球凹陷。

■ 眼球后血肿：表现为眼球突出，活动障碍，视力进行性减退，严重者可能造成视神经缺血性坏死，永久性失明（见图1-4-3）。

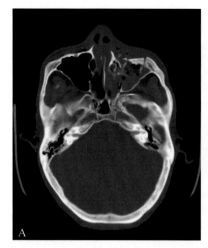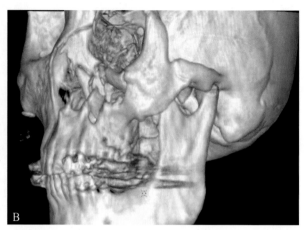

A：左侧眼部外伤/右侧上颌骨折，眼球后出血；B：CT三维重建可见眼球突出。

图1-4-3　眼眶骨折合并眼球后血肿致眼球突出

■ 创伤后双眼复视：可能的原因有眼眶骨折、眼球血肿、眼外肌损伤，以及第3、4、6对颅神经损伤。

■ 创伤后瞳孔不对称：可能的原因有眼球直接受损、第3对颅神经损伤、霍纳氏综合征、局部使用药物导致瞳孔散大

3. 检查口腔：

■ 寻找脱落的牙齿，如撕裂伤穿过腮腺管，必须检查口腔里的斯坦森管道。

4. 检查鼻腔：

■ 触摸鼻骨如有变形、捻发感、鼻血和压痛表明鼻骨骨折；检查鼻孔是否出血，是否有脑脊液流出。

5. 检查耳朵：

■ 是否有出血、撕裂伤，耳道是否有脑脊液，耳后是否有Battle征。

## （三）辅助检查

1. 头面部CT扫描：CT平扫对于明确面部损伤具有重要作用，如病情稳定，应当立即完成头面部CT检查，并进行图像重构分析，以明确损伤部位和严重程度并为专科处理提供依据。

2. X线片检查：脸部X线片检查已经很少使用，但如果脱落的牙齿无法找到，应当行颈部或胸部X线片检查，以明确是否落入气道。

3. 纤维支气管镜检查：有助于气管插管，吸取深部血块和分泌物；对于病情稳定

的病人，可以尝试该项检查，以明确咽喉部及上气道损伤。

## 二、 紧急处理

### （一）气道管理

1. 首先要确保气道通畅：吸出血块，清除破碎的牙齿、脱落的义齿等；控制口咽内明显的出血。

2. 注意病人体位：存在活动性出血时，如果置于仰卧位，特别是脊柱被固定时，则可能进一步加重气道阻塞。

3. 对于严重创伤病人，应考虑早期建立确定性气道（见图1-4-4）：

■ 经口气管插管：由于口腔周围有血肿或水肿，所以无法看到声带，经口气管插管可能很困难；经验丰富的医生可以尝试插管，但外科团队应当事先做好准备，气管插管一旦失败，应立即手术建立人工气道。对于不停挣扎、缺氧的病人，使用肌松剂有助于气管插管，但可能由于呼吸肌功能损失而难以维持气道通畅，如果插管过程中看不见声带，则更加危险；另一方面，如果不使用肌松剂，虽然保留了病人的自主呼吸能力，但可能致使插管更加困难，病人咳嗽和呕吐也可能加重出血。应当权衡利弊，先尝试快速药物协助气管插管，并随时准备行环甲膜切开。

■ 经鼻气管插管：对于鼻骨骨折、颅底骨折、勒福型（Le Fort）骨折或呼吸暂停的病人，应避免经鼻气管插管。

■ 经纤维支气管镜引导气管插管：对于没有缺氧表现、可以配合的病人，可考虑经纤维支气管镜引导气管插管，但其不适用于紧急抢救。

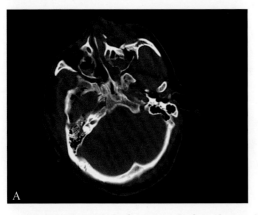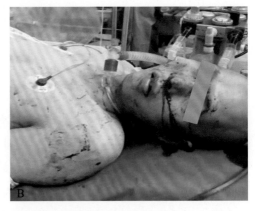

A：右侧上颌及筛窦骨折伴颅底骨折导致插管困难；B：环甲膜切开术快速建立人工气道。

图1-4-4 严重颌面部创伤，应早期建立确定性气道

■ 环甲膜切开：先尝试几次气管插管，如果失败，应尽早考虑环甲膜切开。尝试气管插管腔前就应该做好准备，一旦插管困难，立即行环甲膜切开。

## （二）控制出血

可以通过直接压迫、球囊堵塞、鼻腔填塞或者血管栓塞进行止血。

1. 对于鼻腔大量出血，可以通过前鼻腔与后鼻腔填塞的方法进行止血：

■ 后鼻腔填塞：将8F导尿管插入鼻孔至口咽部，然后注入5～10mL生理盐水膨胀球囊，轻轻牵拉气囊，使球囊压迫在后鼻孔穹隆处，达到后鼻腔填塞止血的目的。

■ 前鼻腔填塞：使用常规止血材料（即鼻腔棉条等）或止血棉条止血。

■ 填塞时间：填塞止血有合并感染和导致脑膜炎的风险，填塞物放置时间不得超过24～48小时。

2. 深处穿透伤导致的出血也可以用填塞或Foley导尿管气囊压迫的方法控制止血：

■ 口腔内撕裂伤出血：应缝合止血。

■ 其他特殊解剖部位的持续出血：上述方法难以处理，可考虑行血管栓塞止血。

■ 出血点处理：应避免盲目钳夹出血点，因可能损伤相邻神经或其他结构。

## （三）其他措施

1. 面部枪伤：病人伴随脑和脊髓损伤的概率很高。如果牙齿掉落找不到，又没有其他原因可解释，应考虑颈部和胸部X线片检查以明确是否误吸进入气道，对于任何误吸的异物，应使用内镜予以清除。

2. 面部撕裂伤：应尽量简单清创并缝合，面部伤口常愈合良好，罕见感染。

3. 眼部损伤：

■ 眼前房积血：由于有再发出血的风险，病人必须严格卧床休息至少5天，并抬高床位，镇静，监测眼压。

■ 眼睛破裂：损伤可修复者应进行修复；损伤严重，应摘除眼球；眼球摘除应在损伤后2周内进行，以防止对另外一眼造成自身免疫性损害（交感性眼炎）。

■ 眼球腔室综合征：常常是眼球后血肿所致。临床表现为眼球突出、眼球运动功能障碍和视力逐渐丧失。出现眼压升高时，应立即进行外侧眦切开术，用镊子夹住外侧韧带并用力钝性离断，用虹膜剪分开外侧眼角，让眼球向前突出，解除压迫，降低眼压。

4. 鼻部损伤:

■ 鼻部皮肤撕裂伤口需尽快缝合。

■ 单纯鼻骨骨折可以保守治疗,并延后处理。

■ 鼻中隔偏移或者鼻腔通气障碍,应在损伤后一周内修复。

■ 鼻腔出血应尽快去除并填塞止血。

5. 颌面部骨折:

■ 颌面部骨折较为复杂,涉及眼科、口腔科、耳鼻咽喉科等多个学科,应当尽快请专家会诊,协助诊治。

6. 抗生素应用:

■ 下颌骨骨折,蝶窦骨折,Ⅱ型、Ⅲ型勒福型骨折常合并鼻腔、口腔、牙齿的损伤,应该常规使用一次抗生素预防感染。

■ 开放性、穿透性颌面部骨折也应在急诊科常规使用一次抗生素预防感染。

## 三、 常见问题与风险提示

1. 低估气道阻塞的危险。严重的口腔颌面部创伤可因继发肿胀和出血引起迟发性气道阻塞,病人的情况可能急转直下,迅速恶化。因此,应当高度警惕,将病人送往ICU进行监护、早期气管插管或手术建立人工气道,防止这种严重并发症的出现。

2. 低估困难气道插管,无应急预案。对于严重而广泛的颌面部创伤病人,如果没有做好环甲膜切开的准备就尝试气管插管,特别是肌松后插管,一旦插管失败,结局可能是灾难性的。

3. 忽视掉落的牙齿。如果无法找到掉落的牙齿,那么掉落的牙齿就有可能在支气管内,并进而可导致肺脓肿。如怀疑发生了上述情况,应该进行颈部和胸部 X 线片检查,尽早去除脱离的牙齿。

4. 盲目钳夹出血点,极少成功,而且可能损伤相邻神经或其他结构。

5. 忽略颅神经损伤的检查。对于严重创伤的病人,往往难以发现颅神经损伤,特别是当病人昏迷或不能配合查体时,应该在三次评估时再次检查。

# 第五章　颈部创伤

颈部范围虽小，但结构复杂，涉及气管、颈动脉、甲状腺、脊髓神经等较多重要组织器官，并往往与头面部损伤和胸部损伤同时存在，因此，正确处理颈部创伤至关重要。颈部创伤通常可以分为钝性伤和穿透伤，钝性伤病人很少需要手术，而15%～20%的穿透伤需要手术。紧急救治的关键在于正确识别并及时处理气道损伤、血管损伤和脊髓损伤，这些损伤往往危及生命！

## 一、颈部创伤的初始评估

### （一）初始评估要点

规范化的临床检查可以有效识别几乎所有明显的或者高度可疑的颈部损伤和邻近部位的损伤。

1. 在初次评估过程中，应当特别注意识别并处理以下几种危及生命的重要损伤：

- 喉与气管损伤或外部血肿压迫导致的气道阻塞。
- 低位颈部损伤可能合并气胸，应特别注意鉴别有无张力性气胸。
- 颈部损伤评估时，不要忽视外在的或胸腔内的严重活动性出血。
- 伴发脊髓损伤。
- 颈动脉闭塞引起的缺血性脑损害。

2. 在二次评估时，应识别并处理下列颈部损伤：

- 隐匿性血管损伤。
- 隐匿性喉气管损伤。
- 隐匿性喉食管损伤。
- 颅神经或外周神经损伤。
- 少量血气胸。

## （二）初始评估细则

初始评估时应当系统化全面评估血管、气道、消化道、脊髓、神经和胸部等。

1. 血管损伤的评估：

■ 高度提示血管损伤的"硬证据（hard signs）"：

● 损伤部位有持续活动性出血。

● 损伤部位血肿进行性增大或呈搏动性。

● 其他损伤无法解释休克的严重程度。

● 损伤远端肢体脉搏明显较弱或消失。

● 血肿部位出现血管杂音。

■ 提示但不能确定血管损伤的"软证据（soft signs）"：

● 轻度休克。

● 稳定的血肿。

● 缓慢的出血。

● 颈部出现安全带征、不能解释的神经功能异常（如昏迷、偏瘫）。

■ 特别提示：

● 颈部血管损伤可能涉及颈总动脉、颈内动脉、椎动脉、锁骨下动脉和腋动脉，应特别注意不同血管损伤的临床表现。穿透伤容易引起血管破裂，顿挫伤可导致血管内皮撕裂、血栓形成和假性动脉瘤。

● 所有出现血管损伤"软证据"的病人，以及颈部穿透伤、血流动力学稳定的病人均需行CT血管造影或彩色多普勒血流检查。

● 臂臂指数：所有颈部解剖分区Ⅰ区穿透伤病人，即使无症状，也有可能伤及锁骨下动脉或腋动脉，应该测量伤侧上肢收缩压和健侧上肢收缩压，两者比值（即臂臂指数）<0.9表明伤侧动脉可能存在明显的损伤。

2. 气道、消化道共同通道损伤的评估：

■ 高度提示喉气管损伤的"硬证据"：

● 颈部损伤合并呼吸窘迫。

● 颈部伤口冒出气泡。

● 出现大量咯血。

■ 没有用于诊断食管损伤的"硬证据"。

■ 怀疑气道、消化道共同通道损伤的"软证据"：

- 出现皮下气肿。

- 合并声音嘶哑。

- 感觉吞咽疼痛。

- 少量咯血。

3. 神经系统损伤的评估：

■ GCS、瞳孔大小和对光反射检查、神经定位体征。

■ 颅神经(第7对、第9~12对)、脊髓神经、臂丛神经(正中神经、尺神经、桡神经、腋神经与肌皮神经)、膈神经、交感神经(Horner综合征)。

\* 注意：有些颈部创伤由于伤及颈动脉或椎动脉，病人也可能出现GCS较低或偏瘫等神经系统异常现象。

### (三) 辅助检查

临床检查有助于决定是否需要进一步检查，以及应该采取何种检查方式来评估颈部创伤。当出现血管或喉气管损伤的"硬证据"时，应当立即手术，不可因检查而延误手术时机。只有伤情稳定的病人，才考虑完成相关的辅助检查。

1. 胸部与颈部X线片检查：可以帮助查找有无异物、骨折、血气胸、皮下气肿和血肿。

2. 颈部CT扫描：无论是钝挫伤还是穿透伤，CT扫描均极具价值，有助于发现骨折部位和类型，脊髓是否受损以及有无动脉损伤和皮下气肿。

3. 颈部CT血管造影：怀疑有血管或喉气管损伤时，应选择CT血管造影检查，有助于显示重要血管损伤，如假性动脉瘤、动脉夹层、血栓形成；如果是枪击伤，可以显示子弹弹道及其与颈部重要结构的距离，并提示是否需要支气管镜和食管内镜检查。

4. 诊断性血管造影：大多情况下已经被CT血管造影取代，如果对CT血管造影结果有疑虑，可以行血管造影以明确诊断；对于颈部出血、假性动脉瘤和动静脉瘘需要置入腔内支架手术时，可以先行血管造影检查再治疗。

5. 彩色多普勒超声检查：优势是无创、准确、性价比高，但是对于肥胖病人的左锁骨下动脉近端、靠近颅底的颈内动脉，以及位于椎管骨骼段的椎动脉都难以看清楚，可见该项检查有一定的局限性。

6. 食管造影：当颈部穿透伤病人伴有皮下气肿、吞咽疼痛或呕血时，特别是CT检查显示穿透伤靠近食管时，应考虑该项检查。

7. 内镜检查：当疑有食管、气管损伤的征象者，如发现皮下气肿，或者怀疑穿透伤靠近食管或气管时,应该行食管镜、喉镜或气管镜检查。

## 二、 颈部创伤院前救治要点

1. 对于发生在城市的颈部穿透伤,应遵循"拉起就跑"的原则。

2. 任何外出血都应首先予以直接加压止血。

3. 对于颈部穿透伤合并巨大或扩展性颈部血肿的病人,发生气道阻塞的风险很高,尽量不要使用颈托。对于神经功能正常的刀刺伤或枪伤病人,完全不需颈托固定。坚硬的颈托可能会压迫逐渐增大的血肿而导致气道阻塞(见图1-5-1)。

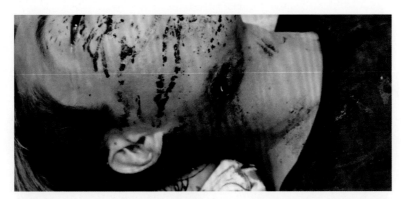

图1-5-1　颈部穿透伤合并血肿时使用颈托可能导致气道阻塞

4. 如果颈部有巨大血肿或喉气管损伤,应尽可能避免院前气管插管,特别是氧饱和度还正常的时候,最好别急于气管插管,因为插管很困难,而且潜在的风险大。

## 三、 颈部创伤急诊救治要点

### (一) 气道管理

■ 颈部穿透伤病人:约10%会出现气道阻塞。

■ 人工气道建立:包括气管插管、环甲膜穿刺和环甲膜切开,应该根据病人的情况、环境因素和救治团队的经验而定,个体化处理,因人因事而异。

■ 常规气管插管:紧急情况下,可以进行无药物麻醉诱导下,直接气管插管,但由于可能因病人咳嗽和用力而加重出血和气道阻塞,增加插管难度,气管插管前,创伤救治人员应做好环甲膜切开准备,万一插管失败,立即行环甲膜切开。

■ 肌松剂协助的快速插管(rapid sequence intubation,RSI):对于因疼痛、紧张、烦躁而难以配合气管插管的病人,可以在肌松剂引导下行气管插管,但使用肌松剂后,可能发生气道完全堵塞,应由最有经验的医师来尝试完成。

■ 纤维内镜引导经鼻气管插管:情况相对稳定但气道不通畅的病人可以在浅镇静下,使用纤维内镜引导经鼻气管插管,操作过程保证病人可以能够配合并且血氧正常。

*注意:颈部大血肿的病人,环甲膜切开可能比较困难,容易引起大出血。

## (二)控制出血

1. 在大多数情况下,任何外出血都可以通过直接加压止血。

2. 使用Foley导尿管球囊填塞压迫出血部位是较为有效的止血方法,如图1-5-2所示。

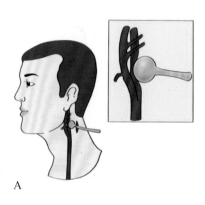
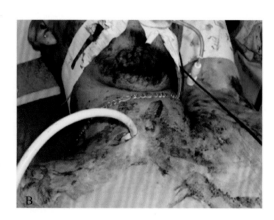

A:导尿管球囊压迫示意图;B:导尿管插入伤口,球囊压迫止血有效。

图1-5-2　颈部出血用Foley导尿管球囊压迫止血

## (三)其他措施

1. 当怀疑有静脉损伤时,应该将病人置于头低脚高位(Trendelenburg体位),以防空气栓塞。

2. 当疑似锁骨下静脉损伤时,静脉通道一定不要建立在损伤部位的同侧。

3. 当病人到达急诊科时即将发生心搏骤停或已经发生心脏停搏,应立即行急诊室复苏性剖胸探查术。对于有大静脉损伤的病人,应当抽吸右心室,以避免空气栓塞发生。

# 四、颈部穿透伤

## （一）颈部解剖分区

1. 颈部涉及较多重要结构，如血管、神经、气管和食管等，颈部损伤部位不同，造成的危害各有不同，特别是颈部穿透伤，其损伤程度与穿行部位密切相关，了解颈部解剖结构对于创伤评估和损伤控制都极为重要。

2. 颈前解剖部位通常分为3个解剖区域（见图1-5-3）：

■ Ⅰ区：位于锁骨与环状软骨之间，正前方是气管，两侧有颈动脉，后方是食管。

■ Ⅱ区：位于环状软骨与下颌角之间，正前方是甲状腺及血管、神经，喉部，两侧有颈动脉主干与分支。

■ Ⅲ区：位于下颌角与颅底之间，侧面主要分布着颈内动脉。

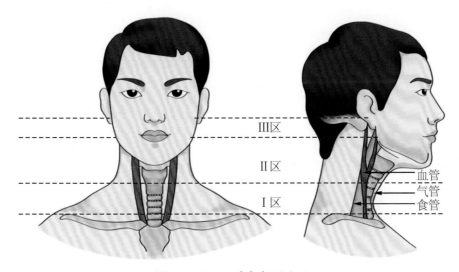

图1-5-3　颈前部解剖分区

3. 约12%的Ⅰ区损伤病人、14%的Ⅱ区损伤病人和5%的Ⅲ区损伤病人需要外科处理。

4. Ⅰ区和Ⅲ区的血管损伤比较难评估，常需要CT增强扫描检查。

## （二）颈部穿透伤评估与救治

颈部范围虽小，但结构复杂，颈前部位损伤可能直接或间接影响气道、呼吸与循环；颈后部位损伤则极易伤及颈椎和脊髓神经；无论是钝性伤或是穿透伤，都有可能导致致命性结果,关键是要早期发现,早期处理,而由于部位特殊,颈部穿透伤早期导致的损伤常难以发现,详细检查、认真评估极为重要!

1. 可以通过核查表的方式,逐项检查,以免疏漏(见表1-5-1)。

表1-5-1 颈部穿透伤评估核查表

| A. 优先选择的紧急措施 | | | |
|---|---|---|---|
| 1. 控制所有活动性出血(直接加压止血、填塞或Foley导尿管填塞止血);<br>2. 如果存在活动性出血:病人置于头低脚高位(Trendelenburg体位)预防空气栓塞;<br>3. 确保气道安全;<br>4. 建立静脉通路并输液(不要在受伤同侧) | | | |
| **B. 临床检查重点关注项目** | | | |
| 1. 呼吸困难 | □有 | □无 | |
| 2. 血压 | | | |
| 3. 脉搏 | | | |
| **C. 局部检查重点关注项目** | | | |
| 血管 | | | |
| 1. 活动性出血 | □轻微 | □严重 | □无出血 |
| 2. 扩展性血肿 | □轻微 | □严重 | □无出血 |
| 3. 搏动性血肿 | □是 | □否 | |
| 4. 脉搏(与正常侧比较) | □正常 | □减弱 | □消失 |
| 5. 血管杂音 | □有 | □无 | |
| 6. 臂臂指数(<0.9) | □是 | □否 | |
| 咽喉部—食管 | | | |
| 1. 咯血 | □有 | □无 | |
| 2. 伤口处气泡(检查时要求患者咳嗽) | □有 | □无 | |
| 3. 皮下气肿 | □有 | □无 | |
| 4. 吞咽疼痛 | □有 | □无 | |
| 神经系统 | | | |
| 1. GCS | | | |
| 2. 定位体征(描述) | | | |

| 3. 颅神经损伤 | | | |
|---|---|---|---|
| ■ 面神经受损 | □有 | □无 | |
| ■ 舌咽神经受损 | □有 | □无 | |
| ■ 喉返神经受损 | □有 | □无 | |
| ■ 副神经受损 | □有 | □无 | |
| 4. 脊髓 | □正常 | □异常(描述) | |
| 5. 臂丛神经损伤 | | | |
| ■ 正中神经受损 | □有 | □无 | |
| ■ 尺神经受损 | □有 | □无 | |
| ■ 桡神经受损 | □有 | □无 | |
| ■ 肌皮神经受损 | □有 | □无 | |
| ■ 腋神经受损 | □有 | □无 | |
| 6. Horner综合征 | □有 | □无 | |
| **D. 进一步检查(仅在病人生命体征平稳时选择)** | | | |
| 1. 胸部(站立位)和颈部X线片 | 血气胸 | | |
| | 皮下气肿 | | |
| | 上纵隔增宽 | | |
| | 体内存留刀片或弹片 | | |
| 2. CT扫描(适用于伤情稳定的枪伤病人) | 脊柱骨折 | | |
| | 弹道邻近大血管 | | |
| | 弹道邻近食管或气管 | | |

2. 根据临床检查结果,按照图1-5-4所示流程决定下一步采取何种检查方法,按相关指征进行CT血管造影、多普勒超声检查、内镜检查和造影剂吞咽试验检查。

3. 存在喉气管损伤的"硬证据"——呼吸困难、伤口中有气泡、大量咯血,需要紧急手术。

4. 如果病人只表现为皮下气肿、少量咯血和声音嘶哑,则需要进一步检查。

## （三）颈部穿透伤处理要点

颈部穿透伤诊治流程图（见图1-5-4）。

1. 约35%的枪伤和20%的刀伤会导致重要结构的严重损伤。在颈部贯通伤中，严重损伤的发生率高达75%。

2. 最常损伤的部位是血管（22%），其次是脊髓、上呼吸消化道和神经（各占约7%）。

3. 只有约20%的枪伤和10%的刀刺伤病人需手术处理。其余病人可以选择非手术处理。

4. 插入颈部的锐器（如刀片）不要轻易拔出，应当完成CT扫描评估确定无血管损

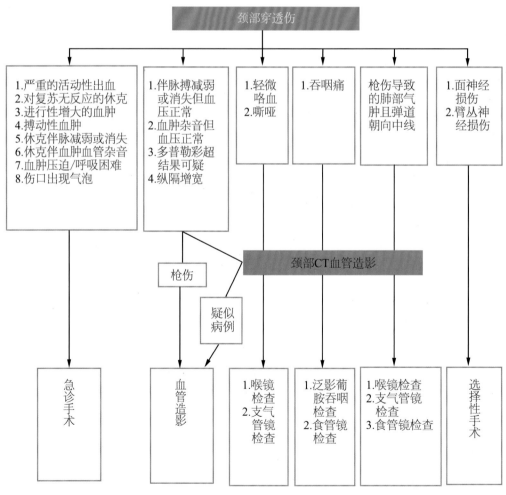

图1-5-4　颈部穿透伤诊治流程图

伤才能去除,如果病人可能有血管损伤、病情不稳定或者有气道阻塞,应由专科医生在手术室直视下去除锐器。

5. 病人手术与否取决于临床体格检查及相关检查结果,如X线片检查、CT血管造影、多普勒超声、血管造影、内镜检查和吞咽对比实验。

6. 有紧急手术指征时,应当立即手术。

7. 非手术治疗的病人需密切观察并反复进行临床评估。若病人颈部出现严重损伤症状应行手术治疗;如果没有特殊情况,病人可在24~48小时内出院。

## 五、 颈部钝性伤

### (一) 创伤类型与机制

1. 创伤类型:包括安全带勒伤、直接钝性伤、颈部勒伤,以及颈部过伸或过屈导致的损伤。

2. 创伤机制:颈部直接钝性撞击常导致钝性伤;发生胸部前后挤压伤时,由于声带紧闭,气道压升高,也可伤及颈部。减速伤可以引起颈部固定部位(如环状软骨、隆突)的撕裂伤。

### (二) 临床评估

1. 评估时应该注意,颈部创伤合并头部创伤病人可以出现意识障碍,伴发颈部血管损伤时也可继发神经功能异常。

2. 气管损伤的表现有颈部疼痛、呼吸困难、皮下气肿、咯血、声音嘶哑。

3. 钝性伤致颈部血管损伤,如图1-5-5。

■ 颈部钝性伤可能导致近端颈内动脉,或$C_2$水平的颈内动脉损伤。

■ 临床表现变化较大,可以完全没有症状,或仅表现为颈部安全带征、颈部血肿,也可以出现偏瘫甚至昏迷,也可以在损伤后数天或数周后才出现神经功能异常表现。

■ 由于早期临床表现大多不明显,颈部钝性伤出现以下情况应当高度警惕,尽早筛查:

● 颈部安全带征。

● 颈部瘀紫或血肿。

● 难以解释的神经症状。

● 合并严重颌面部损伤。

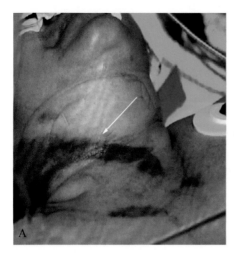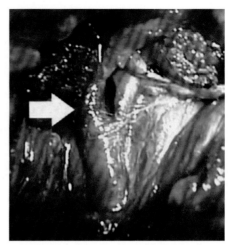

A：颈部顿挫伤出现安全带征(箭头所示)；B：颈动脉损伤并有血栓形成(箭头所示)。

图1-5-5　钝性伤致颈部血管损伤

- 颈椎骨折并半脱位，特别是涉及颈椎横突孔的骨折。

- 可能伤及颈动脉管颅底骨折。

■ 颈总动脉或颈内动脉创伤性血栓形成可以造成同侧脑梗死和脑水肿，由于对侧血流代偿，有些病人早期神经症状可能不明显，应动态观察并详细评估。

### （三）辅助检查

1. 当怀疑有喉气管或脊髓损伤时，应当行CT检查。

2. 当怀疑有颈动脉或椎动脉损伤时，应当行CT血管造影，并行CT三维重建，以评估血管状况。

3. 当怀疑有喉气管损伤时，应行喉镜或纤维支气管镜检查。

### （四）临床处理

1. 喉气管损伤：

■ 轻微损伤、无气道问题的病人，可以观察。

■ 约25%的喉气管损伤病人需要紧急气道处理，可以行经口气管插管、纤支镜引导插管或者建立外科气道。

■ 喉部、气管、甲状软骨、杓状软骨、舌骨破损或穿孔的病人需手术治疗。

2. 颈动脉损伤：

■ 对于轻微的内膜撕裂损伤，可以进行非手术治疗，服用抗凝、抗血小板药物3～6

个月。

■ 对于更重一点的动脉损伤,需要行CT血管造影或彩色多普勒超声评估,并予以严密监测。

■ 对于严重的颈总动脉或颈内动脉损伤,如假性动脉瘤或血栓形成,应考虑血管造影,支架置入治疗,损伤后4小时以内血管重建的预后良好。

■ 对于不易显露的颈内动脉或椎动脉损伤,最好的处理方式是抗凝治疗数月。

## 六、 常见问题与风险提示

1. 没有注意到颈部血肿,贸然使用颈托,进行性增大的血肿可能导致气道阻塞。

2. 在没有准备好或不具备环甲膜切开条件的情况下,对巨大颈部血肿的病人贸然行肌松剂诱导下的紧急气管插管,可能导致气道阻塞,从而危及生命。

3. 对巨大颈部血肿或可疑血管损伤的清醒病人,尝试放置鼻胃管是有一定风险的。置管过程中,病人用力和咳嗽可能导致大出血。

4. 在颈部损伤部位的同侧手臂建立静脉通路是错误的。病人可能伴有锁骨下或腋静脉损伤,输注的液体或药物可能从损伤处漏出。

5. 未按核查表流程规范进行临床检查是有风险的,没有经验的医师可能遗漏重要的症状和体征。

6. 对于出现难以解释的神经系统异常表现的病人,未进行血管损伤评估也是常见问题。应当注意颈动脉或椎动脉损伤亦可引起神经系统症状。

# 第六章　胸部创伤

胸部创伤是重要的创伤致死原因,很多病人在现场或者送达医院后病情迅速恶化,如果未及时发现问题、实施快速规范的救治,将导致严重后果。事实上,可以通过规范的初始评估与救治挽救很多病人,只有不到10%的胸部钝性伤和15%～30%胸部穿透伤需要手术治疗。因此,快速规范的急诊急救极为重要!

## 一、 初始评估

### (一) 初次评估要点

1. 始终遵循ABCs原则进行初始评估,首先评估并处理危险气道,重视呼吸与循环的关系,及时处理相关问题。

2. 由于胸部涉及多个重要脏器,既要重点评估与处理危及生命的胸部损伤,也要注意其他非危及生命的损伤。

3. 初次评估与处理应同步进行,并遵循"评估—处理—再评估—再处理"的原则,最大限度地降低气道闭陷、通气不足和循环障碍的发生风险。

### (二) 初次评估重点

初次评估过程中,应识别并处理以下危及生命的胸部损伤。

1. 气管支气管损伤:气管及其分支部位的损伤提示创伤严重,往往由于合并气道内出血和气道外血肿,以及纵隔和胸腔气肿,同时出现气道问题和呼吸问题,严重者可院前死亡,部分到达医院者,也常继发气道阻塞、张力性气胸,甚至心包积气,致使病情加重,气管插管较为困难并可加重损伤。

临床表现为:

■ 咯血,呼吸困难。

- 颈部皮下气肿。

- 张力性气胸或发绀。

- 气管插管后仍然肺不张或持续气道漏气。

- 确诊有赖于纤维支气管镜检查。

2. 张力性气胸：肺或胸壁脏层破裂口，形成单向活瓣效应或正压通气导致空气进入胸腔，使其压力增大，进而压迫同侧肺，并将气管和纵隔推向对侧肺，形成压迫现象（见图1-6-1）。

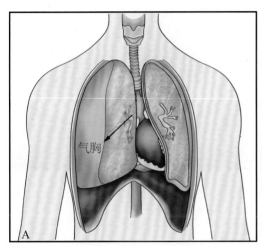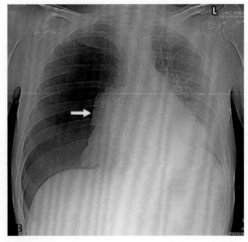

A：张力性气胸示意图；B：X线片片显示左肺压缩90%（箭头所示）。

图1-6-1 张力性气胸

临床表现为：

- 胸痛。

- 呼吸急促，甚至呼吸窘迫。

- 心动过速。

- 低血压。

- 气管移向对侧肺（健侧）。

- 单侧胸壁抬高并呼吸音消失。

- 颈静脉怒张。

3. 开放性气胸：胸壁开放性损伤，当伤口直径≥气管直径的2/3时，每次吸气时气体容易经胸壁伤口，进入胸腔导致气胸（见图1-6-2）。

临床表现为：

- 呼吸急促。

- 心动过速。

- 受伤侧胸部呼吸音减弱。

- 胸壁伤口处有气体活动的声音。

- 未能及时处理,常出现低氧血症和高碳酸血症。

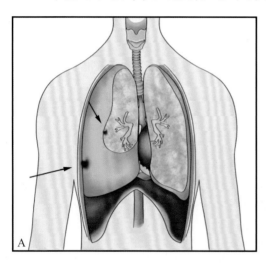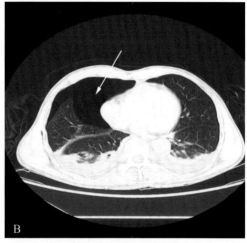

A:开放性气胸示意图;B:胸部CT扫描示右肺压缩50%(箭头所示)。

图1-6-2　开放性气胸

4. 大量血胸:当胸腔内积血>1500mL时,可以引起明显的呼吸窘迫症状和循环障碍(见图1-6-3)。

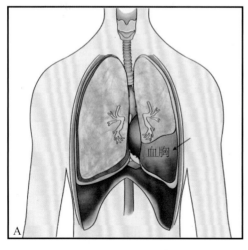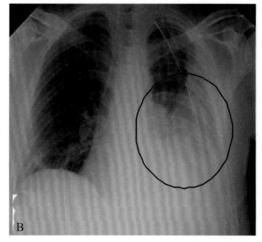

A:大量血胸左图示意图(箭头所示);B:X线片显示左侧胸腔积液或积血(圆圈所示)。

图1-6-3　大量血胸

临床表现为:

■ 呼吸急促,甚至呼吸窘迫。

■ 低血压,休克症状。

■ 受伤侧胸部有呼吸运动,呼吸音减弱,叩诊呈实音。

■ 颈静脉塌陷。

5. 心脏压塞:

■ 心脏压塞大多由穿透伤引起(详见胸部穿透伤)。

■ 钝性伤也可伤及心脏和心包相关血管导致心包积血,即使少量出血也可引起心脏压塞。

■ 大量及快速的心包出血可能是致命性的,应当及时识别并处理(见图1-6-4)。

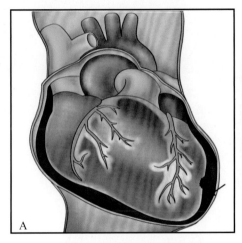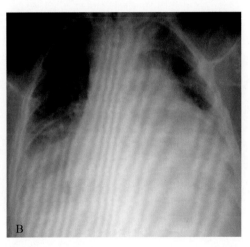

A:心包积血示意图(箭头所示);B:X线片显示心影明显增大,提示心包积液或积血。

图1-6-4　心包积液或积血

■ Beck三联征(心音低钝、低血压、颈静脉怒张)是心脏压塞的常见症状,但急诊急救现场,由于环境嘈杂、影响因素过多,往往难以准确判断,注意查看是否存在Kussmaul's征(吸气时颈静脉怒张)有助于诊断。

　*注意:使用呼吸机之前应当积极处理胸部致命性损伤,以免正压通气加重病情。

## (三) 二次评估重点

二次评估过程中,应识别并处理以下具有潜在致命风险的损伤:血气胸、肺挫伤、连枷胸、局限性主动脉夹层、膈肌破裂、心肌挫伤、食管穿孔。

## 二、 辅助检查

### （一）胸部X线检查

1. 理想情况下，应该在直立位并深呼气时拍片，以便能更准确地检查少量气胸、少量血胸和纵隔异常，但由于病人血流动力学不稳定或怀疑有脊柱损伤，这样理想的拍片往往难以实现。紧急情况常需要床旁胸部X线检查。

2. 应注意寻找下列影像学改变：气胸、血胸、肺挫伤、皮下或纵隔气肿、骨折、纵隔增宽、心影增大、心包积气、膈肌升高或呈现可疑膈疝的影像学改变、膈下游离气体和异物（见图1-6-5）。

3. 床旁胸部X线检查可能遗漏气胸等重要信息，特别是损伤早期，必要时应再次行X线检查或经胸部CT检查予以核实。

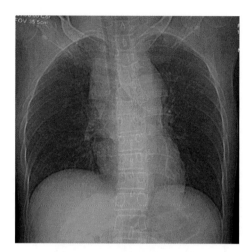

右侧胸锁关节刀刺伤致无名动静脉破裂、纵隔巨大血肿，胸片显示纵隔明显增宽。

图1-6-5　胸部X线检查

### （二）心电图和肌钙蛋白检查

1. 所有严重钝性胸部伤病人均应进行心电图和肌钙蛋白检查检查，以排除钝性心脏损伤。

2. 对于高度可疑病人，应当进行动态监测。

### （三）创伤重点超声评估

1. 进行床旁超声评估时应特别注意是否存在心脏压塞，并同时查看胸腔，了解是否存在胸腔积液和下腔静脉充盈情况。

2. 心包积液和胸腔积液早期可能不明显，但短时间内可能迅速增加，成为病情加重的主要原因，可疑病人应当反复检查，以便尽早处理。

## （四）胸部CT扫描和CT血管造影

1. 所有严重钝性胸部伤的病人均应行胸部增强CT扫描，检查肺、纵隔和胸椎。注意CT平扫可能遗漏很多重要信息。

2. CT血管造影对于病情稳定的穿透性胸部伤病人的评估是非常有用。对于枪伤子弹穿行纵隔的病人，在血流动力学稳定时完成CT血管造影检查，有助于识别子弹轨迹并确定是否需要进一步检查（如内镜或食管造影检查）。如果子弹轨迹远离主要血管、食管和其他重要的纵隔结构，则不需要进一步检查。

## （五）纤维支气管镜

对于明确气管支气管损伤的诊断非常有用，如临床高度怀疑有气管支气管损伤，应当尽早进行该项检查。

## （六）腹腔镜检查

对于无症状的左侧胸腹联合部位穿透伤病人，腹腔镜检查对评估膈肌损伤具有至关重要的作用。

## （七）动脉血气分析

所有严重胸部创伤病人均应进行动脉血气分析，以评估严重程度、指导后续治疗，并协助监测疗效。

## 三、紧急救治

## （一）院前救治

1. 发生在城市的创伤，应该遵循"拉起就跑"的原则处理病人，并应采取脊柱保护措施，给予面罩吸氧，尽早转运至最近的创伤中心。

2. 在救护车转运过程中，可以尝试建立静脉通路。

3. 对院前疑似张力性气胸的病人，可以先尝试细针胸腔穿刺。

4. 开放性气胸伤口应覆盖一片方形敷料，仅用胶带贴牢敷料的三边，以避免形成张力性气胸。

5. 院前严重缺氧，经面罩吸氧或细针胸腔穿刺治疗仍不能缓解的病人，应使用储氧面罩通气吸氧或行气管插管。

## （二）急诊救治

1. 病人抵达急诊科后，应立即开始初次评估，并根据评估结果决定是否需要进行紧急治疗，以及采取何种治疗方式；对于即将发生或已经出现心搏骤停的病人，应在急诊科进行急诊室复苏性剖胸探查术。

2. 对于已有严重低血压和疑有心血管损伤的病人，应直接进手术室行紧急手术，尽量减少不必要的检查。对于多发伤病人，FAST对于明确低血压原因、决定手术切口具有重要价值。

3. 对于血流动力学稳定的病人，应仔细查体，并根据检查结果决定是否进行下一步的辅助检查，必要时进行胸腔闭式引流术、镇痛、气管插管和机械通气。

4. 对于多发肋骨骨折或有明显肺挫伤的老年病人，即使初始生命体征和呼吸功能正常，仍应收入重症医学科进行密切监测。因为此类病人经常会出现无预兆的病情恶化，所以应随时准备早期气管插管和机械通气；硬膜外镇痛或病人自控镇痛（patient-controlled analgesia，PCA）也是至关重要的措施。

5. 注意复苏性主动脉球囊阻断技术（resuscitative endovascular balloon occlusion of the aorta，REBOA）的应用适应证，纵隔以上部位出血不适合使用REBOA止血。

## （三）致命性胸部创伤的急救

1. 气管支气管损伤：

■ 严重气管支气管损伤常提示胸部创伤严重。如果损伤机制和临床表现提示气管支气管损伤，应当立即建立确定性气道，如气管插管或环甲膜切开。

■ 由于气道损伤，气管插管往往较为困难，并有加重损伤的风险，因此常需要纤维支气管镜引导下插管；如无条件，不建议行气管插管，首选环甲膜切开。

■ 如果一侧支气管损伤严重，可以选择单侧肺通气。

■ 气管支气管损伤严重病人需要紧急手术，大部分病人可以等病情缓解后进行手术修补。

2. 张力性气胸：

■ 情况紧急时，无须耗费时间进行X线检查，凭临床表现即可诊断。如果诊断存疑，可以行胸部X线检查和CT扫描检查明确诊断。

■ 一经诊断，应立即施行胸腔穿刺减压或胸腔闭式引流。

■ 经第2肋间隙与锁骨中线交叉点,或第3肋或第3肋间隙与腋中线交叉点,用穿刺针刺入胸腔,以释放张力。

■ 通常在腋中线,平乳头位置放置胸腔闭式引流管(详见第二部分第三章)。

3. 开放性气胸:

■ 暂时性措施,如用无菌敷料覆盖伤口,三边粘合,一边开口。

■ 在远离伤口处,放置胸腔闭式引流管。

■ 常需要外科手术清创伤口,进行确定性治疗。

4. 大量血胸:

■ 积极输液输血。

■ 放置胸腔闭式引流管,并施行自体血回输。

■ 严密观察病情,掌握早期剖胸指征,及时进行手术干预。

5. 心脏压塞:

■ 心脏压塞一旦确诊,大多需要经前外侧剖胸切口或经胸骨劈开切口入路行剖胸探查术。

■ 如果无紧急手术条件,可行心包穿刺术,以缓解病情。

■ 心包穿刺以剑突下进针为宜,可选用较大的导管进行引流。该方法为暂时性措施,不代表确定性治疗,心包引流量减少不代表填塞缓解,应使用超声评估。

## (四) 紧急剖胸手术适应证

不足10%胸部钝性伤、约15%胸部刀刺伤、约20%枪伤病人需要施行紧急剖胸手术。大多数胸部创伤病人可以行经胸腔闭式引流术和其他非手术方法治疗。

紧急剖胸手术的适应证:

■ 胸部钝性伤出现心搏骤停或心脏濒临停搏。

■ 有心脏及大血管损伤证据,如严重低血压或严重出血。

■ 胸腔闭式引流管置入后,血性引流量迅速超过1500mL。

■ 确定合并食管或气管支气管损伤。

■ 大量凝固性血胸溶栓治疗无效者,可行择期剖胸手术。

■ 对于胸腔持续大量漏气的病人,也应当选择剖胸手术治疗。

# 四、 胸部其他钝性创伤(有潜在危险的胸部损伤)

## (一) 肋骨骨折

1. 临床表现:

■ 病史:胸痛伴有呼吸或咳嗽时加重。

■ 体格检查:胸廓前后挤时感觉压痛。

2. 辅助检查:

■ X线片检查:需注意胸部X线片片可能漏诊肋骨与肋软骨交界处的骨折。

■ CT扫描及三维重建:可以清晰显示骨折部位及相关损伤。

3. 治疗要点:

■ 轻度至中度疼痛:口服镇痛药。

■ 严重疼痛:硬膜外麻醉或PCA。

■ 住院观察:老年人多发肋骨骨折应收入外科ICU住院观察,并给予硬膜外麻醉镇痛。

## (二) 连枷胸

1. 临床表现:

■ 连续3根或以上相邻肋骨的前侧或外侧段两个或以上部位的骨折(见图1-6-6A)。

■ 呼吸过程中连枷段与胸廓呈反向运动(吸气时向内凹陷,呼气时向外鼓起)。

■ 大多数连枷胸病人会伴有肺挫伤和血胸,这是潜在致命性损伤。

2. 辅助检查:

■ X线片检查(见图1-6-6B和C)。

■ 严密监护,进行动态血气分析。注意初次血气分析可能是正常的。

■ 对于严重胸部创伤病人应行胸部CT扫描,评估肺挫伤程度以及其他伴随损伤,如主动脉破裂等。

3. 治疗要点:

■ 对于多发肋骨骨折病人,应连续监测血氧饱和度($SpO_2$)和动脉血气分析。

■ 当$SpO_2$和动脉血气分析正常时,应给予镇痛(如硬膜外麻醉或PCA)。

■ 当出现呼吸衰竭或连枷胸时,应该进行机械通气。

■ 机械通气也可应用于濒临呼吸衰竭的病人,对严重多发伤或老年病人,其应用指征可以放宽。

■ 对于肋骨骨折部位不伴有严重肺挫伤的病人或者呼吸机难以撤机的病人,肋骨骨折固定手术可能有一定帮助(见图1-6-6D)。

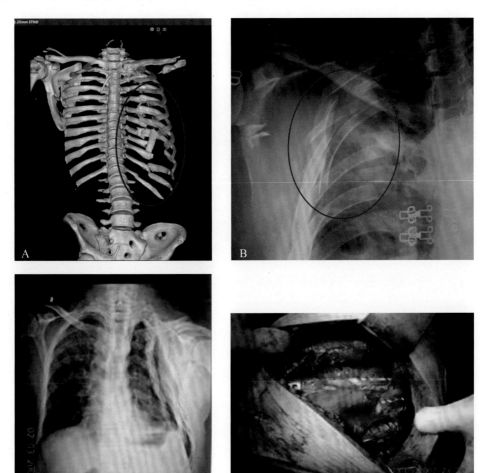

A:左侧肋骨前侧或外侧两处骨折,并且连续3根或以上;B:胸片所示右侧多根相邻肋骨骨折;C:胸部X线片显示左侧连枷胸胸壁塌陷;D:连枷胸肋骨骨折内固定术。

图1-6-6　连枷胸

## (三) 气　胸

1. 临床表现:

■ 胸腔内存在游离气体,通常无症状。

■ 临床上可表现为呼吸困难和气促。

■ 体格检查可见一侧胸廓运动减弱,叩诊呈鼓音,听诊呼吸音减弱;大量气胸时,可见颈静脉怒张。

2. 辅助检查:

■ 胸部X线片:对于大量气胸,胸片可以显示气胸及受压迫的肺组织,甚至膈肌下移(见图1-6-7),但对于少量气胸,最好是直立位并在呼气期拍摄。应当注意的是,即使是较大量的气胸,床旁平卧位胸片仍然可能误诊和漏诊,其对气胸量的判断很不准确。

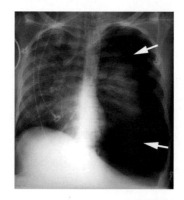

图1-6-7　左侧大量气胸(箭头所示),左侧膈肌受压下移

3. 治疗要点:

■ 对于少量气胸(少于20%)且病情稳定的病人,可不放置胸管,应通过胸部X线片动态评估气胸的变化。但如果需要进行全身麻醉、机械通气或是空中转运,则有气胸加重、发生张力性气胸的风险,应当预先放置胸管。有些病人不放置胸腔闭式引流管也是安全的,但应密切观察。

■ 对于严重气胸的病人,需要进行胸腔闭式引流,引流管放置部位应该选择在第5肋间隙与腋中线交点位置。

■ 置入胸腔闭式引流管后病情稳定的病人,即应开始胸部物理治疗,鼓励病人深呼吸、咳嗽,促进肺复张。

■ 可以单次剂量使用抗生素,以预防感染。

## (四) 血　胸

1. 临床表现:

■ 胸腔内出血,通常无症状。

■ 出血较多时,可以表现为呼吸困难、气促和低血容量症状。

- 体格检查时,呼吸音减弱、叩诊呈钝浊音、呼吸时患侧胸壁活动度减弱。
- 应当注意血胸与气胸常合并存在。

2. 辅助检查:

- 进行直立位胸部X线片检查。仰卧位胸部X线片片可能漏诊血胸,甚至也可能漏诊大量血胸,而且难以区分是肺挫伤还是血胸。
- CT扫描有助于鉴别肺挫伤和血胸,而且可以显示血胸和气胸同时存在的情况。

3. 治疗要点:

- 少量血胸,应观察。
- 严重血胸,应行胸腔闭式引流,在第5肋间隙与腋中线交点处置管。所有胸腔大量出血都可行自体血回输。置入胸腔闭式引流管后,应行胸部物理治疗,并给予单次剂量预防性抗生素(头孢唑林2g)。
- 危及生命的出血(如持续性休克、失血量>1000mL或1200mL),应行紧急剖胸手术。
- 胸腔闭式引流后有残余血胸的病人,应在CT扫描明确后,考虑用链激酶或尿激酶进行溶栓治疗。如果溶栓治疗失败,应尽早行胸腔镜下血块清除术,最好在5天内进行。
- 对于感染性血胸病人,应行经皮穿刺引流,给予抗生素,也可考虑行剖胸手术。

## (五) 皮下气肿

1. 损伤原因:

- 发生气胸时,气体经撕裂的胸膜壁层和肋间肌进入皮下。
- 食管或气管支气管树穿孔。
- 气体经由开放的伤口从体外进入皮下。

2. 临床表现:

- 单纯皮下气肿无明显临床表现,经体检时可见皮下局部隆起,触诊可有捻雪感。
- 合并纵隔气肿时则出现胸闷、气短、低氧血症,甚至心搏骤停。

3. 辅助检查:

- X线片检查或CT检查可以发现皮下组织有含气影(见图1-6-8)。

4. 治疗要点:

- 皮下气肿是一个重要的临床表现,但它本身没有太大的临床意义。
- 应直接针对其原因进行治疗。合并纵隔气肿需立即穿刺排气或纵隔减压。

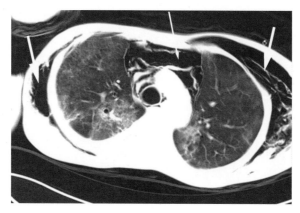

图1-6-8　皮下气肿(粗箭头)和纵隔气肿(细箭头)

## (六) 肺挫伤

1. 损伤原因:

■ 通常是直接胸部钝性伤导致,连枷胸常合并严重的肺挫伤。

■ 爆炸冲击波损伤。

■ 高速子弹伤致后胸部损伤可引起肺挫伤。

2. 临床表现:

■ 根据挫伤的严重程度,病人可能无症状,也可能感觉呼吸困难,咯血,甚至呼吸衰竭。

■ 通常伴有肋骨骨折、连枷胸和其他胸部损伤。

■ 儿童严重胸部顿挫伤时,可以出现肺挫伤,而肋骨完整无损。

3. 辅助检查:

■ 胸部X线片:通常呈局限性模糊阴影。

■ 连续监测$SPO_2$和动脉血气分析。

■ CT扫描可精确显示肺挫伤程度、合并损伤,有助于鉴别是肺挫伤、胸腔积血、残留血胸还是肺内血肿(见图1-6-9和图1-6-10)。

4. 治疗要点:

■ 仅对置入胸腔闭式引流管的病人给予单次剂量抗生素(头孢唑林2g)。

■ 吸氧。

■ 如合并肋骨骨折,应予以镇痛,并鼓励病人咳嗽、深呼吸,以利于肺复张。

■ 有呼吸衰竭时,应行机械通气。

■ 肺挫伤通常在一周内可以改善并恢复正常;如果未能改善,应警惕是否发生了

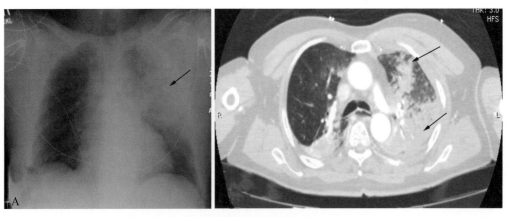

A:胸部X线片；B:CT扫描显示肺挫伤(箭头所示)。

图1-6-9　肺挫伤

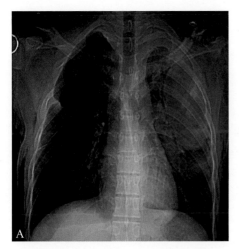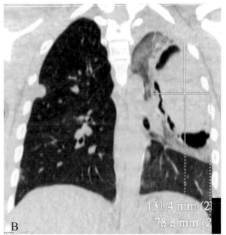

A:胸部X线片片显示"左上肺挫裂伤"(圆圈所示)；B:CT扫描证实是左肺上叶巨大血肿(箭头所示)。

图1-6-10　交通事故致钝性胸部创伤

肺炎或合并残留血胸。

## (七) 心脏钝性损伤

　　心脏钝性损伤亦称心脏挫伤,可以无症状,亦可有症状,甚至出现全心脏破裂。心脏破裂的病人很少能活着到达医院。

　　1. 损伤原因:

■ 胸前区心脏部位钝性扑击。

■ 快速减速事故撞击,如车辆减速、方向盘撞击胸部,导致心脏挫伤。

2. 临床表现：

- 有明显胸部钝性损伤时,应高度怀疑是否存在心脏钝性损伤。

- 通常无明显的症状。

- 临床可表现为心脏衰竭、心律不齐或低血压,也可能出现心脏破裂。

3. 辅助检查：

- FAST可以发现继发于心脏破裂的心脏压塞。

- 心电图可以表现为心肌缺血、心律失常或可能完全正常。

- 入院时应测定肌钙蛋白,并在6～8小时后复查。

- 若心电图或肌钙蛋白异常时,应行心脏超声检查(最佳诊断手段)。

- 对于所有疑似病人,均应常规检查心电图和肌钙蛋白。入院时心电图和肌钙蛋白正常可以排除明显的心脏挫伤。

4. 治疗要点：

- 无症状者,应监测心电图和肌钙蛋白。

- 发生心源性休克时,应给予强心药。

- 发生心律失常时,应给予抗心律失常药。

- 指标异常者,应卧床休息,监测心电图和肌钙蛋白,直至这两项指标恢复正常。

- 如发现病人心脏破裂,应紧急剖胸进行心脏修补术。

## (八) 胸主动脉破裂

1. 损伤原因：

- 胸主动脉破裂往往是由高速交通事故或者高处坠落时瞬间减速所致,是严重交通事故中常见的死亡原因,只有少数病人(约20%)在有生命体征时,尤其是儿童,死亡率极高。

- 破裂通常发生在动脉中层、左锁骨下动脉以远的部位,少见情况下,也可发生在主动脉瓣以上,通常是主动脉瓣相对固定的部位(见图1-6-11)。

- 对于破裂发生于主动脉中层、非穿透性大出血,且安全达到医院的病人,主动脉损伤属于潜在风险的损伤。

2. 有相应受伤机制时,如高速减速伤或者严重胸部创伤,要高度怀疑胸主动脉破裂,因为通过临床表现来诊断是很困难,当病人出现以下表现时,应行进一步检查。

- 病人表现为声音嘶哑(血肿压迫喉返神经所致)。

- 上下肢血压倒置,手臂血压高,腿部血压低。

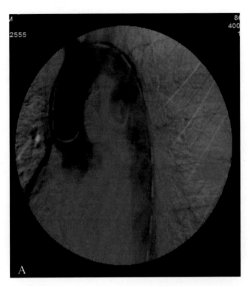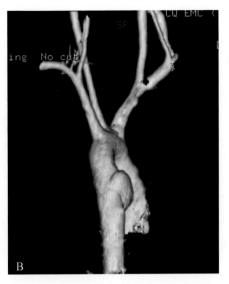

A:动脉造影显示;B:CTA三维血管重建。

图1-6-11　交通事故多发伤至左锁骨下动脉以远部位胸主动脉创伤性假性动脉瘤

3. 辅助检查:

■ 胸部X线片片:上纵隔增宽(通常超过8cm),常伴左侧肺尖处出现血胸,气管或鼻胃管向右偏移;左主支气管受压;主动脉结消失;有时胸部X线片可能完全正常。

■ 胸部CT扫描:对于所有可疑致伤机制的病人,无论胸部X线片片检查结果是否正常,均应进行CT扫描,这有助于查找纵隔变宽的原因,明确是胸主动脉破裂,还是由胸椎或胸骨骨折、拟或是由仰卧位主动脉伸展开所致的(见图1-6-12)。

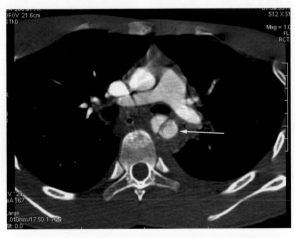

图1-6-12　多发伤患者,增强CT扫描显示创伤性主动脉夹层(箭头所示)

■ 血管造影：对于高度可疑而胸部CT扫描无法确诊的病人，以及其他原因（如骨盆骨折，严重肝损伤）需要血管造影时，应当行主动脉血管造影明确诊断。

■ 经食管心脏超声心动图（trans-esophageal echocardiography，TEE）：对于入住ICU的病人，当不宜转运进行CT检查或血管造影时，可以考虑进行床旁TEE。

*注意：上纵隔增宽是主动脉破裂、夹层形成的重要影像学表现，但应当注意鉴别，可能的原因有以下四种：①主动脉破裂；②胸椎骨折；③胸骨骨折；④心脏压塞。

4. 治疗要点：

■ 主动脉损伤并破裂出血的病人应当立即手术。

■ 主动脉损伤非穿透性破裂出血的病人，应将收缩压维持在90～100mmHg，最大限度地降低破裂出血风险，限制液体入量，并考虑给予β受体阻断药或硝普钠。如果破裂口位于左锁骨下动脉以远，可以选择主动脉支架植入术。

■ 对于主动脉损伤非穿透性破裂，但合并其他部位严重创伤的病人，如合并腹部或头部创伤，可以优先处理腹部或头部损伤，然后再对主动脉损伤进行确定性治疗；对于这一类型的主动脉破裂病人，只要血压维持稳定，修复手术完全可以延迟数天进行。

■ 主动脉损伤非穿透性破裂的病人并发症较少且死亡率较低，大多数创伤中心使用血管内支架植入手术来处理主动脉损伤（见图1-6-13）；对于涉及主动脉弓的损伤，仍然需要剖胸手术修复。

■ 对于严重多发伤或老年病人，如果仅仅合并轻度主动脉损伤，可以考虑非手术治疗。

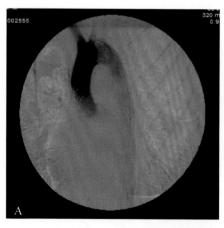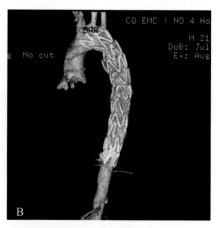

A：支架植入术后动脉造影；B：三维重建图像显示支架贴壁良好。

图1-6-13　主动脉内膜损伤行支架植入术

## （九）膈肌损伤

1. 损伤原因：

■ 膈肌破裂通常继发于严重腹部钝性创伤，常因腹腔内压突然大幅增加所致，膈肌撕裂口可长达7～10cm。

■ 大多数（80%）膈肌破裂发生在左侧；右侧膈肌破裂需要更强的冲击力，并且大多合并其他腹内脏器损伤。

■ 肋骨骨折也可导致膈肌破裂。

■ 减速损伤时膈肌可以从其周围附着处撕脱断裂。

2. 临床表现与相关诊断详见穿透伤部分。

## （十）创伤性窒息

1. 损伤原因：创伤性窒息是胸部严重挤压伤所致。

2. 临床表现：主要表现为胸部和头面部皮肤和结膜广泛出血点（见图1-6-14）。

3. 治疗要点：处理原发损伤即可。

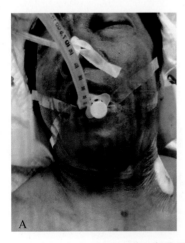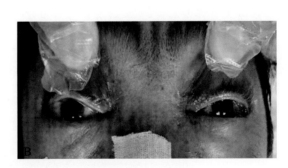

A：头面颈部明显淤青；B：球结膜充血。

图1-6-14　胸腹联合挤压伤致创伤性窒息

# 五、胸部穿透伤

## （一）穿透性心脏伤

穿透性心脏伤病人多数在送达医院前就已经死亡。是否能够存活取决于：受伤到接受救治的时间、损伤类型、心脏损伤的位置和伤口大小、有无心脏压塞现象和有无合并其他损伤等。

1. 临床表现：

■ 少量心包积血，症状不明显，病人可能有躁动不安，难以平卧，表情痛苦。枪伤病人左侧胸部可能看不见伤口，常被误认为是酒精中毒或药物中毒。

■ 低血压、脉压小、心动过速、脉搏微弱等休克症状；极少数情况下，心脏穿透伤较小，院前时间较短，病人入院时血流动力学也可能是稳定的。

■ Beck 三联征(休克、颈静脉怒张、心音遥远)可见于90%的心脏压塞病人，仅有10%的病人出现奇脉。在急诊抢救过程中，难以准确判断上述变化，颈静脉怒张可能因为失血表现不明显，心音遥远在嘈杂环境下也难以闻及。

■ 所有胸部穿透伤病人(特别是合并低血压的病人)均应考虑心脏损伤，除非有充分证据证明可以排除。

2. 辅助检查：如果病人的临床表现很明确，切记不要将宝贵的时间浪费在非必需的检查或操作上！只有当诊断难以明确时，才应进行有关检查。

■ FAST：急诊抢救室最可靠的检查方式(见图1-6-15)。

■ 胸部X线片片：尽可能拍直立正位胸片。心脏损伤的胸片可表现为心影增大、心包腔积气、上纵隔增宽(见图1-6-16)。

■ 中心静脉压(central venous pressure, CVP)测定：CVP升高时，应怀疑心脏压塞。但还应谨记很多情况下CVP都可以增高，如张力性气胸、病人烦躁不安、输液过多、机械通气和导管位置不当。此外，当心脏压塞合并严重低血容量时，CVP也可能不高。

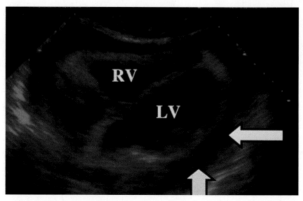

RV：右心室；LV：左心室；心包积液(箭头所示)，可导致心脏压塞。

图1-6-15　心脏损伤的心脏超声表现

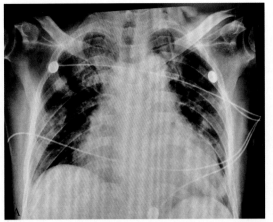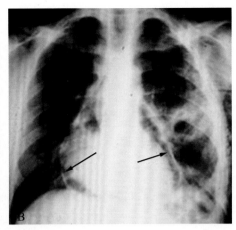

A：中心影呈球形；B：心包积气（箭头所示）。

图1-6-16　心脏损伤的X线片表现

■ 心电图：约1/3的心脏压塞病人有心电图异常表现，如QRS波低电压、ST段抬高和T波倒置。

■ 心包穿刺术：创伤中心极少或根本不用心包穿刺术诊断和处理心脏穿透伤，原因是心包腔中的血液凝固导致这一方法极不可靠（假阴性率高达80%）；非创伤中心则可以尝试使用心包穿刺术，暂时缓解部分症状，以争取时间进行确定性手术。

■ 剑突下开窗术：目前已极少使用，因为其是侵入性操作、费时费力，且效果极其有限。

■ 经膈肌心包开窗术：适用于多发伤或胸腹部损伤进行剖腹手术的病人。

■ 如果病人血流动力学稳定但仍然怀疑有心脏损伤，则可请心脏专科医生做心脏超声检查。

3. 治疗要点：

■ 建立1~2个大口径静脉通路，经面罩或气管插管给氧，尽早送手术室立即手术。切记不要浪费时间做复苏或插尿管等操作。

■ 如果患者在急诊科出现心搏骤停或濒临停搏，在转运床上就应该进行气管插管及复苏性剖胸探查术。修补心脏伤口，钳夹阻断降主动脉，然后予以直接心脏按压、输血、药物复苏。必要时进行心脏电除颤。常规复苏无反应的心搏骤停，应考虑心内起搏。

■ 如果心搏恢复，应立即送手术室完成手术。

注意：对于怀疑心脏穿透伤的病人，不可以进行REBOA止血。

4. 术后处理：

■ 术后早期入住ICU。

■ 监测心电图防治心肌梗死。

■ 临床观察和心脏超声检查以评估心脏结构缺损(如房间隔缺损、室间隔缺损等)。

■ 1个月后需要重复上述检查,因为心脏结构损伤可能延迟出现。

5. 预后评价：

■ 需急诊室复苏性剖胸探查术病人,其死亡率＞90%。

■ 相对而言,右心室的损伤预后最好。

■ 心包腔内段主动脉损伤和左心室损伤的预后最差。

## （二）穿透性膈肌损伤

所有涉及左下胸部(乳头至肋缘)的穿透伤均应高度怀疑膈肌损伤;病人有腹部钝性伤,腹腔内压突然增高容易导致左侧膈肌破裂,腹部内脏移向左侧胸腔可以形成膈疝;右侧膈肌较厚,并有肝脏阻隔,较少发生破裂;右侧胸前下缘部位创伤,有时可伤及右侧膈肌,并出现临床表现。

1. 发生率：发生在左侧胸腹腔交界区域60%的枪伤和30%的刀刺伤都可能导致膈肌损伤,且约30%合并有膈肌穿孔可能没有临床症状,被漏诊的膈肌损伤可导致膈疝,有时在伤后数月甚至数年后才被发现(见图1-6-17)。

2. 临床表现：

■ 通常无症状,特别是一些微小的穿透伤。

■ 较大的膈肌裂伤常合并胸腹腔出血,出现失血表现。

■ 急性的较大的膈疝会导致心肺功能不全现象。

■ 膈疝可能在受伤后数分钟、数小时、数周甚至数年后发生或加重;胃、结肠和大网膜是膈疝最常见的疝内容物,这些腹部空腔脏器可能发生梗阻或穿孔,并出现相应的临床表现。

3. 临床诊断：膈肌破裂合并复杂膈疝与创伤并发症和死亡率密切相关。因此,早期诊断和及时治疗非常重要。早期诊断最重要的是提高警惕,对于所有涉及左下胸部的穿透性损伤均应高度怀疑可能伤及膈肌,除非有充分证据可以排除。

4. 辅助检查：

■ 胸部X线片检查：可见一侧膈肌抬高,胸腔内有液气平面或含气的空腔脏器。

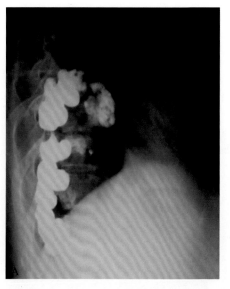
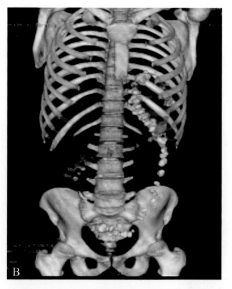

男性,45岁,半年前被载重卡车撞击,因腹部不适就诊。A:全消化道吞钡造影显示结肠脾曲疝入左侧胸腔;B:腹部三维CT重建显示结肠疝入左胸情况。手术发现左侧膈肌侧后缘有10cm破口,结肠脾曲疝入左胸。

图1-6-17　慢性创伤性膈疝

● 大多数膈肌损伤不严重的病人,其胸片上只表现为非特异性的血气胸或者可能正常。

● 单纯膈肌损伤病人可以表现为膈肌抬高、膈肌轮廓不清(见图1-6-19)。

● 合并膈疝的膈肌损伤病人则表现为胸腔内出现气液平面或空腔脏器影像(见图1-6-20)。

■ CT扫描:对于单纯的膈肌损伤,CT扫描有一定诊断价值,但仍然可能遗漏一些

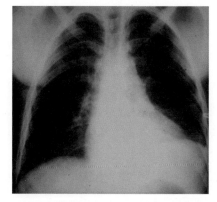
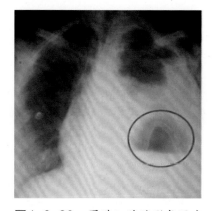

图1-6-19　左侧膈肌抬高,应该怀疑膈肌损伤　　　图1-6-20　胃进入胸腔形成膈疝

81

小的膈肌损伤;如果已经发生膈疝,则CT扫描的价值更大(见图1-6-21);有些疑难病人,胸腹部增强CT扫描联合经口或经肛造影,可以提高诊断准确性(见图1-6-22)。

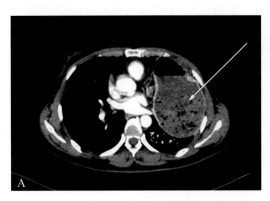
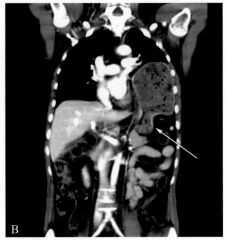

图1-6-21  CT扫描显示胃进入胸腔内(箭头所示),形成膈疝

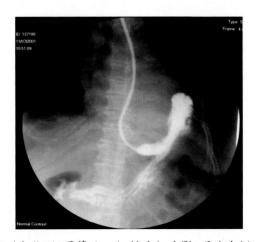

图1-6-22  钝性胸腹联合伤,经胃管注入钡剂进行造影,明确左侧膈肌破裂,胃疝入胸腔

■ 腹腔镜:对于左侧胸部穿透性损伤,特别是发生在左侧乳头水平线以下,肋缘以上部位,而无相关临床症状的病人,可以选择做腹腔镜检查(见图1-6-23)。建议做腹腔镜检查前先观察6～8小时,以便排除其他腹腔内损伤。

■ 胸腔镜:对于诊断膈肌损伤意义不大,大多用于清除大量胸腔残余血胸。

5. 治疗要点:

■ 怀疑膈疝时,尽量不在术前放置胸腔闭式引流管。

■ 可通过腹腔镜或剖腹进行膈肌修补。

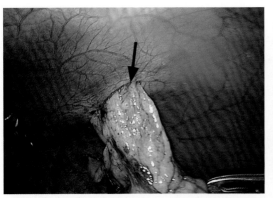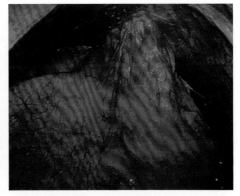

图1-6-23 腹腔镜显示大网膜通过膈肌损伤破口疝入胸腔

■ 右侧胸腔后侧部位小的膈肌穿孔无须手术修补,但前侧部位的膈肌穿孔应手术修补。

## (三) 穿透性食管损伤

1. 对于发生在后背部靠近脊柱的刀刺伤以及后纵隔的枪伤,应高度怀疑食管损伤。

2. 放射科检查发现纵隔气肿,是穿透性食管损伤的可疑征象。

3. 对于穿透纵隔的枪伤病人,增强CT扫描非常有助于显示子弹弹道;如果弹道远离食管或主动脉,则不需要进一步检查;如果弹道靠近食管,应口服水溶性造影剂(泛影葡胺)进行食管造影检查。如果结果为阴性,还可进行食管吞钡检查。对于意识障碍无法配合吞咽的病人(如术中或ICU的病人),食管镜检查非常有用。

## (四) 胸部穿透伤处理

1. 急诊处理要点:

■ 无明显心脏大血管损伤表现的病人需要进一步观察与密切监测。

■ 轻度和中度休克,并对液体复苏有明显反应的病人,可以增强CT扫描评估并观察。

■ 胸腔闭式引流的血量不是评估胸腔内损伤严重程度的可靠指标。尽管有大量的血胸存在,但由于引流管位置不当或血块堵塞,引出量也可能很少,应根据病人的血流动力学状况以及胸腔出血速度决定是否需行急诊剖胸手术。

■ 胸腔闭式引流管引出的气体几乎都是自限性的;如果引出气体持续不断且病情

无改善或需要增加另一根引流管缓解气胸压迫症状，则应高度怀疑气道损伤，应及时进行支气管镜检查。

■ 对于纵隔枪伤的病人，应进行CT增强扫描；如果弹道远离主动脉、食管及支气管树，则无须进一步检查；如果弹道靠近这些部位，应考虑进一步的口服造影剂检查或内镜检查。

■ 残留在胸腔内的异物，如刺入胸部的刀，应由外科医生取除，并做好紧急剖胸手术准备，如有必要，可以术前先进行血管造影检查，明确损伤部位再行手术；病情稳定的病人应在手术室取出残留在胸内的异物。

2. 早期剖胸手术适应证：

■ 严重低血压（注意：颈椎或高位胸椎损伤也可能导致低血压）。

■ 有心脏压塞征象。

■ 置管后初始引流血量≥1500mL。

■ 初始引流血量<1500mL，但随后每小时引流血量>200mL，连续2~4小时，病情加重（紧急剖胸手术强指征）。

■ 胸部伤口大量出血，需要持续输血者。

■ 对于前胸部两侧乳头之间区域和后背部两侧肩胛骨之间区域的穿透性损伤，伤及大血管、肺门和心脏的可能性较大，需要早期剖胸手术。

## 六、 常见问题与风险提示

1. 连枷胸病人初始血气分析可以正常，但多发伤或老年病人病情可能迅速恶化，应密切监测并考虑早期气管插管。

2. 多发肋骨骨折和肺挫伤的老年病人入院时的血氧状态可能是正常的，但常迅速发生失代偿，这类病人需要在重症医学科进行密切监护，进行硬膜外镇痛，并放宽气管插管和机械通气指征。

3. 张力性气胸凭临床表现即可诊断，追求影像学检查确认诊断可能延误治疗时机，导致灾难性后果！

4. 交通事故或高处坠落后上纵隔变宽，不仅应考虑主动脉破裂，还要考虑胸椎损伤和胸骨骨折。

5. 许多胸主动脉破裂病人的胸部X线片会显示纵隔正常。对所有有可疑致伤机制（如高速度交通事故、高处坠落、严重胸部创伤）的病人均应常规行CT检查。

6. 胸部伤口持续存在气体进出时，在放置胸腔闭式引流管前勿包扎或缝合胸部伤口,因为这可能引起张力性气胸,应使用正方形不透气敷料覆盖并封贴三边。

7. 多数小的膈肌损伤病人可能完全无症状,胸部 X 线片片也可能正常,或者没有提示诊断的异常影像学改变;对于左侧穿透性胸腹联合伤病人,无论临床或影像学检查结果如何均应常规行腹腔镜检查。

8. 心脏压塞病人常是非常躁动不安的,经验不足的医师可能会误以为是酒精或药物中毒。

9. 仰卧位胸部 X 线片片可能会漏诊中等量血胸和气胸。

# 第七章　腹部创伤

　　腹部包含较多实质脏器和空腔脏器,以及腹主动脉及其分支和丰富的血管网,腹部、骨盆部位的创伤往往会导致严重后果,病人的早期临床表现可以是非常明显的,也可能是很隐匿的。对于任何撞击伤、减速伤、爆裂伤、穿透伤等多发伤病人,初始评估与救治过程中均应考虑到腹部实质脏器和空腔脏器损伤、血管损伤以及骨盆损伤,并应仔细评估,以免遗漏。

　　按致伤机制腹部创伤可分为钝性伤与穿透伤,两者在评估、检查及治疗方面均明显不同。

## 一、 钝性腹部创伤概述

### （一）损伤机制

1. 腹部受到直接撞击,腹腔脏器受脊柱、骨盆或腹壁互相挤压,发生破裂。

2. 减速力导致腹腔脏器可移动部分与固定部位发生剪切样撕裂。

3. 腹内压突然增加、空腔脏器受到猛烈撞击,导致肠系膜撕裂,甚至发生肠穿孔（见图1-7-1）。

4. 低位肋骨骨折致上腹部脏器损伤。

5. 腹内压大幅急剧升高（如高速机动车事故中安全带对腹部的挤压）,可导致膈肌破裂甚至心脏破裂。

### （二）初始评估

1. 初次评估要点:

■ 遵循ABCDES原则,临床检查仍是最重要的诊断手段。

■ 对于腹部创伤合并低血压的病人,首先应快速判断低血压的原因。

■ 快速判断是否存在腹膜炎以及骨盆是否稳定。

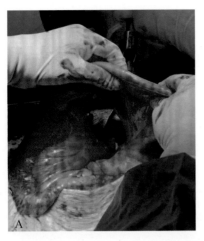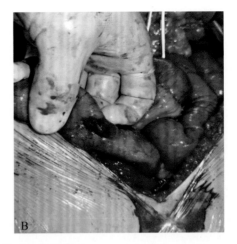

A:肠系膜撕裂;B:空肠穿孔。

图1-7-1 机动车与自行车相撞,自行车手柄钝性撞击腹部致严重创伤

- 腹肌紧张、严重或进行性加重的腹部压痛提示有腹膜炎。

- 左肩的牵涉痛(Kehr征)提示脾损伤;右肩的牵涉痛提示肝损伤。病人取头低足高位时,常可以引出这些症状。

- 安全带征常提示腹腔内脏器损伤,发生率高达20%(见图1-7-2)。

- 应该注意伴有的腹壁挫伤、低位肋骨骨折、骨盆骨折或合并有头部和胸部创伤往往使临床评估难度增加。

2. 二次评估要点:

- 注意询问最后一餐的时间,饱食后更容易发生空腔脏器的损伤。

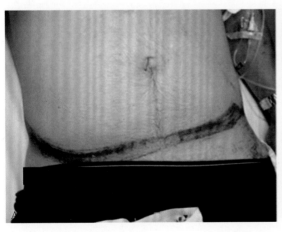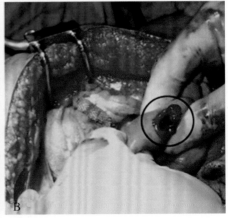

A:安全带征;B:肠穿孔。

图1-7-2 安全带征提示肠道损伤

■ 详细了解创伤机制,如机动车撞击、钝性物体打击、车内受伤情况、高处坠落伤等。

■ 详细评估骨盆、臀部、尿道、会阴、直肠和阴道。

■ 意识障碍的病人腹部体检结果不可靠,应酌情进行相关的辅助检查。

## (三) 辅助检查

★ 对于需要紧急剖腹探查指征明确者,不能因为其他非必要的检查而延迟手术!

1. 超声检查:

■ 所有创伤病人在初始评估时均应常规进行超声检查(FAST),特别对于肝脾破裂、腹腔出血的判断,FAST具有较高的价值,而且可以反复应用。急诊复苏室应常备超声设备,在评估前保持开机,以备随时使用,也可在任何可疑或病情发生变化时,再次使用,以评估病情。

■ 对于腹部创伤病人,要重点查看肝肾隐窝、脾肾隐窝和道格拉斯(Douglas)隐窝。

■ 进行道格拉斯隐窝检查时,保持膀胱充盈,可提高阳性率,所以尽量先检查后导尿。

■ 注意两侧结肠旁积血的超声检查,以便发现隐匿出血,并有助于估测出血量。

2. X光平片检查:

■ 因为腹部创伤病人常伴有胸部创伤和骨盆骨折,所以对腹部创伤病人应该常规进行胸部和骨盆X线片检查。如果上腹部穿透伤病人血流动力学稳定,则最好选择立位摄片,也可以选择平卧位片。

■ 对于无骨盆骨折临床征象的清醒病人,或有明显腹部刀刺伤的病人,如果已经准备进行增强CT扫描,则无须进行常规骨盆X线片检查。

■ 重要的影像学发现包括骨折、腹腔游离气体、后腹膜腔积气、膈肌抬高、胸腔内出现空腔脏器、软组织阴影、脊柱侧弯和腰大肌阴影消失。

3. 腹部CT扫描:

■ 腹部增强CT扫描是评估钝性腹部创伤最有价值的辅助检查,不仅在实质脏器损伤、腹腔游离液体、骨盆或脊椎骨折诊断与鉴别诊断方面可以提供准确可靠的信息,而且对空腔脏器损伤的诊断也很有帮助(见图1-7-3)。

■ 空腔脏器损伤的影像学表现有腹腔游离气体、难以解释的腹膜外积液、肠管壁增厚、肠系膜缆绳征。

■ 增强CT扫描也有可能遗漏胃肠穿孔、膈肌损伤和胰腺损伤,有时需重复增强

CT扫描。

■ 血流动力学不稳定者,不需做耗时的CT检查。

■ 避免做腹部CT平扫,因为该检查可能遗漏很多重要信息。

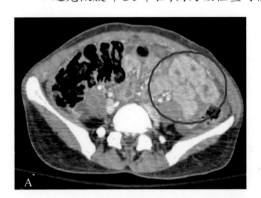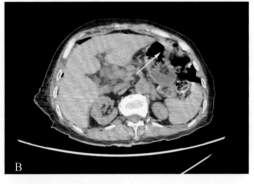

A:小肠肠壁增厚(圆圈所示)提示小肠受伤;B:腹腔游离气体(箭头所示)提示肠穿孔。

图1-7-3 腹部增强CT扫描评估腹部钝性创伤

4. 尿液分析:

■ 所有钝性腹部创伤病人皆应进行尿液分析,确认有无血尿。

5. 血淀粉酶:

■ 所有上腹部创伤的病人,均应检测血淀粉酶和脂肪酶,以排除胰腺损伤,但须注意仅有70%的钝性胰腺损伤病人淀粉酶指标会升高。

■ 另有一些病人,虽然淀粉酶指标上升,但并无胰腺受伤,所以连续检测更具有诊断价值。

6. 诊断性腹腔穿刺(diagnostic peritoneal aspirate,DPA):

■ DPA常用于多发伤合并血流动力学不稳定,不能进行CT扫描,而FAST检查结果为阴性或不确定,以及低血压原因尚不明确的病人。

■ 少数情况下可以选择诊断性腹腔灌洗术(diagnostic peritoneal lavage,DPL),但该方法已经较少使用。

7. 造影检查:

■ 腹部损伤和出血有时比较隐匿,增强CT扫描也有可能难以发现,需要进行造影检查。

■ 对于所有可疑腹部创伤病人,可以进行尿道造影、膀胱造影和胃肠道造影,或将这些造影方法与静脉造影同时进行,有助于查找出血和(或)损伤部位。

## （四）初始处理决策原则

1. 只有血流动力学稳定或诊断不明确的病人才可以送去做耗时的辅助检查。

2. 对于所有可疑腹部创伤的病人,初始评估时都应该进行FAST检查,尽快明确腹部出血及其部位,必要时还应当反复进行FAST检查。

3. 腹部损伤病人CT扫描的时机:

■ 对于多发伤病人,如果血流动力学稳定,则应常规进行腹部增强CT扫描;如果血流动力学不稳定,则应尽快明确出血部位;如果有剖腹探查指征,则应立即将病人送往手术室,不应该冒险做CT检查而延误手术时机。

4. 腹部合并头部损伤病人CT扫描的时机:

■ 若病人血流动力学稳定,则可常规进行头部平扫和腹部增强扫描。

■ 若病人血流动力学不稳定,应先使用FAST或DPA进行腹部评估;若有腹腔出血证据,则应优先进行剖腹手术止血,术后再进行头部CT扫描。

■ 若病人已有神经定位征,则可以考虑在剖腹手术的同时行探查性的颅骨钻孔术,先减压,然后再进行头部CT扫描,明确颅脑损伤部位与类型,决定下一步处理方案。

■ 若病人血流动力学稳定,但有腹膜炎症状且GCS异常,应在剖腹手术前完成头部CT扫描

5. 剖腹探查手术指征与原则:

■ 钝性腹部创伤合并低血压,并且FAST阳性或临床证据表明腹腔内出血的病人,或找不到其他部位出血的病人。

■ 腹部前壁穿透性损伤,或子弹穿过腹腔的枪伤。

■ 腹腔开放性损伤出现内脏溢出伤口时。

■ 腹部创伤合并腹膜炎症状。

■ 腹部创伤影像学检查发现,有腹腔内和腹膜后游离气体,或一侧膈肌破裂,胃肠道破裂,膀胱和(或)肾盂损伤,以及出现严重腹腔实质脏器损伤时。

■ 钝性腹部创伤或者穿透伤病人,经腹腔诊断性穿刺吸出胃内容物、蔬菜纤维、胆汁或吸出10mL及以上血液且血流动力学不稳定的病人。

■ 需同时进行剖腹手术与开颅手术的概率很低,应该优先选择控制腹腔内出血。

6. 非手术治疗原则:

■ 许多腹腔实质脏器(肝、脾、肾)损伤的病人,经过认真检查核实,如果损伤并不十分严重,只要血流动力学稳定且无腹膜炎征象,则可采用非手术治疗。

- 有些病人可以采用血管栓塞的方法治疗。
- 总体来说，约70%肝脏钝性伤、80%脾损伤、90%肾损伤可以采取非手术方式治疗。

### （五）常见问题与风险提示

1. 对于临床难以准确评估的病人，如合并有头部创伤、脊髓损伤或中毒的病人，有可能延误腹腔空腔脏器损伤的诊断。

2. 对于存在腹腔损伤机制，特别是腹壁有安全带征时，应高度怀疑腹腔脏器损伤。

3. 仔细阅读腹部增强CT影像改变，如无法解释的游离液体、少量游离气体、肠壁肿胀增厚、肠系膜缆绳征，并结合有关临床资料，如难以解释的白细胞计数增加、碱剩余加重、治疗后临床症状无改善，有助于空腔脏器损伤的诊断。

4. 胰十二指肠损伤初期可无相关临床表现，早期CT检查也可能难以诊断，血淀粉酶或脂肪酶也可能都正常，因此临床上应密切监测，复查CT并动态监测血淀粉酶和脂肪酶有助于诊断。

5. 对于怀疑有腹腔脏器损伤而留院观察的病人，应复查腹部增强CT，并注意动脉相、静脉相和（或）延迟扫描的影像学改变。一定要请经验丰富的影像学专家一起阅读CT扫描结果。

6. FAST并非总是可靠的，不应单独依靠FAST检查结果做出重大决定，应该结合病人的血流动力学状况，全面考虑。

## 二、腹腔脏器钝性伤

### （一）脾脏损伤

1. 临床表现：脾脏损伤可以表现为低血容量症状，但通常病人的血流动力学是稳定的，也可表现为左上腹痛伴左肩牵涉痛（凯尔征），但很多病人也可以毫无症状。

2. 辅助检查：

- 胸部X线片检查，可能有左下胸部肋骨骨折、左侧膈肌升高、胃向中线移位、脾曲下移、脾轮廓增大等影像学改变。
- FAST可能发现脾肾隐窝游离积液。
- 增强CT扫描是最有价值的检查，不但有助于评估脾损伤分级，还可以了解腹腔内出血量以及是否有活动性出血的"喷火征"或假性动脉瘤(见图1-7-4)。

■ 诊断性腹腔穿刺可以呈阳性。

■ 白细胞计数增加。

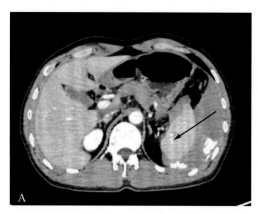 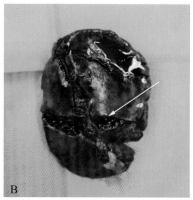

A:增强CT扫描发现脾破裂周围液性暗区提示大量出血,箭头所示为脾破裂合并造影剂外渗;B:手术证实脾脏严重破裂。

图1-7-4 脾脏破裂

3. 治疗要点:

■ 大多数轻至中度(OIS Ⅰ~Ⅲ级)的脾损伤可安全地选择非手术治疗,多数Ⅳ~Ⅴ级脾损伤需要手术治疗。

■ 对于Ⅲ级或以上严重脾损伤而选择非手术治疗的病人,需进行动态CT扫描,追踪观察非常重要。

■ 部分合并假性血管瘤或动静脉瘘的病人,可以选择血管栓塞治疗。

4. 脾切除术后特殊并发症:

■ 脾切除术后早期感染发生率较高。

■ 脾切除后严重感染,可以发生在术后数周、数月或者数年。病原菌通常是荚膜类的微生物,如肺炎球菌、脑膜炎球菌、噬血杆菌。儿童更易发生感染,可常规预防性使用针对肺炎球菌、脑膜炎球菌、噬血杆菌的疫苗,一旦发生感染,建议病人及其家属尽早就医。

■ 血小板增多通常无明显的临床意义,但血小板计数>1000×10⁹/L或病人有血栓形成可能(如深静脉血栓)时,应预防性使用抗血小板药物进行治疗。

■ 局部并发症包括膈肌下积液、肺基底部不张、肺炎、左侧胸腔积液、胰腺炎、胰瘘、胃扩张、胃大弯坏死、脾静脉栓塞。

■ 在脾脏损伤后数日或数周,脾包膜下的血肿可能发生破裂,并导致危险性出血。

## （二）肝脏损伤

1. 临床表现:肝脏损伤的临床表现轻重不一,从轻微右上腹部疼痛到腹膜炎或低血容量性休克皆有可能,病人有右侧下胸部肋骨骨折或右侧胸腹交界区瘀斑时应高度警惕。

2. 辅助检查:

- FAST可发现腹腔内游离液体,常见于肝肾隐窝处。

- 胸部X线片检查可见右侧胸下缘肋骨骨折、右侧膈肌升高。

- 对于血流动力学稳定的病人,增强CT扫描最有诊断价值(见图1-7-5)。

- 对于血流动力学不稳定的多发伤病人,若FAST结果为阴性,则可以行诊断性腹腔穿刺协助诊断,并积极寻找其他出血部位或血流动力学不稳定的其他原因。

- 由于存在迟发出血的可能,所以应反复进行FAST,必要时再次行增强CT扫描。

3. 治疗原则:

- 对于肝脏损伤的病人,即便是很严重的损伤,若无腹膜炎症状或者血流动力学稳定,都可以选择非手术处理;对于严重肝脏损伤的病人,应行多次CT扫描,动态观察病情变化,以排除假性动脉瘤、动静脉瘘、胆汁瘤和其他积液。

- 对于增强CT扫描时有造影剂外溢的病人,应行血管造影检查,以评估是否需要血管栓塞治疗。

- 对于血流动力学不稳定或有腹膜炎表现的严重创伤病人,应予以手术治疗。

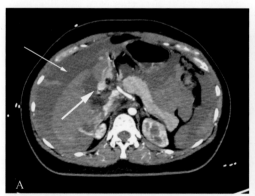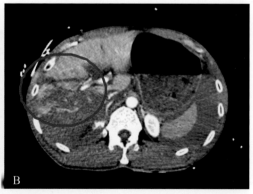

A:CT扫描显示肝周大量积血(细箭头),伴有造影剂外渗(粗箭头);B:CT扫描显示Ⅳ级肝损伤(圆圈所示)。

图1-7-5　肝脏损伤

4. 并发症及其处理：

■ 胆道出血。临床表现包括胆绞痛、黄疸、呕血及难以解释的贫血。可行血管造影栓塞治疗。

■ 脓肿形成。可以发生在膈下、肝下和肝内，必要时可以行CT定位下穿刺引流。

■ 肝内假性血管瘤或动静脉瘘。可以选择血管造影栓塞治疗。

■ 胆汁瘤、胆瘘。

■ 肝实质坏死伴持续发热。

## （三）肾脏损伤

1. 临床表现：肾脏损伤常表现为腹壁侧缘疼痛，有时出现肉眼血尿，通常在腹部CT扫描评估腹部创伤时得以诊断。

2. 辅助检查：

■ 增强CT扫描是肾损伤诊断最有价值的检查，可以为判断肾损伤的范围与严重程度，以及肾动脉是否损伤，提供可靠的信息（见图1-7-6和图1-7-7）。

■ 诊断性的血管造影已被CT血管造影所取代，很少使用，但治疗性的血管造影以及栓塞治疗仍是处理肾损伤出血及其所致假性动脉瘤与动静脉瘘的主要手段。对于钝性伤累及肾动脉的病人，经血管造影肾动脉支架植入术是非常好的治疗方法。

3. 治疗原则：

■ 对于大部分肾脏损伤，即使是严重损伤，也可以选择非手术方式治疗。重要的是应该通过增强CT扫描随诊，动态观察假性动脉瘤、动静脉瘘的发生发展，并应监测

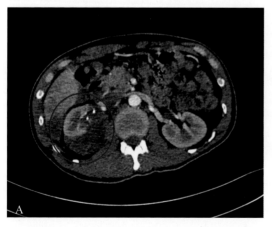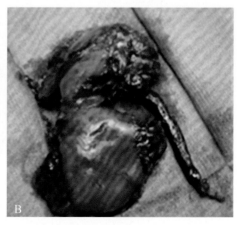

A：增强CT扫描显示右肾Ⅴ级肾损伤，周围血肿（圆圈所示）；B：肾切除证实肾脏严重损伤。

图1-7-6　肾脏损伤

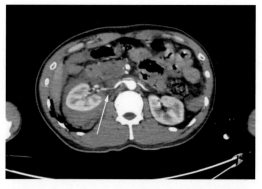

腹部增强CT扫描示右侧肾动脉中段细小、充盈缺损,边界模糊,提示腹部顿挫伤后肾动脉血栓形成(箭头所示)。

图1-7-7 肾动脉血栓形成

肾性高血压。

■ 当出现腹膜炎征象或血流动力学不稳定时,应选择外科手术。

■ 对于肾脏实质出血明显的病人,可以考虑进行选择性肾动脉栓塞止血(见图1-7-8)。

■ 对于早期(4～6小时)诊断的肾动脉血栓,可考虑血管内支架置入手术;如诊断过迟,发现较晚,则选择观察,重点监测是否伴发脓肿、高血压等并发症。

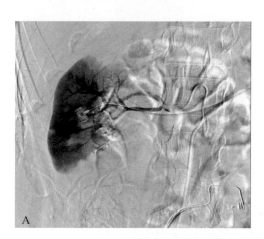
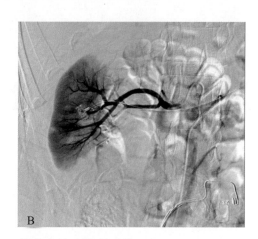

A:栓塞前可见造影剂外渗;B:栓塞后无造影剂外渗。

图1-7-8 选择性肾动脉造影并栓塞

## (四) 膀胱损伤

骨盆骨折或钝性腹部创伤时,充盈的膀胱常发生损伤。膀胱破裂可以发生于腹腔内,也可以发生于腹腔外。

1. 临床表现：耻骨上疼痛、血尿、排尿困难、腹胀，以及尿液渗漏入阴囊内。

2. 辅助检查：

■ 血清尿素氮和肌酐浓度通常增高。

■ 膀胱内注入至少300mL造影剂，然后摄X线片；若考虑行腹部CT扫描，则在CT扫描下进行膀胱造影（见图1-7-9A），而不做标准的X线片膀胱造影。

3. 治疗要点：

■ 所有腹腔内的破裂均应行手术修补（见图1-7-9B）。

■ 较小的腹膜外膀胱破裂可行非手术治疗，放置导尿管引流10～14天。

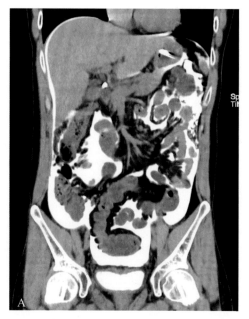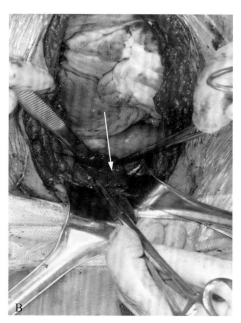

A：膀胱内注入造影剂，行腹部CT扫描，可见腹腔内大量造影剂外溢；B：腹腔探查可见膀胱较大破口（箭头所示），进行修补。

图1-7-9　腹部钝性伤致膀胱破裂

## （五）尿道损伤

尿道损伤几乎都发生于男性病人，最常见的是继发于骨盆骨折，其次是高处坠落、骑跨伤。

1. 临床表现：尿道口有血迹、排尿困难、肛门指检时有前列腺"漂浮征"、尿液渗入阴囊内。

注意：如出现上列任何状况，在未进行尿道造影前，均应谨慎放置导尿管；若高度怀疑尿道损伤，则应首先进行尿道造影。

2. 辅助检查:主要是尿道造影。

3. 治疗要点:

■ 怀疑有尿道损伤者,应尽量避免经尿道放置导尿管。如若尝试放置应由富有经验者操作。

■ 保守治疗可选择经耻骨上或经尿道置入导尿管并放置约2周,住院后可尽早安排内镜检查以确认尿道伤情及导尿管位置。

## (六) 胰腺损伤

胰腺钝性伤时常伴有十二指肠损伤,并且由于受伤后最初数小时可能没有明显的症状,诊断很困难。

1. 临床表现:胰腺损伤病人可有腹部受伤病史、上腹痛(通常很轻微)、急性胰腺炎,有时出现迟发的胰腺炎、胰性腹水或胰腺假性囊肿表现,有些病人也表现为腹膜炎。

2. 辅助检查:

■ 通常血中淀粉酶和脂肪酶会升高,但也有例外。

■ 口服或静脉造影增强CT扫描可能对诊断有所帮助,尤其是钝性伤病人;但早期的增强CT扫描可能有假阴性,若有必要可在6~10小时后再次行CT扫描(见图1-7-10)。

■ 磁共振胰胆管造影(magnetic resonance cholangiopancreatography, MRCP)和内镜逆行胰胆管造影(endoscopic retrograde cholangiopancreatography, ERCP)均可用于评估胰管损伤。

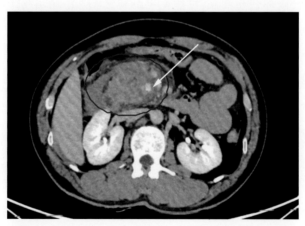

胰腺头部损伤,并形成血肿(圆圈所示),延迟期造影剂外渗(箭头所示)。

图1-7-10 腹部损伤6小时后再次增强CT扫描

3. 治疗要点：

■ CT扫描显示的轻到中度胰腺损伤，可先尝试非手术治疗，但需注意假性囊肿形成。

■ 伴有主胰管漏的损伤常需要手术治疗。

■ 部分胰管损伤的病人可以通过ERCP置入支架（见图1-7-11）。

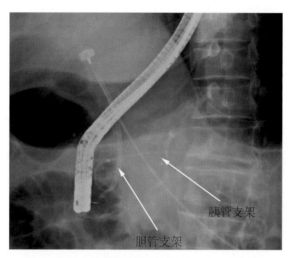

胰管支架

胆管支架

图1-7-11　通过ERCP置入胆管和胰管支架植入治疗创伤性胰腺损伤

## （七）小肠损伤

1. 临床表现：

■ 约3%的钝性腹部创伤病人，可能发生小肠穿孔。小肠损伤诊断较为困难，特别是对于难以评估的多发伤病人，常是最易漏诊的损伤之一。

■ 高危创伤机制（如腹部挤压、撞击），应当注意小肠损伤。

■ 病人出现安全带征，提示有较高的肠道损伤风险。

■ 钝性腹部创伤导致的小肠穿孔几乎都发生在系膜对侧缘（见图1-7-12）；减速性损伤可造成肠系膜撕裂，导致迟发性肠道缺血与坏死。

2. 辅助检查：

■ 约70%的病人可通过腹部CT扫描诊断，影像学异常表现包括腹腔内少量游离气体、无法解释的腹腔游离液体、肠壁增厚（见图1-7-13）或肠系膜缆绳征。

■ 对于可疑病人，应该反复进行临床检查，动态监测白细胞计数，并CT扫描随诊。

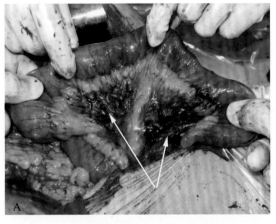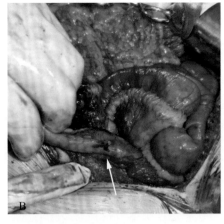

A:腹部撞击导致肠系膜损伤;B:肠道穿孔,多发生在系膜对侧缘。

图1-7-12　钝性伤导致的肠系膜损伤合并肠穿孔

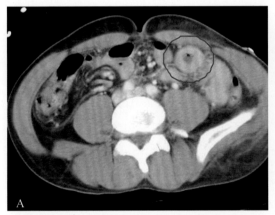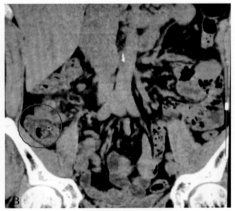

A:增强CT显示肠壁明显增厚(圆圈所示);B:增强CT纵切面显示结肠增厚(圆圈所示)。

图1-7-13　肠道壁增厚时应怀疑有肠道损伤

## （八）结直肠损伤

1. 创伤原因：

■ 结直肠损伤通常由腹部穿透伤引起,其次是钝性伤。

■ 结直肠的钝性伤通常发生于高速状况下的突然减速事故中,病人常系有安全带。

■ 减速性损伤常导致结肠系膜撕裂,引起肠缺血。

■ 枪伤也常累及结肠。

■ 腹腔内脏器损伤会出现腹膜炎症状,比较容易诊断,但腹膜外的直肠损伤体检时难以发现明显异常,诊断容易延误。

■ 严重骨盆骨折的病人应当怀疑直肠损伤,尤其是当肛门指检发现血迹时。

2. 辅助检查:

■ 当腹腔内结直肠损伤时,CT扫描可见腹腔内有大量游离气体。

■ 怀疑有腹膜外直肠损伤时,可行泛影葡胺灌肠造影。

■ 怀疑腹膜外直肠损伤时,也可在不过度充气的情况下行乙状结肠镜检查。

3. 治疗要点:

■ 术前应用抗生素。

■ 急诊手术可以选择各种手术方式,如一期修补、肠切除后行一期肠吻合或结肠造口。

## 三、 穿透性腹部创伤

### (一) 分 类

1. 按发生部位分类:胸腹联合区域、前腹部、后腹部和侧腹部,不同部位穿透伤导致的内脏损伤及严重程度各有不同。

2. 按发生机制分类:高速穿透伤和低速穿透伤。两者在损伤严重程度、治疗方法及预后方面也均有明显不同。

■ 高能量损伤时(如枪击、爆炸),由于撕裂伤、冲击波伤以及形成的暂时空腔效应,往往导致腹腔广泛损伤。

■ 低能量损伤时(如刀刺),一般只引起直接的撕裂伤。若血流动力学稳定,没有腹膜炎症状,则大多不需要外科手术干预,密切观察生命体征和腹部症状24~48小时即可,但75%的大网膜和肠道损伤病人需要手术处理。

### (二) 临床检查

1. 55%~60%的前腹部刀伤病人查体时可有低血压、腹膜炎和内脏外露,另有近一半的病人则表现不明确。

2. 应当注意,触诊腹部时远离伤口,以免误以为是腹部压痛和反跳痛。

3. 临床查体往往难以发现轻微的损伤,即使腹壁柔软无抵抗、无压痛、反跳痛,也应该进行增强CT扫描进一步评估。对于意识不清或脊髓损伤的病人,腹部检查可能难以判断,应当密切观察,反复检查,并重复行CT检查或DPL检查,必要时可以将口服造影剂、经肛灌注造影剂和静脉注射造影剂结合起来,进行双重或三重造影检查,以明确腹腔内难以发现的损伤。

## (三) 辅助检查

辅助检查仅限于生命体征稳定的病人。

1. 腹部X线检查:枪伤病人,特别是合并脊柱骨折的枪伤病人,应当进行胸部和腹部X线检查,以明确子弹及碎片的位置以及是否存在骨折;刀刺伤病人没有必要做X线平片检查。

2. 腹部增强CT扫描:对于血流动力学稳定几乎没有腹部症状的病人,可以行增强CT扫描,以明确穿透伤通道情况、是否有实质脏器损伤。如果损伤仅发生在腹膜外,则不需要开腹手术;如果存在实质脏器损伤,则增强CT扫描有助于明确损伤的程度分级、是否有活动性出血或假性动脉瘤。

3. 诊断性腹腔镜检查:对于怀疑膈肌损伤的病人,腹腔镜检查最具价值,特别是左侧和右前侧胸腹交接区域枪伤或刀刺伤病人,如果血流动力学稳定,而出血部位诊断有困难时,可以选择腹腔镜检查。

4. 乙状结肠镜检查:对于骨盆部位枪伤怀疑直肠损伤,特别是当直肠指诊发现有血液的时候,应该行该项检查。

5. 尿液常规检查:可以明确有无血尿。

## (四) 一般处理原则

1. 对于枪伤病人,如果病情允许,应进行胸部和腹部X线片检查,明确是否合并气胸、子弹碎片或骨折。

2. 低速性损伤通常源于"普通民众"的冲突事件(如枪伤和刀刺伤),可以有选择地采用非手术方式治疗。约50%的前腹部刀刺伤、85%的后腹部刀刺伤和25%的腹部枪击伤可以安全地采用非手术方法处理。

3. 选择非手术治疗的病人无须常规给予预防性抗生素治疗,也不用镇痛药,以避免掩盖重要的临床症状和体征。

4. 选择非手术治疗的病人须密切监测并动态观察其临床指征(如血压、脉搏、体温、腹部体征),每6~12小时复查血红蛋白和白细胞计数。

5. 观察期间,若病人出现腹膜炎征象(腹部压痛、心搏加速、发热、持续的白细胞增多),应施行剖腹手术探查术;若病人无症状,则观察24~48小时后可予以出院。

6. 所有选择手术治疗的病人术前均应给予预防性抗生素治疗,术后依据术中探查情况调整抗生素用量及是否停用。

## (五) 手术指征

1. 高速子弹伤病人会出现广泛的组织损伤,几乎所有的腹部枪伤病人都需要进行剖腹探查术。

2. 腹部穿透伤伴有腹膜炎症状、脏器外露或血流动力学不稳定的病人,均应立即手术。

3. 对于意识不清或脊髓损伤的病人,腹部检查可能难以判断。当病人因其他问题(如胸部损伤、颈部损伤、骨折等)需要进行全身麻醉手术时,可以选择性地行腹部探查术,除非CT检查已经明确无腹腔内损伤。

4. 其他情况需要专科医生会诊决定,可以择期手术。

## (六) 常见问题与风险提示

1. 若病人院前停留时间很短,则到达急诊科时血流动力学表现可能是暂时的。虽然病人存在严重的活动性腹腔内出血,但临床表现可不明显,所以即使血流动力学稳定,也不可掉以轻心。

2. 膈肌损伤病人可毫无症状,胸部X线片检查也难以诊断。对于所有左侧或右前胸腹交界部位的穿透伤但无症状的病人,均应常规进行腹腔镜检查。

3. 对于难以评估的穿透伤病人(头部损伤、脊髓损伤和全身麻醉),只要有深部穿透伤,无论是否存在症状和体征,都应行剖腹探查术。对于意识不清、难以评估的病人,临床检查获得的症状和体征均不可靠。

4. 选择非手术治疗留院观察的病人,不应使用镇痛剂和预防性抗生素,以免掩盖症状和体征。

## 四、 腹腔脏器穿透伤

### (一) 穿透性肝脏伤

1. 约30%的肝脏刀刺伤病人可以行非手术治疗。

2. 对于血流动力学不稳定、存在腹膜炎症状,且需要大量输血的病人,应行剖腹探查术。

## （二）穿透性脾脏伤

1. 对于部分血流动力学稳定的穿透性脾脏伤病人，若清醒可以诉说病情，且没有腹膜炎症状，则可以行非手术治疗。

2. 开腹探查的手术指征包括合并腹腔内脏器损伤、有明显腹腔内出血、需要排除膈肌损伤。

## （三）穿透性胰腺伤

1. 穿透性胰腺损伤有时临床症状并不明显，增强CT扫描有助于诊断穿透性胰腺损伤，有时需要进一步行MRI检查（见图1-7-14）。

2. 几乎所有损伤严重合并其他相关损伤的胰腺穿透伤病人都需要进行手术治疗。

3. 处理方法可以是简单的引流，也可以是远端胰腺切除，或胰十二指肠切除。

4. 穿透性主胰管损伤破裂病人也可以尽早行ERCP下胰管造影明确诊断，并尝试置入支架治疗（见图1-7-15）。

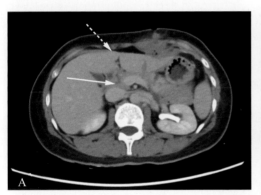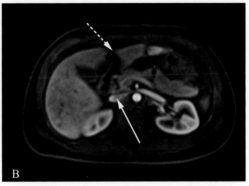

A：CT扫描显示肝左叶（虚箭头所示）和胰腺损伤（实箭头所示）；B：MRI检查更加清晰显示相同部位的损伤。

图1-7-14　穿透性胰腺损伤CT和MRI检查

## （四）肾脏穿透伤

1. 如果单纯的肾脏穿透伤病人血流动力学稳定，腹壁柔软，则大多可以行非手术治疗。

2. 增强CT扫描可以用于评估肾实质损伤程度，以及是否存在肾盂肾盏漏、血管损伤（如假性动脉瘤、动静脉瘘）。

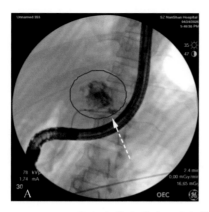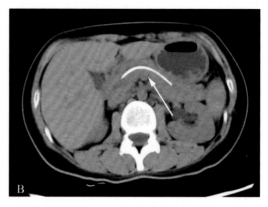

A：ERCP证实主胰管破裂出血(虚箭头所示)，并造影剂外漏(圆圈所示)；B：置入支架造影显示胰管畅通(实箭头所示)。

**图1-7-15　上腹部刀刺伤致胰腺损伤行ERCP诊断与治疗**

3. 持续肉眼血尿，但增强CT结果正常的病人，应当行血管造影检查。

### （五）穿透性结直肠伤

1. 几乎所有腹腔内结直肠损伤病人都可以出现早期腹膜炎症状，因此容易诊断。

2. 少数腹膜后结肠和腹膜外直肠损伤病人，可能没有任何早期腹膜炎症状，直肠指诊可能发现血便，选择静脉造影联合直肠造影的双重造影方法进行腹部增强CT扫描有助于诊断这些损伤。

3. 乙状结肠镜检查可发现出血，甚至穿孔。

4. 早期外科治疗对减少腹腔感染至关重要。

### （六）腹部血管损伤

1. 大多数腹腔穿透伤血管受损的病人表现有休克症状；少数腹膜后出血病人由于周围组织的限制，早期可能不表现出大量出血和休克。

2. 腹部血管损伤病人常因为合并空腔脏器的损伤而出现腹膜炎症状。

3. 出血严重、血流动力学不稳定、腹腔迅速增大的病人，应当怀疑血管损伤，应尽快进行FAST检查，以明确诊断，并立即送往手术室行剖腹探查术，找到出血部位进行压迫止血、结扎止血或用"替代血管"临时架接破损血管，控制损伤，待病情稳定后，再行血管修复。

# 第八章　骨盆骨折

骨盆骨折是急诊科医师和外科医师需要共同面对的严峻挑战。骨盆骨折常合并腹腔内脏器损伤，严重骨盆骨折时腹腔内脏器损伤发生率高达31%，而临床检查往往难以发现，特别是空腔脏器损伤容易漏诊（约有13%的严重骨盆骨折病人伴空腔脏器损伤）。膀胱和尿道损伤也很常见。因此，骨盆骨折不仅要处理骨折及其导致的大出血，也要注意并发的有关脏器损伤。

## 一、骨盆骨折分类

### （一）根据骨折部位分为以下三类

1. A型：属于稳定性骨折，如孤立的耻骨骨折、髂骨翼骨折，或耻骨联合分离距离≤2.5cm的骨折。

2. B型：属于部分不稳定性骨折，水平方向旋转不稳定，垂直方向是稳定的。

■ B1型：耻骨联合分离距离＞2.5cm，骶髂关节外展（开书型骨折），由两侧骨盆朝外旋转造成。

■ B2型：耻骨联合互相重叠，由两侧骨盆朝内旋转挤压造成。

3. C型：垂直剪切力造成骶髂关节分离。这是一种水平方向和垂直方向均不稳定的骨折，通常合并严重出血。

■ C1型：仅仅涉及单侧骨盆。

■ C2型：涉及双侧骨盆（一侧骨盆是B型，另一侧骨盆是C型）。

■ C3型：涉及髋臼骨折（双侧骨盆均为C型）。

### （二）根据创伤方式分为四个类型

1. 前后挤压伤：骨盆受到前后挤压，耻骨联合分开，骨盆向两侧外旋，骨盆环增宽，后静脉丛和髂内动脉分支受到撕裂破损，可导致大量出血（见图1-8-1）。

2. 侧向挤压伤:骨盆受到侧向挤压或撞击,骨盆向内旋转,骨盆容积减少,耻骨联合重叠并向下移位,容易伤及泌尿生殖系统(见图1-8-2)。

3. 纵向断裂伤:骨盆受到纵向剪切力的作用使骶髂关节纵向分离,甚至骨盆环前后均发生断裂移位,导致骨盆不稳定并大量出血(见图1-8-3)。

4. 混合伤:以上三种情况混合存在,加重了骨盆骨折的复杂性。

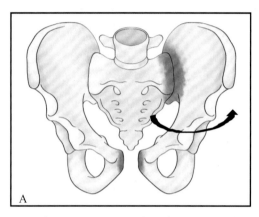 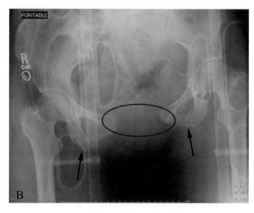

A:耻骨联合分离,左侧骨盆外旋;B::耻骨联合分离距离>2.5cm,伴双侧下支骨折(箭头所示),属于部分不稳定骨折,可导致明显出血。

图1-8-1 骨盆前后挤压伤

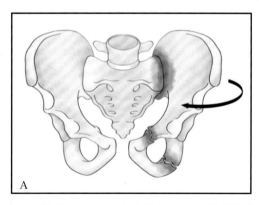 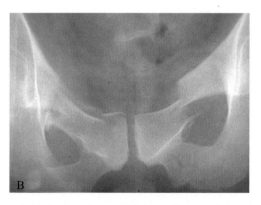

A:左侧耻骨和坐骨分支骨折,形成"蝴蝶"骨片,左侧骨盆内旋;B:骨盆侧向挤压致双侧耻骨支骨折,属于不稳定骨折,常伴有大量出血。

图1-8-2 骨盆侧向挤压伤

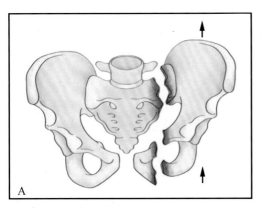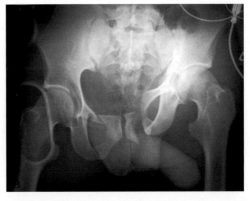

A:骨盆纵向断裂伤,左侧骨盆垂直上移;B:骨盆纵向断裂伤合并左侧髋臼骨折,左侧骶髂关节脱位,骨盆上移,属于不稳定骨折,一般都伴有明显的大量出血。

图1-8-3　骨盆纵向断裂伤

## （三）根据损伤机制进行分类

　　Young-Burgess(杨—伯吉斯)分类方法是依据损伤机制进行分类,是对上述分类进一步进行了细化,如表1-8-1所示。

表1-8-1　骨盆骨折Young-Burgess(杨—伯吉斯)分类方法

| 根据损伤机制分类 | | 损伤特征 | 骨盆稳定性 |
|---|---|---|---|
| 前后挤压型<br>（anteroposterior compression,APC） | APC-Ⅰ型 | 耻骨联合分离距离≤2.5cm | 稳定型 |
| | APC-Ⅱ型 | 耻骨联合分离距离>2.5cm;骶髂关节前方分离,前方韧带软组织复合体断裂(开书型骨折) | 水平旋转不稳定纵向稳定 |
| | APC-Ⅲ型 | Ⅱ型骨折合并骶髂关节前后方均分离,前后方的软组织韧带复合体均断裂,骶棘韧带和骶结节韧带均断裂;并且耻骨联合分离距离>4.0cm | 水平旋转不稳定纵向不稳定 |
| 侧向挤压型<br>（lateral compression,LC） | LC-Ⅰ型 | 损伤同侧骶骨翼压缩性骨折;同侧耻骨支水平或斜型骨折(或耻骨联合分离并重叠) | 稳定型 |
| | LC-Ⅱ型 | 耻骨支骨折合并同侧髂骨翼后方骨折(新月形骨折)或骶髂关节脱位 | 水平旋转不稳定纵向稳定 |

107

| 根据损伤机制分类 | | 损伤特征 | 骨盆稳定性 |
|---|---|---|---|
| 侧向挤压型（lateral compression，LC） | LC-Ⅲ型 | 损伤同侧骨盆是侧方挤压型的□型或者Ⅱ型骨折，对侧骨盆是前后挤压型损伤，即外旋损伤合并耻骨支骨折或骶结节韧带和(或)骶棘韧带断裂 | 水平旋转不稳定 纵向稳定 |
| 纵向断裂型 | | 向后向上的直接暴力，骶骨，髂骨翼纵向骨折，合并骶髂关节断裂，以及邻近部位的骨折 | 水平旋转不稳定 纵向不稳定 |
| 混合型 | | 以上类型合并存在 | 不稳定 |

## 二、 初始评估与检查

### （一）初始评估要点

1. 骨盆骨折评估：

■ 病人臀部、腹股沟部位和低位背部疼痛，骨盆周围出现变形，提示存在骨盆骨折。

■ 查看会阴部、臀部及骨盆周围，如有淤血、瘀斑、伤痕和肿胀，则大多提示骨盆骨折。

■ 轻轻朝下朝内触压骨盆，若出现疼痛，则疑为骨盆骨折；若有移动，则表明骨盆骨折不稳定，但应避免反复检查，以免造成骨折加重。

2. 其他相关检查：

■ 如有尿道口出血和肉眼血尿，则提示尿道损伤。若发现前列腺漂移、位置不固定，则提示尿道断裂。

■ 一定要做直肠指诊检查！ 不稳定性骨盆骨折伤及结直肠和尿道的可能性较大。若发现出血，则表明存在肠道损伤。

■ 不要忽视阴道检查。

■ 若出现肠道、尿道、阴道损伤，则提示骨盆开放性损伤。

## （二）血流动力学不稳定病人出血部位评估

约42%的骨盆骨折病死于出血。其中，62%为骨盆出血，38%为伴发的外出血、胸部和腹部出血。对于骨盆骨折合并血流动力学不稳定的严重创伤病人，一定要严格遵循ABCDEs原则详细评估病人，依据临床表现、辅助检查立即做出决策，立即采取措施进行施救。在急诊科，对于出血未控制、血流动力学不稳定的病人，每过三分钟死亡率增加1%！除了评估骨盆骨折外，还应详细评估骨盆相邻部位及其他部位的出血，合理解释血流动力学不稳定的原因，切不可疏忽大意以偏概全。

1. 常见出血：

■ 外出血。

■ 长骨骨折出血。

■ 胸部损伤出血。

■ 腹部损伤出血。

■ 腹膜后出血。

2. 评估与决策要点：

■ 去除病人衣物，暴露全身，认真查找外出血部位，特别注意腰背部和臀部，这些部位的出血常被忽视。

■ 长骨骨折出血是导致病人血流动力学不稳定的重要原因，常表现为损伤部位的肿胀，进行性增大，可触及搏动感和骨折断端，应立即进行牵引和固定，有助于止血。

■ 立即进行床旁胸片和骨盆片检查，如果胸片发现胸腔出血，则应立即进行胸腔穿刺引流，并采取自体血回输；如果骨盆片证实存在骨盆骨折，则应特别注意是否合并腹腔和腹膜后出血。

■ 骨盆骨折合并腹腔出血的发生率高达32%，诊断性腹腔穿刺（diagnostic peritoneal asperation，DPA）和FAST有助于明确出血是否存在，任何一项检查为阳性，立即将病人送往手术室，如果为阴性，应反复检查，并在病人血流动力学稳定时，立即完成胸部和全腹部增强CT扫描。

■ 如果其他部位损伤（如长骨骨折、胸腔损伤和腹腔损伤）难以解释休克原因，或者这些损伤已经得到一定处理，但血流动力学仍然不稳定，腹膜后出血的可能性较大，不应纠结于辅助检查结果，立即送病人至手术室进行损伤控制手术，或者在杂交手术室先后完成手术和骨盆动脉血管造影。

### （三）辅助检查

1. 骨盆 X 线检查：对于所有多发伤病人，特别是可疑骨盆骨折的病人，必须进行床旁 X 线片检查。

2. FAST：对于血流动力学不稳定的病人，应立即快速进行 FAST，如果发现腹膜外游离液体，应立即请外科会诊并送往手术室，或者转送上级医院。

3. 腹部与骨盆增强 CT 扫描：对于血流动力学稳定的病人，应常规进行腹部与骨盆增强 CT 扫描。

4. 尿液检查：注意镜下血尿。

5. 膀胱造影（或 CT 膀胱造影）或尿道造影检查：明确泌尿系统损伤情况。

6. 血管造影：

■ 对于所有严重骨盆骨折病人，即使血流动力学稳定，而影像学提示有大出血高风险征象，也均应早期进行血管造影，决不能等到大出血发生后才选择血管造影检查。严重多发伤和老年病人应放宽血管造影指征。

■ 出现以下放射学检查结果，提示骨盆骨折可能发生严重出血：

● 骶髂关节骨折分离。

● 耻骨联合分离距离＞2.5cm。

● CT 扫描造影剂外渗。

## 三、 治疗要点

### （一）一般处理

1. 纠正休克，如输血、输液、限制性液体复苏、避免低体温和凝血障碍。

2. 镇痛，制动、保温。

3. 监测生命体征，重点关注是否继续出血，尽早启动大量输血方案和施行损伤控制复苏策略。

4. 如果有尿道口出血、前列腺漂移，或者导尿有阻力，不可强行导尿。

### （二）控制出血

1. 骨盆固定：

■ 骨盆骨折的出血可以通过适当的骨盆固定得到缓解和控制。

110

■ 单纯耻骨联合分离的骨盆骨折病人应使用骨盆带固定,可以缩小骨盆容积,稳定骨盆结构,减少损伤和出血(见图1-8-4和1-8-5)

■ 其他类型骨盆骨折,如前后挤压Ⅱ型和Ⅲ型,侧向挤压型,以及纵向断裂型和混合型不建议常规使用骨盆带固定。常见的骨盆骨折,如髂骨翼骨折、髋臼骨折、髋关节脱位、股骨颈骨折、横向压缩骨折使用骨盆带有加重骨盆骨折的风险,将导致骨折移位更加明显、疼痛加重、出血增多(见图1-8-6)。在没有进行骨盆X线片检查明确骨折类型之前,不要使用骨盆带。有研究表明,只有3%的骨盆骨折病人使用骨盆带后可以获益,37%病人存在潜在损伤,60%病人效果不确定。

■ 血流动力学不稳定的病人,可以采用床单或暂时性骨盆带进行固定,以大粗隆为中心包裹臀部,但包裹时间不应超过36小时。

■ 对于血流动力学稳定但需要转运的病人,也可以采用类似方法暂时固定。

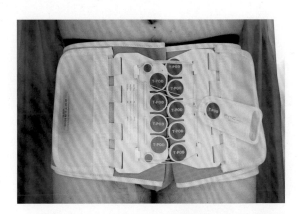

图1-8-4 耻骨联合分离时使用骨盆带

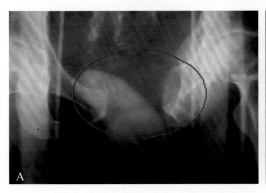
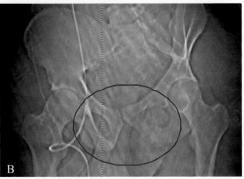

A:耻骨联合分离达5.0cm;B:使用骨盆带后骨盆环缩小。

图1-8-5 APC-Ⅰ型骨盆骨折使用骨盆带影像学改变

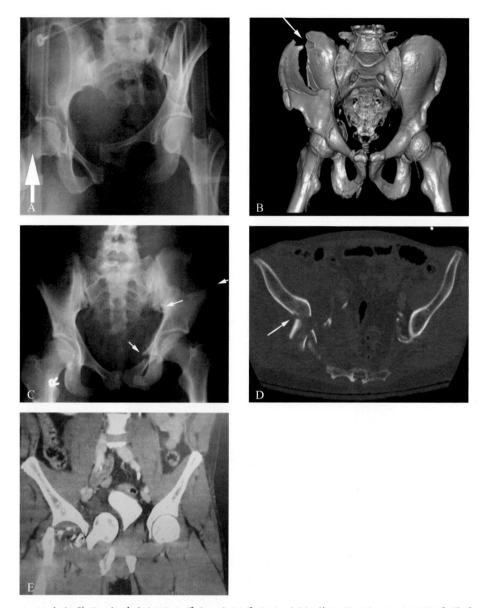

A：纵向断裂伤，合并左侧髋臼骨折，左侧骨盆上移（粗箭头所示）；B：右侧髂骨翼骨折；C：左侧髋臼内侧壁骨折；D：横向压缩骨折；E：横向挤压导致股骨颈骨折并移位，合并髂骨翼骨折（圆圈所示）。

图1-8-6　应用骨盆带可能导致病情加重的几种骨盆骨折类型

2. 动脉栓塞：

■ 对于血流动力学不稳定的病人，应立即考虑血管栓塞治疗。

■ 对于血流动力学稳定，而CT血管造影发现造影剂外渗的病人，也应考虑尽早行血管介入治疗（见图1-8-7）。

■ 耻骨联合分离距离＞2.5cm和有明显骶髂关节损伤的病人,均应尽早行血管介入治疗。

■ 对于出血较多的病人,可以使用外科手术纱垫填塞后再行动脉造影,如有造影剂外渗,应该选择动脉栓塞,进一步止血。

■ 对于严重多发伤和老年创伤病人,应放宽血管栓塞指征。

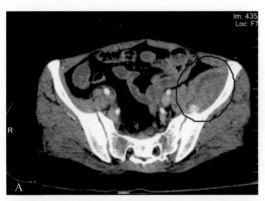

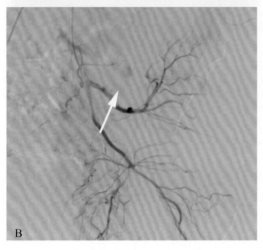
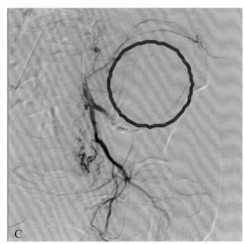

A:增强CT扫描显示左侧盆腔造影剂外溢(箭头所示),并形成血肿(圆圈所示);B:血管造影证实左髂内动脉出血(箭头所示);C:栓塞后,造影剂外渗消失(圆圈所示)。

图1-8-7　骨盆出血行血管造影并栓塞治疗

3. 手术治疗:

■ 若病人伤情很不稳定难以进行血管造影或血管栓塞治疗,则需外科手术干预,进行腹膜外纱垫填塞止血治疗。

■ 不能及时得到血管栓塞治疗或栓塞治疗失败的病人,以及骨盆开放性损伤的病人,均应当尽快手术治疗。

113

■ 需要紧急剖腹探查术的病人可以同时探查腹膜外出血情况,并进行手术处理。

■ 手术方式可以选择髂内动脉阻断或腹膜外填塞,但往往选择双侧髂内动脉阻断术联合腹膜外纱垫填塞术同时进行(见图1-8-8);髂动脉损伤出血时,可以选择动脉结扎与分流手术。

■ 手术后建议采用暂时性关腹技术,以便再次手术止血,且有利于减轻腹腔高压。

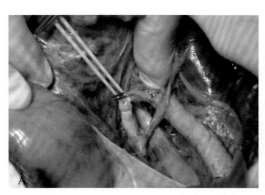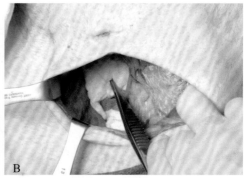

A:显露并结扎双侧髂内动脉;B:腹膜外两侧纱块填塞。

图1-8-8　骨盆出血行髂内动脉结扎并腹膜外填塞治疗

4. REBOA的应用:

■ 对于有些血流动力学不稳定的病人,可采用REBOA暂时控制出血,稳定病情,争取时间施行髂内动脉栓塞或手术治疗。

■ 原则上REBOA阻断时间不应超过60分钟。

## 四、 常见问题与风险提示

1. 常规进行直肠指诊,否则可能遗漏腹膜外直肠损伤。

2. 骨盆骨折往往合并腹腔脏器损伤,当病人血流动力学不稳定时,而骨盆骨折出血无法解释时,应当查找其他可能的出血原因,并及时处理。

3. 应在大出血和创伤性凝血病发生前,尽早考虑进行血管造影检查和髂内动脉栓塞。

4. 所有可疑骨盆损伤的病人均应常规进行床边X线检查,但骨盆X线检查常低估骨折的严重程度。只要病人情况允许,就应放宽CT扫描指征。

5. 怀疑有髂骨翼骨折、耻骨联合内旋重叠的骨折,或严重髋臼骨折时,不宜常规使用骨盆固定带,因为骨盆固定带会加重骨折移位,增加疼痛;前后位骨盆X线检查可以轻易筛选出适合使用骨盆固定带的病人。因此,建议在骨盆X线检查之前,不能轻易使用骨盆带。

## 五、 骨盆骨折处理流程(见图1-8-9)

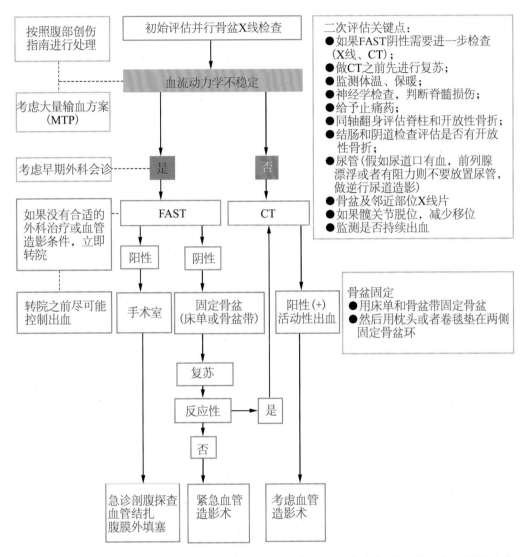

注:流程图来源于华盛顿州社区健康体系健康管理处之急诊与创伤科发布的创伤临床指南(2016)严重骨盆骨折初始处理。

图1-8-9 严重骨盆骨折初始救治流程

# 第九章　脊髓与神经损伤

　　在初始评估与救治中,脊髓和神经损伤常被忽视,或被其他损伤所掩盖,导致原有损伤未能得到及时发现和处理,而不适当的治疗则可能导致病情进一步加重以及后期的神经功能障碍;特别是颈椎和高位胸椎的损伤常直接或者间接累及脊髓,导致神经源性休克等严重并发症,出现循环与呼吸功能障碍。因此,初始评估过程中应当特别注意识别脊髓及神经功能损伤,并及时和正确地处理。

## 一、 脊髓的解剖与脊神经体表定位

### （一）脊髓的解剖与功能

　　1. 脊髓源于延髓,起于枕骨大孔,止于第一骶骨水平,该水平之下是马尾。

　　2. 脊髓连接大脑与外周,形成多个功能不同的脊髓束,实现各种运动与感觉支配以及神经功能反馈,临床上可以用于功能评估的脊髓束有皮质脊髓侧束、脊髓丘脑束、内侧丘系,具体定位、功能与评估方法见表1-9-1。

表1-9-1　三种脊髓束的定位、功能与评估方法

| 脊髓束 | 部位 | 功能 | 评估方法 |
|---|---|---|---|
| 皮质脊髓侧束 | 大脑中最大的下行纤维束,位于脊髓前侧部位,行于脊髓侧索,直达骶髓 | 控制身体同侧的运动 | 疼痛刺激随意肌与非随意肌有收缩反应 |
| 脊髓丘脑束 | 起自脊髓灰质,终于丘脑腹后外侧核 | 传递对侧的痛温觉和触压觉,一侧损伤时出现对侧痛、温觉障碍 | 通过针刺判断痛温觉 |
| 内侧丘系 | 位于脊髓中后部位,从皮肤上升到丘脑 | 传递身体同侧的位置感(本位感觉)、振动感和部分光触感 | 通过辨识足趾和手指位置判断本位感,通过音叉判断振动感 |

## （二）脊神经的体表定位

1. 不同节段的脊神经根支配着不同区域的皮肤,通过体表感觉平面定位有助于评估脊神经感觉功能的状况以及相对应的脊髓损伤;高位颈椎($C_1$~$C_4$)脊髓对应的体表分布变异较大,因此常从$C_4$开始确定感觉平面。

2. 一个节段的脊神经可能支配不同的肌群,同一肌群也可能受多根神经支配(通常是两个),但大体上可以将一个肌群与一根脊神经对应,肌力分为0~5级。

3. 早期判断体表感觉与肌肉运动功能及其异常平面,有助于评估脊髓与神经损伤程度和病情进展。评估与描述脊髓损伤时,应按照不同的肌节与皮节详细记录损伤的平面。

4. 常用的感觉神经分布平面如图1-9-1所示。

- 上肢三角肌对应第5颈椎神经($C_5$)。
- 拇指水平对应第6颈椎神经($C_6$)。
- 中指水平对应第7颈椎神经($C_7$)。
- 小指水平对应第8颈椎神经($C_8$)。
- 乳头水平对应第4胸椎神经($T_4$)。
- 剑突水平对应第6胸椎神经($T_6$)。
- 脐水平对应第10胸椎神经($T_{10}$)。

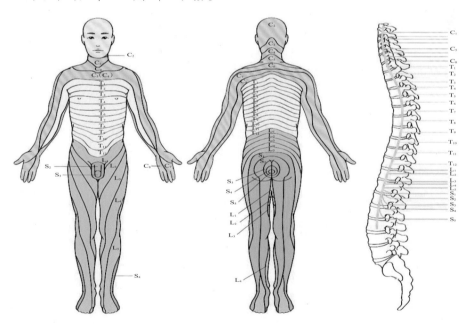

图1-9-1　常用的感觉神经分布平面

■ 耻骨水平对应第12胸椎神经($T_{12}$)。

5. 常用的肌节平面：

■ 肩外展对应第5颈椎神经($C_5$)。

■ 屈肘对应第5至第6颈椎神经($C_6$)。

■ 伸肘对应第7颈椎神经($C_7$)。

■ 屈指对应第8颈椎神经($C_8$)。

■ 屈髋对应第1至第2腰椎神经($L_1 \sim L_2$)。

■ 伸膝对应第3至第4腰椎神经($L_3 \sim L_4$)。

■ 屈膝对应第4至第5腰椎神经、第1骶椎神经($L_4 \sim L_5, S_1$)。

■ 足趾屈肌对应第1至第2骶椎神经($S_1 \sim S_2$)。

■ 肛门括约肌对应第2至第4骶椎神经($S_2 \sim S_4$)。

6. 脊髓结束位置：

■ 在$L_1 \sim L_2$水平结束，低于该水平的脊柱损伤可累及马尾神经根。

## 二、 脊髓损伤概要

### （一）脊髓损伤易发因素

一般认为遭受以下损伤的病人都有可能发生脊髓损伤：

1. 任何对头部、颈部、躯干或骨盆造成剧烈撞击的钝性损伤机制。

2. 对颈部或躯干产生突然的加速、减速或侧向的暴力事件。

3. 高处坠落伤，特别是老年病人的高处坠落伤。

4. 从任何机动运输设备上弹射出来或跌落。

5. 浅水区潜水事故受害者，极有可能导致脊髓损伤。

### （二）脊髓损伤特点

1. 钝性伤所致的脊髓损伤中，约90%发生在$C_5 \sim C_6$、$T_{11} \sim L_1$和$T_4 \sim T_6$。

2. 高处坠落（高度＞4.57m），脊髓损伤发生率高。在年龄＞15岁的多发伤幸存者中，约25%有脊髓损伤，年龄越大，脊柱骨折风险越高。

3. 儿童与成人的脊髓损伤影像学改变有很多不同（详见儿童创伤部分）。

4. 在老年或非常年轻的病人中，高位颈椎损伤发生率更高。

5. 由于低血压、缺氧和不适当的活动或颈椎固定不当，常导致颈椎损伤加重。

# 二、 脊髓损伤初始评估

## （一）初次评估和复苏

1. 气道：气道评估与处理过程中，容易加重隐匿的颈椎损伤，应当始终注意颈椎保护。

2. 呼吸：颈椎和高位胸椎损伤容易影响膈肌和肋间肌活动，导致通气障碍，低氧血症又会加重脊髓损伤，初始评估与救治中应提供足够的氧气，必要时尽早进行机械通气。

3. 循环：

■ 低血压：如果病人有低血压表现，应区分是低血容量性休克（血压下降、心率增加、四肢湿冷）还是神经源性休克（血压下降、心率下降、四肢温暖）。

■ 神经源性休克：是颈椎或上段胸椎（胸6或以上部位）损伤所致。脊髓损伤导致交感神经张力缺失，引起内脏血管、外周血管扩张和心率减慢，临床表现为低血压、休克。在高位颈髓损伤病人中，低血压往往与心动过缓并存；上段胸椎损伤合并神经源性休克的病人心率可能不慢，但血压下降与心率变化不成比例。

■ 液体复苏：对于神经源性休克病人，可以进行一定程度的液体复苏，但需在CVP指导下进行，以免容量过负荷，导致肺水肿。神经源性休克病人主要使用血管活性药，部分病人需要正性肌力药物维持血压。

4. 神经功能：

■ 快速评估意识水平和瞳孔变化。

■ 进行GCS。

■ 识别麻痹和瘫痪。

5. 直肠指诊：插尿管前做直肠指诊，评估肛门括约肌张力和感觉功能。

## （二）二次检查

1. 详细了解病史，包括过敏史、服药史、既往病史、妊娠史、最后一餐时间和创伤发生机制。

2. 再次评估意识水平和瞳孔变化。

3. 再次进行GCS。

4. 评估脊柱损伤程度：

■ 望诊并全面触诊脊柱全段，观察有无畸形和肿胀，有无捻发音，触诊时疼痛感有无加重,有无皮肤撕裂伤及瘀斑。

- 进行疼痛评分,评估麻痹、瘫痪的部位、平面。
- 针刺测定最低平面的皮肤感觉部位。
- 评估运动功能。
- 评估深反射(但在急诊科难以获取详尽信息)。
- 在专科会诊前需再次评估运动和感觉功能并详细记录。

## (三)三次评估

1. 评估其他相关损伤和隐匿的脊椎损伤。

2. 应当注意的是有些损伤初始评估时可能正常,再次评估才会被发现。

## (四)颈椎损伤的评估方法

将可疑颈椎损伤的病人按照无症状病人、有症状病人和无法评估的病人三个不同类别进行评估。

1. 无症状病人:指的是完全清醒、无中毒情况、无明显干扰判断其他损伤的情况、病人无颈椎损伤症状(无神经系统表现、无颈部疼痛)。这类病人可以去除颈托,仅凭临床检查安全地排除颈椎损伤,无须再安排特殊影像学检查(见图1-9-2)。

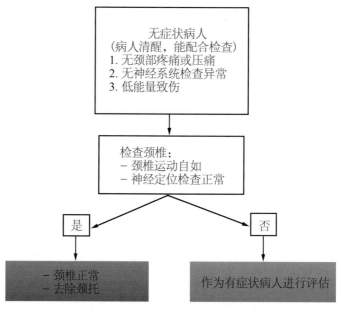

图1-9-2　无症状病人颈椎损伤评估流程

2. 有症状病人：指的是自我感觉脊柱周围疼痛或有压痛、脊柱变形和(或)有神经症状的创伤病人。初始评估如果有这些情况，应当停止临床评估，固定颈椎进行CT扫描，扫描范围为枕骨至T1水平(见图1-9-3)。

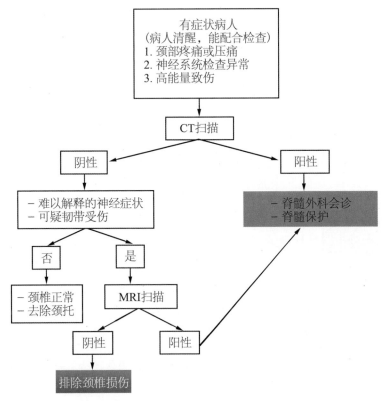

图1-9-3　有症状病人颈椎损伤评估流程

- 颈椎X线检查：(前后位、侧位与开口位)很大程度上已被CT扫描取代。

- 颈椎CT扫描：冠状位和轴位重建的CT扫描诊断颈椎损伤的灵敏性达99%。

- 颈椎MRI检查：有神经功能异常和(或)可疑韧带损伤的病人，应行颈椎MRI检查，MRI检查可以准确地显示任何脊髓损伤(见图1-9-4)。若病人有症状但CT未见异常，也需行MRI检查。

3. 无法评估的病人：指的是致伤机制可能伤及脊柱，但由于病人意识障碍、言语不清或已有气管插管，临床上难以评估的病人。当病情复杂难以判断时，应进行颈椎CT扫描评估。

- 对于单纯韧带性颈椎损伤病人，颈部CT扫描枕骨至T1水平的漏诊率<1%。

- 有些创伤中心主张，颈椎CT扫描显示正常，即可排除颈椎损伤；而有些创伤中

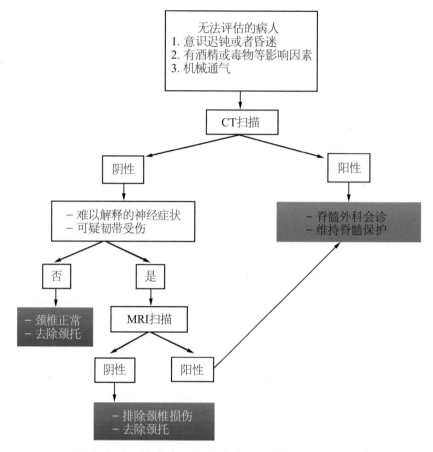

图1-9-4　临床难以评估的病人颈椎损伤评估流程

心主张,对于CT扫描正常而临床上难以评估的病人,需要进行颈椎MRI检查。

■ 请神经放射学专家查阅CT片,如果认为正常,则可排除颈椎损伤;如有可疑,则应进一步行MRI检查。

### (五) 初始评估注意事项

1. 脊髓损伤的早期评估常较为困难,初步诊断容易遗漏或者延迟,特别是当病人合并严重头部损伤、多发伤或中毒时。

2. 高处坠落伤、交通事故伤以及脊柱附近的穿透伤,都有脊柱损伤的可能。如有怀疑,切记保护脊柱。

3. 检查脊柱部位是否疼痛或肿胀,检查时应该特别注意是否有肢体麻痹或无力(皮质脊髓束受损)、有无针刺感觉(脊髓灰质束受损)、深层感觉异常(后柱受损)以及各种反射是否存在。

4. 对于致伤机制可能涉及脊柱,而病人又没有症状或是临床难以评估时,均应放宽CT检查指征,尽早行CT扫描。

5. 转运严重多发伤病人进行CT或MRI检查,有增加并发症的风险,应做好脊柱保护,并严密监测病人生命体征。

6. 为排除颈椎韧带损伤做颈椎屈伸位X线检查是非常危险的,应尽量避免。

7. 阴茎异常勃起是预后不良的标志,提示完全性脊髓横断。

8. 发生脊髓损伤时,由于疼痛感觉缺失,严重的腹腔内损伤和骨盆骨折可能被掩盖。

9. 发生脊髓损伤时,由于肋间肌和膈肌发生功能障碍,可能影响呼吸。

## 三、脊髓损伤的临床综合征

### (一)完全性脊髓损伤

损伤平面以下所有的运动和感觉均消失,称之为完全脊髓损伤,预后很差。

### (二)不完全脊髓损伤

损伤平面以下尚存部分感觉或运动功能,临床上表现为以下几种综合征:

1. 前脊髓综合征(见图1-9-5):

■ 通常源于脊髓前侧运动和感觉通道缺血性损伤。

■ 表现为截瘫,运动功能丧失、疼痛/温度感觉丧失,本体感觉存在。

■ 预后最差。

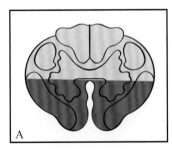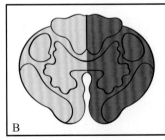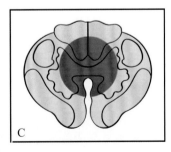

A:前脊髓综合征;B:脊髓半切综合征;C:中央脊髓综合征。

图1-9-5  前脊髓综合征

2. 后脊髓综合征：

- 脊髓后部损伤所引起。

- 本体感觉丧失，运动和疼痛/温度感觉存在。

3. 脊髓半切综合征：

- 通常源于脊髓穿透伤，脊髓不完全横断或半侧损伤。

- 临床表现为损伤平面以下，同侧痉挛性麻痹与本体感觉丧失，以及对侧疼痛和温度感觉丧失。

4. 中央脊髓综合征（见图1-9-6）：

- 涉及颈椎脊髓，通常发生在老年人中。

- 通常是前向摔倒，脸部碰撞后颈椎过度弯曲或过度伸展所致。

- 临床表现为四肢无力或瘫痪，上肢较严重，预后最好。

- CT扫描可能无明显异常。MRI是诊断这类损伤最敏感的影像学检查手段。

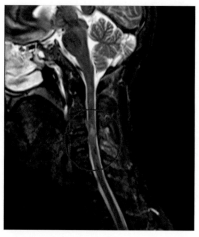

图1-9-6　高处坠落后无骨折脱位型颈脊髓损伤，MRI显示中央脊髓综合征

## （三）脊髓休克

- 脊髓休克是脊髓损伤所致，损伤平面以下的所有运动、感觉及脊髓反射全部消失。

- 通常在受伤后立即出现，症状通常持续数天时间。

- 通常在脊髓休克24小时内，骶骨反射（包括肛门和球海绵体反射）可首先恢复正常。这标志着脊髓休克的结束。

- 骶骨反射恢复正常，而损伤平面以下仍然无感觉或运动功能，说明该平面脊髓已经完全损伤，重新恢复功能的概率非常小。

## 四、 特殊类型脊髓损伤

### （一）颈椎骨折

1. 寰椎骨折：最常见的类型是后弓的伸展压缩性骨折。

2. 寰椎前后弓骨折（Jefferson骨折）：

■ 枕骨髁突垂直下压撞击寰椎，导致寰椎侧块朝外爆裂骨折，并可伴有寰枕脱位（见图1-9-7）。

■ 主要原因是头部和颈椎的轴向压缩，如头朝下跳入浅水池底时或机动车事故乘客头部撞到汽车内部车顶，都是不稳定型骨折。

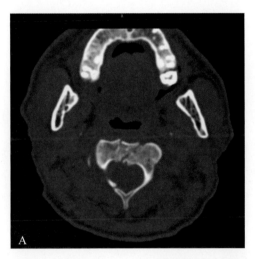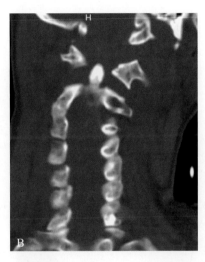

A：寰椎前后弓骨折；B：寰枕脱位。

图1-9-7　寰椎前后弓骨折

3. 齿状突骨折（odontoid骨折或dens骨折）：发生于第二颈椎（枢椎）的骨折，可分为三种类型。

■ Ⅰ型骨折：在齿状突的尖端，高于寰椎韧带，是稳定型骨折。

■ Ⅱ型骨折：位于齿状突的"颈部"，低于寰椎横韧带，属高度不稳定型骨折，常合并有神经功能的缺失，并且往往骨折不愈合所致的伤情复杂化（见图1-9-8）。

■ Ⅲ型骨折：穿过第2颈椎的椎体，这种骨折可能是粉碎性的，并且不稳定。

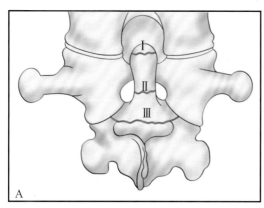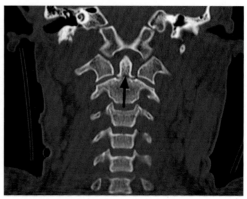

A:齿状突骨折三种类型的发生部位;B:CT结果表明为Ⅱ型骨折,齿状突的颈部断裂(箭头所示)。

图1-9-8　齿状突骨折

4. 枢椎椎弓骨折(Hangman骨折):过度伸展造成第2颈椎骨折合并第2～3颈椎间脱位(见图1-9-9)。

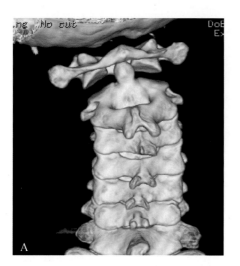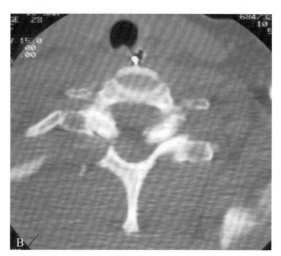

A:$C_1/C_2/C_3$骨折和脱位;B:CT显示$C_2$骨折。

图1-9-9　"绞刑者"骨折(Hangman骨折)

## (二)穿透性脊髓损伤

1. 大多数穿透性脊柱骨折(包括枪伤)病人都是稳定的;枪伤幸存者,若神经功能完整,则不太可能合并有不稳定型脊柱骨折;大多数枪伤导致的脊髓严重损伤,预后较差。

2. 刀刺伤通常导致脊髓部分损伤,预后较好。

3. 许多脊髓穿透性损伤的病人,常伴有颈部、胸部或腹部的损伤。对于伴有瘫痪的病人,腹部的临床评估是不可靠的。因此,上述病人应常规行腹部增强CT扫描进行评估。

4. 大多数腹部穿透伤合并瘫痪的病人,均应行剖腹探查术,除非CT扫描已清晰地显示弹道在腹膜外。

5. 脊髓穿透性损伤的处理通常是对症支持治疗,很少需要行急诊手术。大多数情况下,取出子弹并不能改善预后,反而可能增加并发症的发生风险,如感染、脑脊液漏和出血。然而,对于部分枪伤导致脊髓不全损伤的病人,特别是当神经功能进行性恶化时,急诊手术减压可能是有益的。

6. 类固醇对穿透性脊髓损伤病人无益。有证据表明,类固醇有可能增加并发症的发生风险。在一些特定的情况下,如高速子弹导致的伤口周围广泛水肿或造成冲击波损伤时,有些医师可能用到类固醇。

## 五、 治疗要点

### (一) 急诊救治

1. 限制受伤脊柱的活动

■ 任何可疑脊柱损伤的病人在送往医院之前都要限制脊柱活动。

■ 病人平躺硬质平板上,但应尽早移除长的脊柱背板以降低褥疮的发生风险。

■ 使用硬质颈托,直到排除脊柱损伤。

■ 病人过床或评估时,应采用同轴翻身方法。

■ 将病人摆放至合适的体位并进行牵引,以减轻并固定现存的骨折错位。

2. 纠正任何已有的低血压或缺氧状态,防止或减少继发性脊髓缺血性损伤:

■ 对于四肢瘫痪的病人,发生呼吸衰竭的风险较高,应早期给予气管插管和机械通气。

■ 病人发生神经源性休克时,可能需要抬高床脚、静脉输液或给予血管升压药物,但应当避免过度输液,以血管活性药为主,如果心率过慢,可以使用阿托品。

3. 使用药物:

■ 在极少数情况下,可以考虑使用类固醇激素(仅在钝性伤中);激素的使用是有争议的,大多数外科医生已经不使用;脊髓穿透伤肯定不需要类固醇治疗。

4. 手术治疗:

■ 对于不完全脊髓损伤,特别是神经功能进行性恶化的病人,以及明显存在硬膜外或硬膜下血肿的,应紧急施行脊髓减压术和脊柱内固定术。

■ 紧急脊髓手术在完全脊髓横断中的作用是值得怀疑的,大多数神经外科医生或脊柱外科医生都不支持。然而,当病人存在脊柱不稳定骨折或脱位时,应尽早考虑行选择性的脊柱固定术。

## (二) ICU治疗

1. 心血管系统并发症:

■ 神经源性休克最常见于颈髓损伤,有时也可见于上段胸髓横断伤病人。

■ 维持合适的血压十分重要,可以保证受损脊髓的充分灌注,同时也可减轻缺血所导致的继发性损伤;经验性的推荐意见是通过补液、输血或使用升压药物,维持平均动脉压在85~90mmHg以上。

■ 神经源性休克可能持续数天至数周,入住ICU后应当密切监测,继续治疗。少数病人,可能需要安装体外起搏器。

2. 呼吸系统并发症:

■ 常见的并发症包括呼吸衰竭、肺水肿、肺炎和肺栓塞。

■ 呼吸道并发症在高位颈髓损伤的病人中发生率最高(85%),在胸髓损伤病人中也很常见(65%)。

■ $C_5$及以上颈髓损伤病人在入院后短短几小时内即可出现呼吸肌麻痹,导致急性呼吸衰竭,因此这类病人应尽早行气管内插管。

■ 对于存在低位颈髓或高位胸髓损伤的创伤病人,当出现呼吸增快、用力肺活量下降、$PaCO_2$升高或者$PaO_2$下降等提示呼吸衰竭的临床表现时,则应尽快行气管插管和正压支持通气。

■ 首选在保持脊柱同轴制动下进行快速诱导插管,也可行纤维支气管镜引导下插管。

■ 除非计划短期内拔除气管插管,否则在插管7~10天后应考虑行气管切开。

3. 胃肠道并发症:

■ 常见的疾病包括麻痹性肠梗阻及严重的便秘,注意保持腹压正常和大便通畅。

■ 酌情留置鼻胃管,并且在入院后1~2天内开始按肠内喂养流程进行喂养。

■ 入院前4周建议常规使用质子泵抑制剂(proton pump inhibitor, PPI)预防应激性溃疡。

4. 自主神经反射异常：

■ 通常是创伤性颈髓损伤的晚期并发症，但也可能出现在ICU的环境中，是需要紧急处理的急症。

■ 典型的临床表现是阵发性的高血压伴头痛、心动过缓（有时可能表现为心动过速）、面色潮红和大汗。

■ 高血压是危及生命的急症，若处理不及时，则可导致癫痫发作、视网膜出血、肺水肿、肾功能不全、心肌梗死、脑出血，甚至死亡。

■ 可由任何疼痛或损伤平面以下的强烈刺激诱发，最常见的是膀胱扩张和粪便嵌塞导致的肠扩张。

■ 治疗措施包括消除诱因（腹部膨胀、膀胱问题、急性的腹腔病变等），使用短效药物控制高血压。

■ 最常用的降压药物是硝苯地平和硝酸酯类，其他的药物包括哌拉唑嗪、卡托普利、特拉唑嗪、梅坎米胺、二氮嗪和酚苄明。

## （三）护理要点

1. 颈椎及高位胸椎损伤的病人，应常规留置鼻胃管或口胃管。

2. 留置导尿管排空膀胱，最好是间断导尿，可以降低感染风险，并有助于锻炼膀胱。

3. 预防压疮，定期翻身，给予特殊的床垫，适当的营养，保持良好卫生。

4. 创伤性脊髓损伤病人外周血管扩张，导致散热增加，因此普遍存在低体温，应常规使用保暖装置预防低体温。

## （四）预防并发症

1. 为预防深静脉血栓，应常规使用充气加压装置，入院48小时内皮下注射肝素，部分病人可以使用下腔静脉滤器。

2. 肌肉挛缩可能发生在脊髓休克早期，应给予物理疗法和夹板疗法进行治疗。如果有必要，可以使用药物，如巴氯芬（作用在脊髓水平）或丹曲瑞林钠（作用在肌肉水平）；复苏后病人应尽快接受物理疗法和功能康复治疗。

3. 住院后期可以使用超声进行评估随访，以明确是否发生阻塞性尿道疾病。

4. 脊髓损伤平面以下的交感神经过度活跃可导致高血压（自主神经反射失调），

这种并发症可能在伤后很长时间才出现;膀胱膨胀、结肠扩张或其他腹腔内病变也可引起血压增高,首先应处理影响血压的因素;如果必要,可以给予硝酸甘油进行治疗。

## (五) 预 后

1. 完全性脊髓横断伤:预后不良,无有效治疗措施。

2. 不完全性脊髓横断伤:大多数病人可得到改善,许多脊髓穿透伤(特别是刀刺伤)病人预后良好。

## 六、 常见问题与风险提示

1. 脊髓损伤漏诊是创伤救治中最常见的医疗法律问题之一。

2. 上纵隔增宽除了考虑主动脉破裂外,还要考虑胸段脊柱损伤(见图1-9-10)。

3. 所有存在脊柱压痛或肿胀的病人、难以评估的病人,以及致伤机制可能伤及脊柱的多发伤病人,均应行脊柱CT扫描评估。

4. 对于老年人,即使只是相对轻微的创伤,如低速车辆事故或平地跌倒,但由于老年人存在骨质疏松问题,也有可能导致脊柱骨折,所以应行CT扫描评估。

5. 四肢瘫痪的创伤病人可能呈现呼吸稳定的假象,应切记此类病人在入院后数小时内病情可能迅速恶化,出现急性呼吸衰竭。因此,要考虑早期气管插管。

6. 用于保护脊柱的长背板非常不舒服。因此,一旦患者完成影像学检查,并转运至手术室或重症监护病房,应迅速将其移除。

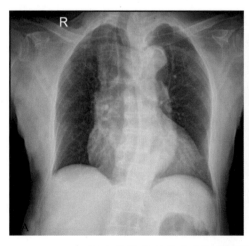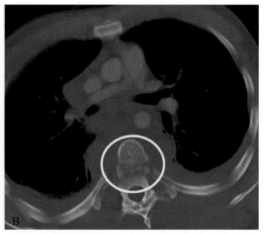

A:因为胸椎骨折导致上纵隔增宽;B:CT显示胸椎骨折伴椎旁血肿。

图1-9-10 胸段脊柱损伤

7. 脊髓休克和神经源性休克经常容易混淆,这些术语不可混淆,应正确使用,以避免误会。

8. 对于脊髓完全截断损伤的病人,经验不足的医师可能会错误地将其直肠张力记录为正常或降低,这样的记录有可能导致医疗法律问题,有可能会被投诉为"由于治疗不当,使得脊髓部分截断进展到完全截断"。因此,如果早期评估时不能确定,医师应记录"直肠张力难以评估"。

9. 对于脊髓完全截断损伤的病人,缺乏经验的医护人员可能会将肢体微小的反射性运动误以为是自主运动,这样的纪录可能让家属以为病人仅是"部分性脊髓损伤",家属提高期望,并可能导致医疗法律问题。因此,只有真正的自主运动才能记录!

10. 约10%脊柱骨折病人会合并另一部位的脊柱骨折,发现任何脊柱骨折都应该从一开始就寻找有无其他部位的骨折。

# 七、 神经损伤

## (一) 神经损伤分类

1. 病理分类:

■ 神经失用症:神经功能性麻痹,无明显解剖损伤,预后良好,通常由钝性伤引起或是枪伤冲击波累及脊髓周围所致。

■ 轴索断裂:神经纤维(轴突)断裂,而神经鞘完整。通常由钝性伤所致,神经纤维会再生,预后很好。

■ 神经断裂:神经鞘和神经纤维的完全或部分断裂,需要手术修复。

2. 部位分类:

■ 颅神经损伤。

■ 周围神经损伤。

## (二) 常见颅神经损伤

1. 动眼神经(第3对颅神经)损伤

■ 病人表现为上睑下垂、眼球突出、瞳孔散大、调节反射消失、复视和外斜视。

2. 面神经(第7对颅神经)损伤

■ 中央型麻痹病人表现为病灶对侧下半部面部肌肉痉挛性麻痹,前额和眼睑的肌肉保持不变(见图1-9-11)。

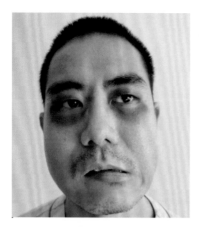

图1-9-11 右侧中央型麻痹，嘴角向同侧（左侧）

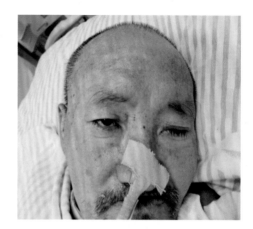

图1-9-12 右侧周围型麻痹，对侧歪斜眼睑不能闭合

■ 周围型麻痹病人表现为病灶同侧的前额、眼睛和嘴部的肌肉迟缓性麻痹。特点是同侧眼睛不能闭合，不能吹口哨（见图1-9-12）。

3. 副神经（第9对颅神经）损伤：

■ 病人表现为胸锁乳突肌和斜方肌麻痹；肩膀下垂、外展手臂无法超过水平线之上。

4. 舌下神经（第12对颅神经）损伤：

■ 病人表现为伸舌时，舌偏向对侧。

## （三）常见周围神经损伤

1. 桡神经损伤：

■ 近端损伤：

● 运动异常：无法伸展前臂、手腕和手指，呈典型的垂腕（见图1-9-13）。

● 感觉缺失：前臂背侧、虎口区域、拇指根部和第一指骨间隙之间的手掌背侧区域麻木。

■ 远端损伤（桡神经浅支的损伤）：

● 没有运动障碍；感觉缺失区域在拇指根部的背侧。

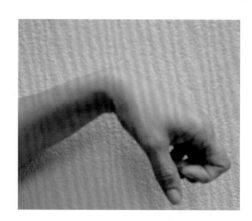

图1-9-13 桡神经麻痹垂腕征

2. 正中神经损伤:

■ 近端损伤:

● 运动异常:不能握拳,食指和中指不能弯曲,而环指和小指可弯曲(指由尺神经支配的深屈肌部分),所谓的"赐福手"或"教皇手";拇指的外展、屈曲和对指功能均丧失。

● 感觉异常:手掌桡侧三个半手指感觉缺失。

3. 尺神经损伤:

■ 近端损伤:

● 运动异常:手指不能外展及内收。如果病人试图用拇指和手指抓住卡片,只能通过弯曲拇指指端来完成,其他手指无法配合(Froment征阳性),小指外展和轻微弯曲(见图1-9-14)。

● 感觉异常:手掌尺侧一个半手指无感觉。

■ 远端损伤:

● 大致与近端损伤相同,但保有尺侧腕屈肌与部分指深屈肌的功能。

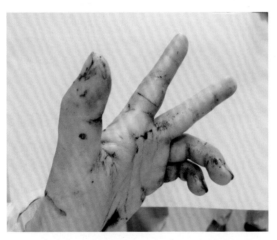

图1-9-14　尺神经损伤,小指外展和轻微屈曲

* 预后:桡神经横断性损伤修复后预后非常好,正中神经次之,尺神经最差。

4. 腋神经损伤:

■ 三角肌麻痹导致手臂无法外展。

5. 肌皮神经损伤:

■ 前臂不能弯曲。

133

6. 坐骨神经损伤：

■ 运动异常：坐骨神经是体内最大的神经，支配着大腿后侧和中部的肌肉以及膝以下所有肌群，该神经受损将导致足下垂、屈膝无力。

■ 感觉异常：膝盖以下感觉完全消失，但小腿内侧与足掌内侧的一条窄长区域还有感觉，因为这个区域受股神经的分支、大隐神经支配。

7. 股神经损伤：

■ 运动异常：股神经支配大腿前侧的肌肉，受损后将导致股四头肌麻痹，无法伸膝。

■ 感觉异常：腿和足部内侧带麻痹

## （四）交感神经轴损伤

霍纳综合征（Horner's syndrome）：星状神经节损伤，典型的临床表现为眼球内陷，上睑下垂，瞳孔缩小，损伤同侧面部无汗。

# 第十章　软组织与外周血管损伤

广泛的体表软组织钝性挤压、撞击或穿透性损伤可导致严重的骨骼肌毁损,外周血管和神经损伤,危及肢体健全,甚至危及生命。

在初始评估与救治过程中,应当识别与处理危及生命的损伤,这些损伤常发生于开放性损伤、枪伤、贯通伤或撕裂伤,也可发生于挤压综合征等其他钝性伤,可引起动脉内膜损伤,血栓形成,导致肢体缺血性损伤,或动脉破裂导致大出血,危及生命。在二次评估中,应认真查看肢体血管、神经、肌肉和骨骼情况,识别可能危及肢体的损伤,尽早予以处理,尽量保全肢体,避免局部损伤转变为全身病变。

## 一、 软组织损伤分级

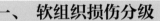

### （一）危及生命的损伤

1. 肢体碾压伤、深部软组织撕裂伤等开放性损伤,可导致血管破裂和大出血。

2. 广泛软组织钝挫伤导致组织坏死和动脉损伤,伴大出血和失血性休克。

3. 双侧股骨骨折伤及主要动脉和神经,导致大出血。

4. 挤压综合征导致横纹肌溶解、电解质紊乱,危及生命。

5. 人或动物咬伤也常引起严重软组织损伤和继发全身病变。

### （二）危及肢体的损伤

1. 严重开放性骨折和关节损伤,合并软组织损伤,导致动脉受压,远端组织供血不足。

2. 肢体损伤后发生血管内膜损伤或阻塞导致缺血性血管损伤,危及肢体健全。

3. 骨筋膜室综合征未得到及时发现和处理,严重影响肢体存活,可能需要截肢。

4. 继发于骨折或脱位的神经损伤。

## 二、 软组织损伤类型

### （一）外周血管损伤

1. 深部软组织穿透伤、撕裂伤、碾压伤可直接损伤血管，引起大出血，出现失血性休克。

2. 严重骨折，特别是双侧股骨骨折，可导致致命性大出血，且常合并严重相关继发损伤和肺部并发症，甚至多脏器功能衰竭。

3. 肢体骨折、关节脱位和钝性伤均可导致外周血管破裂或血管内膜损伤，出现局部血肿或血管远端缺血、骨筋膜室综合征，甚至肢端坏死。

### （二）创伤性横纹肌溶解

1. 骨骼肌直接受碾压、撕裂、毁损，导致横纹肌溶解破坏。

2. 大腿、小腿、臀部等大块肌群持续受压和（或）合并血管闭塞，骨骼肌发生缺血缺氧损害，导致横纹肌破坏，大量肌红蛋白、肌酸激酶的释放，导致肾功能衰竭，甚至休克。

### （三）骨筋膜室综合征

1. 软组织挫伤合并骨折、血肿、血管损伤导致骨筋膜室综合征，随着筋膜室压力增高，骨骼肌等软组织血供减少，最后血管闭塞，骨骼肌缺血缺氧坏死，导致全身病变。

2. 烧伤、敷料或石膏固定较紧，止血带压迫时间过长，大量液体复苏，均常导致肢端缺血，出现骨筋膜室综合征。

### （四）合并感染

开放性软组织损伤常合并链球菌、葡萄球菌等革兰阳性细菌感染，少见者合并创伤弧菌感染。

## 三、 软组织损伤并发症

### （一）全身并发症

1. 大量出血合并低血量休克：血液和组织液大量外渗可导致明显的低血容量性

休克。

2. 横纹肌受伤继发肾功能衰竭：肌红蛋白增高，沉积在肾小管，可引起肾功能衰竭。

3. 横纹肌受伤合并代谢变化：高钾血症、低钙血症、高磷血症、高尿酸血症、高肌酸磷酸激酶血症、肾功能不全、肌红蛋白尿。

4. 组织坏死合并凝血障碍：受损组织释放凝血活酶可导致DIC。

5. 脂肪栓塞：合并长骨骨折时，容易发生脂肪栓塞，导致低氧血症、脑功能障碍。

6. 其他：全身感染、破伤风、狂犬病。

## （二）局部并发症

1. 开放性伤口感染。

2. 血肿或受损组织内感染。

3. 挤压综合征导致横纹肌溶解。

4. 骨筋膜室综合征。

5. 坏死性筋膜炎。

6. 血管损伤未被识别将可能导致迟发性血栓形成、动脉瘤、动静脉瘘，甚至需要截肢。

# 四、 初始评估要点

## （一）评估外周血管损伤

软组织钝挫伤可能造成血管损伤，这种血管损伤可能非常严重，临床表现很明显，也可能比较隐匿，难以发现，或被其他部位的损伤所掩盖导致严重出血未被发现。对于广泛而严重的软组织损伤，初始评估过程中务必警惕血管损伤，并了解血管损伤需要手术治疗的"硬证据"和需要进一步评估的"软证据"，根据相关临床征象区分严重损伤和轻微损伤，进一步指导临床决策。

1. 外周血管损伤的"硬证据"（hard signs）：

■ 严重的活动性出血、贫血、休克。

■ 巨大的膨胀性血肿。

■ 搏动性血肿。

■ 血管杂音。

- 外周动脉搏动减弱或消失。
- 肢体发绀、苍白、冰冷，无脉，均提示动脉血供中断。

2. 外周血管损伤的"软证据"（soft signs）：

- 小而稳定的血肿。
- 轻微出血。
- 近端肢体损伤。

3. 注意事项：

- 肢端感觉障碍呈手套样或袜套样分布是血管受损的早期表现。
- 外周动脉有搏动不能排除近端动脉损伤，许多情况下，动脉有损伤但仍可能存在外周动脉搏动，可以通过多普勒血流分析或踝肱指数予以判断。
- 膝关节脱位（尤其是后位）导致腘动脉损伤的发生率高达30%。

## （二）评估挤压综合征

1. 下肢、臀部等四肢或躯干肌肉丰富部位遭受重物（如石块、土方等）长时间挤压或打击，或可能合并骨折等其他损伤（见图1-10-1），容易导致挤压综合征。

2. 皮肤表面可能没有破损或仅为肿胀、瘀斑，但可有压痛。

3. 受挤压肢体部位合并骨筋膜室综合征，受损部位疼痛明显，严重者肢体远端苍白、发凉、脉搏减弱或消失（见图1-10-2）。

4. 临床上注意尿液检查、电解质检查和肾功能监测，注意早期监测骨筋膜室压力。

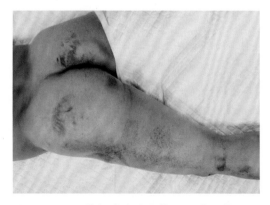

图1-10-1 臀部遭受重物挤压后出现挤压综合征

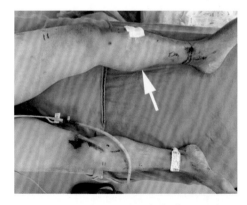

图1-10-2 左下肢胫腓骨骨折后肿胀疼痛，出现骨筋膜室综合征（箭头所示）

## （三）评估骨筋膜室综合征

临床上常用6P征象来描述肢体骨筋膜室综合征，但应注意这些征象并不会都出现，有些征象出现较晚，出现的时候肢端可能已经无法挽救。救治的关键是早期评估、动态监测、早期发现。正确认识6P征象的临床表现及其意义非常重要。6P征象包括疼痛（pain）、感觉异常（paresthesia）、压胀（pressure）、麻痹（paralysis）、苍白（pale）、无脉（pulseless）。

- 过分的疼痛：是最普遍和最早出现的症状，且常对尼古丁类镇痛药无反应，被动牵拉受伤肌肉时疼痛加剧；对于意识改变、感觉迟钝或危重病人，疼痛症状可能不明显，评估时应注意。

- 感觉异常：是相当早出现的症状，提示已经发生神经缺血。

- 压胀感：触诊时感觉筋膜室张力增加，该征象不太可靠。

- 皮肤苍白：晚期征象。

- 无脉搏：晚期征象。

- 麻痹：晚期才能被发现。

注意：临床检查常是不可靠的，特别是对于经验不足的医生来说，如怀疑有骨筋膜室综合征，则应尽早测量筋膜室压力！

## 五、 辅助检查

## （一）外周血管损伤的辅助检查

1. 多普勒测压：

- 下肢动脉损伤时，计算踝肱指数（ankle-brachial index，ABI）；上肢动脉损伤计算肱肱指数。

$$ABI=损伤下肢多普勒测得收缩压÷未损伤上肢多普勒测得收缩压$$

$$肱肱指数=损伤侧上肢÷非损伤侧上肢的收缩压$$

- 指数<0.9均应怀疑肢体有血管损伤，需要进一步检查，如进行彩色血流多普勒检查（color flow doppler，CFD）或CT血管造影。

- 对于轻微的动脉损伤（如小的动脉内膜撕裂或假性动脉瘤），指数可能正常。

2. 彩色血流多普勒检查：

- 颈部和肢体近端损伤推荐使用CFD，特别注意应早期发现颈动脉损伤。

■ 优点是可以反复检查；缺点是不同操作者检查结果可能不同，与个人技术有关，并且不是随时可以使用，有时需要超声科的协助。

■ 肥胖病人或病人存在大血肿时，CFD结果不可靠。

3. CT血管造影检查：

■ 使用最为广泛的方法，结果可靠。

■ 致伤机制和临床检查高度可疑的病人，应常规进行CT血管造影检查。

4. 经导管动脉造影

■ 诊断性动脉血管造影已基本被CTA所取代。

■ 对于有些适合置入支架或动脉栓塞的病人，治疗性经导管血管造影仍然至关重要。

## （二）挤压综合征的辅助检查

1. 尿常规：监测血尿、肌红蛋白及酸碱值；尿液常呈棕褐色，尿肌红蛋白阳性。

2. 血生化检查：血肌红蛋白增高；肌酸磷酸激酶，(creatine phosphokinase，CPK)增高，如果超过5000U/L，则发生肾功能衰竭的风险很高，且在老年人中更高。

3. 血电解质：高钾血症、低钙血症(高钾血症和低钙血症同时存在对心脏危害极大)、高磷血症。

4. 其他：酸中毒、DIC。

## （三）骨筋膜室综合征的辅助检查

1. 对于可疑病人应测量骨筋膜室压力，详见骨筋膜综合征测压技术。

2. 如果测得的骨筋膜室压力>30mmHg或灌注压<30mmHg，则强烈提示骨筋膜间综合征，建议进行筋膜切开减压术。

3. 监测CPK水平，数值进行性升高则提示骨筋膜室综合征。

# 六、 治疗要点

广泛软组织损伤主要涉及血管、肌肉与神经，初始急救应该重点关注出血与骨骼肌损伤及其所伴随的全身与局部病变。

## （一）一般治疗

1. 导尿，监测每小时尿量。

2. 早期大量液体复苏、碱化尿液、使用利尿剂以降低肾功能衰竭的风险；最初24小时内给予静脉输液，保持尿量约100mL/h或以上；静脉使用碳酸氢钠，使尿液呈弱碱性。如果病人血流动力学稳定且CPK水平特别高，则可以考虑使用甘露醇。

3. 密切监测并纠正高钾血症或低钙血症，因为两者同时存在对心脏危害极大。

4. 监测骨筋膜室压力，必要时需及时行筋膜切开减压术，并清除坏死肌肉组织。

## （二）血管损伤的治疗

1. 直接压迫止血、填塞止血或近端肢体用止血带，控制出血。

2. 不建议用血管钳盲目钳夹伤口内出血部位，除非是清晰可见出血的血管。

3. 如果合并骨折或关节脱位，可以一边压迫止血，一边牵引复位。

4. 明显的血管损伤需外科手术切开或血管修补，或血管栓塞治疗。

5. 有些影像学检查发现，但临床表现不明显的损伤，可以考虑非手术治疗。

## （三）挤压综合征的治疗

1. 早期液体复苏，碱化尿液，同时使用渗透性利尿剂。

2. 合并骨筋膜室综合征时，行筋膜切开减压术。

3. 对症治疗。

4. 连续肾脏替代治疗（continuous renal replacement therapy，CRRT）。

## （四）骨筋膜室综合征的治疗

1. 解除病因，如除去绑扎太紧的绷带、石膏和夹板，对环形烧伤进行焦痂切开术等。

2. 0.5～1g/kg甘露醇（至少20min用完）可能对处于临界状态的病人有益，有可能避免行筋膜切开减压术。

3. 行筋膜切开减压术时，注意要对涉及的所有筋膜室进行减压。

5. 清除坏死肌肉组织，使用负压封闭引流装置持续引流。

## （五）软组织损伤伤口的处理

1. 一期缝合适合于新鲜清洁伤口。

2. 当疑有污染或坏死组织时，应延期缝合，在肉芽组织形成前（一般不超过4天）关闭伤口。

3. 有明显污染或感染的伤口,应采取二期缝合,往往是在肉芽组织形成后(超过4天或者5天)关闭伤口,此类伤口通常需要植皮。

## (六) 截 肢

1. 部分病人肢体长时间缺血,大量骨骼肌毁损合并神经损伤,则需要截肢。

2. 应当请创伤外科或骨科会诊确定截肢方案。

3. 对于伤侧肢体严重出血的病人,截肢前应持续使用止血带。

## 七、 常见问题与风险提示

1. 血管损伤、挤压综合征或骨筋膜室综合征,常会被延迟诊断。对于高度可疑的病人,应当反复进行临床检查,尽量早诊断。

2. 外周动脉搏动存在也不能排除严重的血管损伤,一定要与健侧对比(触诊和多普勒测压)。

3. 发生膝关节向后脱位,一定要考虑是否伴有腘动脉损伤。

4. 创伤造成肢体出现严重缺血时,不得因血管造影检查而延迟手术。延迟手术很可能导致病人需要截肢!必要时,可在手术室行血管造影。

5. 挤压综合征容易被疏漏,特别是病史不清楚的情况下,病人到达急诊时,可能已经出现高钾血症。

6. 凭借临床检查诊断骨筋膜室综合征是不可靠的。较高剂量的镇痛药治疗下,病人疼痛持续不缓解,与临床不符,应该高度警觉有可能发生筋膜室综合征。

7. 末梢动脉搏动、皮肤颜色尚可,并不能排除骨筋膜室综合征,而脉搏消失、皮肤苍白是晚期征象。

8. 对可疑骨筋膜室综合征的病人应当测量筋膜室压力,并动态监测CPK水平。

9. 骨筋膜室测压会有技术错误,应该测量所有筋膜室压力,熟知肢体筋膜室解剖结构是关键。

10. 要格外留意观察严重受伤肢体的足趾或手指(特别是被纱布覆盖时),尤其应观察接受镇静或麻醉药物治疗的病人,缺血问题可能被忽视。

11. 延迟筋膜室切开减压可能导致组织坏死和全身并发症,应予以高度重视。

# 第十一章　烧　伤

　　烧伤与其他创伤最大的区别在于烧伤病人有明显的炎性反应和组织水肿,烧伤病人的预后不仅取决于烧伤的面积、深度,烧伤发生的环境、部位,吸入性损伤和伴发的其他损伤,而且与全身炎性反应和组织器官水肿密切相关。早期规范化急诊急救,对于挽救病人生命、减缓病情发展、减少并发症、促进康复,都有着极其重要的作用。早期生命支持的基本要求是阻止烧伤发展、维持气道开放、改善通气功能、维持循环稳定。

## 一、 初始评估与救治

### (一) 气　道

　　头面部烧伤、口咽部灼伤、吸入性气道损伤以及其他伴随的创伤是上呼吸道直接损伤、继发水肿和气道梗阻的重要原因。尽管有时症状会不太明显,但病情可能迅速加重,所以应尽早行气管插管和(或)做好建立人工气道的准备。

　　1. 早期气管插管指征:

- 出现气道梗阻征象,如声嘶、喘鸣、用力吸气。

- 烧伤面积>40%。

- 面部广泛而深的烧伤、口腔内烧伤。

- 喉部明显水肿、发生喉部水肿风险很高、已经发生吞咽困难。

- 出现呼吸困难表现,如咳痰困难、呼吸疲劳、吸气困难或氧合很差。

- 病人意识变差、呛咳反射等气道保护能力丧失。

　　2. 注意:

- 对于吸入性气道损伤的病人,如需较长时间转运,应放宽气管插管指征,尽早在转运前进行气管插管,避免气道延迟性水肿导致转运途中发生危险。

- 颈部环形烧伤的病人容易发生气道梗阻,可以尽早插管。

## （二）呼　吸

呼吸困难往往源于低氧血症、一氧化碳中毒和吸入性气道损伤。

1. 低氧血症：胸部烧伤及相关创伤导致通气障碍是低氧血症的常见原因，应积极寻找原因，并予以处理，可予以充分氧疗。

2. 一氧化碳中毒：

■ 密闭空间、烟雾环境下极易发生一氧化碳中毒。

■ 一般认为一氧化碳中毒病人会出现典型的樱桃红肤色，但樱桃红的出现是一个晚期表现，不能作为烧伤病人诊断的依据。一氧化碳中毒早期症状不典型，主要有以下表现：

● 轻度中毒：头痛，疲劳，恶心。

● 中度中毒：严重头痛，呕吐，困惑，困倦、嗜睡，心率加快，呼吸加快。

● 重度中毒：癫痫发作，昏迷，呼吸心搏骤停，死亡。

■ 脉搏血氧饱和度和血气分析均可显示氧饱和度与氧分压变化不大，诊断有赖于一氧化碳血红蛋白（carboxyhemoglobin，HbCO）浓度的监测。

■ 吸入100%氧气能将HbCO的半衰期从4.5小时缩短至50分钟；早期高压氧治疗至关重要。

3. 吸入性损伤：

■ 吸入性烧伤通常发生在封闭的火灾空间，吸入性损伤的可疑临床表现有面部烧伤、鼻毛烧焦、炭黑色痰和声音嘶哑。

■ 上呼吸道（声门上方）遭受热灼伤，可导致气道阻塞，早期进行预防性气管插管至关重要。

■ 下呼吸道损伤往往源于吸入超高温蒸汽和可燃气体，而非直接的热损伤；下呼吸道灼伤可导致明显的呼吸困难。

■ 有毒烟雾（包括氰化氢、氨、硫酸和醛类）可直接造成气道上皮纤毛受损、分泌物增多、肺泡破坏、气体弥散障碍等，引起急性肺损伤（acute lung injury，ALI）和急性呼吸窘迫综合征（acute respiratory distress syndrome，ARDS）。这些情况下，高频振荡通气是最好的机械通气模式。

## （三）循　环

1. 深Ⅱ度烧伤和Ⅲ度烧伤面积超过20%，病人可因炎性反应、毛细血管渗漏而出现体液不断丢失。因此,应当动态评估循环状况。

2. 无创或有创动脉压监测有时很困难,而且不准确,常常需要通过尿量监测来评估循环状况和液体复苏效果。

3. 烧伤病人早期可能合并失血性休克、低血容量休克、梗阻性休克、后期合并感染性休克,这使得循环评估更加困难。

4. 早期建立有创血流动力学监测,有助于大面积严重烧伤病人的液体管理。

## (四) 意 识

1. 查看瞳孔大小、对光反射,进行 GCS 有助于评估病人意识状态。

2. 对于意识障碍的病人应尽早完成头颅 CT 扫描,以明确是否存在颅脑损伤。

## (五) 腹 部

1. 腹壁大面积烧伤或环形烧伤,可导致腹壁活动受限,腹压升高,并影响呼吸。

2. 如果合并明显的炎性反应和大量输液,有可能因液体渗漏至腹腔,加重腹压升高,甚至出现腹腔间隙室综合征。

## (六) 四 肢

肢体严重烧伤或环形烧伤,容易导致横纹肌溶解和骨筋膜室综合征。

## (七) 暴露与保温

1. 尽快去除所有烧伤部位的衣物,并防止皮肤软组织发生撕脱。

2. 对于大面积烧伤病人,去除衣物后体温可能下降,应当注意及时保温。

# 二、 烧伤严重程度评估

## (一) 面积评估

1. 烧伤占体表总面积(total body surface area,TBSA)的百分比可以用"九分法"计算,即全身体表面积按不同部位分为若干个9%,以此计算全身Ⅱ度和(或)Ⅲ度烧伤(见图1-11-1)。

■ 对于成年人,头部和单侧上肢各占总体表面积的9%,单侧下肢、前躯干、后躯干各占总体表面积18%,会阴占1%。

■ 对于儿童,头部占总体表面积的18%,单侧下肢各占14%,剩余部位占比与成年人相同。

2. 较小部位或斑块状的烧伤可以使用患者的手掌(包含手指)估计,每只手掌约占总体表面积的1%。

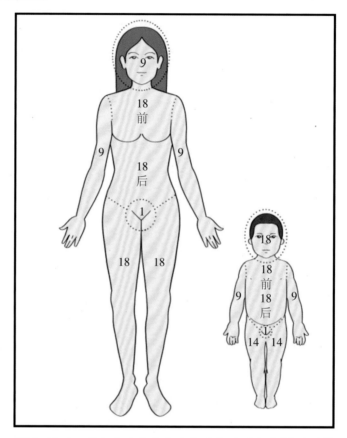

图1-11-1　成人和儿童烧伤体表面积估测方法"九分法"

## (二)深度评估

1. Ⅰ度烧伤相当于简单的晒伤,热损伤仅限于表皮,临床表现为皮肤发红、疼痛、触摸时发白,但不起水泡,皮肤会在数天内再生而痊愈。

2. Ⅱ度烧伤损伤至真皮层(见图1-11-2),分为深浅两度。

■ 浅Ⅱ度烧伤损伤至上层真皮,含附属物(毛囊、汗腺)的下层真皮保持完整。临床表现为皮肤疼痛、发红、潮湿、按压后发白、有水泡。2～3周会自愈,有可能出现肤色改变。

■ 深Ⅱ度烧伤损伤至深层真皮,容易发生感染,有可能变成全层烧伤,预后差,愈合缓慢,有瘢痕。

146

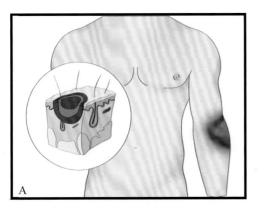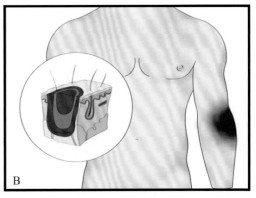

A:浅Ⅱ度,中间淤血层可以进展至坏死的凝血层,也可以恢复正常;B:深Ⅱ度,坏死带延伸至深层真皮。红色:代表充血层;橘色:代表淤血层;黑色:代表凝血层。

图1-11-2　Ⅱ度烧伤横切面示意图

3. Ⅲ度烧伤损伤至皮下组织,整层皮肤完全破坏。烧伤区域没有感觉并呈皮革样改变,需要早期切除和皮肤移植。

## 三、 辅助检查

1. 血常规、血型、血交叉试验,妊娠试验。

2. 怀疑有吸入性损伤时,应当做血气分析。

■ 应当注意的是血气分析中,$PaO_2$、$SaO_2$ 可能大致正常,但这可能是一种假象,并不代表病人组织供氧正常,应当测定 $HbCO$ 浓度。

■ 如果 $PaO_2$ 异常,则应该考虑可能合并其他问题或肺部已出现严重损伤。

3. 测定 $HbCO$ 浓度:

■ 一氧化碳与血红蛋白的亲和力比氧气高240倍,而且解离非常慢,病人在吸正常空气时间,$HbCO$ 的半衰期约为4个小时。

■ 正常情况下,血中 $HbCO$ 浓度<3%,但是严重吸烟者可能高达10%。

3. 胸部X线片检查,可以显示吸入性损伤后肺水肿的表现。

4. 软式喉镜、支气管镜可用于评估吸入性损伤。鼻毛烧焦、炭黑色痰液、气道红斑或水肿都是吸入性损伤的可疑征象。

5. 广泛烧伤,特别是肢体环形烧伤的病人,要做骨筋膜室测压检查,以尽早发现骨筋膜室综合征。

6. 对于广泛烧伤并应用大量液体复苏的病人,应测膀胱压力,以监测腹腔压力,尽早发现腹腔高压。

## 四、 治疗原则

烧伤病人第一个24小时的处理至关重要。重点在于烧伤复苏、创面管理、气道和呼吸管理,并根据初始评估结果决定是否转往更高级的医疗机构。

### (一) 一般处理

1. 以下情况应考虑转送烧伤中心进行治疗:

■ 大于体表面积10%的深Ⅱ度烧伤。

■ 面部、手掌、足部、生殖器、会阴部或主要关节的烧伤。

■ 任何年龄组的Ⅲ度烧伤;电击伤,包括雷击伤;吸入性损伤;伴有严重的基础疾病。

2. 气管插管:有吸入性损伤征象的病人,应尽早进行气管插管,紧急情况下可以施行环甲膜切开。

3. 胃管:置入胃管,防止胃扩张,避免呕吐和误吸。

4. 导尿管:插入导尿管有助于间接腹腔测压,统计尿量,评估循环状态,指导液体复苏。

5. 镇静镇痛:

■ 病人烦躁不安常是由于低氧血症和容量不足。因此,镇静镇痛之前应当先处理这些问题,否则会掩盖病情。

■ 镇静镇痛应该小剂量多次静脉用药。

■ 用清洁敷料覆盖伤口有助于减轻疼痛。

6. 早期伤口处理:

■ 烧伤初始,可先用普通肥皂水清洗创面,去除油脂等污物。

■ 小水疱不用挑破,对于直径>1cm的大水疱应予清创并去除坏死皮肤。

■ 不要冷敷,对于烧伤面积>10%的病人不要使用冷水。

■ 可以根据烧伤面积和深度选用合适的敷料,通常选用含银离子具有抗菌作用的湿润敷料覆盖创面。

■ 避免伤口污染,必要时可以清创。

7. 抗生素:早期无需预防性应用抗生素。

8. 预防破伤风:早期应用。

9. 焦痂切开术:四肢或躯干环形烧伤的病人应尽早进行焦痂切开术。

10. 烧伤伴发其他部位和其他类型创伤的救治。

## （二）液体复苏

1. 烧伤面积＞20%的病人应当液体复苏。

2. 建立静脉通道：

■ 烧伤病人常难以建立静脉通道，如果找不到非烧伤部位用于留置输液针，可以选用烧伤部位，但应注意若穿刺部位水肿后，则静脉导管容易脱出。

■ 如果外周静脉穿刺困难，可以选择中心静脉和经骨髓腔通路进行输液。

3. 计算输液量：

■ 根据Parkland公式计算（烧伤面积只统计Ⅱ度或Ⅲ度烧伤）：

第一个24h的总补液量＝体重(kg)×烧伤面积(%)×4mL

■ 美国烧伤协会认为，按照Parkland公式计算的输液量可能造成过度输液，新的指南建议如下：

成人第一个24h的总补液量＝体重(kg)×烧伤面积(%)×2mL

儿童第一个24h的总输液量＝体重(kg)×烧伤面积(%)×3mL

■ 具体用法：

● 前8小时内补充总补液量的1/2，随后的16小时补充总补液量的1/2。

● 首选乳酸林格氏液，体重低于30kg的儿童建议使用5%葡萄糖＋乳酸林格氏液，且应加温均衡输注；如果病人没有低血压或休克，则不主张采用推注方法。

4. 调整输液量：

■ 根据尿量目标值调整输液量：

● 成人尿量至少达到0.5mL/(kg·h)，儿童至少1mL/(kg·h)；

● 输液量和输液速度应当与目标尿量相匹配。

＊注意：渗透性利尿剂可能干扰尿量计算，误以为输液过度，应当尽量避免输液不足和输液过度。

■ 根据烧伤严重程度可适当调整输液量。

■ 根据额外丢失量调整输液量：

● 体温增高导致额外体液丢失：体温每升高1℃体液丢失量约为1mL/(kg·h)。

预估体液额外丢失量＝体温升高度数(℃)×体温升高持续时间(h)×体重(kg)

● 焦痂切开或骨筋膜室综合征切开减压时，液体和血液丢失量可能增多，可以根据辅料大小和负压吸引量进行估算。

149

● 体表蒸发：体表裸露，保温装置持续使用有可能导致过多体液丢失。

■ 根据血流动力学监测数据调整输液：

● 有创血流动力学检查可以获得病人心排血量、外周血管阻力、血管外肺水、全心舒张末期容量等参数，有助于精准调整输液量。

● 特别在病人合并急性肾功能不全、无尿或少尿、无法根据尿量调整输液量时，以及合并感染、出现成人呼吸窘迫综合征或循环不稳定时，根据血流动力学参数指导输液，有利于精准治疗，避免输液过度或不足。

5. 监测生命体征和电解质，调整电解质紊乱和酸碱失衡。必要时监测血常规、凝血功能、C反应蛋白、降钙素原、血乳酸水平等指标，并及时纠正。

## （三）烧伤分级处理

1. Ⅰ度烧伤：涂抹保湿膏，服用非甾体类抗炎药或对乙酰氨基酚缓解疼痛。

2. 浅Ⅱ度烧伤：局部用药，不用挑破水泡；2～3周会自动痊愈，可能出现肤色改变。

3. 深Ⅱ度烧伤：小面积的深Ⅱ度烧伤可单独使用局部敷料处理；较大面积的深Ⅱ度烧伤最好采用早期切除和皮肤移植治疗。

4. Ⅲ度烧伤：需要早期切除和皮肤移植。

## （四）烧伤专科治疗

1. 严重的烧伤病人必须送往有烧伤救治能力的创伤中心或烧伤专科治疗。

2. 创伤中心或烧伤专科应当设置规范的烧伤病房和创面清洁处置单元，定期规范处理创面。

3. 烧伤专科医生应与ICU医师密切合作，常态化举行多学科联合查房，共同处理各类并发症。

## 五、 常见问题与风险提示

1. 遗漏或延迟诊断气道灼伤和吸入性损伤。气道阻塞可以迅速发生，并造成灾难性的后果，对于可疑病人应早期进行预防性插管。吸入性损伤可造成呼吸道灼伤，应尽早行纤维支气管镜检查明确诊断（见图1-11-3），并清除烟尘、气道黏膜坏死组织，保证气道通畅，促进愈合。

2. 遗漏或延迟诊断骨筋膜室综合征：在广泛的肢体烧伤或需要大量液体复苏的

情况下，需要通过连续的临床检查和骨筋膜室压力测量来判断是否发生骨筋膜室综合征。

3. 误诊或延迟诊断腹腔间室综合征。对于所有需要大量液体复苏的大面积烧伤的病人，都需要监测膀胱压力；对于有手术指征的病人，均应早期进行焦痂切开术。若病人出现呼吸衰竭并伴有气道峰压增高、低血压或尿量减少，则应高度怀疑腹腔间室综合征，并立即予以处理，处理措施包括腹水引流、给予肌松药物、躯干的焦痂切开术、减压性开腹手术。

4. 遗漏同时存在的严重钝性伤或软组织损伤。约10%的烧伤病人合并有其他创伤，应放宽影像检查指征，动态评估其他损伤；在电烧伤病人中，体表征象往往不严重，但通常存在广泛的软组织损伤，应该监测肌酸激酶、肾功能和肢体骨筋膜室综合征。

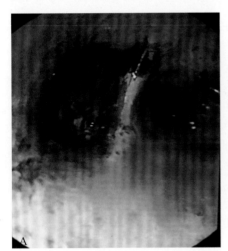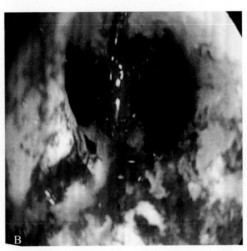

图1-11-3　封闭环境下烧伤导致支气管吸入性烧伤

# 第十二章　电击伤、爆炸伤和咬伤

电击伤、爆炸伤和咬伤并不少见,可以仅仅是皮肤软组织损伤,但更常见更严重的是合并多发伤和继发感染。初始评估与救治中往往低估病情,但由于受害者可能同时遭受多种损伤机制的影响,使得病情的发生发展变得更为复杂和严重,早期全面评估与正确处理极为重要。

## 一、电击伤

### (一)致伤机制

电击伤可分为低电压击伤和高电压击伤,两者以1000V为界。

1. 发生低电压击伤时,电流通过机体组织,直接造成组织损伤和功能障碍;由于人体组织具有不同的阻抗,电流通过时,也可以产生热能,造成人体烧伤。

2. 高电压往往造成电流经过部位组织的严重损伤,甚至伤及心脏,导致心搏骤停。

### (二)初始评估要点

1. 意识障碍:病人可以表现为意识恍惚、兴奋,或者短暂昏迷,注意GCS、瞳孔变化,并尽早行CT检查评估头部损伤严重程度。

2. 呼吸循环:严重病人可以出现呼吸暂停和恶性心律失常,应保持气道通畅,立即实施心肺复苏。

3. 血管评估:电流通过血液可以造成血管壁损伤,继而导致血栓形成、血管破裂。应注意电击相关肢体是否肿胀疼痛,注意皮肤温度、脉搏强弱等变化。

4. 皮肤评估:可以有出入口,或仅有一个出口,应注意仔细查看(见图1-12-1),电流经过的区域也可以出现皮肤花斑、红肿、破损等表现。

5. 肢体评估:电击伤病人的外表常看起来并不严重,但往往存在广泛的软组织损

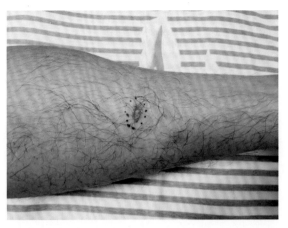

图1-12-1　手部触碰民用电(220V)后在下肢胫骨中段部位形成一个小出口

伤,而且神经、血管、肌肉比骨骼、皮肤更容易遭受电热损伤,容易发生血管栓塞和神经病变。

6. 脏器损伤:严重电击伤病人可以出现肢体毁损、骨关节损伤外露,可伤及头部、肺部和腹部,导致肺损伤(见图1-12-2)和肠损伤,甚至形成洞穿样缺损,应当尽早行CT检查。

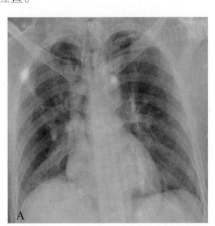
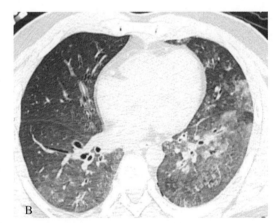

图1-12-2　220伏低压电击伤致心脏骤停、严重肺损伤(CT扫描提示病变严重)

7. 特别注意:

■ 若低电压击伤病人呈紧握拳头状,尽管表面损伤很轻微,但也提示皮下深部组织损伤可能很严重,应当警惕。

■ 严重的肌肉坏死可引起肌红蛋白血症和肾衰竭,应引起高度重视,并给予积极的液体复苏。

■ 横纹肌溶解和骨筋膜室综合征是常见的,应该考虑早期筋膜切开减压术。

■ 病人受到电击时,可发生摔倒或者高处坠落,因而可能合并其他多种类型的损伤,初始评估中仍然应当按照ABCs原则认真进行全面评估。

## (三)初始救治

1. 心电监测,注意心律失常。

2. 开通气道或建立人工气道,充分给氧或机械通气。

3. 建立静脉通道,如果发生横纹肌溶解按以下方案液体复苏。

■ 输液量:第一个24h的总补液量=体重(kg)×烧伤面积(%)×4mL。

■ 输液目标:

● 成人尿量100mL/h。

● 儿童尿量1~1.5mL/(kg·h)。

● 尿液颜色清亮后均改为标准目标:0.5mL/(kg·h)。

4. 导尿、胃肠减压。

5. 监测血常规、电解质、肌红蛋白、CPK等。

## (三)并发症

1. 早期并发症同其他软组织损伤。

2. 电击伤的长期后遗症包括周围神经病变和白内障。

# 二、爆炸伤

## (一)爆炸伤类型

1. 化学性爆炸伤:主要指由雷管、导火索、电瓶装置等炸药类物品爆炸引起的损伤,其中含有的各种有害化学物质可导致皮肤黏膜直接损伤和吸入性损伤。

2. 物理性爆炸伤:主要指上述物品爆炸,以及锅炉、氧气瓶、煤气罐、高压锅等物体爆炸时产生的超高压气体引起的冲击波伤和碎片飞溅引起的穿透伤。

3. 简易爆炸装置(improvised explosive devices,IED)是现代社会冲突中大多数爆炸性伤害的原因;爆炸装置分为包裹式IED、车载式IED和自杀式炸弹,可以造成严重伤害。

## （二）爆炸伤的特点

1. 损伤程度严重、涉及范围广泛,并有一定的方向性,常引起群体伤。

2. 靠爆炸物较近的人,受伤严重,常出现烧伤、肢体断离。爆炸物碎片类似于高速子弹,可直接导致皮肤软组织撕裂或穿透伤,而穿透组织时间接形成的空穴效应可能造成更大的损伤。

4. 离爆炸物远的人,创伤主要分布于面向爆炸物的一面,可以形成体表软组织损伤、烧伤,甚至内脏损伤。

5. 受害者可以同时具有多种类型的损伤,如烧伤、吸入伤、钝性伤、穿透伤、肢体离断伤。

6. 爆炸发生时,可以引起周围物体弹射或者建筑结构坍塌,往往会导致间接创伤。

7. 水中的爆炸伤害比空气中更严重。

## （三）爆炸伤的特殊损伤机制

1. 空穴效应:指的是高速物件(如高速子弹)穿行人体组织时,由于翻滚前行(见图1-12-3),可以造成比子弹或类似物件直径更大的行径通道,该通道的空穴直径可以比原物件直径大10倍。由于空穴效应,实质脏器(如骨、肝、脾、肾等)会比空腔脏器遭受更为严重的损伤。

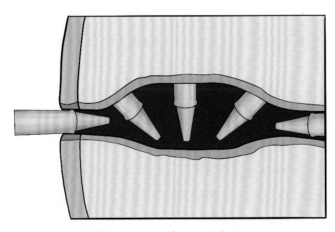

图1-12-3　空穴效应机制

2. 冲击波伤害:指的是爆炸产生的冲击波对组织造成的直接损伤。

■ 特点一:主要影响含气结构(肺、肠、耳)。损伤耳部,可以造成鼓膜破裂、小骨脱位、内耳损伤。损伤肺组织，可以造成肺出血、肺挫伤、肺泡破坏、致命性空气栓塞。损伤胃肠道，可以导致空腔内脏破裂、出血。

■ 特点二：外轻里重，常仅见体表挫伤和表皮脱离，但可以发生多发性内脏破裂、出血和骨折；强大的冲击波还可引起皮肤软组织撕裂，甚至体腔爆裂，或者将人体抛掷很远，落地后形成坠落伤。

## 三、 人及动物咬伤

### （一）临床特点

1. 哺乳动物的口腔含有200多种细菌，葡萄球菌和链球菌是引起感染最常见的病原菌。

2. 对于犬咬伤病人，巴斯德氏菌（Pasteurella multocida）是引起感染的主要病菌，该细菌对青霉素、四环素和头孢菌素敏感，对红霉素和氨基糖苷类不敏感。

3. 人咬伤可传播肝炎、艾滋病、梅毒、放线菌病和结核病；犬咬伤可以传播狂犬病、布鲁菌病、芽孢杆菌病。

4. 手被咬伤感染发生率高，失去手指或关节僵硬并非罕见。

5. 犬咬伤可能导致各种各样的损伤，包括穿刺、撕脱伤、撕裂伤、擦伤和严重的挤压伤，并常合并相关的血管、神经或者肌腱的损伤。

### （二）治疗要点

1. 大多数咬伤可以在门诊安全地处理，除非存在咬伤部位已感染、关节穿透伤、腱鞘穿透伤。

2. 大多数撕裂或撕脱伤可以进行一期缝合，除非为手部伤和穿透性咬伤，损伤部位已发生感染。

3. 阿莫西林克拉维酸或复方新诺明单剂适用于预防；已经发生感染，尤其是手部感染应该住院并给予静脉用药，这些伤口有可能需要清创治疗；初始治疗还可以选择β-内酰胺或β-内酰胺酶抑制剂复合物（如哌拉西林-他唑巴坦钠、氨苄西林-舒巴坦）、碳青霉烯、头孢菌素、氟喹诺酮和甲硝唑。

4. 如有指征，则预防破伤风。

5. 如有指征，则预防狂犬病。

6. 固定并抬高手咬伤部位。

### （三）狂犬病的预防

1. 被已知健康家畜咬伤：不需要狂犬病预防治疗。

2. 被流浪动物咬伤：如果动物可以观察，则应该观察10天，如动物出现任何狂犬病的征象，应该处死该动物并检查其大脑，如果为狂犬病阳性，则受害者须接受狂犬病预防治疗。如果动物无法观察，而咬伤并非激惹动物造成的，则应该立即进行狂犬病预防治疗。

3. 被野生食肉动物咬伤：应该进行狂犬病预防治疗，除非该动物被捕获并证明无疾病。

## 四、常见问题和风险提示

1. 处理电击伤时，往往会低估横纹肌溶解和骨筋膜室综合征的发生风险，因而错失早期诊断与治疗的机会。

2. 爆炸伤往往由多种创伤机制导致多发伤，应避免低估爆炸伤的空穴效应和冲击波效应。表皮的轻微损伤和细小伤口可能隐藏着严重的内脏损伤。

3. 处理人和动物咬伤时，低估感染风险，特别是手咬伤，感染风险很高，甚至可能失去手指。

# 第十三章　特殊人群创伤

儿童、老年人和妊娠期妇女三个特殊人群的损伤并不少见,特别是随着老龄化的到来,老年人损伤人数日益增加,已经成为老年人第五大死亡原因。由于儿童(特别是婴幼儿)、老年人和妊娠期妇女的解剖结构、生理特点均明显区别于正常成年人,所以同样的损伤机制可能造成明显不同的病理改变,熟知这些变化对于早期正确评估与救治具有非常重要的意义。

## 一、 儿童创伤

### (一) 儿童的生理特点和创伤特点

1. 儿童心率快、呼吸快、血压低,至青少年阶段接近于成年人(见表1-13-1)。

表1-13-1　儿童生命体征变化表

| 年龄段 | 心率(次/min) | 血压(mmHg) | 呼吸频率(次/min) |
|--------|--------------|------------|------------------|
| 婴儿 | 160 | 80 | 40 |
| 学龄前 | 120 | 90 | 30 |
| 青少年 | 100 | 100 | 20 |

2. 儿童血压正常值与年龄有关,明显低于成人,一旦出现低血压(低于下限),表明休克已经失代偿。

$$正常平均收缩压＝90mmHg＋2×年龄(岁)$$

$$正常收缩压低限＝70mmHg＋2×年龄(岁)$$

$$正常舒张压＝2/3收缩压$$

3. 儿童体重估测值也与年龄有关。

$$体重(kg)＝2×年龄(岁)＋10$$

4. 儿童头部较大,头面部最易发生钝性伤,并容易出现气道和呼吸问题(见图1-13-1)。

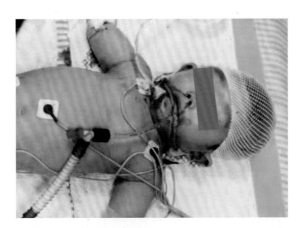

图1-13-1　车祸伤致2岁儿童严重颅脑损伤,行气管插管

5. 儿童身体发育不完善,受钝性打击后容易发生多发伤。

6. 与成人相比,儿童体表面积相对更大,因此儿童比成年人更容易出现低体温。

7. 儿童骨骼柔软,可发生严重内脏损伤而不伴骨折。

8. 应当注意,儿童生理特征随年龄增加变化较大,在儿科急诊应该使用Broselow条带尺快速估计儿童体重、呼吸频率、补液量和药品用量(见图1-13-2)。

9. 临床上有不同颜色的急救包和儿童创伤量表可供选择,有助于快速识别判断生命体征的正常值,判断所需器具的型号和大小,协助查看常用药物的剂量。

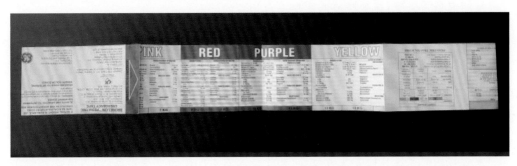

图1-13-2　应用Broselow条带尺和不同颜色的急救包,协助评估儿童的生命体征,指导选择不同急救器械和药物

## (二)院前处置要点

1. 院前救治时使用储氧面罩(bag ventilation mask,BVM)优于气管插管。

2. 对于致伤机制可能伤及脊柱的年幼儿童,要对全脊柱进行整体固定保护。

## （三）初次评估和复苏

初始评估的基本原则与成人相同，应该严格遵循 ATLS 原则进行初次评估（ABCDE）、二次评估和三次评估；初次评估时应针对儿童特点进行特殊考虑。

1. 气道管理：

■ 婴儿使用鼻孔呼吸，所以应当保持鼻孔通畅，选择经口放置胃管而不是经鼻放置，以免影响呼吸。

■ 如果需要气管插管，则应选择经口气管插管，避免经鼻途径。

■ 儿童会厌大而软，声带较高，前置，喉镜直视下气管插管更易成功。

■ 8岁以下儿童使用无气囊的气管插管（避免声门下水肿及损伤）。

■ 气管插管尺寸选择时，可按儿童小指大小选择或根据创伤量表和Broselow条带尺判断气管插管尺寸。

■ 初生婴儿气管长约5cm，到18个月时约7cm。应当避免气管插管过深，导致单肺通气；同样，由于儿童气道较短，容易脱出，气管插管后应确保固定良好。

■ 6岁以下儿童应避免行环甲膜切开。

■ 经口气管插管指征：

● 严重颅脑损伤需要控制通气。

● 气道开放难以维持。

● 出现呼吸困难症状。

● 明显低血容量、感觉障碍和需要手术治疗的病人。

■ 快速药物诱导插管：

● 先给100%氧气。

● 预先给药，利多卡因和阿托品（不给阿托品儿童容易出现严重心动过缓）。

● 麻醉选用琥珀酰胆碱。

● 经口气管插管。

● 常规胸部X线片检查导管位置，插管误入右支气管的发生率高（约占急诊插管的17%）；特别是插管后病情没有改善时，应当立即核实插管位置。

2. 呼吸管理：

■ 采用小潮气量通气（4～6mL/kg），避免气压伤。

■ 纠正低氧，避免通气不足，以免发生呼吸性酸中毒。

■ 发生血胸、气胸或血气胸时，可以在锁骨中线第三肋间穿刺减压，也可以在腋前线与腋中线之间,第五肋间进行置管引流,方法与成人相同,所选导管大小应该与年龄匹配。

3. 循环管理:

■ 由于儿童血管收缩能力较强,通常失血量超过25%或30%,才出现休克的临床表现。心动过速和皮肤灌注变差是血容量不足的早期表现,一旦出现休克的临床表现,说明已经为时较晚。

■ 血压下降的同时,如果心率有所减慢,表明病情加重,应当加快复苏救治。

■ 静脉通路选择:

● 尽可能避免股静脉通路。

● 可以先尝试建立外周静脉通路。

● 在静脉通路建立困难时考虑骨髓腔内通路(年龄<6岁)。

● 股静脉或颈部静脉置管是最后的选择。

■ 初始液体复苏:

● 首先使用加温晶体液,用量为20mL/kg。

● 如输液后无适当反应,就应开始输血,按10~20mL/kg输注红细胞,并给予等量新鲜冰冻血浆和血小板,该方案即是大量输血方案。

● 如果输液和(或)输血病人无反应(心率、血压、末梢温度和肤色、尿量等无改善),应当启动大量输血方案,并尽早手术控制出血。

4. 体温管理:

■ 儿童容易受低体温影响,应该特别注意保温。

■ 保温的措施包括调节室内温度,使用保温用具如保温毯、加热器,应用加温的液体和血液制品等。

## (四) 各部位创伤特点

1. 头部创伤特点:

■ 通常儿童颅脑创伤的预后优于成人,但同等创伤情况下,3岁以下儿童预后比年龄大的儿童要差。

■ 由于囟门和骨缝的存在,儿童比成年人更能耐受颅内组织膨胀继发的损伤。

■ 由于儿童脑组织血流丰富,更易受低血压和低氧血症的影响,特别是低血压。

■ 儿童硬膜外血肿比成人更常见。

■ 婴儿会因帽状腱膜下出血或硬膜外血肿出现低血容量性休克,但与成人相同,儿童颅脑损伤合并低血压,则应当考虑其他部位有出血。

■ 呕吐和癫痫发作在儿童中较常见。

■ 救治儿童时,应尽早气管插管和机械通气,避免低氧血症,尽早纠正低血压。

■ GCS可适用于儿童创伤,对于4岁以下儿童,语言评分修正如表1-13-2。

表1-13-2　儿童GCS（V语音部分）

| 临床表现 | 语言评分 |
| --- | --- |
| 言语合理,社交微笑,安静并听从指挥 | 5 |
| 哭泣,但可被安抚 | 4 |
| 持续焦躁 | 3 |
| 焦躁不安,激动 | 2 |
| 无反应 | 1 |

2. 颈椎特点:

■ 儿童颈椎损伤并不常见。

■ 由于儿童颈椎解剖结构的特殊性,颈椎的影像学判断比较困难。

■ 正常情况下,可见第2、3颈椎位置前移(假性半脱位,第2颈椎似乎往前位移),少数人可表现为第3、4颈椎假性半脱位。这种假性脱位可持续至16岁。

■ 通常第1颈椎与第2颈椎齿突之间的间隙较宽,易被误认为半脱位。

■ 第3颈椎的椎间隙或椎体的正常楔形可被误认为脊柱创伤。

■ 第2颈椎齿突的正常半透明带可被误认为骨折。

■ 儿童发生脊髓损伤而无影像学异常的概率较高。

3. 胸部创伤特点:

■ 儿童胸部创伤大多为钝性伤。

■ 与成人相比,儿童胸廓柔软,发生钝性伤时较少出现肋骨骨折,一旦儿童发生肋骨骨折则提示创伤严重。

■ 儿童比成人更容易出现肺挫伤,也易发生张力性气胸,但膈肌破裂、连枷胸、心脏和气道的损伤较少见,主动脉破裂罕见。

4. 腹部创伤特点:

■ 与成人的评估方式一致,但由于儿童紧张,腹部查体应该更轻柔,必要时放置胃管和导尿后再查体,以免出现误判。

162

■ 较小的儿童常会吞咽大量空气导致胃扩张,从而干扰对其呼吸功能和腹部的评估。

■ 如果FAST仅发现少量腹腔液体,而血流动力学稳定,则不能确定腹腔内损伤,除非发现大量腹腔液体。为了确诊,最好再次做腹部增强CT扫描。

■ 儿童进行CT扫描时,需要气管插管和镇静,检查过程有一定风险,应该权衡利弊。若液体复苏后迅速稳定,则不需要强制性腹腔探查。儿童的脾及肝损伤采取非手术治疗的成功率比成人高。

## (五) 常见问题与风险提示

1. 儿童在大量失血时,由于血管收缩血压仍可维持"正常",这会使人错误地以为病人还很安全,如果未及时进行液体复苏,病人会迅速失代偿,病情急转直下,甚至之前毫无征兆。

2. 儿童常因吞咽空气后发生胃胀气导致呼吸困难或干扰腹部检查,必要时应考虑留置鼻胃管减压。

3. 行快速诱导气管插管前,应给予阿托品以防发生心动过缓。

4. 气管插管后,应注意评估气管导管位置,气管插管容易误入右支气管。

5. 儿童更易发生低体温,应当注意保温

6. 腹腔空腔脏器损伤的诊断有赖于致伤机制,如难以确诊,应严密观察,动态评估。

# 二、 老年人创伤

## (一) 老年创伤病人的特点

1. 老年人的生理改变:

■ 老年人生理储备机能减退,容易发生严重的损伤和多部位骨折。

■ 营养不良等诸多因素,老年人往往免疫系统受到抑制,伤口难以愈合。

■ 对内源性或外源性信号的反应能力下降,心脏增加心排血量的能力降低。

■ 肺的生理功能储备下降,呼吸功能可能快速失代偿。

■ 肾实质变小,肌酐清除率和浓缩能力均下降,导致肾对低血压和肾毒性药物的耐受性较差。

■ 脑萎缩,硬脑膜下血肿症状的出现可能会迟缓(见图1-13-3)。

■ 生理功能储备有限,病情往往迅速加重并恶化。

2. 与年轻病人相比,相似的创伤,老年人的死亡率和并发症发生率更高,住院时间更长,残疾更多。

3. 致伤机制通常是跌倒或机动车交通事故;急性心肌梗死、一过性脑缺血发作、癫痫发作、脑卒中或低血糖都可导致跌倒或机动车交通事故。

4. 由于老年人常合并多种疾病和服用多种药物,(如抗凝药物、抗血小板药物、β-受体阻滞剂、利尿剂等),使创伤的评估、治疗和预后都变得更加复杂,需详细询问老年病人既往病史。

5. 年龄＞70岁的老年病人发生减速伤(交通事故、高处坠落)或穿透伤,即为启动创伤团队的标准。

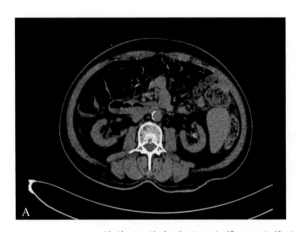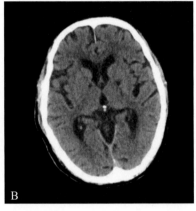

A:肾萎缩,肾实质明显变薄;B:脑萎缩,脑沟变宽,脑回变薄。

图1-13-3　老年人常合并肾萎缩和脑萎缩

## (二) 初始评估与救治特点

1. 气道:

■ 切记取出义齿。义齿脱落是影响气道通畅的高危因素。

2. 呼吸:

■ 胸廓结构僵硬,导致连枷胸有时不明显。

■ 骨质疏松导致病人容易发生多发肋骨骨折,控制疼痛至关重要,强烈推荐硬膜外麻醉。

■ 尽量考虑早期插管和机械通气。

3. 循环：

■ 老年人常有血压高、心率慢，合并心脏疾病服用相关药物的情况，所以血压和脉搏可能不是评估血流动力学的可靠参数。

■ 有研究表明，65岁以上老年人收缩压<110mmHg，就应认定为低血压。老年创伤病人一旦血压低，出现组织低灌注，首先应当考虑出血，予以严密监护。

■ 长期使用利尿药导致血管内血容量不足，难以耐受失血。

■ 携氧能力有限，应早期输血。

4. 神经功能障碍：

■ 硬膜外血肿较罕见。

■ 硬膜下血肿比年轻受伤者多3~4倍。

■ 服用抗凝药和抗血小板药病人，创伤后容易出现脑出血。

■ 神经功能障碍病人康复更困难。

5. 暴露：

■ 老年人低温更早发生，更难纠正。

## （三）常见问题与风险提示

1. 对于相对不太严重的创伤病人，风险估计不足，可导致较严重的后果。70岁以上的老年人，即使是平地摔倒，也应启动创伤团队进行详细评估，并加强监测，放宽入住ICU的标准。

2. 相对不太严重的肋骨骨折也可导致肺炎和(或)呼吸衰竭，应密切监测$SaO_2$和血气，并使用硬膜外麻醉镇痛。

3. 相对于年轻病人，老年病人硬膜下血肿的临床表现可能出现得更晚，因此应放宽头部CT的扫描指征。

4. 在急诊科，就应该对严重创伤但呼吸功能似乎"正常"的老年病人进行早期气管插管；老年病人常在放射科检查过程中迅速失代偿，早期插管有利于避免这种潜在的危险和有关并发症。

5. 应该向病人或家属详细询问病史，特别需要询问β-受体阻滞药、其他心脏或抗高血压药物、抗凝药、抗血小板药的用药情况，因为这些药物可能使临床表现变得复杂，出血风险，特别是颅内出血的风险增加!

6. 不要低估老年人所谓的"轻微"头部损伤，老年人颅内出血的发生率高，应放宽头颅CT的扫描指征。

## 三、 妊娠期创伤

### （一）妊娠期生理特点

1. 孕龄估测：

■ 可以用宫底高度估计孕龄（见图1-13-4）。

● 耻骨联合水平12周。

● 脐水平20周。

● 剑突水平36周。

■ 超声测量胎头双顶径可以得到精确的胎龄。测量方法为从一侧颅骨外侧缘测量到对侧颅骨的内侧缘。

■ 根据拇指规则，如果宫底在脐水平以上有2～4指宽，胎儿就有可能存活下来。

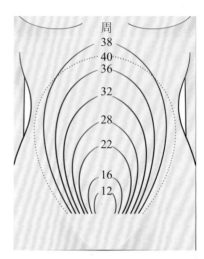

图1-13-4　根据宫底高度估计孕龄

2. 妊娠期妇女血容量增加，以血浆增加为主，所以红细胞压积可能下降、白细胞升高、纤维蛋白原和凝血因子轻微升高。

3. 心排血量增加1～1.5L/min，心率增加10～15次/min，血压下降5～15mmHg；邻近生产时血压恢复正常。

4. 每分通气量增加，二氧化碳分压（$PaCO_2$）常低于35mmHg。

5. 妊娠中晚期，耻骨联合可以增宽，骶髂关节间隙也增宽，判断时应予注意（见图1-13-5）。

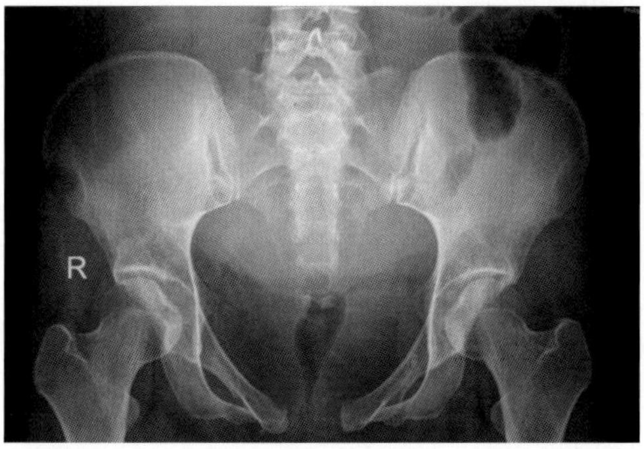

### （二）妊娠期创伤特点

1. 不同孕周创伤对母婴的影响各有不同，随着孕周增加，宫底高度上升，

图1-13-5　妊娠晚期，耻骨联合明显增宽

腹部脏器移位，肠道上移，子宫和胎儿受伤的概率增大，肠道损伤概率减小，但更加复杂，腹膜炎症状更不明显（见图1-13-6）。

2. 妊娠晚期血容量增加40%～50%，丢失1200～1500mL血液，甚至丢失血容量的1/3，孕妇可能没有明显的血流动力学改变，但对胎儿的影响是致命性的。

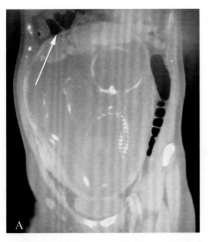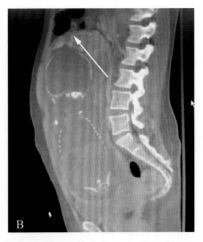

A：腹腔CT冠状面；B：腹腔CT矢状面。

图1-13-6 妊娠后期宫底高度上升，腹部脏器移位，肠道上移（箭头所示），子宫和胎儿受伤的概率增大

3. 子宫增大压迫下腔静脉，静脉回流减少，可导致血压下降，左侧卧位或脊椎板向左侧倾斜可以减轻压迫、增加静脉回流（见图1-13-7）。

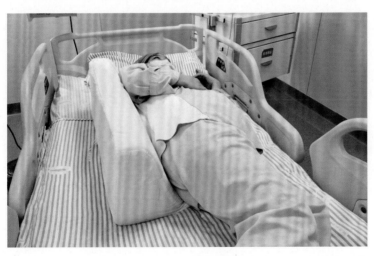

图1-13-7 妊娠晚期，子宫增大，压迫下腔静脉，影响静脉回流，左侧卧位有助于改善静脉回流

4. 由于孕妇下肢静脉血液淤积，下肢受伤时可比平常失血更多。

5. 对所有出现阴道出血或下腹痛的孕妇都要考虑胎盘早剥风险。

6. 所有Rh阴性病人均应接受免疫球蛋白治疗，以避免同族免疫风险。

7. 发生羊水栓塞的风险。

8. 即使母体遭受不太严重的创伤,胎儿的死亡率也较高。母体遭受严重创伤并低血容量性休克时,胎儿的死亡率甚至超过80%。

9. 黄体酮导致胃肠道张力降低,因而围术期误吸风险比平时明显增高。

## (三) 辅助检查

1. 血常规,红细胞压积,凝血状况,血气分析。

2. 所有育龄期女性发生创伤时,都应该做妊娠试验。

3. 如有X线片检查或CT扫描指征,不应该因妊娠推迟,特别是在妊娠早期;对于血流动力学稳定的病人,可以用磁共振成像(magnetic resonance imaging,MRI)检查取代CT扫描;无论何时均应尽可能覆盖腹部,予以保护。

4. 如需行诊断性腹腔穿刺(偶尔采用),应在脐上位置进行穿刺,采用半开放技术。

5. 应常规超声检查子宫和胎儿。

## (四) 治疗要点

1. 救治母亲:救治的基本原则是母亲优先。

■ 启动创伤团队,产科医师、新生儿科医师进行多学科协作会诊。

■ 确保气道通畅,给予适当通气和给氧;注意$PaCO_2$应当与孕周相匹配,如妊娠晚期约30mmHg即可。

■ 妊娠晚期的病人取左侧卧位,如果需要固定在脊椎板上,应将沙袋或卷成柱状的毛巾垫入脊椎板下方,使病人向左侧倾斜15°～30°。

■ 早期积极液体复苏,早期输血。

■ 所有Rh阴性病人均应在创伤后72小时内接受Rh免疫球蛋白治疗(妊娠早期剂量为50mg,妊娠中期和妊娠晚期都是300mg);可以做血红蛋白酸洗脱试验以测定母体血中胎儿血红蛋白所占的比例,这有助于确定是否需要追加免疫球蛋白。

■ 慎用血管活性药,因为虽然可能对母亲有利,但可以造成婴儿缺血缺氧。

2. 救治胎儿:

■ 对于已经存活的胎儿(24周以上),一开始就应该尽可能用分娩监护仪监测胎儿心率和子宫收缩;正常胎儿心率>120次/min。

■ 婴儿的存活有赖于母亲的存活和血流动力学稳定,胎盘早剥是常见的致死原因;妊娠晚期轻微受伤也可能造成胎盘早剥。

■ 胎盘早剥的征象为阴道流血,子宫变硬,频繁宫缩,并且宫缩持续时间长,容易激发。

■ 子宫破裂较为罕见,如果腹壁紧张、僵硬,压痛、反跳痛明显,宫底触及不清,但可以触及婴儿肢体及其他部分,应当高度怀疑子宫破裂,X线检查有助于判断,应当立即手术探查。

■ 存在如下情况,均应施行剖宫产手术,终止妊娠:

● 胎儿存活(孕周>24周)但存在胎儿窘迫。

● 孕妇死亡而胎儿存活。

● 母体存在严重并发症,如子痫、DIC、羊水栓塞。

● 剖腹探查术期间由于子宫增大使得探查和创伤控制有困难时。

■ 濒死剖宫产术:

● 母体出现心搏骤停或即将停搏而孕周>24周,需紧急施行该手术。

● 如果能在产妇死亡5分钟以内娩出胎儿,效果最好。

● 孕妇死亡15~20分钟才施行剖宫产术,胎儿有可能存活,但缺氧性脑病发生率很高。

## (五) 常见问题与风险提示

1. 妊娠期间即使有明显失血,早期生命体征仍然可以是正常的;妊娠晚期失血量多达1500mL孕妇可能还不会出现低血压,而低血压对母亲和胎儿的影响都很大,应当尽早判断是否存在失血性休克并及时处理。

2. 忽视妊娠中晚期子宫对下腔静脉的压迫,改变体位有助于改善低血压。

3. 忽视妊娠期间孕妇的高通气状态,妊娠期孕妇$PaCO_2$通常是低的,如果在35mmHg或40mmHg以上,有可能已经发生呼吸性酸中毒,应该根据血气分析调整机械通气参数。

4. 不要因为妊娠而延迟必要的X线检查或CT扫描。

5. 即使是不太严重的创伤,丧失胎儿的风险仍然很高。

6. 不应以母亲为代价来拯救胎儿!救治胎儿最好的方法是母亲尽快复苏成功!

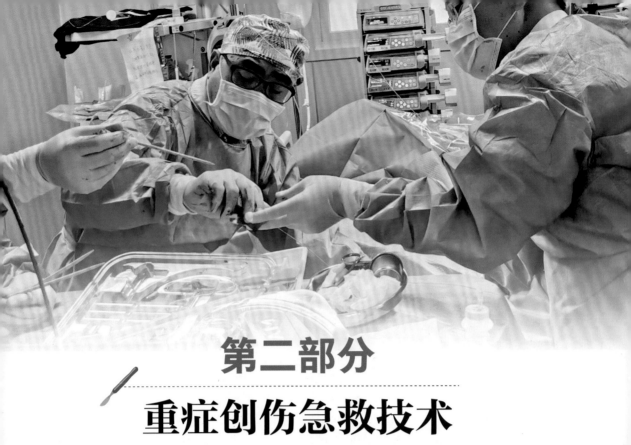

# 第二部分
## 重症创伤急救技术

　　重症创伤急救技术是初始复苏的重要组成部分,是创伤急诊急救综合实力的关键所在,是急诊外科医生、创伤团队人员的必备技能。

　　创伤救治人员务必深刻理解急诊急救技术的内在含义,熟练掌握各种技术的实际应用,根据评估结果灵活运用各种技术,并正确解读临床参数与病情变化的内在联系;随着病情变化,不断评估,不断实施新的救治方法,努力维持病情稳定,直至最终控制创伤。

**生命救治,技法为先,为快不败!**

LSST

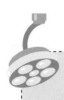

## 内容提要

1. 气道管理是重症创伤初始救治的首要任务,包括口咽通气管、鼻咽通气管、面罩辅助通气、喉罩和气管插管等技术的综合应用,应当根据病人的实际需要,采取不同的方法,给予病人最合适的治疗,确保气道通畅。

2. 环甲膜穿刺与切开置管是重症创伤病人紧急气道管理的常用技术。在常规方法无法快速建立人工气道的情况下,创伤急救人员应当迅速施行该方法,熟知环甲膜的解剖部位和置管技巧是成功的关键。

3. 正确掌握重症创伤救治中胸腔穿刺置管的要领,选择合适的穿刺位置,注意引流管大小和放置方位,注意观察引流效果,对于迅速改善病人的呼吸与循环状况至关重要。

4. 建立骨髓腔通道的技术关键在于选择合适的时机和部位,最常选择胫骨近端,但当有禁忌证时,可以改为其他部位,操作时注意力度和深度。

5. 掌握REBOA的适应证、穿刺技术和置管深度,避免放置在Ⅱ区,特别注意病人转运或其他操作时球囊位置可能发生变化,以及长时间阻断可能给病人带来风险。

6. 早期颅内压监测有助于指导临床治疗,减少脑组织二次损伤,创伤救治人员应当熟悉颅脑解剖结构,掌握颅内压监测的指征和操作方法,并正确理解有关数据的意义。

7. 骨筋膜室测压和切开技术有助于骨筋膜室综合征的早期诊断与治疗,应当重点掌握测压和切开的定位与方法,并注意监测与切开所有可疑的骨筋膜腔室,避免疏漏。

8. 颈托与骨盆固定带的应用常产生意想不到的问题,应当严格掌握适应证,正确使用,既要起到稳定病情的作用,又要避免发生二次损伤。

9. 正确及时止血是创伤控制的根本保障,有效的止血技术往往事半功倍,应当熟练掌握止血带等止血技术的早期应用,阻止失血性休克的发生与发展。

10. 掌握创伤重点超声评估技术,理解超声切面与视图的关系,采用正确的探头,选择四个部位的正确体表探查部位,正确判断超声结果,并能根据需求,探查更多切面。

11. 复苏性开胸技术要求严格掌握适应证,熟知胸腔解剖结构和心肺大血管的创伤控制技术,掌握开放式心脏按压和电除颤手法,正确实施主动脉钳夹和心包切开等技术,团队协作,救病人于濒死状态。

# 第一章 气道管理技术

## 一、 基本原则

### （一）气道管理的目标

1. 保护气道，避免误吸。

2. 处理危险气道，以防病情加重，避免突然发生低氧血症。

3. 提供充足的氧气，改善通气，排出二氧化碳，改善呼吸衰竭。

### （二）气道管理原则

1. 气道评估与处理是创伤初始救治的第一要素。

2. 气道管理应根据病人气道的具体情况，采取不同方式保持气道通畅，遵循逐项处理、由简到繁的原则。

3. 对于有意识障碍和舌根后坠的病人，可以通过仰头提颏法和抬举下颌法开通气道；如果这两种方法无法维持气道开放，则尝试置入口咽通气管或鼻咽通气管。

4. 对于通过手法或通气管初步开放气道的病人，应常规给予鼻导管给氧，如果血氧饱和度难以维持，则应给予面罩给氧。

5. 如果以上方法均无效，则应该考虑临时使用喉罩或进行气管插管、建立外科气道，并做好环甲膜穿刺或切开准备。

### （三）预处理与评估

1. 预先充足的氧疗是避免快速诱导插管过程中出现呼吸暂停、氧饱和度下降的关键原则。在诱导插管之前，患者应吸入流量为10L/min的氧气，并维持2分钟或做5次最大通气量的呼吸。

2. 充分评估困难气道，及时采取应对措施。以下情况多为困难气道。

■ Mallampati分级为Ⅲ级或者Ⅳ级。

■ 颈椎活动受限，甲颏距离＜6cm。

174

- 小下颌。

- 覆咬合(上包牙)。

- 肥胖,颈部短而粗的病人。

- 颈椎损伤、颈椎严重关节不变或者颈部放射性改变,颈部不能过伸的病人。

- 颌面部或下颌明显损伤,以及张口困难的病人

- 气道病变病人。

- ★ Mallampati 分级:根据病人张口所能看到的咽部结构进行分级(见图2-1-1)。

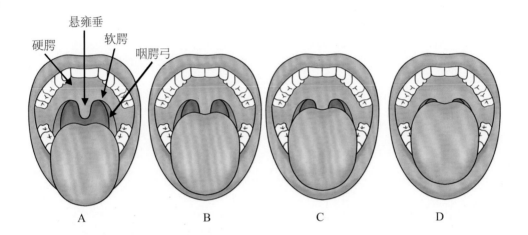

A:Ⅰ级可以看到软腭、悬雍垂、咽喉和咽腭弓;B:Ⅱ级可以看到软腭、大部分悬雍垂、咽喉和咽腭弓;C:Ⅲ级仅能看到软腭和悬雍垂的底部,插管很困难;D:Ⅳ级悬雍垂和软腭被遮盖,只能看到硬腭,插管非常困难。

图2-1-1　Mallampati 分级评估气道

3. 以下情况采用面罩通气可能有困难,应当考虑早期气管插管。

- 病人有较多胡须或肥胖、无牙齿。

- 有睡眠呼吸暂停的病史。

4. 儿童气管插管往往比较困难。

5. 如果发现困难气道,应立即请专家会诊。

## 二、气道管理器具

气管插管车或抢救盒内应常规配备以下器具,以备应急使用(见图2-1-2)。

## （一）喉镜

1. 弯舌片，适合放置于会厌谷。

2. 直舌片，适合直接挑开会厌。儿童的喉部更加向前向上；小儿的会厌相对更大，更软，因此可以使用直舌片。

## （二）气管插管

1. 常用气管插管尺寸，成年女性为7号，成年男性为7.5号。

2. 儿童气管插管尺寸＝（年龄/4）+4。

## （三）其他器具

1. 鼻咽通气管：依据不同个体的实际情况选择不同型号。

2. 口咽通气管：依据不同个体的实际情况选择不同型号。

3. 树脂探条：中空树脂探条。

4. 球囊面罩：依据病人脸型选择不同大小的面罩。

5. 喉罩：70kg的成人常用4号。

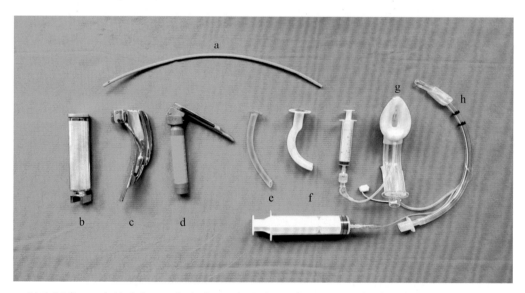

a：树脂探条；b：喉镜手柄；c：弯舌片；d：直舌片；e：鼻咽通气道（各种尺寸）；f：口咽呼吸道（有各种尺寸）；g：喉罩，连注射器，用于充盈气囊；h：气管插管，配导丝和注射器，用于充盈气囊。

图2-1-2　气道管理器具

6. 麦氏插管钳。

7. 纤维支气管镜。

## 三、 操作方法

### （一）仰头提颏法和抬举下颌法

1. 仰头提颏法：如图2-1-3所示，用一只手放于病人前额，固定头部，另一只手的四个手指放在下颌，使头部略微上仰，轻轻将下颏向上向前抬起，然后拇指轻轻压住下唇，使口腔张开。

2. 抬举下颌法：如图2-1-4所示，将双手置于病人的两侧下颌关节处，用手指向上抬举下颌，使舌根上移，气道开放。

3. 注意：手法开放气道时，不可使颈部过度伸展，应当保护颈椎，以免二次损伤。

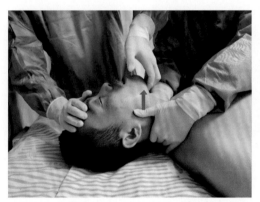 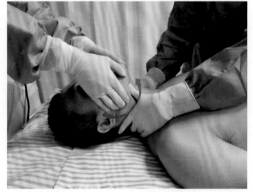

图2-1-3　仰头提颏法　　　　　　　图2-1-4　抬举下颌法

### （二）口咽通气道和鼻咽通气管应用

1. 口咽通气道使用方法：

■ 大小选择：一般以口角到耳垂的长度或者口唇中部到下颌角长度决定口咽通气管的大小，成人一般选择7～9号（见图2-1-5A）。

■ 操作方法：轻柔的放进气道；按照口咽的大致曲度平缓送入，或者先凹面向上插入（即朝向鼻子），然后在插入过程轻轻旋转口咽通气管，使其凹面向下，口咽通气管翼面贴近口唇，避免将舌体向后推移（见图2-1-5B和C）。

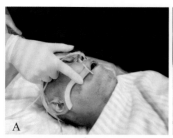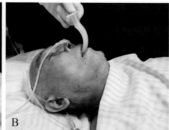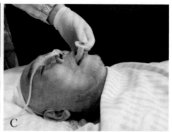

A:根据口角至下颌角的长度来选择合适大小的口咽通气道;B:插入口咽通气道,首先凹面朝上插入口咽通气管至口腔中部,然后旋转180°将口咽通气道完全插入;C:轻轻推入口咽通气道,直至边缘位于口唇。

图2-1-5　口咽通气管应用

2. 鼻咽通气道建立使用方法:

■ 大小选择:从鼻尖到耳垂的长度,成人一般选择28~32F。

■ 操作方法:先用液状石蜡将鼻咽通气管润滑,然后选择较大的鼻孔轻轻插入;应当注意沿着鼻咽的曲度平缓送入,而不是朝鼻甲后向上插入鼻咽通气管。

### (三) 面罩通气应用

1. 基本要点:

■ 根据病人需求及辅助人员数量,可以采取单手"C-E"手法或者双手方法进行面罩通气。

■ 当病人有自主呼吸时,面罩辅助通气可增加病人的潮气量,协助每次呼吸,保证足够的通气,也是气管插管前暂时快速改善氧合的常用方法。

■ 面罩应与皮肤密闭贴合,以利于面罩中的氧气直接输送给患者,不至于外漏。

■ 病人自主呼吸期间,应当在每次吸气开始时轻轻挤压呼吸球囊,以增加潮气量。

■ 给病人行球囊通气时,需观察每次正压通气时病人的胸廓隆起情况和呼气时面罩内是否有"雾气"(即呼出的潮湿气体),并观察血氧饱和度变化,以确定有效通气。

2. 单手面罩通气:

■ 单手面罩通气是最常用的辅助通气方法。

■ 常用"C-E"手法将面罩固定在病人面部(见图2-1-6A和B)。

● 中指、无名指和小指以"E"字形放在下颌骨上,固定病人下颌,并将下颌抬向面罩。

● 拇指和食指以"C"字形固定面罩,并保持面罩紧贴面部。

■ 病人镇静后或无自主呼吸时,左手以"C-E"手法固定面罩,右手挤压球囊以提供合适的潮气量。

3. 双手面罩通气：

■ 双手面罩通气方法需要两人配合完成，当难以用单手技术通气时可使用该手法。

■ 双手通气可以使面罩更紧密地扣在病人面部。

■ 其中一个人用拇指紧扣面罩，其他手指向上托举下颌骨；另外一个人挤压球囊提供所需的潮气量（见图2-1-6C和D）。

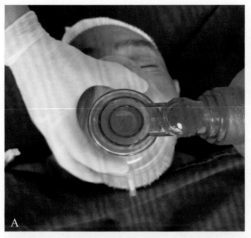
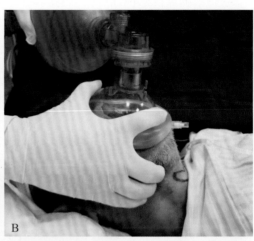
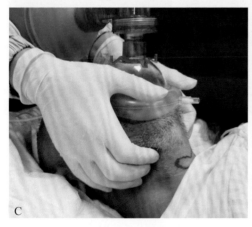
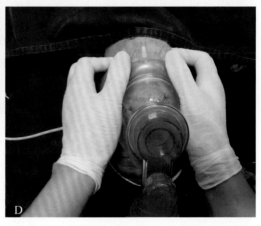

A："C-E"手法（俯视图）；B：使用"C-E"手法进行单手面罩通气（侧视图）；C：双手通气（侧视图）；D：双手通气（俯视图）。

图2-1-6　单手和双手面罩通气

### （四）喉罩的应用

1. 喉罩（laryngeal mask airway，LMA）用于临时建立声门上气道（不通过声带），并不是一种非常安全的通气方式。

2. 喉罩仅作为紧急气道处理方法，在"无法插管，不能通气"的情况下或需要紧急通气时使用。当发生喉痉挛时，由于上气道气流受阻，所以不适合使用喉罩。

3. 喉罩的大小应根据病人的体重选择，每个喉罩的外包装均有与体重对应的喉罩尺寸，70公斤成人常用4号。

4. 插入喉罩前确保与硬腭接触面得到良好润滑。

5. 用左手抬起下颌骨，打开病人的嘴巴；用右手握住喉罩，并用食指沿着硬腭和舌面推送喉罩，当喉罩通过舌根并位于喉部时，喉罩将"弹入"到位（见图2-1-7）。

6. 如果喉罩定位正确，正压通气时可以看到胸廓起伏，并且在吸气压最小时可听到漏气音。

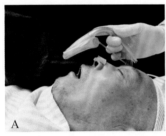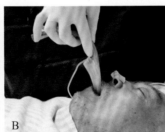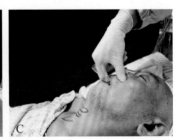

A：握住喉罩；B：推送喉罩沿口腔进入咽部；C：当喉罩通过舌根并且抵住喉头时，LMA将"回弹"到位。

图2-1-7　喉罩置入方法

### （五）直接喉镜气管插管技术

1. 病人体位：为了便于气管插管，应使病人颈部固定，头部伸展、略微弯曲后仰，使口腔、咽部和喉部在同一轴线上，即"嗅物体位"（sniffing position），以便充分暴露声带；体位摆放上应保持外耳道和胸骨处于同一水平面上（见图2-1-8）。儿童由于头部较大，平卧时气道前屈，气管插管前应在背部垫一块约3cm厚的背板，抬高胸部，使气道平直，以便显露声带，顺利插管。

2. 病人位置：病人的头部位置应尽可能移至床头，靠近持喉镜者；病床高度应调整至喉镜操作者剑突水平，以便操作者得到喉部最佳视野。

3. 颈椎保护：如果不能排除颈椎损伤（即存在脊柱骨折或脊髓损伤的潜在风险），

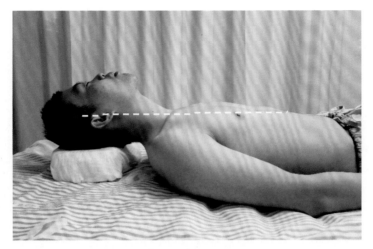

图 2-1-8 气道插管病人体位

插管过程中应尽量减少颈部的运动,使颈部保持在居中位置。

4. 喉镜选择:弯舌片是直接喉镜插管中最常用的舌片。

5. 推开口腔:右手用"剪刀手"动作轻轻按压下门牙、前磨牙和下颌,轻轻推开口腔(见图2-1-9A);一定要在病人嘴巴张开的时候保持嗅物体位;避免直接施压给门牙和颌面,这个动作无助于病人张口(见图2-1-9B)。

5. 暴露声带:左手持喉镜,用弯舌片将病人舌头拨向左侧,并推进弯舌片,直到尖端位于会厌部,可以在喉镜的光照下看见声带(见图2-1-10),注意不要把病人的牙齿当作喉镜的支点。

6. 插入导管:当看到声带时,将气管导管送过声带,然后让助手移除管芯,继续将气管导管送4～5cm,或者导管尖端至门齿18～22cm。

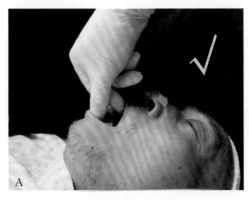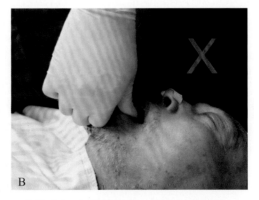

A:正确做法,以"剪切手"动作打开口腔;B:不要将手指放置在门牙上施压打开口腔。

图 2-1-9 打开口腔正确与错误的手法

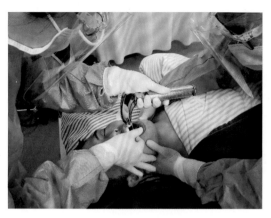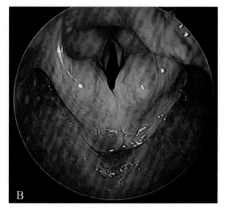

A:左手持喉镜,用弯舌片将病人舌头拨向左侧;B:肉眼直视下看到声门,将气管导管推送通过声带。

图2-1-10　应用直接喉镜气管插管

7. 核实位置:通过侧流式分析仪或比色仪检测呼气末$CO_2$,确认气管导管的位置;也可以通过听诊双侧呼吸音和上腹部气过水声来判断气管插管位置。

8. 充气固定:将气管导管气囊充气,然后固定气管插管,并连接呼吸机。

9. 气管插管过程中应当尽量保持所有物品干净整洁。

### (六) 应用可视喉镜气管插管

1. 可视喉镜是一种连接光纤镜头的改进型喉镜舌片。

2. 应用可视喉镜更加直观,对于无法获得理想体位的病人,可以更加快速地找到声门。

3. 对于有经验的操作者来说,虽然可视喉镜并未提高创伤急救病人首次插管的成功率,但有助于减少颈椎损伤病人的颈部活动,临床上可作为选择。

### (七) 药物辅助气管插管流程

1. 与常规气管插管有所不同,创伤病人受头面部损伤、疼痛、紧张等多种因素影响,常难以插管成功,需要使用镇静剂与肌松剂协助下插管,流程如图2-1-11所示。

2. 药物辅助气管插管有一定的风险,应当有上级医师的指导,并做好环甲膜切开准备。

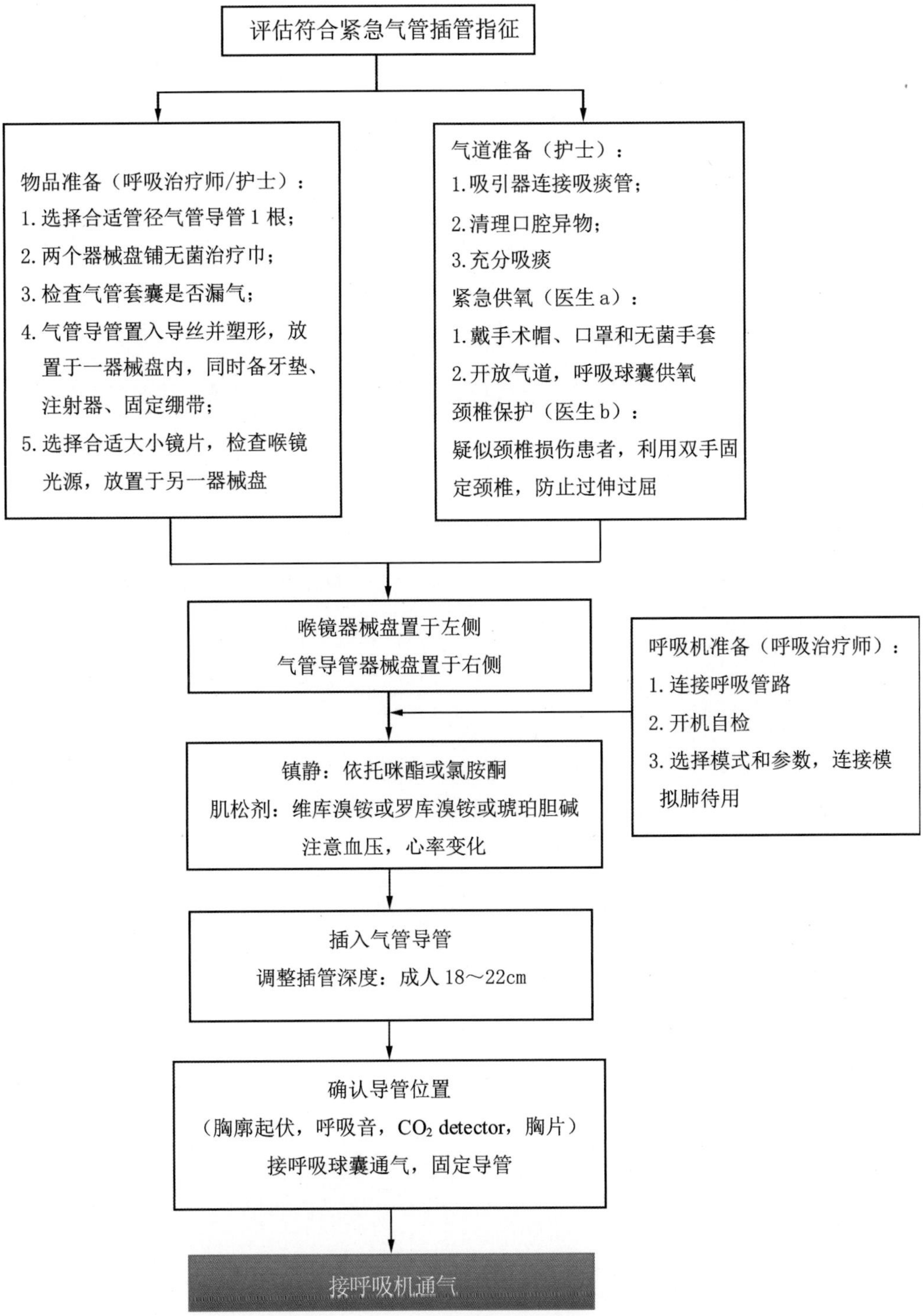

评估符合紧急气管插管指征

物品准备（呼吸治疗师/护士）：

1.选择合适管径气管导管1根；

2.两个器械盘铺无菌治疗巾；

3.检查气管套囊是否漏气；

4.气管导管置入导丝并塑形，放置于一器械盘内，同时备牙垫、注射器、固定绷带；

5.选择合适大小镜片，检查喉镜光源，放置于另一器械盘

气道准备（护士）：

1.吸引器连接吸痰管；

2.清理口腔异物；

3.充分吸痰

紧急供氧（医生a）：

1.戴手术帽、口罩和无菌手套

2.开放气道，呼吸球囊供氧

颈椎保护（医生b）：

疑似颈椎损伤患者，利用双手固定颈椎，防止过伸过屈

喉镜器械盘置于左侧

气管导管器械盘置于右侧

呼吸机准备（呼吸治疗师）：

1.连接呼吸管路

2.开机自检

3.选择模式和参数，连接模拟肺待用

镇静：依托咪酯或氯胺酮

肌松剂：维库溴铵或罗库溴铵或琥珀胆碱

注意血压，心率变化

插入气管导管

调整插管深度：成人18～22cm

确认导管位置

（胸廓起伏，呼吸音，$CO_2$ detector，胸片）

接呼吸球囊通气，固定导管

接呼吸机通气

图2-1-11 药物辅助气管插管流程

## 四、 常见问题与风险提示

1. 只关注和依赖血氧饱和度监测数值,而低估了危险气道的存在延迟了气管插管。

2. 低估了困难气道的难度,花费较长时间建立人工气道,其间出现的低氧血症给病人造成二次损伤。

3. 选择的通气方法不当,有些病人只需口咽或者鼻咽通气管即可改善通气,无须气管插管。

4. 对颅底骨折和鼻骨骨折的病人,插入鼻咽通气管时,可能加重损伤,应当避免。

5. 给清醒病人放置口咽通气管时,可导致恶心呕吐、气道阻塞,对于头面部和颈部损伤病人应特别注意。

6. 粗暴推送口咽通气管和喉罩,容易导致舌根后坠、原有口咽损伤和出血加重,进而引起或加重气道阻塞。

7. 抢救车中有关气道管理的器械和药品不齐全,特别是缺乏镇痛和肌松药物,常导致气管插管失败。

8. 错误地用喉镜撬开或用手指掰开病人口腔,导致牙齿和上下颌损伤。

9. 忽视颈椎保护,加重颈部损伤。

10. 儿童头部较大,去枕平卧时,气道向前屈曲较为明显,应当注意垫高颈部和胸背部,使头部后仰,气道平直,始终保持头部居于正中位置。

# 第二章　环甲膜穿刺与切开技术

## 一、基本原则

### （一）基本理念

1. 环甲膜穿刺或切开是创伤急救过程中气道管理的重要措施,是创伤专业医生、急诊科医生必须具备的基本技能。

2. 环甲膜穿刺或切开是气道开放应急技术,通常情况下,应当先做好气道评估,并尝试常用方法开通气道;对于危险气道,应做好准备随时实施环甲膜切开;事先有理念、有预估、有准备,是获得成功的关键所在。

3. 对于成人和年龄较大的儿童(12岁或以上),常首选环甲膜切开术建立急诊外科气道。

4. 12岁以下的儿童,是环甲膜切开术的相对禁忌证。因为小儿气管的直径小,环甲膜切开术可能损伤喉部和周围结构,并导致气道狭窄;当常规气道支持技术失败时,环甲膜穿刺或者直接将针插入气管环之间进行经皮经气管针通气(percutaneous transtracheal needle ventilation,PTNV)是儿科患者紧急气道管理的首选。

### （二）应用指征与禁忌证

1. 应用指征:

■ 经口气管插管或经鼻气管插管失败又无法通过其他替代方法(如喉罩通气)时,环甲膜切开是紧急气道开放的首选方法。

■ 严重的颌面创伤、大的颈部血肿、喉部创伤或喉头水肿是环甲膜切开的常见适应证。

■ PTNV可用于所有年龄段,但其主要适用于婴儿以及10～12岁的儿童。

2. 禁忌证:

■ 环甲膜切开不适用于儿科创伤病人,尤其是8岁以下儿童。

■ 环甲膜远端怀疑气管横断的病人。

■ 相对禁忌证包括较大的颈前肿胀或血肿、广泛的颈前部皮下气肿和凝血病。

185

## 二、前期准备

### （一）解剖定位

1. 环甲间隙位于甲状软骨和环状软骨之间，由环甲膜覆盖，成人该间隙宽2～3cm，高约1cm。环甲肌覆盖环甲膜的侧面部分，因此只有膜的中间部分（横向和垂直方向上约1cm）直接位于皮肤下方（见图2-2-1），是环甲膜穿刺和切开的最佳部位。

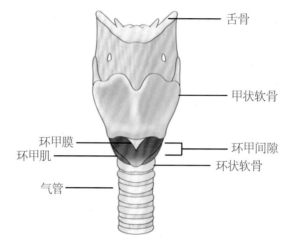

舌骨

甲状软骨

环甲膜
环甲肌

环甲间隙
环状软骨

气管

甲状腺和环状软骨之间的大部分空间被环甲肌所覆盖。中间不被肌肉覆盖的环甲膜部位是环甲膜切开的位置。

图2-2-1 喉部和环甲膜的解剖

2. 声带位于甲状软骨中，距离环甲膜上缘约1cm。环甲膜切开时声带容易损伤。

### （二）器具与物品

1. 环甲膜穿刺和经皮经气管针通气：

■ 在任何标准配置的ICU或急诊室抢救病人时，紧急情况下可以使用任何已有的穿刺器具进行环甲膜穿刺和PTNV。

■ PTNV的基本设备包括12-18G血管穿刺套管、10mL注射器、氧气源和氧气管；建议紧急气道推车应配备PTNV所需的所有用品。

■ 可以使用商业环甲膜穿刺套件（见图2-2-2）。

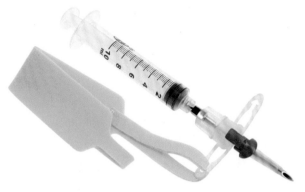

图2-2-2 环甲膜穿刺套件

2. 环甲膜切开技术：

■ 经皮穿刺技术器具包括手术刀、空心针、注射器、导丝、扩张器和环甲膜切开导管。

■ 外科切开技术器具包括手术刀、组织牵开器、血管钳、组织剪、镊子、气管拉钩以及各种尺寸的内套管和气切导管等(见图2-2-3)。

■ 可以使用各种环甲膜切开套包。

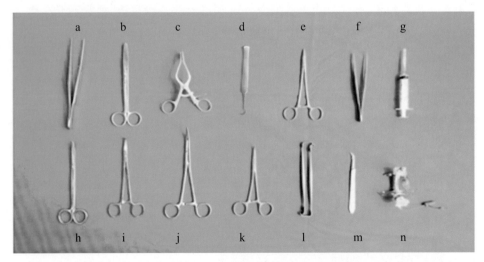

a:长镊子;b:线剪;c:乳突牵开器;d:气管钩;e:持针器;f:尖镊子;g:10mL注射器;h:精细组织剪;i:直角钳;j:气管扩张器;k:血管钳;l:组织拉钩;m:手术刀;n:气管套管。

图2-2-3 开放式环甲膜切开术器械

3. 其他器具：

■ 应准备好吸痰管、照明器具和呼气末$CO_2$检测器。

- 氧气管连接器、氧气管道、Y形连接器、氧气管三通旋扭。
- 氧气源(壁装插座、氧气罐、呼吸机氧源)。
- 球囊面罩。

## (三) 体位与体表定位

1. 如果已排除颈椎损伤,颈部应伸展使喉部向前。

2. 如果未排除颈椎损伤,则必须保护颈椎,可保持颈部处于居中位置,避免过伸。

3. 利用体表解剖标志识别环甲膜部位(见图2-2-4)。

- 甲状软骨切迹很容易在瘦弱的患者中看到或摸到。

- 沿着中线触摸至甲状软骨下端柔软区域,甲状软骨和环状软骨之间的柔软空间是环甲膜,即环甲膜切开的位置。

4. 对于颈部严重创伤导致巨大血肿或肥胖的病人,尤其是颈部短而粗的病人,可以采用"四指法"识别环甲膜的位置(见图2-2-5)。

- 医生的四个手指并排,小指放在病人的胸骨切迹,食指上方中线附近区域即为环甲膜位置。

- 需要注意的是,由于每个病人的颈部长度不一致,"四指法"可能不够准确,应当将"四指法"与触摸方法结合以判断环甲膜位置。

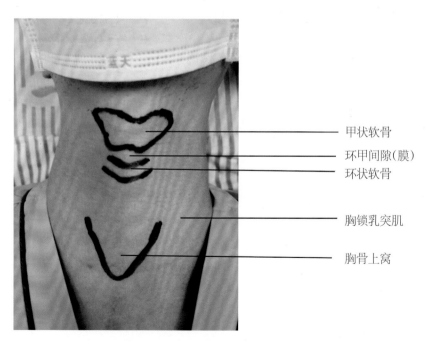

甲状软骨

环甲间隙(膜)

环状软骨

胸锁乳突肌

胸骨上窝

图2-2-4　颈前区体表解剖结构

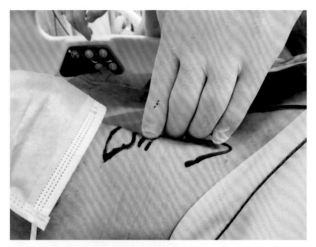

将小手指尖端放在患者的胸骨上窝,食指尖所指即为环甲膜位置和切口位置。

图2-2-5 "四指法"定位环甲膜位置

5. 对于婴幼儿,喉部突出未发育,甲状软骨不易被识别。识别环甲膜的最好方法是先确定气管环,然后触诊定位环状软骨的突出部位,环甲膜位于环状软骨的上方。如果无法识别环甲膜,则可以直接将针插入气管环之间进行PTNV。

## 三、操作技术

### (一) 环甲膜穿刺和PTNV

1. 如果时间允许,应做常规消毒、无菌准备和手术铺巾。

2. 环甲膜穿刺时,用非优势手稳定甲状软骨,用优势手的食指识别环甲膜。

3. 将装有10mL生理盐水的注射器连接到适当大小的套管针上。以30°～45°角朝向足侧将套管针插入气管环之间或环甲膜内(见图2-2-6)。用手术刀(11号刀片)在皮肤上作一小切口以便套管针插入。

4. 用注射器带负压进针,注射器吸到气泡,表明针头进入气管。固定针头、推送套管,直到穿刺套管与皮肤齐平。将针头和注射器退出,仅将套管留在原位并固定。

5. 套管放置成功后,将其与带侧孔的氧管连接,吸气时封堵侧孔,呼气时松开;也可以连接于带Y形接头的氧管,吸气时封堵Y形头另一侧,呼气时松开(见图2-2-7)。

6. 套管可以连接到氧气源、球囊面罩或喷射通气等装置进行机械通气。

7. 一旦套管放置成功并建立PTNV,应密切观察气道套管有无扭曲或移位、颈部皮下是否气肿(如果有气钟,则表明套管可能脱落至皮下)或颈部有无明显出血。应根据临床指标及血气分析结果评估 PTNV 的有效性。如有必要应尽快进行胸部 X 线检查。

8. 应尽快将 PTNV 替换为正式的气管内插管或气管切开置管,通常要在几小时内完成。对于颅内压增高的病人尤其重要,因为 PTNV 常会引起二氧化碳潴留。

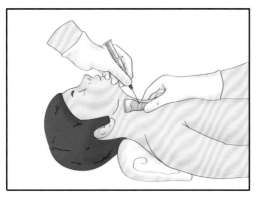
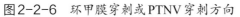
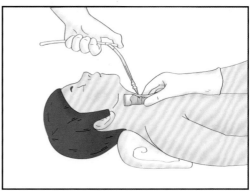

图 2-2-6　环甲膜穿刺或 PTNV 穿刺方向　　　图 2-2-7　套管与氧管连接,进行通气

## (二) 外科切开技术行环甲膜置管术

1. 用食指和拇指固定甲状软骨,使皮肤绷紧。

2. 在环甲膜上做一个长约 3cm 的纵向切口,纵向切口能降低颈前静脉意外受损和出血的风险;也可选择横切口(见图 2-2-8A)。

3. 用组织拉钩暴露切口,观察或触摸中线下方的环甲膜,用手术刀将环甲膜横向切开,尽可能沿着环状软骨的上缘切开,以免损伤环甲动脉。

4. 将气管拉钩置于环甲膜切口上方,向病人的头侧拉起(见图 2-2-8B)。

5. 先将气切套管套于引导管上,手持气管插管将其朝隆突方向送入(见图 2-2-8C)。

6. 将引导管拔出,注意固定气切套管,以免被带出(见图 2-2-8D)。

7. 使用 10mL 注射器给气囊充气,并使用呼气末 $CO_2$ 检测器和听诊双侧肺部呼吸音等方式确认套管放置在气管内。用缝线和(或)扎带固定套管。

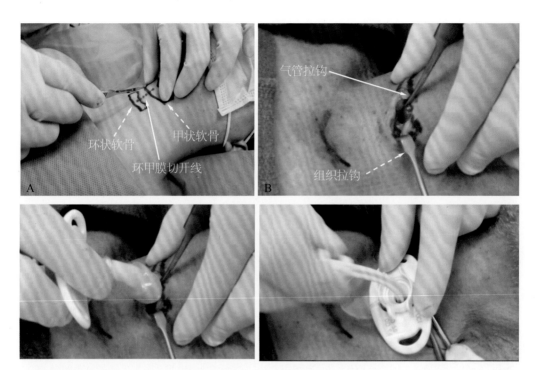

A:在环甲膜上做一个长约3cm的纵向切口(红色虚线所示);B:用组织拉钩暴露切口,用手术刀将环甲膜横向切开;C:手持气管插管或气切导管,将导管朝隆突方向插入气道;D:将气切套管引导管拔出,固定气切套管。

图2-2-8　外科切开技术行环甲膜置管术

### (三) 经皮穿刺技术行环甲膜置管术

1. 利用体表解剖标志或四指技术确定甲状软骨和环状软骨。

2. 稳定甲状软骨,并绷紧皮肤,用手术刀在环甲膜前方做较小的(长5~10mm)垂直皮肤切口。

3. 将连接注射器的穿刺针朝向隆凸穿过环甲膜进入气道,穿刺针与皮肤成45°角(见图2-2-9A)。

4. 保持负压进针;如果有时间,注射器应抽吸生理盐水;通过穿刺过程的落空感和注射器抽出气体确认穿刺针已经进入气道。

5. 将套在穿刺针上的导管推入气道,然后取下针头和注射器,将导丝送进气道(见图2-2-9B)。

6. 将引导管套入环甲膜切开套管内,并沿导丝送入气道。

7. 一旦环甲膜切开套管放置完成,将引导管和导丝一起移除,保留套管在原位。

8. 如前面所述,确认套管位置正确,并将其固定在皮肤上。

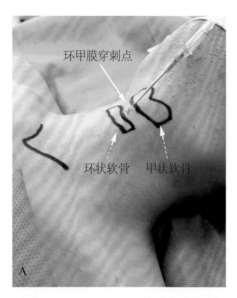

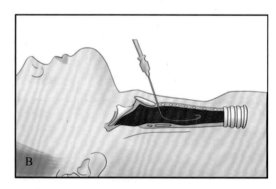

A:穿刺针与皮肤成45°角,在确定的穿刺点朝气管隆突方向进针;B:通过穿刺针吸出气泡,表明到达气道,沿着穿刺针置入引导导丝。

图2-2-9　经皮穿刺技术行环甲膜置管术

## 四、常见问题与风险提示

1. 对于颈部粗短或颈部有大血肿的患者,环甲膜切开可能比较困难。

2. 应根据医生的技术熟练程度和经皮套件的可用性来选择外科切开或经皮穿刺技术。

3. 不要担心皮肤切口过大,有时过于保守的皮肤切口有可能妨碍导管进入气道。

4. 在环甲膜下方做皮肤切口,有可能遇到甲状腺峡部,并且引起出血。如果皮肤切口太高,导管进入甲状舌骨肌间隙而不是环甲膜,则可能导致声带损伤。

5. 为了避免导管进入皮下组织而不是气道,可利用气管钩开放和固定气管,并直接观察导管进入气道。若使用经皮穿刺技术,当针头前进时吸出空气或水泡,则表明已经进入气道。

6. 气管后壁穿孔是一种严重的并发症。在外科切开技术中,不要将手术刀过深地切入环甲膜。

7. 一旦回抽到空气,就应该停止进针。勿沿垂直方向插入针头、任何器具或套管,应沿着气管解剖走行朝向隆凸方向插入。

8. 环甲膜切开可用于成人长时间留置人工气道,声门下狭窄的发生率较低。将环甲膜切开常规转换为传统气管切开的概念已经过时且不必要。

# 第三章 胸腔闭式引流管置入技术

## 一、 基本原则

### （一）基本理念

1. 严重多发伤往往合并胸部损伤，而张力性气胸、开放性气胸和大量血胸是影响循环与呼吸、严重危及生命的重要创伤类型，应当早期发现、早期处理。

2. 通过受伤机制、临床表现和体格检查，应当能够尽早发现胸部损伤；如果临床诊断有充分证据，则应立即予以胸腔穿刺闭式引流置管引流，不必因纠结诊断而做过多的检查，特别是当病人生命体征不稳定时。

3. 胸腔闭式引流的目的是尽早尽快缓解气胸、血胸对循环与呼吸的机械压迫，改善循环与通气，维持血压与血氧。因此，应当采用较粗的引流管，放置在胸腔较低的位置，充分引流，避免堵塞。

4. 所有创伤急救人员都应熟练掌握该项技术，不必等待专科医生完成操作。

### （二）基本要点

1. 少量气胸、无症状的气胸或血胸不需要置管，但在需要机械通气或者计划转运时，有发展为张力性气胸的风险，应考虑放置胸腔闭式引流管。

2. 胸腔穿刺置管过程中，应严格遵循无菌操作原则（使用口罩、无菌手套、手术衣和铺巾），防止发生感染。

3. 置管前，应给予一剂头孢唑林，但没必要进行更长时间的抗生素预防治疗。

4. 可通过外科切开或直接经皮穿刺的方法置入胸腔闭式引流管。

5. 推荐成年人使用28～32F引流管，通常选用28F引流量已经足够，儿童应参考Broselow条带尺选择合适的型号。

6. 对于大量血胸的病人，胸腔引流可以与自体输血同步进行。

7. 应尽快拔除引流管，以降低脓胸的发生风险。

## 二、前期准备

### （一）体位与定位

1. 病人体位：取仰卧位，手臂外展＞90°。

2. 穿刺位置：

■ 对于血胸、气胸病人，引流管位置通常选择在腋中线第5肋间水平（见图2-3-1）。

■ 男性通常对应乳头或稍偏上水平位置，女性则在乳房下皱褶水平位置。

■ 由于膈肌在呼气相时会上升到第6肋间水平，如果在较低的位置穿刺容易伤及膈肌，同时也可能会损伤肝、脾等腹腔内器官，而在较高的肋间则可能损伤腋窝及锁骨下血管。

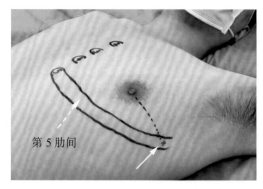

图2-3-1　胸腔穿刺体位与定位：穿刺点位于腋中线第5肋间水平（实箭头所示）

### （二）器具与物品

1. 如图2-3-2所示，准备必备的器具和物品；也可以采用商用穿刺引流包。

2. 准备好引流水封瓶或自体血回输装置。

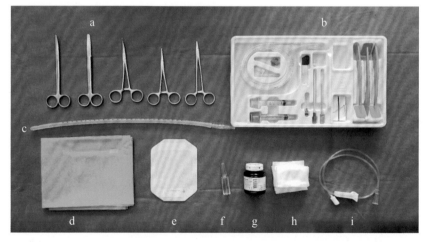

a：血管钳、剪刀、持针器；b：胸腔切开套件；c：28#胸腔引流管；d：无菌铺巾；e：无菌贴；f：利多卡因；g：消毒液；h：凡士林纱块；i：连接管。

图2-3-2　胸腔置管引流器具

# 三、 操作技术

## （一）切开方法行胸腔闭式引流管置入术

1. 操作医生应严格遵循无菌操作原则，戴手术帽和口罩，穿无菌手术衣，戴无菌手套等。

2. 用洗必泰消毒置管部位皮肤，紧急情况下，可以直接将碘伏泼洒在胸壁上进行消毒。置管部位四周应铺无菌巾，并使用标准的手术洞巾。

3. 用1%利多卡因逐层浸润麻醉至胸膜壁层，以达到足够的镇痛效果。

4. 在置管部位，沿肋骨做一平行切口，长1.5～2cm。

5. 不必在皮下组织中做隧道。引流管最好直接放入胸膜腔。

6. 操作时手持血管钳沿肋骨上缘，以"边推边旋"的方式进入，当感觉到"噗"样落空感，即表明进入胸膜腔。

7. 血管钳一边回退一边扩张皮下组织及肌肉，形成一条能容纳手指大小的通道（见图2-3-3A）。

8. 将手指伸入胸膜腔探查，并360°旋转以评估胸膜腔是否粘连（见图2-3-3B）。

9. 用血管钳钳住引流管末端的侧孔，用力将引流管插入胸膜腔，一旦引流管进入胸腔，立即松开并撤出血管钳，同时继续朝向肺尖和后背部方向边旋转边送入引流管（见图2-3-3C）。

10. 以360°旋转的方式送入引流管，可以降低管路打折和误入肺叶间裂的风险。

11. 对于成年患者，置管深度为8～12cm，并确保所有的引流孔都在胸腔内。

12. 用0号线将引流管固定在皮肤上。

13. 将引流管连接到20cmH$_2$O压力的负压引流瓶。

14. 后续应完善胸部X线检查，以确认引流管位置。

## （二）经皮穿刺胸腔闭式引流管置入术

1. 与切开方法类似，严格遵循无菌操作原则，用1%利多卡因进行局部麻醉。

2. 注射器抽取小许生理盐水，带负压缓慢穿过皮肤及肋间肌进入胸膜腔，如回抽出液体或气泡，即表明已经进入胸膜腔（见图2-3-4A）。

3. 穿刺时应紧靠肋骨上缘，以避免损伤肋间血管和神经，针尖方向可以稍微偏向肺尖后部。

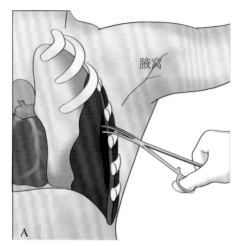

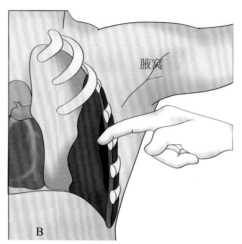

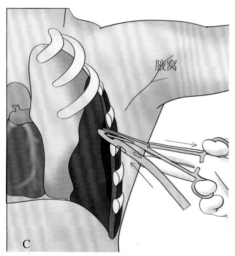

A：用血管钳在下肋上缘进入胸膜腔，边回退边打开血管钳进行扩张，以便在皮下组织及肋间肌之间建立一个通道；B：将手指插入胸膜腔，并沿胸壁进行检查以确保定位和排除粘连；C：一旦引流管进入胸腔，就松开并撤出血管钳，同时将引流管继续朝向肺尖后背部送入，深度可达8～12cm，并确保所有侧孔均在胸腔内。

图2-3-3　切开方法胸腔闭式引流置管术

4. 拔除注射器，顺沿穿刺针置入导丝（见图2-3-4B）。

5. 在皮肤上做一个比引流管直径稍大的切口。

6. 顺着导丝置入扩皮器（见图2-3-4C）。

7. 退出扩皮器，顺着导丝置入引流管，然后拔除导丝（见图2-3-4E）。

8. 用0号丝线固定引流管。

9. 将引流管连到20cmH$_2$O压力的负压引流盒（负压水封瓶）。

10. 完善胸部X线检查，确认引流管位置。

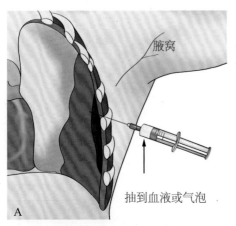

A

抽到血液或气泡

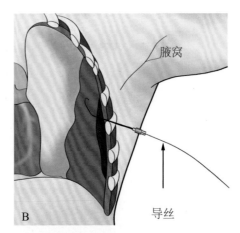

B

导丝

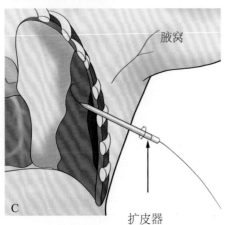

C

扩皮器

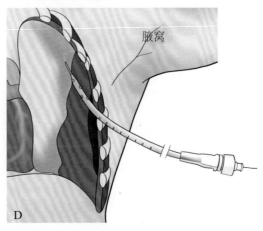

D

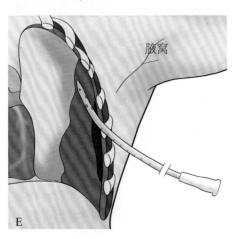

E

A:注射器抽取生理盐水,并连接穿刺针,在第5肋间隙,沿肋骨上缘进针,当回抽出液体或气泡,表明已经进入胸膜腔;B:顺着穿刺针置入导丝;C:顺着导丝置入扩皮器,扩张皮下组织及肋间肌;D:在导丝的引导下,朝向肺尖后部将引流管置入胸膜腔;E:退出导丝,并固定胸腔引流管。

图2-3-4　经皮穿刺胸腔闭式引流管置入术

## 四、 常见问题与风险提示

1. 对于特别肥胖的病人,推送胸腔引流管时,可能直接穿行于皮下脂肪,进入皮下(见图2-3-5)。

2. 穿刺点过低,如男性病人低于乳头水平、女性病人低于乳腺折痕位置,可能伤及膈肌、肝脏、脾脏,造成医源性损伤。

3. 穿刺点太靠近肋骨下缘,可能伤及肋间动脉,有时出血较为严重,需要外科处理。

4. 有过胸部创伤、胸廓切开术、胸腔感染病史的病人,可能存在胸膜粘连,胸腔引流管有可能穿入肺组织。置管前,手指探查胸膜,并尝试用手指钝性分离胸膜,将引流管放置于脏层与壁层之间,以免穿入肺组织。

5. 引流管进入胸腔后,应朝背部肺尖方向缓慢推送,并观察引流情况,如遇阻力或引流不畅,有可能是引流管进入到叶间裂或者打折了(见图2-3-6)。

6. 胸腔引流管置入过深,有可能形成扭结,导致引流不畅,对于正常体型的成人,引流管置入深度不宜超过12cm。

7. 胸腔引流管置入后持续漏气几乎均源于穿刺技术问题,应当查找所有可能发生漏气的部位。常见的漏气原因有:引流管侧孔露于胸腔外,皮肤切口过大、没有密闭缝合,引流管与水封瓶连接不严密。如果不存在操作技术问题,应当考虑到可能存在其他诊断,如严重的肺撕裂伤、气管支气管树损伤等。

8. 过粗的引流管(＞32F)无助于胸腔出血的引流,反而增加置管可能,并引起病人更多不适,对于气胸病人16F或18F管就足够了。

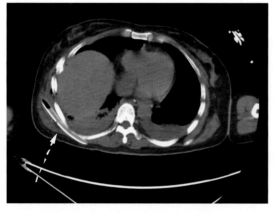

图2-3-5 引流管进入皮下脂肪

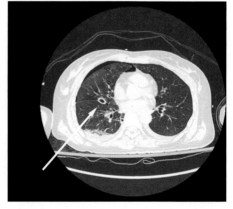

图2-3-6 引流管进入右肺叶间裂

9. 过细的引流管（如常用的胸腔穿刺猪尾巴导管）无益于缓解张力性气胸和大量血胸引起的血流动力学不稳定，且容易发生弯折阻塞。

10. 置管后，如果病人情况许可，应当在病人坐位、仰卧位、侧卧位时，鼓励咳嗽，协助肺复张，这有利于将胸腔积血在凝固前引流出来。

11. 胸部平片提示存在明显的胸腔残留积血时，应尽可能行CT检查，以明确诊断；胸部平片在诊断肺挫伤、肺不张、残余血胸方面均不可靠。

# 第四章 骨髓腔内通道建立技术

## 一、 基本原则

### （一）基本理念

1. 骨髓腔内通道（intraosseous，IO）输液技术是通过电动驱动器或者手动驱动器将带有针芯的穿刺针钻入长骨骨髓腔内或胸骨骨髓腔内，并与连通器和输液装置连接，进行输液的技术。

2. 通过 IO 输液技术进行输血输液并非常规做法，不建议常规使用，应严格把控应用指征。

3. 对于严重多发伤病人，如果血流动力学不稳定，不能快速建立外周静脉通道时，应考虑建立 IO。有关指南建议：如果静脉穿刺失败 3 次或开始尝试静脉穿刺时间超过 90 秒，则应考虑建立 IO。

4. 复苏所需的液体、血液制品及药物均可经 IO 输注，用药剂量与经静脉通路输注时一致。但输注腺苷酸、抗生素和苯妥英钠时，需要调整剂量。任何药物经 IO 输注前后都必须冲管。

5. 输液和输血的速度与 21G 静脉留置针相当，为 150～160mL/h。如输注时需要加压，可使用输液泵、加压袋或手动挤压。加压情况下，胫骨 IO 流量可达 4L/h，肱骨 IO 流量可达 6L/h，使用骨髓通道输血，约 15～30 分钟可输入一个单位浓缩红细胞。

6. 应在密切监护下进行 IO 输液。

7. 应尽快将 IO 替换为静脉通路。但有报道称，IO 可以安全使用 72 小时。一般而言，IO 使用超过 24 小时容易导致骨髓炎。

### （二）适应证

1. 在紧急、危及生命的情况下，若常规静脉通路无法及时建立，则应当尽快建立 IO 实行输血、输液。

2. 对于呼吸心搏骤停或严重休克的病人，可首选建立 IO，也可以与外周静脉通路同步建立。

## （三）禁忌证

1. 经骨髓腔内通道近端肢体骨折。

2. 经骨髓腔内通道局部严重软组织创伤。

3. 近端静脉损伤及穿刺部位感染。

4. 有右向左心内分流（病人容易发生脑脂肪栓塞）。

5. 有成骨不全、骨硬化、骨髓炎的病人。

## 二、 前期准备

### （一）器具与物品

1. 驱动装置：可以通过多种方式建立 IO。通常分为三种：电动驱动装置、手动置管专用针管和冲击置管装置。驱动装置的选择（手动、电动）视病人年龄与操作者经验而定。

- 1岁以下婴幼儿应考虑手动针管或电池驱动装置。

- 1岁及以上儿童、青少年及成人常选择电动驱动装置。

2. 骨内穿刺套包：市售的穿刺针套件以不同颜色区分。每个穿刺针套件均含穿刺针和套管针，针头的型号选择应视病人年龄和穿刺部位而定（见图2-4-1）。

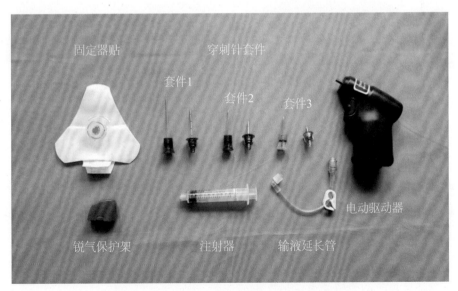

图2-4-1　骨髓内通道建立技术所用器具

201

- 穿刺针套件1：市售为黄色，主要用于成人肱骨上端穿刺。
- 穿刺针套件2：市售为蓝色，主要用于成人胫骨上端和股骨远端穿刺。
- 穿刺针套件3：市售为红色，主要用于成人胫骨远端和小儿穿刺。

## （二）解剖定位与病人准备

常用的穿刺部位有胫骨近端、胫骨远端和肱骨近端、股骨远端、胸骨、髂骨、内外踝等，最佳穿刺部位是胫骨近端。

1. 胫骨近端：
- 病人取仰卧位，膝部可以稍屈曲。
- 助手将病人的小腿固定，膝部垫一小枕。
- 触诊膝部下方胫骨结节。
- 以胫骨结节下方2指宽（约2cm）偏内侧的胫骨平坦部位作为穿刺点（见图2-4-2）。

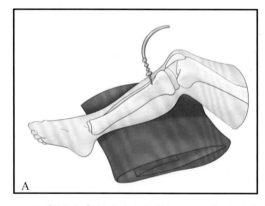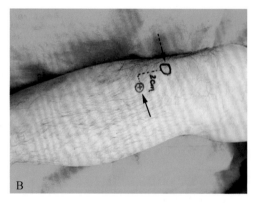

A：胫骨近端穿刺点（示意图）；B：胫骨近端穿刺点位于胫骨结节（粗隆）（虚箭头所示）下约2cm偏内侧处（实箭头所示）。

图2-4-2　胫骨近端穿刺点体表定位

2. 胫骨远端：
- 病人取仰卧位，下肢外展微曲。
- 外踝下方可垫一小枕，助手固定下肢。
- 触诊内踝，以内踝上方约三横指为胫骨远端穿刺点（见图2-4-3）。

2. 胸骨：
- 选择适用于胸骨的骨内穿刺设备。
- 病人取仰卧位。

202

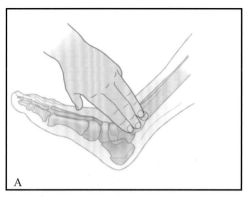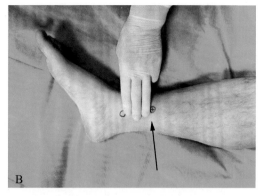

A:胫骨远端穿刺点(示意图);B:胫骨远端穿刺点位于内踝上方约三横(箭头所示)。

图2-4-3 胫骨远端穿刺点体表定位

■ 触诊胸骨切迹并以下方2cm的胸骨柄处作为穿刺点。部分设备生产商提供胸骨穿刺专用的引导贴片可以协助定位及置管(见图2-4-4)。

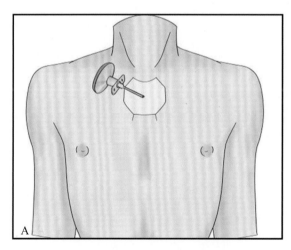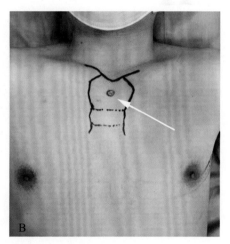

A:胸骨穿刺点定位(示意图);B:胸骨穿刺点位于胸骨柄,在胸骨上切迹下方2cm处(箭头所示)

图2-4-4 胸骨穿刺体表定位

3. 肱骨:

■ 病人取仰卧位,肘部内收肩部内旋,病人手掌放在肚脐处。

■ 触诊肱骨,肱骨大结节处即为穿刺点,在肩峰下2~3cm处。

■ 该部位仅限于骨骼成熟的青年及成年人,推荐使用电池驱动或弹簧式冲击装置(见图2-4-5)。

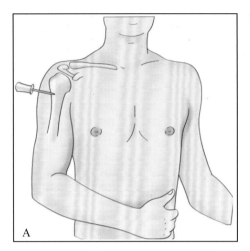
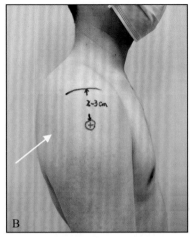

A：肱骨穿刺点（示意图）；B：肱骨穿刺点位于肱骨大结节处，即肩峰偏下2～3cm处（箭头所示）。

图2-4-5　肱骨穿刺点体表定位

4. 股骨远端：

- 该部位较少使用，因为在多数病人身上都难以触及骨性标志。
- 病人髋部轻度屈曲并外旋，膝部亦要轻微屈曲。
- 下肢伸展，取髌骨上界的上方2～3cm处为穿刺点，穿刺针在该水平处的正前中线进针（见图2-4-6）。

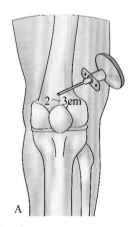
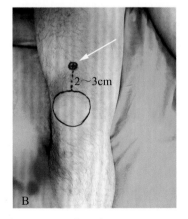

A：股骨远端穿刺点（示意图）；B：穿刺点位于髌骨上缘偏上2～3cm处（箭头所示）。

图2-4-6　股骨远端穿刺点体表定位

# 三、 操作技术

## （一）操作方法选择

1. 可以选择电动或手动方式建立IO。

2. 采用电动方式建立IO的成功率＞95%,置管操作时间通常不超过1分钟。

3. 对于心搏骤停或严重休克的危重病人,IO置管时无须局部麻醉。但对于清醒病人,需要进行局部麻醉。

## （二）电动方式

1. 检查器具、针头型号及电钻电池状态。

2. 将病人置于相应体位。

3. 选择穿刺部位,穿刺点用氯己定消毒。

4. 对清醒患者,在穿刺点及骨膜附近注射1%利多卡因3～5mL局部麻醉。

5. 将穿刺针插入套管针,并注意查看5mm标记点(见图2-4-7)。

5. 将电动驱动器与针头相连。

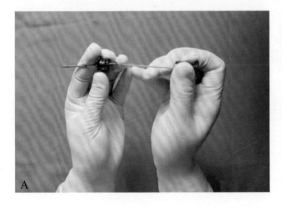 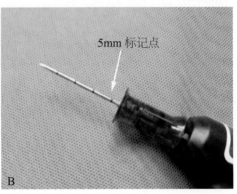

5mm 标记点

A:将穿刺针插入套管针;将穿刺针与驱动器连接,并检查5mm标记(箭头所示)

图2-4-7　穿刺针、套管针与电动驱动器的装配

6. 将针头垂直置于穿刺点的骨面上,按压开关,稍加压力,保持平衡,协助驱动器穿进骨髓腔内(见图2-4-8A),并确保在皮面上留有至少5mm空间。若难以穿入骨内,可在皮肤上作一小切口以便针头穿入皮下。

7. 在穿刺阻力突然消失时,释放开关,等待马达停转,逆时针旋转取出针芯。

8. 将套管针连接输液管路并回抽骨髓以确认置管是否成功(见图2-4-8B)。

9. 取生理盐水10mL冲管,覆盖无菌敷料。

10. 拔除穿刺针时,握住针柄并以旋转方式向外拔出针头,覆盖无菌敷料(见图2-4-8C)。

11. 穿刺针拔出后,应插入锐器保护架,以免造成医源性暴露损伤(见图2-4-8D)。

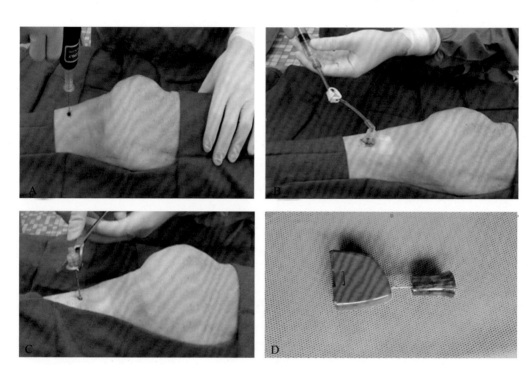

A:针管垂直于骨面,启动驱动器,稍加压力,保持平衡,协助驱动器穿进骨髓腔内;B:取出针芯,连接输液管,回抽可见骨髓;C:拔针时,夹紧针管,以旋转方式向外拔;D:将穿刺针插入锐器保护架。

图2-4-8 电动方式建立骨髓腔通道

## (三) 手动方式

1. 摆好体位,在穿刺点用氯己定消毒、利多卡因局麻。

2. 选择大小合适的针头(见图2-4-9A)。

3. 以扭转方式将针头穿入骨髓腔内,针头稍偏离膝关节,在垂直方向偏10°(见图2-4-9B)。

4. 当针头穿透骨皮质进入骨髓时会有突破感或阻力突然消失。

5. 旋开针盖并移除内芯,回抽得骨髓时提示置管成功。

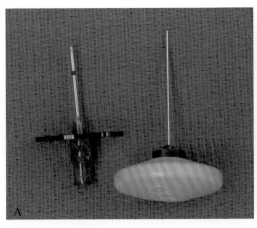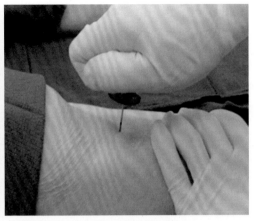

A：手动针管的组件（针管和针芯）；B：以扭转方式将手动针管穿入骨髓腔内。

图2-4-9　手动方式建立骨髓腔通道

6. 置管成功后，取10mL生理盐水冲管，覆盖无菌敷料。

7. 拔除针管的步骤同电动方式。

### （四）针管进入骨髓腔的指征

1. 针管钻入骨髓腔时，阻力突然消失。

2. 针管位置牢固，不松动。

3. 用注射器负压回抽，可以吸出骨髓。

4. 可以正常输注生理盐水，无阻力，也不会发生组织水肿。

5. 虽无法抽出骨髓，但输液正常无阻力，无局部水肿，也应视为置管成功。

## 四、常见问题与风险提示

1. 通常认为，IO是相对安全的，出现严重并发症的概率不足1%。

2. 成人或儿童均推荐尽量使用电动方法置入专用穿刺针。

3. 应当使用专用针管贴固定针管，以免针管移位，也应当使用两道固定贴固定输液管，以免输液管脱落。

4. 应当根据病人的体重、年龄和穿刺部位，选择不同大小的穿刺针套件，以免造成新的损伤和并发症。

5. 常见并发症包括针头位置异常、皮肤受压导致局部坏死、皮下或骨膜下液体渗出、骨髓炎、皮下脓肿及胫骨骨折、骨筋膜室综合征。出现脂肪栓塞的可能性极低。

6. 若 IO 留置超过 24 小时,则可能出现骨髓炎。

7. 儿童使用 IO 置管不会影响骨骼生长。

8. 经胸骨部位行 IO 置管时,如果穿刺针过长或置入过深,可能导致纵隔血管及心脏损伤,一般不建议使用。

9. IO 仅限于紧急使用,一旦建立其他静脉通道或病情稳定,应即停止使用。

# 第五章　复苏性主动脉内球囊阻断技术

## 一、基本原则

### （一）基本理念

1. 严重腹部创伤和骨盆骨折往往会导致较大动脉的破裂出血,病人可迅速出现严重失血性休克,危及生命;在控制损伤之前迅速止血,保持血流动力学稳定,保护重要脏器血供,创造手术条件,对于降低可预防的死亡率极为重要。

2. REBOA技术采用经股动脉置管途径,球囊放置在低位胸主动脉或腹主动脉进行临时阻断,作用机制类似于主动脉钳夹。将对大量腹腔出血和(或)严重骨盆骨折出血,具有一定的临时止血作用。

3. REBOA操作相对简单,经过训练,数分钟内可以完成,适合于急诊室、手术室及重症监护室使用;但不恰当的使用,可造成医源性损害,应用该技术的创伤救治人员应接受REBOA的规范化培训。

4. REBOA的目的是暂时止血,而不是治疗休克,应当抓紧时间,尽快实施确定性外科手术或介入手术止血。

5. 应严格把握REBOA适应证,选择正确的阻断位置,避免盲目使用。

### （二）适应证

1. 理论上,对于不可压迫止血的躯干部位出血病人,若合并低血压,危及生命,则均可使用REBOA技术。

2. 临床上主要应用于严重腹腔出血、严重骨盆骨折出血,且血流动力学不稳定的病人。

3. 扩大的适应证:

■ 心搏骤停。

■ 头部损伤病人,可以在颅内压监测的基础上,应用部分REBOA技术,以保障脑灌注。

- 非创伤的适应证,如产科出血、消化道出血。
- 院前应用。
- 用于肝后腔静脉球囊阻塞。

### (三) 禁忌证

1. 一般来说,心搏骤停病人应首选复苏性开胸术、胸内心脏按压及主动脉钳夹,而不是应用REBOA技术,但近年来有研究表明,部分心搏骤停病人使用REBOA技术可能获益。

2. 胸腔内出血、颈部血管损伤和面部出血。

3. 临床检查或放射影像学检查怀疑为钝性胸主动脉损伤的病人。

## 二、 前期准备

### (一) 定位分区

1. 按REBOA技术中球囊的放置位置将主动脉分为三个解剖区域(见图2-5-1):

- Ⅰ区:自左锁骨下动脉远端至膈肌水平之上,该区的体表解剖标志为胸骨中段。球囊放置在Ⅰ区将阻断膈肌以下全部血流。
- Ⅱ区:自腹腔干动脉至肾动脉水平(内脏血管区)。球囊放置在Ⅱ区将影响腹腔

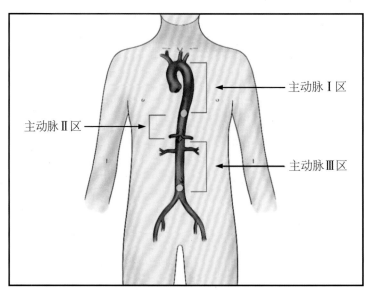

主动脉Ⅰ区

主动脉Ⅱ区

主动脉Ⅲ区

图2-5-1　根据REBOA的目的将主动脉分为三个区

脏器血供,应避免在此区对球囊进行充气。

■ Ⅲ区:自肾动脉水平至髂动脉分叉处。肾动脉开口位于L1～L2水平。髂动脉分叉位于L4水平,即Ⅲ区位于L2～L4,体表标志为肚脐。REBOA球囊放置在Ⅲ区将阻断骨盆及下肢血流。

## (二)物品准备

1. 市售REBOA套件:早期使用12～14F系统(见图2-5-2A),有两个腔,分别用于引导导丝通过和球囊充气,需要较大的动脉鞘配合使用。国内也有使用主动脉扩张球囊导管进行复苏性主动脉阻断的做法(见图2-5-2B),该导管与12～14F系统相近,都需要置入动脉鞘,并在导丝引导下放置,但管径更小。近年来新型7F系统设计更合理,动脉损伤更小,无须使用导丝,置入更快捷。

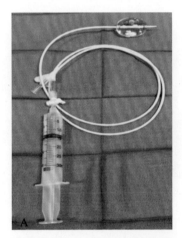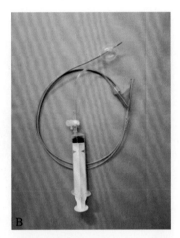

A:12～14F系统;B:主动脉扩张球囊导管。

图2-5-2 市售REBOA套件

2. 新型ER-REBOA导管:与7F鞘管配合使用。前端有J形设计,尾端有球囊充气端口和动脉测压端口,引导鞘用于将导管J形尖端捋直,协助导管穿越动脉鞘。根据导管上的白色刻度标记有助于判断置管深度。球囊部位X线下可以显影(见图2-5-3)。

3. 新型ER-REBOA套件包括球囊导管、穿刺套件、动脉鞘套件、导管固定件和注射器(见图2-5-4)。

4. 个人防护用品(帽子、手术衣、手套、口罩、眼罩)。

5. 带血管探头的超声机。

6. 无菌铺巾、无菌手套、手术刀、穿刺针、三通阀、缝合材料。

211

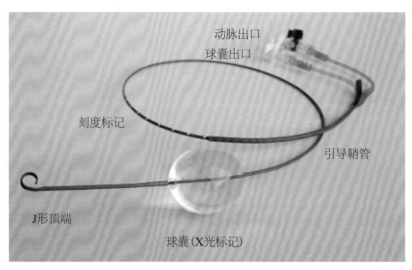

图2-5-3　无需导丝引导的ER-REBOA导管，与7Fr鞘管配合使用

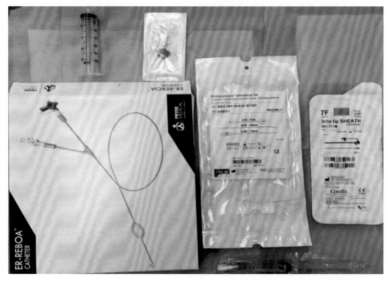

A:ER-REBOA球囊导管;B:动脉穿刺套件;C:动脉鞘套件;D:导管固定件;E:注射器。

图2-5-4　7F ER-REBOA套件

## 二、REBOA技术应用决策

### （一）应用时机决策

1. 在初步评估中,胸片、骨盆片和FAST检查极为重要,决定使用REBOA前应常规完成这些检查,以便决策。

2. 对于低血压,初始复苏有短暂反应或部分反应者,可以按以下流程选择治疗方案和REBOA球囊放置位置(见图2-5-5)。

■ 初始复苏有短暂反应或部分反应者,应尽快完成床旁X线检查,如果胸片提示有胸部损伤,则不应选择REBOA,如果病人血流动力学不稳定,情况危重,则可以考虑开胸手术。

■ 如果胸片检查无胸部损伤迹象,进一步参考FAST结果。如果FAST阳性,提示有腹部损伤出血,可以选择REBOA,并将球囊放置在Ⅰ区;如果FAST结果呈阴性,进一步参考床旁X线骨盆检查结果,如果提示严重骨盆骨折,说明出血的主要部位可能来源于骨盆,可以选择REBOA治疗,并将球囊放置在Ⅲ区。

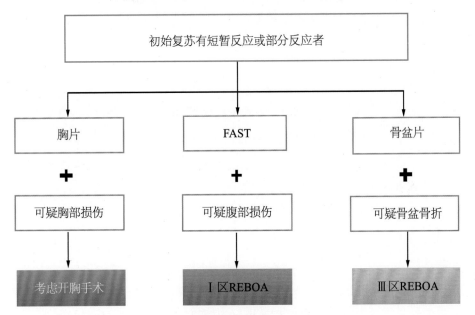

图2-5-5 REBOA应用临床决策流程图

3. 对于病情危急,血流动力学极不稳定和(或)初始复苏无反应的病人,只要没有禁忌证,可以直接选择Ⅰ区放置REBOA导管。

## (二) 放置部位决策

1. 若能立即行X线检查,可根据上述流程将REBOA球囊置于Ⅰ区或Ⅲ区,并在放置后及时复查胸片核实球囊位置(见图2-5-6)。

2. 若不能立即行X线检查,建议按照体表定位将REBOA球囊可放置于Ⅰ区。

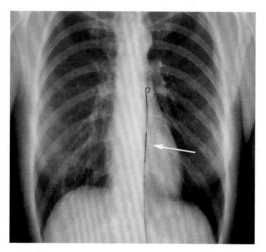

图2-5-6　经胸部透视或胸部X线片检查确认球囊位置(箭头所示)

## （三）不同放置部位的临床应用

1. Ⅰ区阻断：

■ 为默认阻断区域,一般情况下,如果无法确定腹腔或者骨盆出血,Ⅱ区和Ⅲ区难以界定,球囊放置位置可以首选Ⅰ区,阻断膈肌以下全部血流。

■ 阻断前,应行胸片检查,初步排除心脏损伤、胸主动脉损伤和胸腔出血等。

■ 阻断时间不应超过30分钟。

■ 复苏后应立即撤除,尽量减少膈肌以下脏器缺血时间。

2. Ⅱ区阻断：

■ 禁区。

3. Ⅲ区阻断：

■ 球囊放置于该区将阻断骨盆及下肢血流,有利于控制骨盆、会阴部出血。

■ 球囊锚定在腹主动脉的区间很小,需要X线或透视下确认位置。

■ 可阻断时间较Ⅰ区长。

■ 应当尽快过渡至介入手术或外科手术。

# 三、操作技术

## （一）置　管

1. 病人取仰卧位。

2. 可经左侧或右侧股动脉置入导管,取决于术者习惯和局部创伤情况。

3. 术者需佩戴全套个人防护衣物,按照标准流程进行腹股沟区的消毒铺巾。

4. 通过股动脉解剖标志确定穿刺部位或超声定位确定穿刺点。

5. 使用血管超声探头可以探及血管横切面,可见股动脉位于外上侧,较圆,超声探头下压不易变形;股静脉位于内下侧,形状宽扁,探头下压易变形(见图2-5-7)。

6. 建议采用超声引导下经皮穿刺方法进行穿刺、建立股动脉通道,如果病人血压低,难以判断股动脉位置,也可采取局部切口的方法显露股动脉(见图2-5-8)。

7. 采用Seldinger技术穿刺股动脉,并通过引导导丝将穿刺针置换为7F鞘管(见图2-5-9)。

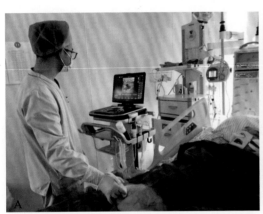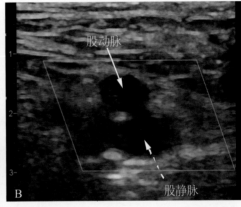

A:超声定位确定股动脉穿刺点;B:血管横切面超声图示股动脉(实箭头所示)和股静脉(虚箭头所示)位置。

图2-5-7 超声检查确定股动脉位置

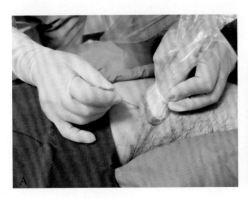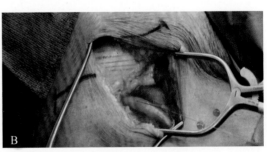

A:超声引导下股动脉穿刺置管;B:局部切开,显露股动脉,穿刺置管。

图2-5-8 经股动脉置入REBOA导管,两种置管方式

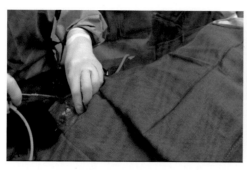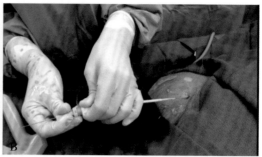

A：采用Seldinger技术穿刺股动脉；B：沿导丝置入动脉鞘（注意将内套管与鞘管扣紧）。

图2-5-9　采用Seldinger技术进行股动脉穿刺并放置动脉鞘

8. 测量REBOA置入长度：

■ 如果使用ER-REBOA球囊导管，由于球囊至J型顶端的距离较长，体表长度定位如下：

● 测量从穿刺点至胸骨切迹的距离，即为Ⅰ区的置管深度（见图2-5-8A）。

● 测量从穿刺点至剑突下的距离，即为Ⅲ区的置管深度（见图2-5-8B）。

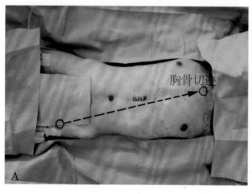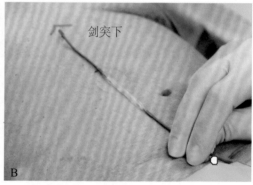

A：Ⅰ区置管深度体表定位；B：Ⅲ区置管深度体表定位。

图2-5-8　使用ER-REBOA球囊导管，测量导管置入长度

■ 如果使用12～14F系统或主动脉扩张球囊，由于球囊至顶端的距离较端，导管置入长度体表定位如下：

● 测量从穿刺点至胸骨中段的距离，即为Ⅰ区的置管深度，通常为46cm（见图2-5-9A）。

● 测量从穿刺点至脐部的距离，即为Ⅲ区的置管深度，通常为28cm（见图2-5-9B）。

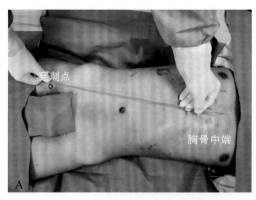
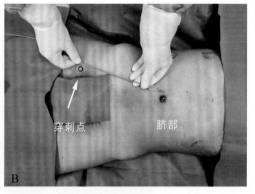

A：Ⅰ区置管深度体表定位；B：Ⅲ区置管深度体表定位。

图2-5-9　使用12～14F系统或主动脉扩张球囊导管，测量导管置入长度

9. 用30mL注射器负压抽吸导管的球囊，确保球囊内无气体。

10. 将导管J形端置于引导鞘管内，然后将导管连同引导鞘管一起穿入动脉鞘，当球囊部分穿过动脉鞘后，撕开引导鞘管，然后一边旋转一边继续推送导管至预定深度（见图2-5-10）。

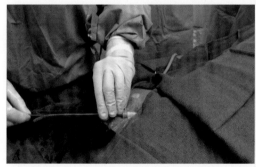
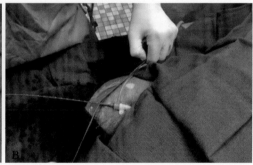

A：将REBOA导管J型端置于引导鞘内，将导管连同引导鞘一起穿入动脉鞘；B：撕开引导鞘管，一边旋转一边推送REBOA导管至预定深度。

图2-5-10　置入ER-REBOA球囊导管至预定位置

11. 如有条件，尽量进行床边X光检查，确定球囊位置。

12. 一旦确定位置正确，就应立即固定导管，确保球囊充盈前后导管位置不变（特别是球囊在Ⅰ区时）。

13. 用30mL注射器抽取24mL液体，最好是1/3造影剂和2/3生理盐水的混合液，如果没有造影剂，只用生理盐水也可以，球囊内充盈量根据产品说明书而定，最大量为24mL，以血压上升为度，宁少勿多（见图2-5-11）。

注意：充盈球囊前一定要考虑不同病人主动脉直径不同。

14. 确保导管和鞘管固定在病人皮肤上(见图2-5-12)。

15. 如情况许可,建议再次拍片或者超声检查确保位置正确(见图2-5-13)。

16. 标注主动脉阻断的时间并尽早进行确定性止血手术。

17. 球囊可以间断或部分放气以便寻找出血来源。

**注意:放气时球囊位置可能会变动,再次充气时阻断区域可能会改变。**

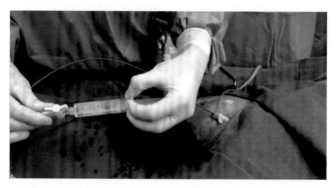

图2-5-11　用造影剂和生理盐水混合液或生理盐水充盈球囊

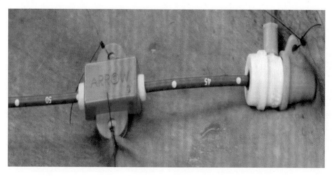

图2-5-12　将导管和鞘管固定于病人皮肤上

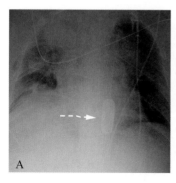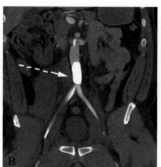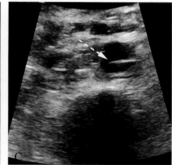

A:球囊在 I 区;B:球囊在Ⅲ区;C:超声证实球囊在主动脉内预定位置。

图2-5-13　再次拍片或超声检查证实球囊位置(箭头所示)

## （二）撤　管

1. 撤除前将 REBOA 导管球囊出口端与 30mL 注射器相连，注射器负压抽吸，将球囊内液体抽尽，一边旋转，一边回撤导管。如遇阻力，一定不能强行撤管，应明确原因后酌情处理。

2. 撤管后用肝素盐水冲洗鞘管，如鞘管内有血栓，则推荐造影检查，必要时请血管外科会诊，不可盲目向鞘管内注射液体。

3. 连续观察远端足背动脉脉搏，两侧是否对称，必要时监测远端肢体肌间隔室的压力。

4. 若临床情况许可，尽早拔除动脉鞘管以减低动脉血栓形成或发生栓塞的风险。

5. 对于 7F 及以下的鞘管，通常可以立即拔除并压迫止血。如病人情况稳定，凝血功能正常，拔除动脉鞘管后压迫 30 分钟，平卧 6 小时；对于凝血功能低下的病人，压迫止血时间应适当延长。

6. 若病人疑似出现假性动脉瘤或动脉损伤，应在拔管后进行超声检查或手术探查。

7. 对于局部切开股动脉置管的病人，特别是使用 12F 或以上粗管时，建议在手术室拔管鞘管，并建议观察血管是否破裂、血栓是否形成、血流是否通畅，然后决定血管缝合方式，必要时可行血管造影，并请血管外科会诊。

## （三）并发症

1. 动脉通路并发症：

■ 置管和拔管时都可能发生动脉内膜损伤和（或）血栓形成。

■ 警惕误穿股静脉，特别是心搏骤停或者休克时，难以判断股动脉和股静脉，有可能误穿入股静脉。

2. 球囊位置并发症：

■ 球囊位置不准确或移动，如放在 Ⅱ 区，可能导致肾动脉和肠系膜上动脉闭塞，发生远端脏器缺血。

■ 如选择 Ⅲ 区，球囊位置过低或下移可能导致髂动脉损伤。

3. 球囊充盈并发症：

■ 若球囊充盈过度可导致主动脉损伤，特别是对于有动脉硬化的老年病人。

■ 若球囊阻断时间过长，可导致球囊远端器官，如肾脏、肠道、肝脏和下肢缺血损伤。

- 若球囊间断松开或者外侧三通未关紧,可出现血压下降,出血加重。

4. 球囊导管和鞘管撤除并发症:

- 强行拔管,导致动脉损伤。

- 由于未用肝素,血流缓慢或停止,血栓可能存在于球囊下、髂动脉及其分支、下腔静脉、髂静脉,拔管时血栓容易脱落,应当特别注意。

- 拔管后穿刺部位可能持续出血和(或)假性动脉瘤形成、局部感染等。

### (四)部分性REBOA技术要点

1. 部分性REBOA技术是一种滴定式血管阻塞技术,采取逐渐阻断和逐渐开放或间断放开的方式实行主动脉的部分阻断,有助于平衡出血与缺血问题。

2. 施行部分REBOA技术过程中,应当严密监测阻断平面以上及以下的动脉血压和动脉脉搏,以指导球囊阻断程度和时间。

3. 每次充气微调0.5mL,以免球囊远端过多出血,避免血压下降、休克加重。

4. 阻断平面以上部位的血压应当按照"平衡复苏"理论,采取"允许性低血压"标准,调节球囊阻断程度。

5. 应防止放松球囊后,球囊迁移。

## 四、 常见问题与风险提示

1. 应当权衡REBOA技术的风险与病人的出血风险,只有在病人生命危急的情况下才考虑使用REBOA技术。

2. REBOA球囊的放置取决于出血部位,Ⅰ区为默认位置,但若放置时间较长,则可能导致灾难性后果。

3. REBOA球囊充盈后会增加胸主动脉压力,因此,胸腔内或颈部出血的病人不可使用。REBOA本身并无治疗作用,因此,不能替代紧急复苏性开胸手术。

4. 掌握腹股沟的解剖结构对于安全有效地进行置管非常重要。如果触及的股动脉搏动微弱,则需要超声引导动脉穿刺。

5. 股总动脉的进针点应该位于腹股沟韧带下方。常见的失误是穿刺点位于股浅动脉,导致下肢缺血,甚至有截肢风险。

6. 选择正确的球囊阻断位置,并注意观察球囊是否移位。

7. 球囊充盈时,若遇到阻力,应停止给球囊充液,过度充盈可导致球囊破裂或动脉壁损伤。

8. 鞘管可导致动脉损伤或横断,必须经常检查导管远端的供血,有条件时应尽早拔管。

9. 拔除鞘管前,应抽尽球囊内的气体,以免拔管时损伤动脉。

10. 根据鞘管型号大小判断是否可以直接拔除;一般情况下,直接拔除并压迫止血即可;若发现动脉损伤,应考虑进行切开取栓、动脉修复或旁路手术。

11. 密切观察大腿、小腿是否出现骨筋膜室综合征,如有异常,可适当放宽筋膜切开的指征。

12. REBOA的目的是暂时维持血流动力学稳定,确保重要脏器的血供,应继续给予适当的复苏,并将病人尽快送往手术室或介入室进行确定性止血手术。

13. 如果无标准的REBOA套件,可以使用主动脉扩张球囊,但应当注意充盈量至少应为8~10mL,最大不超过24mL,避免过度充盈损伤主动脉,可以一边充气一边观察血压,以血压上升为度。

14. 在病人搬动过程或者球囊减压时,由于囊内液体的重力作用,容易导致球囊移位,应当拍X线片或透视下核实球囊位置。

15. 体表固定完好,导管长度刻度没有变化,并不表明球囊没有移位。

16. 鞘管拔出后24小时应该常规进行超声评估穿刺部位,以尽早发现假性动脉瘤。

# 第六章　颅内压监测技术

## 一、 基本原则

### （一）基本理念

1. 对于闭合性颅脑损伤病人，二次损伤可能是致死或致残的重要因素。

2. 决定二次损伤严重程度的主要因素是血压和血氧。低血压和缺氧将导致脑组织氧供减少，并进而使颅内压（intracranial pressure，ICP）升高，脑灌注压（cerebral perfusion pressure，CPP）下降，致使脑损伤进一步加重。

3. CPP等于平均动脉压（mean arterial pressure，MAP）与颅内压的差值：

$$CPP＝MAP－ICP$$

4. 一般来说，CPP应当维持在合适的范围（60～110mmHg），以避免脑缺血，也可避免脑高灌注和（或）脑水肿。

5. 颅内压水平正常是维持有效脑灌注压的重要依据。

### （二）适应证

1. 美国脑外伤基金会（Brain Trauma Foundation，BTF）指南（2016）建议，在严重闭合性脑损伤（traumatic brain injury，TBI）的诊疗中应行颅内压监测，证据级别低（ⅡB级）。

2. 符合下述条件的严重闭合性脑损伤病人可能从颅内压监测中获益。

■ 经过紧急复苏后GCS 3～8分，且颅脑CT结果异常。

■ 颅脑CT结果正常，但至少符合下列标准中的2项：

● 年龄＞40岁。

● 单侧或双侧肢体运动障碍或呈特殊体姿。

● 收缩压＜90mmHg。

## （三）相对禁忌证

1. 禁忌证通常是相对的,且多与导管的放置有关。

2. 凝血功能异常,INR＞1.5,血小板计数＜100×10⁹/L。

3. 正在接受抗凝治疗。

4. 穿刺点周围有硬膜外血肿、感染,或有活动性骨髓炎。

# 二、 颅内压监测方式

## （一）颅内压监测方式选择

1. 一般而言,临床医师可以根据病人的具体情况,选择在脑实质内、脑室内、硬膜下或硬膜外等区域放置探头进行颅内压监测,但脑室内导管测压是目前最为精确的颅内压监测方式,可根据需要进行原位校准,也是目前颅内压监测的金标准。

2. 脑室内导管(或脑室外引流)既可用作颅内压监测,也可用作脑脊液引流。

3. 新一代的颅内压监测系统具有尖端换能器导管的测压功能,既可以放置在脑室内,又可以与体外颅内压监测仪连接,实时动态显示颅内压变化。

## （二）尖端换能器测压方式

1. 尖端换能器导管比脑室内导管更容易置入,且更安全,但其准确性会在几天后下降。

2. 当脑室内导管置入困难(如脑室狭窄或因占位效应出现脑室偏移)或凝血功能异常时,可选择尖端换能器导管进行测压。

3. 尖端换能器导管通常置于脑实质内,因其在蛛网膜下腔、硬膜下腔或硬膜外腔所获得的测量结果不准确,所以很少选用这些部位。

# 三、 前期准备

## （一）物品器具

1. 备皮器具、标记笔、头颅固定带。

2. 脑室钻孔所需要的主要配件,包括颅骨钻、11号刀片、剪刀等。

3. 根据选定的颅内压监测方式,选择合适的测压导管、测压外接装置和脑脊液收集装置。

## （二）病人准备

1. 除紧急情况需要立即行脑室引流和（或）测压外，凝血功能异常必须予以纠正，才能考虑颅骨钻孔置管。

2. 必须检测凝血酶原时间（prothrombin time，PT）、INR、APTT 和血小板。如有需要，应在操作前输注血小板或血浆以改善凝血功能，使 INR<1.5，血小板计数>100×10$^9$/L。

3. 应详细询问病人用药史，包括抗血小板药物（如阿司匹林、氯吡格雷）和抗凝药物（如华法林、利伐沙班）。放置脑室外引流管前应予以适当的纠正。

4. 为降低感染风险，可预防性使用抗感染药物，或使用有抗生素涂层的导管。

5. 在操作过程中，病人必须充分镇静，可用咪达唑仑 2～4mg、芬太尼 25～50g 静脉注射。

## （三）部位选择

1. 对于对称性脑损伤（如双侧额叶挫伤），一般在非优势半球侧（左侧脑室）进行颅内压监测（大多数人右侧大脑为优势半球）。

2. 如果一侧颅骨需行去骨瓣减压手术，会导致该侧颅骨缺失，则应选择另一侧半球的侧脑室进行颅内压监测。

3. 如果选择测压的一侧脑室是闭陷的，则可以将侧脑室内测压改为同侧脑实质内测压。

4. 特殊情况下可以根据专科医生意见，直接选择或者手术中选择脑实质内、硬膜下或硬膜外等区域进行颅内测压。

## 四、 脑室内导管测压技术

## （一）体表定位

1. 体位：病人头部取居中位，并稍微凸出床头，床头需抬高 15°～30°。

2. 标记：主要的体表标记包括鼻根点、颅骨中线（矢状窦的体表投影）、同侧耳屏线、同侧瞳孔中线（见图 2-6-1）。

3. 定位：柯赫尔氏点（Kocher's point）是置入侧脑室导管进行测压的标准位置，从该点置入导管时能避开上矢状窦和中央前回,使导管安全抵达侧脑室额角。

通常按以下方法确定柯赫尔氏点:

■ 颅骨中线:从鼻根点开始,沿颅骨中间画一条纵向线,即颅骨中线(见图2-6-1A)。

■ 耳屏线:在颅骨中线上,取距离鼻根点9～11cm的位置点或冠状缝前方1～2cm的位置点与同侧耳屏之间画一横线,即耳屏线(见图2-6-1B)。

■ 从瞳孔中点开始,画一条与颅骨中线平行的瞳孔中线,该线与耳屏线的交汇点即为柯赫尔氏点,柯赫尔氏点应该在颅骨中线外侧2～3cm,冠状缝前方1～2cm处(见图2-6-1C)。

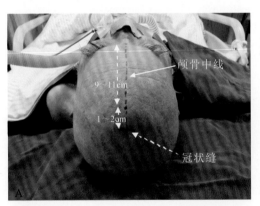

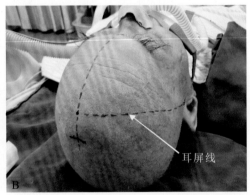

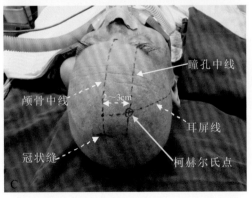

A:确定颅骨中线(实箭头所示);B:确定耳屏线(箭头所示);C:确定瞳孔中线(实箭头所示),该线与耳屏线的交汇点,即为柯赫尔氏点(黄色箭头所示),该点应该在颅骨中线外侧2～3cm。

图2-6-1 脑室内导管置入时柯赫尔氏点体表定位

## (三) 置管方向

1. 操作者应当熟知体表定位的意义和相应的重要解剖结构,如矢状窦、冠状缝、鼻根或同侧内眦和同侧脑室的位置。

2. 脑室额角是测压的常用位置(见图2-6-2A),也是测压导管尖端抵达的目标位置。

3. 导管置入方向：冠状面上，导管应偏向鼻根或同侧内眦侧（见图2-6-2B）；矢状面上，导管应指向两侧耳屏的连线方向（见图2-6-2C），有助于顺利抵达同侧脑室额角。

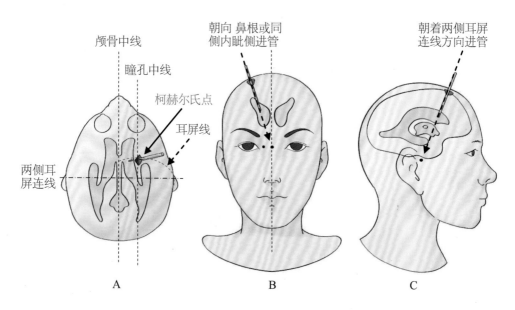

A：从柯赫尔氏点进管，朝脑室额角置管；B：冠状面上，导管应偏向鼻根或同侧内眦方向；C：矢状面上，导管应指向两侧耳屏的连线方向。

图2-6-2　脑室内导管置入方向

## （四）操作步骤

1. 物品准备：将所有需要的器材放置于无菌托盘备用。

2. 定位标记：如上所述，确定柯赫尔氏点。

3. 固定头部：可用绷带固定头部，以免操作时导管偏离方向，难以抵达脑室额角。

4. 感染防护：穿刺点周围常规备皮、消毒，无菌单覆盖（注意铺无菌单时不要遮挡定位标记）。操作者应严格遵循无菌操作规范，如穿戴无菌手术衣、无菌手套、外科口罩、护目镜和手术帽等。

5. 局部麻醉：清醒病人应予含或不含肾上腺素的1%～2%利多卡因沿穿刺路径逐层局部浸润麻醉，直至骨膜层。

6. 头皮切口：在柯赫尔氏点作1cm水平切口，直至骨膜层，用止血钳钝性分离骨膜层（见图2-6-3A）。

7. 建立孔道：手持颅骨钻垂直于颅骨表面进行钻孔（见图2-6-3B）。颅骨钻一旦穿透颅骨外板进入板障层，钻孔将变得简单；到达颅骨内板时，钻孔会变得困难起来，这时应特别小心,避免向下施压。

8. 钻孔完成后,用镊子清除骨屑,并用18号脊椎穿刺针探查钻孔,确认无残留骨屑。用脊椎穿刺针或手术刀片尖端切开硬脑膜,以便放置导管(见图2-6-3C)。

9. 准备导管:用生理盐水冲洗脑室内测压(引流)导管,并将探针插入导管管腔内。

10. 放置导管:在脑室内测压(引流)导管7cm标记处手持导管,并垂直于颅骨轻轻置入孔道,导管应朝向同侧内眦侧和两侧耳屏连线方向进入(即相当于朝向两侧耳屏连线的中点方向)(见图2-6-3D),置入深度约5cm或感觉到突破感时,提示已达到侧脑室额角。保留或移除导丝,继续将导管送入1cm以进入室间孔。导管置入深度应小于7cm,以免在置管过程中出现脑脊液过度引流。

11. 如脑脊液引流不畅,应做如下处理:

■ 先冲洗导管确保通畅。然后可向鼻根部或内眦赘皮的内侧适当调整引流导管。

■ 少数情况下,脑室内脑脊液压力过低也会导致脑脊液引流不畅,可以向导管中注入3~5mL无菌盐水,然后将床头调低,取下注射器,观察导管中是否有液柱波动,以判断导管是否在脑室中。

■ 如经过3次尝试仍无法引流出脑脊液,建议由有经验的医师操作,或者改为脑实质内颅内压监测。

■ 注意:在多次脑室内导管置入操作后,应行头颅CT以排查有无颅内出血。

12. 建立隧道:将套管针插入切口处,沿骨膜向头皮后侧穿行约5cm,随后穿出皮肤,形成一个皮下隧道。

13. 将导管远端与套管针末端相连接,牵拉套管针使导管穿过隧道,从另一出口拉出来(见图2-6-3E)。

14. 固定导管:至少在3个不同的点充分固定导管,以免脱出。

15. 连接系统:用无菌盐水注满导管,并将导管与外部引流系统连接,然后用无菌敷料覆盖。

16. 校零测压:调整采集系统的高度,保证换能器(传感器)与外耳道(耳屏)水平平齐,然后将脑室测压(引流)导管病人端关闭,进行校零。将脑室测压(引流)导管换能器端与病人端连通,可开始监测颅内压。这时,监视器上应显示正确的三相颅内压波。

17. 打开脑室外引流系统进行脑脊液引流。注意应在颅内压较低时进行脑脊液引流。

18. 完成脑室测压管置入（见图2-6-3F）；必要时可行头颅CT以评估脑室内导管位置以及神经损伤的进展情况。

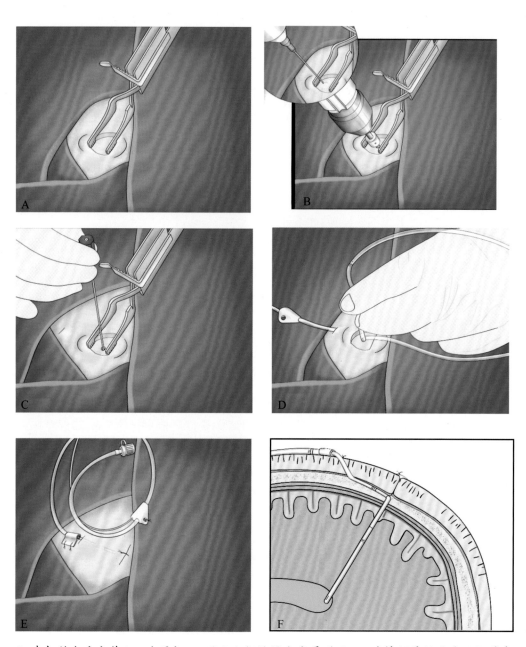

A：在柯赫尔氏点作1cm水平切口，用止血钳钝性分离骨膜层；B：手持颅骨钻垂直于颅骨表面进行钻孔；C：用脊椎穿刺针或手术刀片尖端切开硬脑膜；D：将脑室导管垂直于颅骨置入，朝向同侧内眦赘皮和耳屏线；E：建立头皮下隧道，将脑室导管从另一端引出，并固定；F：完成脑室测压管置入，外侧端连接测压装置。

图2-6-3 脑室内测压导管置入技术

## 五、 脑实质测压技术

### （一）螺栓型脑实质测压导管的置入方法

螺栓型脑实质测压是通过颅骨钻孔,将螺栓放置在硬膜外,然后将测压导管经过螺栓置入脑实质,进行测压的方法(见图2-6-4)。

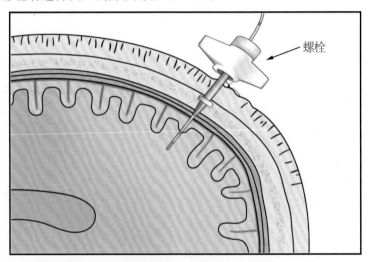

螺栓

图2-6-4　螺栓型脑实质测压导管的置入位置示意图

1. 根据病情,确定置管部位、消毒铺单、麻醉等,与上述基本相似。

2. 部位选择:颅内压监测螺栓导管可经柯赫尔氏点置入;由于不需要进入脑室,可以稍偏前外侧,以避开大的静脉。

3. 可按前述方法做头皮切口。

4. 连接颅骨钻,使用六角调节扳手,调节钻头的深度,锁紧钻头(见图2-6-5A)。

5. 按上述方法钻开颅骨,并使用无菌生理盐水冲洗。

6. 调节固定螺栓深度标识环,控制其置入深度(见图2-6-5B)。

7. 将螺栓旋进钻开的颅孔,打开螺帽,使用螺栓引导针刺穿硬脑膜,形成脑实质通道(见图2-6-5C)。

8. 使用无菌生理盐水冲洗螺栓,将归零后的测压导管放入螺栓,导管4cm处有一个刻度标识点,表示导管置入深度(见图2-6-5D)。

9. 将导管再向脑实质内置入1～3cm,置入完成后,锁紧螺帽(见图2-6-5E)。

10. 缝合切口,覆盖敷料,完成操作(见图2-6-5F)。

11. 按说明书操作要求将测压导管与颅内压监测设备连接。

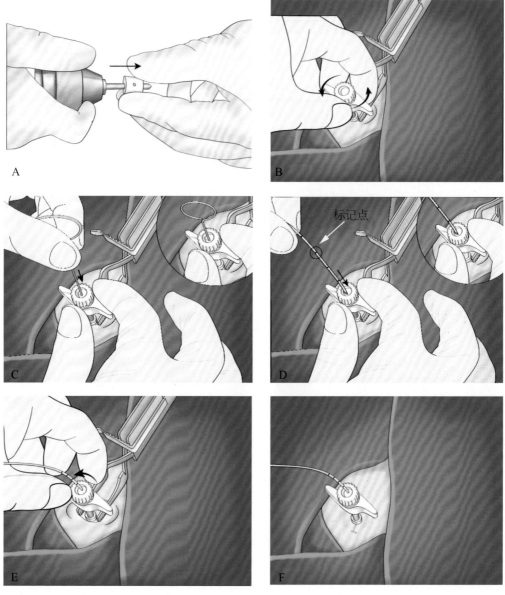

A：调节颅骨钻头深度，锁紧钻头，钻入颅骨；B：调节螺栓长度，将螺栓旋进钻开的颅孔；C：用引导针刺穿硬脑膜，形成脑实质通道；D：将测压导管放入螺栓，导管置入深度在4cm标记处；E：将测压导管再向脑实质内推送1～3cm，然后锁紧螺帽；F：缝合切口，覆盖敷料，然后将测压导管与测压装置连接。

图2-6-5　螺栓型脑实质测压导管置入方法

## （二）隧道型脑实质探条的置入方法

在颅骨钻孔部位附件切一小口，并沿骨膜建立骨膜上隧道，将测压导管穿行隧道，置入钻开的颅骨孔内，达到预定深度（见图2-6-6）。

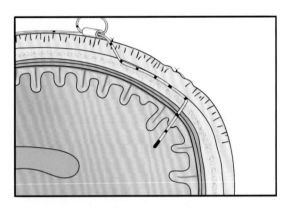

图2-6-6　隧道型脑实质探条置入位置示意图

1. 定位、消毒、铺巾。

2. 如上所述建立颅骨孔道。

3. 用穿刺针穿刺硬脑膜。

4. 在开颅孔内侧靠近中线位置约5cm处切一小口，沿颅骨骨膜建立皮下隧道。

5. 将脑室内测压管插入套管针，并通过套管针穿行皮下隧道，将脑室内测压导管带出皮下隧道（见图2-6-7A）。

6. 根据置入深度弯折测压导管，并将测压导管置入脑实质2～4cm（见图2-6-7B）。

7. 然后盘绕固定，缝合切口。

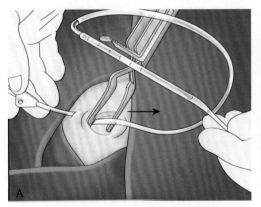
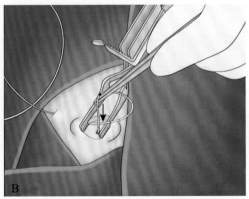

A：套管针将脑室内测压管带出皮下隧道；B：将测压导管置入脑实质2～4cm。

图2-6-7　隧道型脑实质探条置入方法

## 六、 并发症

### (一) 出 血

1. 少数病人在使用脊椎穿刺针、套管针、手术刀等穿过或切开硬脑膜时，可能损伤血管而出现血肿，若出现上述情况，应当立即终止操作。

2. 如果穿刺时有可疑出血，应注意观察瞳孔，一旦同侧瞳孔发生变化，则需要行急诊头颅CT明确是否发生硬膜下出血。

3. 注意监测凝血功能，如有异常，则应及时纠正。

4. 应暂停药物性深静脉血栓预防措施，以降低出血风险。

### (二) 感 染

1. 颅内压监测系统可增加感染风险。

2. 可采取以下措施降低感染风险：

■ 在脑室外引流管置入前可预防性使用抗感染药物；不推荐在脑室外引流管留置期间预防性使用抗感染药物。

■ 可使用抗菌药物浸泡导管降低感染风险。

■ 每日评估导管留置的必要性，及时拔除导管，降低感染风险。

### (三) 其 他

置入导管深度＞8～9cm时，容易导致神经血管结构损伤，甚至可能危及病人生命。

## 六、 常见问题与风险提示

1. 颅内压监测时机过晚，往往会失去早期准确干预的机会。

2. 操作过程应严格遵循无菌规范，尤其是使用经液体传导脑室内压监测导管时，注意连接管、三通开关、储存瓶等部位应严格消毒。

3. 对颅脑结构不熟悉是置管失败和并发症的重要原因。

4. 颅内压监测期间，要保持管路通畅。导管折叠受压、脑脊液渗漏、监护仪零点变化等均可导致颅内压数值出现偏差。

5. 脑室内或硬脑膜下监测时间一般不超过一周，以免发生感染。

# 第七章　骨筋膜室综合征测压和减压技术

## 一、 基本原则

### （一）基本理念

1. 骨筋膜室综合征的早期临床表现往往不典型，当出现典型的"6P"症状时，已经为时过晚，治疗难度非常大，甚至难以保全肢体。

2. 在肢体脉搏尚存、温度尚可、颜色尚未变化时，骨筋膜室的压力可能已经增高；当临床诊断难以确定时，应当立即进行骨筋膜室测压，以便早期诊断。

3. 对于临床检查不能配合（如合并颅脑损伤或机械通气持续镇静）的病人，诊断则更为困难；如果致伤机制和临床表现可疑筋膜室压力增高时，则应当尽早测压，以免延误诊断。

4. 熟知肢体骨筋膜室解剖结构，正确测量每一个可疑部位的每一个筋膜室是正确诊断的关键所在。

5. 发生骨筋膜室综合征的4～6小时内，肌肉缺血和神经损害是可逆的。若压力不能解除，则6小时后神经肌肉损伤通常不可逆；临床上可以出现横纹肌溶解、肌红蛋白尿和肾功能损害，严重时危及生命。因此，一旦达到诊断标准，应当立即切开减压。

6. 掌握切开减压技术，早期打开每一个压力增高的筋膜室，方能获得有效治疗。

### （二）测压与切开指征

1. 当致伤机制可能导致骨筋膜室综合征而临床诊断可疑时，应该尽早监测骨筋膜室压力，以便尽早诊断、尽早药物或者切开减压。

2. 通常，将骨筋膜室绝对压力＞30mmHg（或40mmHg）认定为是一种外科急症，需要考虑切开减压。

3. 骨筋膜室灌注压（compartment perfusion pressure，CPP）是另一个评价骨筋膜室综合征危险程度的指标。如果CPP＜30mmHg，则意味着组织灌注减少，需要立即进行外科干预。

$$CPP＝动脉舒张压－间隔室压力监测的数值$$

4. 肌酸激酶(creatine kinase，CK)＞5000U/L易导致急性肾功能损害，应予以大量液体复苏，保持尿量＞100mL/h，碱化尿液；同时，更严重的病人需给予甘露醇利尿，此类病人应适当放宽手术指征。

5. 小腿前侧和外侧骨筋膜室最易出现骨筋膜室综合征，其次是前臂屈肌侧。应当特别注意早期发现这些部位的骨筋膜室综合征，并尽早处理。

6. 特别注意：

■ 因为可能出现同一肢体某个筋膜室压力正常而邻近筋膜室的压力增高，所以受累肢体所有骨筋膜室均应进行测压。

■ 筋膜室切开时，应当将所有受累筋膜室均切开。

## 二、 前期准备

### （一）测压方法

1. 专用手持压力监测装置(如Stryker测压计)进行测压。

2. 用18G穿刺针连接动脉压力换能器进行测压。

### （二）测压器具

1. 专用手持压力监测装置(如Stryker测压计)进行测压，测压器具包括测压装置(Stryker测压计)、压力感应隔膜、带侧孔的穿刺针、预充生理盐水的注射器(见图2-7-1)和碘伏、棉签、记号笔。

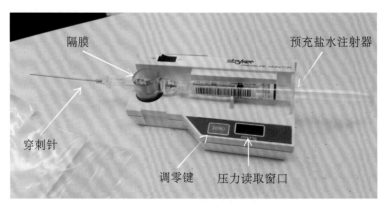

图2-7-1 Stryker骨筋膜室测压装置

2. 用18G穿刺针连接动脉压力换能器进行测压(见图2-7-2),测压器具包括监护仪(带有创压力监测模块)、动脉压力转换器、18G穿刺针(更准确地描述为带侧孔的穿刺针)、预充生理盐水的注射器和三通、500mL生理盐水、碘伏、棉签、记号笔。

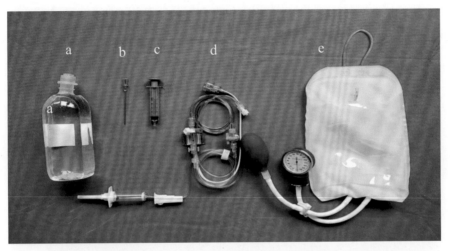

a:肝素盐水;b:18G穿刺针;c:10mL注射器;d:压力换能器;e:输液加压装置。

图2-7-2　用18G穿刺针连接动脉压力换能器进行测压

## 三、 骨筋膜室定位

### (一) 上臂筋膜室测压定位

1. 解剖定位:上臂有两个骨筋膜室,分别是前间隔室和后间隔室。肱动脉位于两间隔室之间(见图2-7-3)。

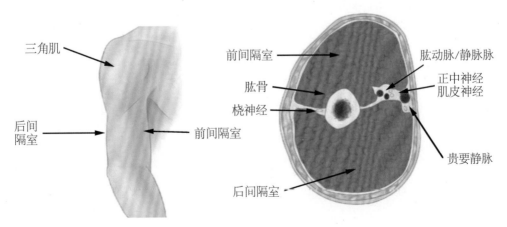

图2-7-3　上臂两个筋膜室及血管、神经解剖位置

2. 体位要求:手臂伸直,处于正中位,肘部过伸或过屈均会影响定位测压。

3. 体表定位(见图2-7-4):

■ 前间隔室(屈肌侧)测压时,穿刺点在上臂前侧中1/3,垂直皮肤进针。

■ 后间隔室(伸肌侧)测压时,穿刺点位于上臂后侧中1/3,垂直皮肤进针。

■ 因腋动脉、肱动脉和正中神经、尺神经位于此处;穿刺测压时应避开上臂内侧。

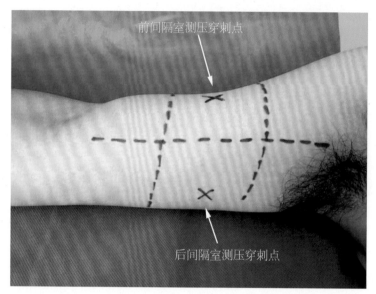

图2-7-4　上臂前后间隔室穿刺点体表定位(箭头所示)

## (二) 前臂筋膜室测压定位

1. 解剖定位:前臂主要有两个骨筋膜室,分别是掌侧(屈肌侧)和背侧(伸肌侧);另有一小间隔室(外侧),通常归属背侧(见图2-7-5)。

2. 体位要求:前臂和手掌自然伸直,处于正中位,腕关节过伸或过屈均可影响定位与测压。

3. 穿刺定位(见图2-7-6):

■ 前臂掌侧骨筋膜室最易进展为骨筋膜室综合征,应选择在前臂掌侧中1/3处垂直皮肤进行穿刺测压。

■ 前臂背侧骨筋膜室测压时,应选择在前臂背侧中1/3处垂直皮肤进针进行穿刺测压。

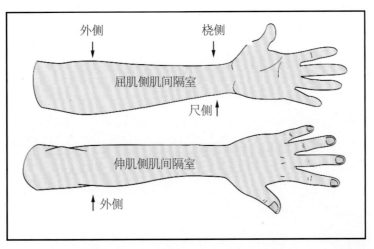

图2-7-5　前臂及各间隔室示意图

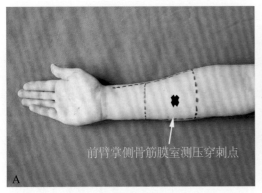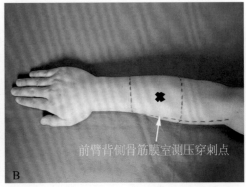

A:前臂掌侧骨筋膜室在前臂掌侧中1/3处垂直皮肤进行穿刺;B:前臂背侧骨筋膜室在前臂背侧中1/3处垂直皮肤进行穿刺。

图2-7-6　前臂各间隔室穿刺点体表定位

## （三）臀部筋膜室测压定位

1. 解剖定位:臀部有3个骨筋膜室,分别是臀大肌间隔室、臀小肌间隔室(位于臀大肌下方)和阔筋膜间隔室。

2. 体位要求:最好在俯卧位或侧卧位时进行骨筋膜室定位与穿刺测压。

3. 体表定位(见图2-7-7实线箭头所示):

■ 臀大肌间隔室测压:选择臀部外上象限穿刺,避免损伤坐骨神经。

■ 臀小肌间隔室测压:完成臀大肌间隔室测压后,再向下继续进针即可进行臀小肌测压,肥胖或肌肉发达病人可能需继续进针数厘米。

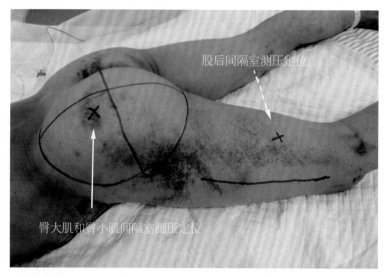

股后间隔室测压定位

臀大肌和臀小肌间隔室测压定位

图2-7-7 臀部筋膜室测压体表定位（实线箭头所示）

## （四）股部筋膜室测压定位

1. 解剖定位：股部有3个骨筋膜室，分别是前侧、后侧和内侧间隔室（见图2-7-8）。内侧间隔室包含股血管和股神经，极少发生骨筋膜室综合征，无须常规筋膜切开减压。

2. 体位要求：平卧位，患者膝关节略屈曲，在股外侧划线。

3. 体表定位：

■ 前间隔室测压：应选择股部前侧中1/3部位垂直于皮肤穿刺进针，避免在股内侧穿刺，特别应注意避开腹股沟韧带到股骨远端内上髁区域，以免损伤股浅动脉。

■ 后间隔室测压：在股部后侧中1/3垂直皮肤穿刺（见图2-7-7虚线箭头所示）。

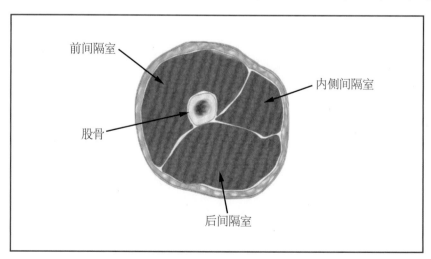

前间隔室

内侧间隔室

股骨

后间隔室

图2-7-8 股部间隔室横断面解剖示意图

## （五）小腿筋膜室测压定位

1. 解剖定位：小腿含4个骨筋膜室，分别是前侧、外侧、后浅和后深间隔室（见图2-7-9）。

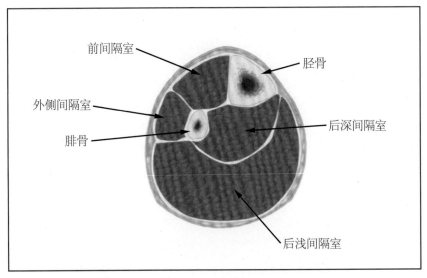

图2-7-9　小腿间隔室横断面解剖示意图

2. 体位要求：平卧位，膝关节略屈曲。

3. 体表定位：小腿等分为三段，在中上1/3交界处画一横线，该线所在体表标记可为测量小腿所有间隔室压力提供良好定位。

■ 前间隔室测压：在小腿中上1/3交界，胫骨前缘外侧1~2cm垂直皮肤穿刺，进针2~3cm。测压时，可通过观察手指按压前间隔室或足背屈时压力是否显著增高来判断穿刺针是否到位（见图2-7-10）。

■ 外侧间隔室测压：在小腿中上1/3交界，腓骨头和外踝连线前方1cm处（该线与腓骨走行大致相当），垂直皮肤穿刺，进针2~3cm。测压时，可通过观察按压外侧间隔室或足内翻时压力是否显著增高来判断穿刺针是否到位（见图2-7-10）。

■ 后浅间隔室测压：在小腿中上1/3交界，与腓肠肌纵轴中线交点垂直皮肤进针2~3cm。测压时，可通过观察按压后浅间隔室或足背屈时压力是否显著增高来判断穿刺针是否到位（见图2-7-11）。

■ 后深间隔室测压：在小腿中上1/3交界，胫骨内侧缘后侧处垂直皮肤穿刺，进针2~3cm。测压时，可通过观察足趾背伸或踝外翻时压力是否显著增高来判断穿刺针是否到位（见图2-7-11）。

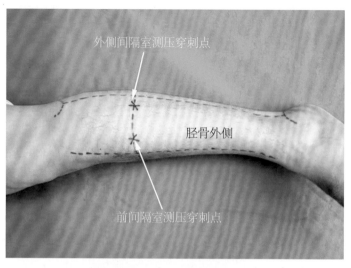

图2-7-10　前间隔室与外侧间隔室测压穿刺点体表定位

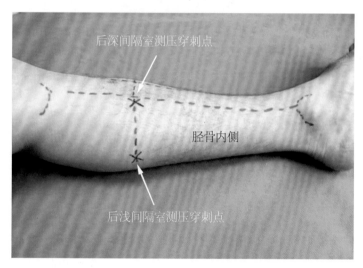

图2-7-11　后浅和后深间隔室测压穿刺点体表定位

## 三、测压技术

### （一）专用手持压力监测装置（如Stryker测压计）测压

1. 体表定位：熟悉解剖和各肢体骨筋膜室体表标志是准确完成骨筋膜室测压的前提条件；在需要测压的部位用标记笔画出各筋膜室的体表位置，确定穿刺点；在对疑似骨筋膜室综合征病人进行评估时，应对该肢体的所有骨筋膜室进行测压。

2. 器具组装:如上所述,连接安装专用手持压力监测装置(如Stryker测压计)。

3. 穿刺测压:将装配好的测压装置穿刺目标骨筋膜室,当穿刺针进入骨筋膜室后,可通过指压法明确穿刺针是否在目标骨筋膜室,如果在位,该手法可引起压力读数显著变化。

4. 获取数据:确定位置后,缓慢向肌间隔室内推少量生理盐水(0.5～1mL),等待数秒钟至显示器上数值趋于平稳,即可读取所测骨筋膜室压力。

### (二) 用18G穿刺针连接动脉压力换能器进行测压

1. 体表定位:同上。

2. 器具组装:三通的一侧连接10mL空注射器,另两侧分别连接动脉测压导管和18G带侧孔穿刺针,管路内预充盐水。

3. 压力校准:动脉测压导管与压力转换器相连,并与心电监护动脉模块连接;确保与所测骨筋膜室位于同一水平,避免读数偏高或偏低。三通旋至关闭注射器方向,开放该系统,此时显示器数值应为"0"。

4. 穿刺测压:按照体表定位标记,用穿刺针穿刺目标骨筋膜室,当穿刺针进入骨筋膜室后,旋转三通,将穿刺针与动脉压力导管相通,可见监护仪上有压力显示;注意观察压力变化,缓慢向肌间隔室内推少量生理盐水(0.5～1mL),以免血液阻塞导管影响所测数值。

5. 获取数据:等待数秒钟至显示器上数值趋于平稳,即可读取所测骨筋膜室压力。

## 四、 切开技术

### (一) 上臂筋膜室切开减压

上臂的两个骨筋膜室可通过一个外侧切口达到减压效果(见图2-7-12)。切口选择在上臂外侧从三角肌下缘至肘关节上方,可充分暴露前后间隔室,分别打开前后筋膜室、充分减压。

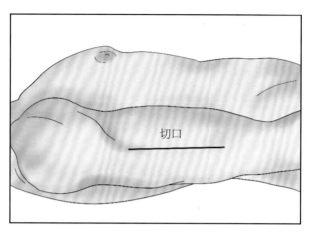

图2-7-12　上臂筋膜室切开减压

## （二）前臂筋膜室切开减压

前间隔室切开应当自肘窝至掌中做一弧形长切口，同时打开腕管减压（见图2-7-13）。后间隔室切开可在前臂背侧做一短切口减压，同时在手掌背侧做两个切口（见图2-7-14）。

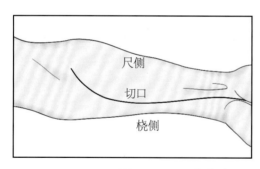
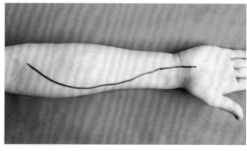

图2-7-13　前臂前间隔筋膜室切开减压体表标记

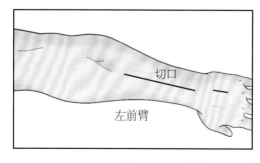
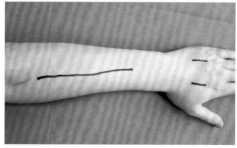

图7-14　前臂后间隔筋膜室切开减压体表标记

242

## （三）臀部筋膜室切开减压

臀部外侧弧形切口，可打开臀大肌、臀小肌及阔筋膜间隔室（见图2-7-15）。

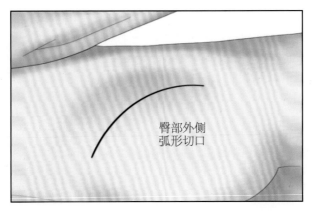

图2-7-15　臀部筋膜室切开减压体表标记

## （四）股部筋膜室切开减压

在大腿外侧，切口要足够长并向两侧牵开，以充分显露深筋膜，该切口可同时做前侧及后侧筋膜室减压（见图2-7-16）。

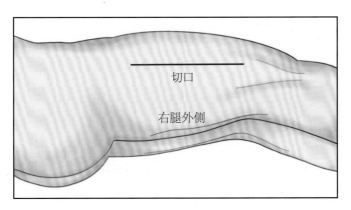

图2-7-16　股部筋膜室切开减压体表标记

## （五）小腿筋膜室切开减压

1. 切口定位：小腿四个筋膜室可以通过内外两个切口切开减压（见图2-7-17）。

■ 内侧切口：位于胫骨内侧约2cm或一横指，可以打开后浅和后深筋膜室。

■ 外侧切口：位于胫骨外侧，即胫骨前缘与腓骨中间，或腓骨内缘一拇指处，可以打开前筋膜室和外筋膜室。

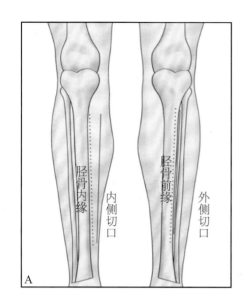

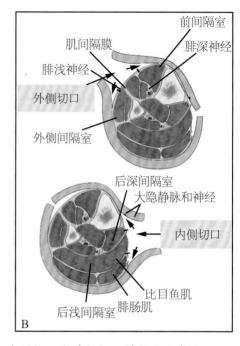

A：内侧切口和外侧切口位置（虚线示意）；B：内侧切口和外侧切口横断面示意图。

图2-7-17　两切口、四间隔室切开减压

2. 外侧切口切开减压：

■ 体表定位：如图2-7-18所示。

■ 切开方法：如图2-7-19所示。

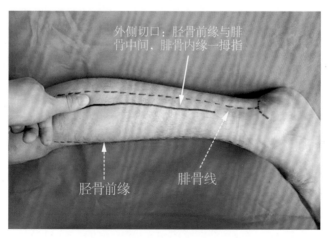

图2-7-18　小腿筋膜室减压外侧切口体表定位（实箭头所示）

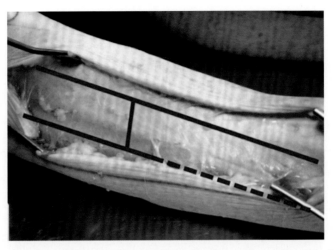

图2-7-19　外侧切口"H"形切开前间隔室和外侧间隔室进行减压

● 沿体表标记线在胫骨外侧做一外侧切口,长约20cm,位于胫骨前缘与腓骨中间,找到肌间隔膜,中间做一"H"形切口,分别打开两个筋膜室。

● 前间隔室切开:近端指向髌骨、远端指向脚拇指,用剪刀剪开筋膜。

● 外侧间隔室切开:近端指向腓骨头、远端指向外踝,同样用剪刀剪开筋膜减压。

3. 内侧切口切口减压:

■ 体表定位:内侧切口位于胫骨缘内侧约2cm或一横指(见图2-7-20)。

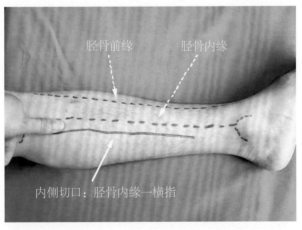

图2-7-20　小腿筋膜室减压内侧切口体表定位(实箭头所示)

■ 切开方法:通过内侧切口可以打开后浅和后深筋膜室,沿体表标记线在胫骨内侧做一内侧切口,长20～25cm,向内踝方向打开后浅间隔室,要足够长;再沿胫骨后侧分离肌肉,找到后深间隔室,同样打开,充分减压。

245

## 五、 常见问题与风险提示

1. 诊断延迟是常见的问题。对于损伤机制(包括挤压、缺血、骨折)可能导致骨筋膜室综合征的病人,应当高度警惕,并通过临床表现(重点是剧痛和肿胀)、动态监测CPK,尽早诊断骨筋膜室综合征,切忌疏忽大意,凭经验判断!

2. 对可疑骨筋膜室综合征的病人,尽早行筋膜室测压对早期诊断有较大的帮助。

3. 没有对可疑部位的所有筋膜室进行测压,可能导致漏诊,错失早期切开减压的良机。因为虽然一个筋膜室的压力正常,但临近筋膜室的压力可能是异常的。

4. 对筋膜室解剖结构不熟悉,将导致测压和减压发生错误。

5. 未能切开所有压力增高的筋膜室和(或)切口不够长,均影响减压效果,特别是小腿筋膜室综合征的病人。

# 第八章 重症创伤颈托应用技术

## 一、 基本原则

### (一) 基本理念

1. 严重多发伤病人,特别是头部和胸部损伤病人,常合并颈椎损伤,而轻微损伤往往难以发现。在气管插管和(或)转运过程中,可能导致损伤加重,严重者可能出现神经源性休克、高位截瘫,甚至死亡。因此,颈椎保护非常重要。

2. 颈椎保护的关键在于提高警惕、早期识别、早期针对可疑颈椎损伤病人采取限制措施,直至完成临床和(或)放射学检查,排除颈椎损伤或者施行了确定性专科治疗。

3. 颈椎保护的措施很多。对于任何存在颈椎损伤、脊椎损伤或者致伤机制可能导致颈椎损伤的病人,均推荐在院前和院内排除颈椎损伤之前使用硬质或半硬质颈托,不推荐使用软质颈托。

4. 应当由经过训练并有经验的救治人员现场评估颈椎损伤的可能,决定是否需要在转运过程中使用颈托。因此,院前急救人员的培训至关重要。对现场无法评估的可疑病人,则可以先上颈托,保证转运安全,除非病人有明显的颈部血肿。

5. 院前科和急诊科应配备多种不同型号、不同规格的颈托,以最大限度满足不同人群的需求。

6. 对于可疑脊柱损伤的病人,特别是儿童,应使用硬质颈托并用固定带将病人全身固定于硬质背板,有利于可疑脊髓损伤病人的安全转运。

7. 规范使用颈托包括正确掌握颈托的适应证、正确选择合适的颈托、正确操作和防止可能发生的并发症。

### (二) 适应证

1. 严重多发伤病人,特别是头面部和胸部损伤的病人。

2. 创伤后意识丧失的病人。

3. 损伤后任何颈椎部位有疼痛或压痛症状的病人。

4. 损伤后出现任何肢体麻木和活动减弱症状的病人。

5. 有以下情况的病人应该预先使用颈托：

■ 意识改变（原因可能是药物、酒精和损伤），但具体病史不清楚的病人。

■ 躺在楼梯底下或者躺在街上，推测可能是损伤导致的病人。

■ 可能是由于跳水而淹溺的病人。

■ 损伤导致明显注意力改变的病人。

## （三）禁忌证

1. 颈椎穿透伤病人。

2. 对于清醒、机敏，无中毒可能的病人，以及无颈部疼痛和压痛，无运动和感觉异常，颈椎评估未受其他影响、评估结果正确可靠的病人。

3. 颈部有明显搏动性血肿，且进行性增大的病人。

4. 颈部有明显皮下气肿，可能影响颈托使用，并可能压迫气道的病人。

## 二、 器具准备

## （一）颈托类型

1. 普通硬质颈托（见图2-8-1）：

■ 两片式设计，包括一个前片和一个后片，二者构成一个围领。

■ 前片有通气开孔或气管插管开口，有利于散热或气管插管引出；上缘与下颌骨弧度一致，承托下颌，下缘呈舌状，与胸前和肩部相贴；后片短小，可以紧贴后颈部；前

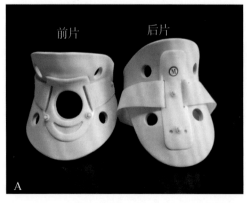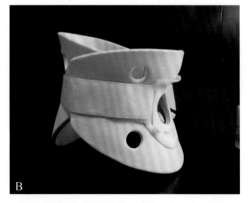

A：普通颈托一般由前后两片组成；B一般前片包裹后片，由粘贴带固定。

图2-8-1　普通硬质颈托

片有粘贴带,可以环绕后片。

■ 前后片紧密贴合肩和下颌骨的弧形,限制颈椎前向弯曲,后向延伸和旋转,并使得支撑更稳固、更舒适。

■ 前后片均由硬质塑料材质做成,可有效保护颈椎,使颈椎保持在中线位置。

■ 颈托可以透X线,不影响CT和MRI检查。

2. 可调节高度的颈托(见图2-8-2):

■ 呈一体式设计,外形更符合生理结构,材质更硬,支撑性更好。

■ 前片开孔更大,既便于呼吸机应用,观察颈部血管,又可减少对颈部的压迫;后片有透气开孔,可增加散热,减少头皮受损。

■ 侧面有卡扣可用于调节颈托高度,分四个调节档次,可根据病人颈部的高度调节到合适档位。

■ 通过侧面的粘贴带固定颈托。

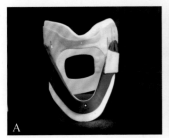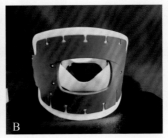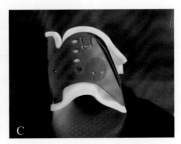

A:颈托前片开孔更大;B:颈托后片有大开孔;C:侧面有卡扣可用于调节颈托高度。

图2-8-2 可调节高度的颈托

3. Vista颈托:

■ Vista颈托采用新型设计,颈托的高度有6个档位,通过调节黄色旋钮,调节颈托高度,达到病人最佳舒适状态(见图2-8-3)。

■ 周径可以通过粘贴带进行调整。

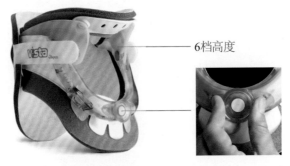

图2-8-3 通过旋转调节按钮,可以调节颈托高度,以达到最佳状态

4. 带附属支撑架的颈托：

■ 胸部支撑架与颈托联用，有效限制颈椎弯曲与延伸，增强舒适性和稳定性。

■ 病情好转后胸部稳定器可以拆除，单用颈托。

■ 可以和头部稳定器(Halo支架)合并使用，加强头、颈、胸部的联合固定。

■ 适合于稳定Jefferson骨折、齿突Ⅰ型骨折、下段颈椎损伤、颈椎屈曲性或伸展性损伤、稳定性神经弓骨折以及内固定术后(见图2-8-4)。

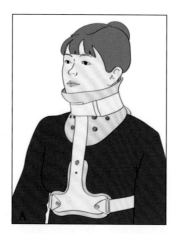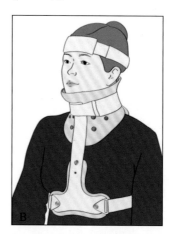

A：胸部支撑架与颈托联用；B：头部、胸部支撑架与颈托联用。

图2-8-4 带附属支撑架的颈托

5. Halo支架：

■ Halo支架是一种颈椎外伤中用途广泛的固定装置，可以用于术前临时维持颈椎复位和固定，也是多种颈椎外伤的最终治疗手段，还可以作为颈椎融合术后维持稳定的附加装置。

■ 主要适用于不稳定Jefferson骨折，齿突Ⅱ型、Ⅲ型骨折，不稳定神经弓骨折和伸展性损伤(见图2-8-5)。

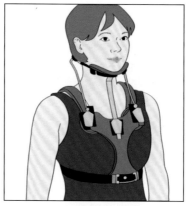

图2-8-5 Halo支架

## （二）颈托的选择

1. 大小的选择：

■ 商用颈托按大小一般分为三种类型，即成人型、儿童型（3～13岁）和幼儿型（1～3岁）。

■ 正确选择大小合适的颈托对于固定颈椎、保持稳定性和舒适度至关重要；合适的颈托有助于保持病人的头部始终处于居中位置。

2. 高度的选择：

■ 患者肩峰至下颚尖部的垂直距离为颈托高度的参考数值（见图2-8-6A）。

■ 将测量的数据与颈托的高度对比，如果测量数值介于两个型号之间，则可先尝试佩戴较小型号的颈托。

3. 周径的选择：

■ 测量病人的颈围（见图2-8-6B）。

■ 将测量的数据与颈托的周径对比，如果测量的数值介于两个颈托型号之间，则可先尝试佩戴较大型号的颈托。

4. "手指估测法"确定颈托高度：

■ 将手指放置在病人肩峰至下颚角之间估测距离（见图2-8-6C）。

■ 然后将手指放在颈托前片估测颈托底部边缘到粘贴带上缘的距离。

■ 选择最接近于估测高度的颈托。

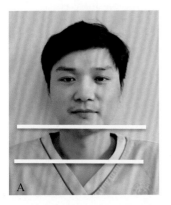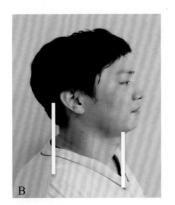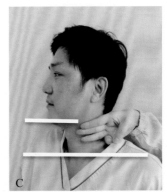

A：估测颈托高度（测量患者肩峰至下颚尖部的垂直距离）；B：估测颈托围度；C：用手指估测颈托高度。

图2-8-6　颈托的选择

5. 手动调节颈托：可手动调节颈托的围度和高度（见图2-8-2和图2-8-3）。

# 三、 操作技术

## （一）普通硬质颈托的使用

1. 正确使用颈托，如同正确确定尺寸一样，对病人颈椎部位的稳定性和舒适度至关重要。

2. 给病人使用颈托时，应当始终将病人的头部保持在居中位置。

3. 选择合适尺寸的颈托后，将颈托后片正确放置于病人颈部后，并居中，背面箭头应指向上方。

4. 套上颈托前片，将病人下颚安全固定于前片凹处之中；颈托前片应当居于正中放置；将前片覆盖于后片之上，以确保颈托的稳定性和舒适性；标识箭头应指向上方。

5. 使用粘贴带调整两侧松紧，然后扣好；确保病人颈部居中，并避免两侧粘贴带过松和过紧。

## （二）特殊颈托的使用

1. 使用费城Atlas颈托时，应先放前片，再放后片，然后固定前片，用粘贴带将前后片固定在一起。

2. 有些颈托前后片是用锁扣固定的，在调整松紧和位置时，应注意解开锁扣。

3. 选择一体式颈托也应先根据病人颈部的粗细和高度选择合适的颈托，然后将其放置于颈后，再调节颈托高度，最后调整粘贴带固定。

## （三）带胸部支撑架的使用

1. 带胸部支撑架的颈托分前后两个部分，每个部分均有两片，先分别将各部分上下两片连接固定后，再将前后两部分固定。

2. 按照病人的身高、体型选择大小合适的支架。

3. 将病人头部置于居中位置。

4. 将颈托前片插入胸部固定器前片，并将两片的开孔对齐、固定；同样，将颈托后片与胸部固定器后片对接，开孔对齐、固定（见图2-8-7）。

4. 将锁扣栓插入开孔处，上下两片固定好后拆除尼龙紧固件。

5. 先将颈托放置于正确位置，然后将固定器后片的粘贴带扣在前片的带扣上。

6. 两边同时用力,将粘贴带朝胸部固定器后片拉紧,确保前后部分均居中,并始终注意病人头部位于中线位置。

7. 固定粘贴带,去除多余的部分。

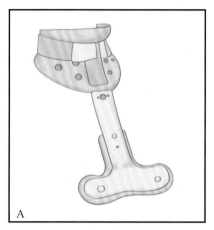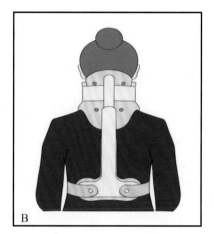

A:将颈托前片插入胸部固定器前片,并将两片的开孔对齐、固定;B:将颈托后片与固定器后片对接,开孔对齐、固定。

图2-8-7 带胸部支撑架的颈托使用方法

## 四、 常见问题与风险提示

1. 严重多发伤病人常合并颈椎损伤,但往往难以早期识别,因此对于致伤机制可能伤及颈椎的所有病人均应早期使用颈托,直至排除颈椎损伤或者颈椎损伤得到确定性治疗。

2. 颈托是创伤急救的常用器具,但在抢救过程中容易发生使用错误,如前后片放反、上下颠倒,错误使用颈托时,均不能让颈托真正起到保护颈椎的作用。

4. 选择的颈托大小不合适,颈托起不到保护颈椎的作用,还有可能造成颈部压迫,引起病人极度不适,甚至威胁病人生命。

5. 颈部损伤病人应用软颈托,并不能很好地固定和保护颈椎。

6. 颈部穿透伤的病人应用颈托,不断增大的血肿可能压迫气道,导致病情加重。

7. 松脱颈托进行其他操作时,应注意保护颈椎,以免造成颈椎二次损伤。

8. 较长时间使用颈托有可能导致皮肤破损、溃疡,不适当的使用颈托还可能导致颅内压升高,加重颅脑损伤。

# 第九章　重症创伤骨盆固定带应用技术

## 一、基本原则

### (一)基本理念

1. 骨盆骨折由高能量暴力所致,常见于车祸伤、高处坠落伤、挤压伤,以及运动或娱乐事故,是创伤救治中最为复杂的外伤之一。

2. 骨盆骨折常伴有其他部位损伤,如胸腹部损伤、头颈部损伤、肢体离断伤、严重的肌肉骨骼损伤等多发伤,并由于存在大量出血,病人死亡率高达19%;孤立性骨盆骨折相对少见。

3. 在骨盆骨折病例中,80%的出血源于骨盆静脉、骶前静脉丛或破碎骨盆的骨髓;动脉出血往往是骨折附近血管损伤的结果,骨盆骨折典型的损伤血管是髂内动脉。

4. 使用骨盆固定带是急诊或院前常用的骨盆固定方法。

5. 骨盆固定带可通过恢复骨盆结构,减小盆腔容积,达到稳定骨盆环和止血的目的。

6. 有研究表明,仅有3%的病人可以从骨盆固定带中获得潜在受益的机会(耻骨联合分离),37%的病人存在潜在损害,60%的病人获益不确定。因此,应当严格把控骨盆固定带的适应证,正确使用骨盆固定带。

### (二)骨盆固定方式

1. 布(床)单环形包裹固定骨盆的方法,适用于没有专用骨盆固定带的紧急情况下使用。

2. 采取专用骨盆固定带、环形包裹挤压固定骨盆的方法是最常用的骨盆固定方法。

3. 骨盆固定方法还有C形钳骨盆固定方法。

4. 骨盆外固定法需骨科医生操作,外固定架影响骨盆周围部位的手术操作,现已经很少在初始复苏中使用。

5. 骨盆内固定法也需外科手术,费时较长,适合于后期的专科治疗。

## (三)骨盆固定带的适应证

1. 院前应用:

■ 院前初始救治过程中,在没有骨盆影像学检查之前,一般不主张盲目使用骨盆带。

2. 急诊应用:

■ 当初始评估中怀疑或已经发现有骨盆骨折征象,并认为骨盆骨折可能与大出血相关,且病人血流动力学不稳定或不适合手术时,可以使用骨盆固定带。

■ 是否使用骨盆固定带应当由急诊科、创伤高年资医生或创伤组长决定;决定前应常规完成床旁骨盆X线片检查,初步判断骨盆骨折类型。骨盆固定带仅建议用于存在明显耻骨联合分离的骨盆骨折。

■ 对于不稳定性骨盆骨折,只要没有禁忌证,都可以使用骨盆固定带,直到确定性骨盆固定已经完成再决定是否撤除骨盆固定带。

3. 专科意见:

■ 对于难以确定的情况,进一步查看骨盆片和(或)CT结果,征求骨科医生会诊意见,确定骨盆骨折类型,再决定是否需要使用骨盆固定带。

■ 如果已经使用骨盆固定带,则应根据骨盆影像学检查结果,尽快请骨科医生会诊,决定是否需要继续使用。

## (三)骨盆固定带的(相对)禁忌证

1. 以下情况使用骨盆固定带可能导致损伤加重、出血和疼痛加剧,属于禁忌证:
■ 髂骨翼骨折、髋臼骨折、股骨颈骨折。
■ 髋关节脱位。
■ 耻骨联合重叠的内旋挤压性骨折。
■ 侧(横)向压缩骨折。

2. 以下情况适合使用骨盆外固定架,而不是骨盆固定带,属于相对禁忌证(如果确实需要使用骨盆固定带,也可以先使用,完成确定性外固定架后再撤除骨盆固定带):
■ 开放性骨盆骨折和(或)合并会阴撕裂伤。
■ 腹腔内损伤需要外科手术。

255

■ 病人非常肥胖。

■ 烧伤和骨盆周围软组织严重损伤。

3. 以下情况属于稳定性骨盆骨折,绝大多数情况下不需要骨盆固定带,难以确定时,应当请骨科会诊:

■ 骨盆前后挤压伤,耻骨联合分离＜2.5cm。

■ 骨盆侧(横)向挤压,同侧骶扣骨折或同侧耻骨支水平骨折(或耻骨联合分离并重叠)。

## 二、 器具准备

### (一) 环形骨盆压迫装置

1. Sam Sling骨盆固定带(见图2-9-1):

■ 单片设计,适合于在事故现场由院前医生使用。

■ 通过扣带的松紧调节骨盆固定带的压迫力量,达到理想压力水平后,利用卡扣卡紧固定带,然后粘贴固定。

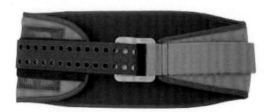

图2-9-1　Sam Sling骨盆固定带

2. RMH骨盆固定带(见图2-9-2):

■ 上下两片式设计,适合在急诊科由专科医生使用。

■ 较Sam Sling骨盆固定带更宽,上下两片可分开。

■ 下片宽平部分置于病人臀部,连同(三个)条带部分包裹骨盆侧边和前侧;上片也有三个条带,分别与下片的三个条带对应。条带1置于髂前上棘和髂嵴中间;条带2置于耻骨联合和股骨大转子上方,并先固定;条带3置于耻骨联合和坐骨结节水平。

■ 上下两片条带通过卡扣相连,拉紧后粘贴起到固定作用。

■ 需要进行超声定位股动脉等操作时,可以将条带3松开,完成操作后再拉紧,但其他条带不可轻易松开。

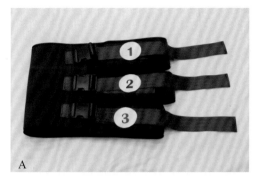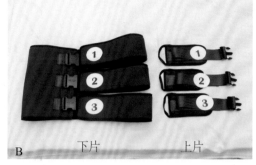

A:RMH骨盆固定带上下两片折叠;B:上下两片分开,分别有三个条带。

图2-9-2　RMH骨盆固定带

3. T-POD骨盆固定带(见图2-9-3):

■ 两片式设计,是目前较为常用的骨盆固定带。

■ 与RMH骨盆固定带相似,分上下两部分。

■ 下片宽平部分置于病人臀部,主要起到包裹骨盆的作用;上片用于拉紧调节压迫力量;上下两片通过粘贴进行固定。

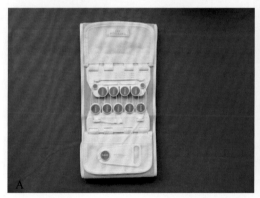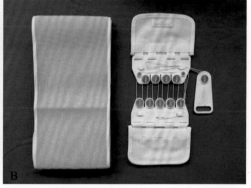

A:上下两部分折叠;B:上下两部分分开。

图2-9-3　T-POD骨盆固定带

4. 相关文献报道,没有医用骨盆固定带时,使用床单及巾钳固定与骨盆带固定效果相近。

## (二) 骨盆固定带的选择

1. 商用骨盆固定带按大小一般分为两种,即成人型和儿童型。

2. 院前科和急诊科均应配备不同型号、不同规格的骨盆固定带,以最大限度地满足不同人群的需求。

3. 正确选择大小合适的骨盆固定带对固定骨盆、保持骨盆稳定性和病人舒适度至关重要。

### （三）骨盆固定带使用的体表定位

1. 最有效的骨盆固定位置是股骨大转子和耻骨联合区域（见图2-9-4A）。

2. 应将骨盆固定带的中心置于股骨大转子和耻骨联合部位（见图2-9-4B）。

3. 当病人合并髋臼骨折、合并近端股骨骨折时，不能够将骨盆带放置于大转子部位。

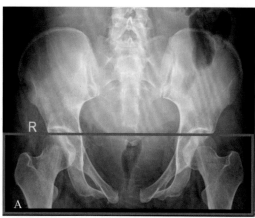 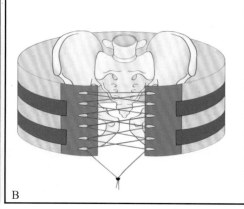

A:X线片定位图;B:骨盆带定位示意图。

图2-9-4　最有效的骨盆固定位置是股骨大转子和耻骨联合区域

## 三、操作技术

### （一）骨盆固定带使用方法

1. 选择大小适当的骨盆固定带，如成人T-POD骨盆带。

2. 使用前准备：

■ 使用骨盆固定带前，应先将病人的双下肢并拢居中，并用固定带将双下肢固定在一起，以利于骨盆环复位。

■ 确定大转子的体表位置。

3. 放置骨盆固定带下片部分（见图2-9-5）：

■ 准备骨盆固定带，将上下两片分开，下片部分折叠，中点置于大转子位置。

■ 固定脊柱，尽量保持骨盆稳定，对病人进行同轴翻身，将折叠的固定带下片部分塞入病人臀部底下，然后翻转病人另一侧，并将固定带抽出，将病人轻轻放平。

■ 下片包裹骨盆两侧，将多余部分减去，使下片两端相距15～20cm。

第二部分　重症创伤急救技术

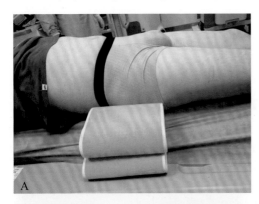
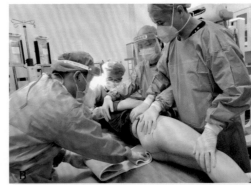
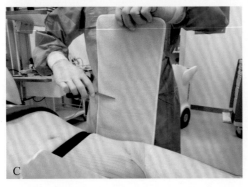
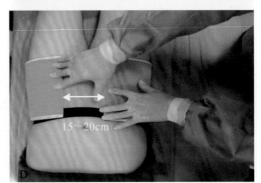

A：将下片折小，放置于股骨大转子位置；B：进行同轴翻身，将骨盆带置于病人臀部；C：将下片多余部分减去；D：下片两端相距15～20cm。

图2-9-5　放置骨盆固定带下片部分

4. 放置骨盆固定带上片部分（见图2-9-6）：

■ 将骨盆固定带上片部分与下片部分粘合固定。

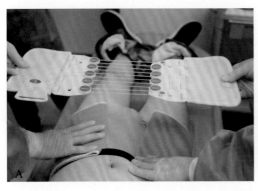
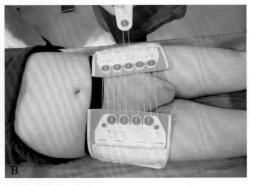

A：将上片与下片粘贴；B：用力牵拉固定线，使下片两端靠拢。

图2-9-6　放置骨盆固定带上片部分

■ 用力牵拉固定线，通过上片部分的收拢，使下片两端尽量对合，观察下肢内旋，确定骨盆环闭合。

5. 固定与标注（见图2-9-7）：

■ 将固定线缠绕在上片固定扣上，确保固定牢靠。

■ 标明固定带使用日期和时间。

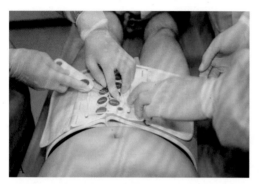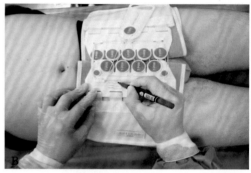

A：将固定线缠绕在上片固定扣上；B：标注使用固定带的日期和时间。

图2-9-7　扣紧骨盆固定带并标注时间

6. 无法翻身的病人，可以采取自下向上放置骨盆固定带的方法（见图2-9-8）：

■ 两个操作者站立病人两侧，将骨盆固定带下片经腘窝穿行至对侧，分别握住骨盆固定带的上下两端。

■ 将骨盆固定带置于两腿下面，靠近臀部，然后向上方向摇动，使骨盆带插入臀部底下，并使其中间居于大转子和耻骨联合水平。

■ 如果使用Sam Sling骨盆带，则可直接用卡扣固定；如果使用RMH骨盆带，则分别用卡扣三个条带并固定；如果使用T-POD骨盆带，则将上片与下片粘贴并拉紧固定。

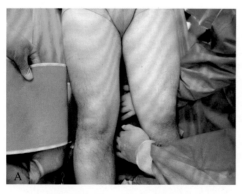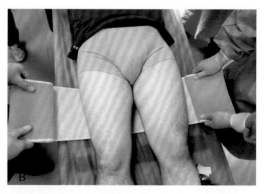

A：骨盆固定带下片经腘窝穿行至对侧；B：两个操作者将骨盆固定带从下往上移动。

图2-9-8　无法翻身病人放置骨盆固定带的方法

## （二）使用床单进行骨盆固定

1. 将床单折叠成25cm宽，并放置在病人一侧（见图2-9-9A）。

2. 颈椎保护下侧翻病人，如无须保护颈椎，则可进行两人同轴翻身。

3. 将折叠的床单展开置于病人臀部，中点位于股骨大转子部位（见图2-9-9B）。

4. 拉出床单，颈椎保护下放平病人至仰卧位（见图2-9-9C）。

5. 两人配合，将床单拉紧，包裹病人骨盆（见图2-9-9D和E）。

6. 一人固定床单，另外一人用血管钳夹住床单四个角（见图2-9-9F）。

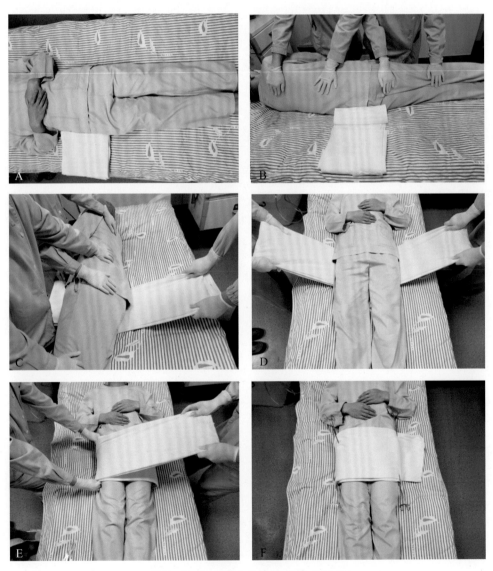

图2-9-9　使用床单进行骨盆固定

## 四、 常见问题与风险提示

1. 初始复苏后,根据骨盆X线片和(或)CT扫描结果,由骨科医生或创伤高年资医生判定骨盆骨折类型,决定是否需要使用骨盆固定带,切不可盲目使用。

2. 对于过于肥胖的病人,若一个骨盆固定带不够长,可以将两个骨盆固定带粘贴在一起使用。

3. 对于体重<23kg的儿童,使用T-POD骨盆带时,由于骨盆周径太小,下片两端的空袭可能无法保留在15cm以上,所以应当选用儿童专用或其他类型的骨盆固定带。

5. 如果骨盆固定带使用超过24小时,应当每12小时检查一次皮肤,直到骨盆确定性固定撤除骨盆带。

6. 如果病人需要骨盆填塞,外科手术后不再考虑使用骨盆带,则可以选择术后安置骨盆外固定架,具体方案由骨科医师决定。

7. 操作及搬运过程中,也应避免骨盆固定带松动移位,防止发生二次损伤。

8. 所有应用骨盆固定带的病人均需要入住ICU进行观察治疗。如果病人已经没有骨盆骨折出血风险,那么在转出ICU前,应当去除骨盆固定带,除非骨科或者创伤主诊医师另有医嘱。

9. 急救阶段不可随意将骨盆固定带松开,除非有迹象表明病人情况已经稳定,如体温正常、酸中毒得以纠正、凝血功能正常、没有继续出血征象、复苏有效。

10. 应注意骨盆固定带位置:位置过高,可能影响腹压;位置过低,固定效果不好。

# 第十章　初始救治止血技术

## 一、基本原则

### （一）基本理念

1. 出血未得到及时控制是创伤病人死亡的第一原因，能否给予及时迅速的救治，在很大程度上决定着受伤人员的生与死。因此，必须第一时间控制出血。

2. 控制出血应在创伤发生地点、转运过程及急诊科等初始救治的任何地点实施。

3. 应当根据创伤发生地点、病人出血部位和严重程度，采取任何可以利用的方式进行止血。

4. 止血方式有多种：

■ 肢体出血：直接压迫、填塞压迫、应用止血带。

■ 头皮出血：缝合伤口。

■ 口腔颌面以及颈部出血：球囊（导尿管）压迫。

■ 长骨骨折：牵引与固定。

■ 内脏出血：REBOA、介入治疗、外科手术止血。

### （二）初始救治中快速止血三要素

1. 对出血的快速反应（A）。

2. 识别危及生命的出血（B）。

3. 采取正确的方式进行止血（C）。

## 二、判断与决策要点

### （一）对出血的快速反应（A）：立即行动、确保安全

1. 发现伤者后，首先应立即呼救，寻求帮助，拨打120。

2. 其次要确保自身安全和环境安全，以免发生新的伤害。

3. 如创伤现场不安全,应立即离开,并将病人转移到安全地点。

4. 尽可能戴手套,避免自身受到血源感染。

## （二）识别危及生命的出血(B)：查寻出血，识别危机

1. 打开或去除病人衣服，寻找被遮盖或隐藏的伤口（见图2-10-1）。

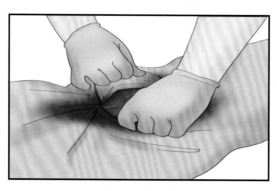

图2-10-1　去除衣物，查找出血部位

2. 识别危及生命的出血：以下情况应当认定为危及生命的出血（见图2-10-2）。

■ 从伤口中喷射而出的出血。

■ 从伤口不断涌出难以止住的出血。

■ 流到一地的出血。

■ 衣服浸红的出血、绷带染红的出血。

■ 上肢或者下肢部分残缺或全部丧失，大致大量出血。

■ 病人因出血而意识模糊或者丧失的情况。

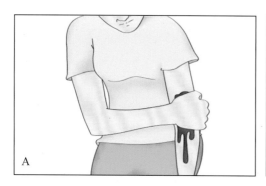
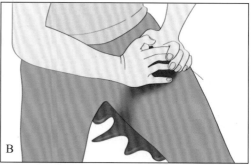

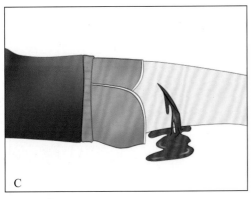
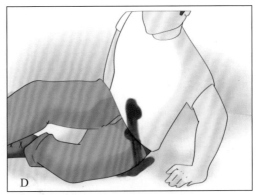
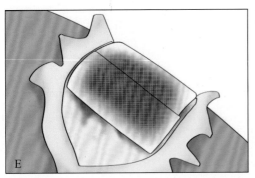
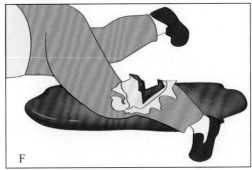

A:喷溅而出的出血;B:难以止住的出血;C:流到一地的出血;D:浸湿床单衣物的出血;E:染红绷带的出血;F:肢体部分残缺出血。

图2-10-2　危及生命的出血

## （三）采取正确的方式进行止血（C）：正确施救，有效止血

1. 根据出血部位不同，采取不同的止血方式（见图2-10-3）：

■ 四肢出血可通过直接压迫和应用止血带进行止血，大多数病人可以避免死亡。

■ 躯干交界处出血，如颈部、肩部、腹股沟，可以通过直接压迫或填塞压迫止血。

■ 胸部、腹部前后侧及侧面出血，大多提示内出血，应当立即转运至创伤中心，请外科会诊。

2. 对于不同的止血方式，均应采取规范的方法进行有效的止血。正确的手法可以起到事半功倍的效果。

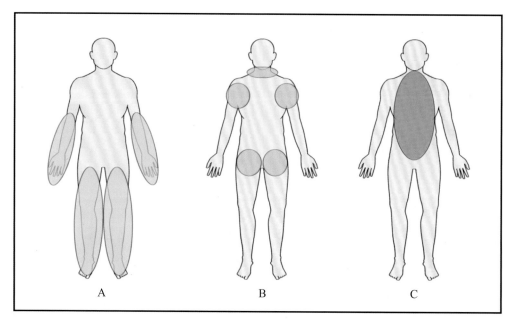

A：四肢损伤出血；B：躯干交界处出血；C：胸腹部出血。

图2-10-3 根据出血部位不同，采取正确有效止血方式

## 三、止血方法

### （一）直接压迫止血

1. 对于外出血，直接压迫是最为有效的止血方式，甚至可以止住大动脉出血。

2. 直接压迫止血可用手掌或手指按压，如有可能，也可用双手按压。

3. 直接按压在伤口出血处的上方，牢牢压住，持续按压，不要为了查看伤口而松手。

4. 可以将受伤者放在硬质物表，以便提供支撑，确保压迫止血效果。

5. 如果伤口较大，可以用任何干净的衣服（如衬衫）覆盖伤口；如果伤口较深，可将衣服塞进伤口，并用双手持续牢牢压住。

6. 如果出血部位有骨折，则不适宜采用直接压迫止血方式。

### （二）应用止血带止血

1. 如果发现肢体出现致命性出血，应当立即使用止血带。

2. 紧急情况下任何可以用于绑扎的物品均可作为止血带，但院前急救推荐使用

军用止血带（见图2-10-4）。

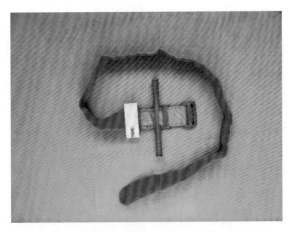

图2-10-4　军用止血带

3. 止血带可以隔着衣服使用，但最好的使用方式还是直接贴着皮肤。

4. 应将止血带放在出血伤口近心端6～10cm处，前臂或小腿处要更高一点。

5. 不要捆扎在膝关节或肘关节上，也不要捆扎在装有物品的口袋上。

6. 拧紧止血带，直到止血为止；如果一个止血带效果不好，可以在其近端加用一根。

7. 止血带可导致剧痛，但不能因此撤掉，可以使用止痛药。

8. 止血带使用时间不超过2个小时，不至于因为使用止血带而截肢。

9. 最常使用的是军用止血带，方便快捷，易于掌握，具体用法如图2-10-5所示。

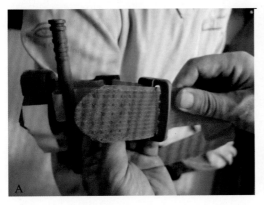
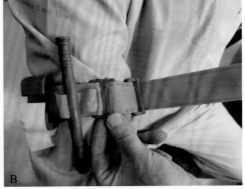

267

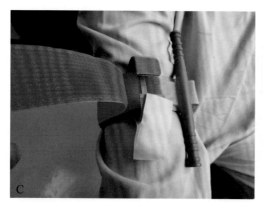
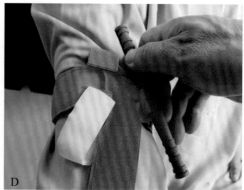
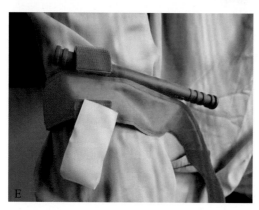
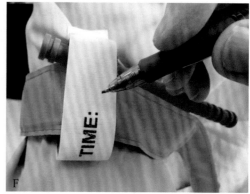

A:将止血带一端穿过带扣;B:拉紧止血带,使其紧贴肢体;C:止血带缠绕肢体并与魔术贴粘贴固定;D:逆时针旋转绞盘杆,直至出血停止;E:将绞盘杆固定在卡扣上,并用标识贴覆盖;F:在标识贴上写明日期和时间。

图2-10-5 军用止血带使用方法

### (三)填塞按压止血

1. 如果是颈部、肩部或腹股沟处出血,或当时无止血带,或出血部位不适合使用止血带,可以用填塞按压的方法止血。

2. 使用专用止血材料填塞按压有助于止血;院前或特殊环境下也可以使用干净的衣物进行填塞按压。

3. 填塞方法(见图2-10-6):

■ 打开覆盖伤口的衣服。

■ 如果可能,应去除伤口处流出的血液,已经形成的血块可以不动。

■ 找到出血最严重的出血点。

■ 将止血辅料或者纱布卷或干净衣服直接填塞至伤口深处,而不是覆盖在伤口面上或填塞在伤口浅层(见图2-10-7)。

■ 填塞后迅速压迫伤口。

■ 如果初始填塞和压迫未能止血,可以在第一块纱布上加用第二块,并用更大的力量压迫止血。

■ 婴幼儿直接按压伤口即可;若儿童伤口较大较深,则处理方式同成人。

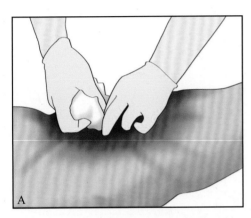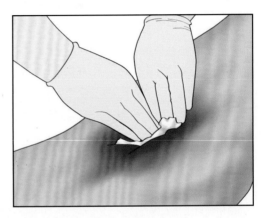

A:去除伤口异物和血液,填塞伤口;B:双手压迫伤口,进行止血。

图2-10-6　填塞压迫止血方法

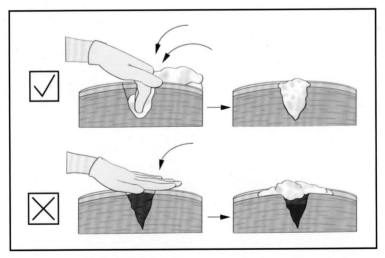

对于深部伤口,正确做法是将填塞物塞进伤口,压实,然后压迫止血;错误做法是将填塞物放在伤口表面压迫或未填进伤口深部。

图2-10-7　深部伤口填塞方法

269

## （四）急救止血方法选择

院前或急诊初始救治过程中可以依据当时的条件和病人的状况,按照急救止血流程进行止血救治(见图2-10-8)。

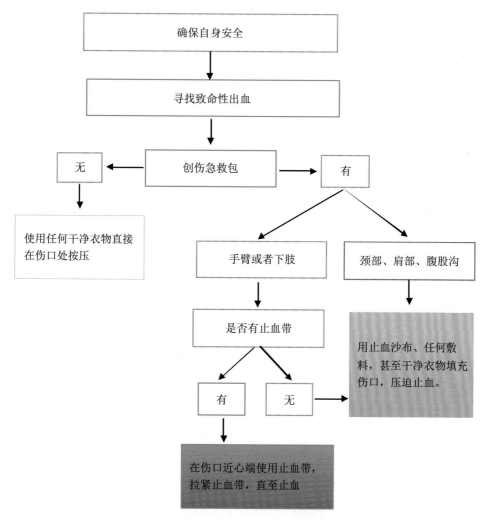

图2-10-8　急救止血流程

## 四、常见问题与风险提示

1. 未去除病人衣物仔细查找出血部位,往往会导致失去早期止血机会。对于严重多发伤病人,特别是血流动力学不稳定,而X光射线检查、FAST检查未能发现出血部位时,应当仔细查看四肢、关节、肢体躯干连接处以及衣服覆盖部位是否存在出血。

2. 同一个肢体可能存在多个出血部位,止血带应当放在最近心端的位置,并且应扎紧。

3. 关节部位专用止血带已经问世,但还未被规范使用,一般军用止血带不应直接用在关节部位之上。

4. 由于衣物口袋中可能放有钥匙、手机、钱包等物品,所以止血带不要包扎在口袋上面,以免影响止血效果或造成新的损伤,最好脱掉衣物,直接接触皮肤使用止血带。

5. 止血带应该拧紧,直至动脉和静脉出血均停止,如果无法止血,可以在第一条止血带上面加用一条。

6. 止血带松紧度不合适,有可能导致远端静脉压增高,使得远端静脉出血加重。

7. 止血带使用正确,达到止血效果时,病人往往感觉非常疼痛,这并不表明止血带位置不对,不要为了减轻疼痛松开或更换止血带位置。

8. 院前使用止血带的病人到达急诊科时,创伤评估医师应当试着松开一下止血带,查看核实是否真的需要使用止血带。通常情况下,若并非必须使用止血带,则可以立即去除。

9. 延长止血带使用时间可能导致远端肢体缺血时间过长并出现缺血再灌注损伤,从而导致骨筋膜室综合征。

10. 常见错误包括当有危及生命的出血时,未使用止血带,或者使用太晚;止血带拧得不够紧,未能有效止血;需要加用第二根止血带时,未使用;定期松开止血带导致额外失血。

271

# 第十一章　创伤重点超声评估技术

## 一、基本原则

### （一）基本理念

1. 80%的创伤病人为钝挫伤，其中大部分病人死于低血容量性休克，12%的钝挫伤病人合并腹腔内出血，快速识别危及生命的腹腔出血、心包积血和（或）胸腔病变，对于明确休克原因，查找出血部位、及时采取最佳措施、控制损伤极为重要。

2. FAST技术具有快速、简捷、准确、无创的特点，已经成为评估腹腔内出血和心包出血的常规方法，其敏感性为85%～96%，特异性超过98%；对于低血压病人，其敏感性接近100%，是创伤初始评估中非常重要的评估技术。

3. 在FAST的基础上进一步探查胸腔出血（血胸）和气胸，称为eFAST（extended FAST，扩展的FAST）；eFAST探查血胸的敏感性和特异性分别是92%和100%，但诊断少量气胸的敏感性和特异性较低。

4. FAST或eFAST主要用于探查危及生命、需要立即处理的损伤，而不是某个特殊脏器的损伤，有经验的医生可以在2～5分钟内完成检查；所有创伤专业人员必须熟练掌握FAST技术，以便及时、准确提供决策依据。

5. 在创伤评估过程中，FAST或eFAST所探查到的任何液性暗区均应视为血液。

### （二）局限性

1. 对于150～200mL的腹腔内出血量，FAST的敏感性只有85%；需要反复进行FAST检查以减少假阴性结果；如果血块凝固也容易出现假阴性结果。

2. 造成假阳性结果的因素包括腹水、腹腔透析液、卵巢囊肿破裂、异位妊娠以及正常血管和含液空腔脏器等。

3. 对于严重骨盆骨折病人，FAST可能无法区别盆腔出现的液性暗区是尿液还是血液，也无法探查到腹膜后出血。

4. 图形的获取与解读受医生的经验、病人的体态、肠胀气、气腹和纵隔气肿的影响。

### （三）适应证

1. 所有多发伤病人，特别是胸部和腹部损伤的病人。

2. 严重创伤出现难以解释的休克和(或)低血压的病人。

3. 血流动力学不稳定，无法进行CT检查的病人，并适合多次重复检查。

4. 儿童与妊娠期妇女损伤的早期初始评估。

### （四）禁忌证

1. FAST无绝对禁忌证。

2. eFAST无绝对禁忌证，但应注意避免延误严重病人的抢救时机。

## 二、解剖结构

### （一）心包腔解剖结构

1. 如图2-11-1所示，心包分纤维层和浆膜层，纤维层较坚韧，起固定作用，浆膜层很薄，又分壁层和脏层，壁层紧贴附于纤维层的内面，脏层贴附于心脏的表面(即心外膜)。脏层与壁层之间有一腔隙，称心包腔。腔内含有少量液体(浆液)，称为心包液。

2. 心脏受损时，心包腔内可能出现积血，而心包纤维层伸缩性很小，导致心包积血压迫心脏，即心包压塞，其症状与心包积血的产生速度和量有关。

3. FAST是诊断心包积血的最佳方法。

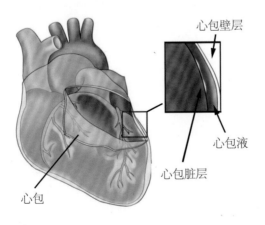

图2-11-1　正常心包部位结构示意图

273

## （二）腹腔间隙的解剖结构

进行FAST检查时，应重点关注以下几个容易积血的腹腔间隙（见图2-11-2）。

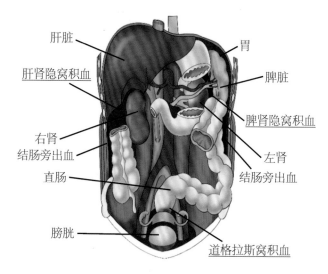

**图2-11-2　FAST腹部超声解剖示意图**

1. 肝肾隐窝：在肝右叶脏面和右肾及结肠肝曲之间，仰卧位时位于腹膜腔的最低处，是腹膜腔内液体易于积聚之处。

2. 脾肾隐窝：位于脾脏和肾脏之间、结肠脾曲后方，是位置较低的腹腔间隙，积液、积血容易积蓄于此处。

3. 盆腔隐窝：即道格拉斯窝，位于膀胱或者子宫与直肠间隙，是腹膜腔最低部位。

4. 结肠旁沟：位于左右结肠旁边，平卧时肝肾隐窝和脾肾隐窝及腹腔的积血容易积聚在这个沟道内。

## 三、前期准备

## （一）器具准备

1. 对超声诊断仪无特殊要求。

2. 常用的超声探头有弧形凸阵探头、线阵探头和相阵探头（见图2-11-3），至少应当配备弧形凸阵探头和相阵探头两种，用于腹部和心脏的探查。

- 弧形凸阵探头：低探头频（2～5MHz），具有更大的组织穿透性，适合于腹腔探查,在FAST中最为常用。

■ 线阵探头:频谱更高(7~12MHz),适合于变浅组织的探查,如肺尖、血管神经和骨骼肌。

■ 相阵探头:频谱低(1~4MHz),探头小,主要用于心脏检查和穿过肋间隙检查胸腔内及肺结构。

3. 水溶性润滑剂。

4. 手套及其他必要的防护用具。

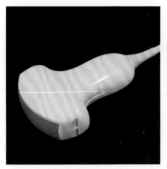 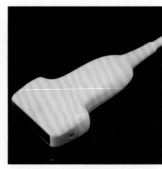 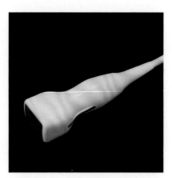

弧形凸阵探头　　　　　　　线阵探头　　　　　　　相阵探头

图2-11-3　常用的超声探头

## (二) 病人准备

1. 病人体位:最常用仰卧位;如果临床需要并且条件允许,可以采取头低脚高位、头高脚低位或卧位,可以提高检测阳性率。

2. 探头准备:选择探头的大小取决于病人的身材,正常成年人选择3.5~5.0MHz的低频探头,以达到探查深度至少20cm;儿童宜选择高频线阵探头。紧急情况下,选择弧形凸阵探头可以基本完成所有部位的探查,特殊部位的探查以及病人血流动力学稳定时,可以更换探头进行进一步的详细检查。

## (三) 超声定位

1. FAST主要评估心包腔和腹部三个腔隙,液性暗区提示腹腔积液和积血。

■ 剑突下横断面:主要观察心包间隙。

■ 右上区纵切面(right upper quarter,RUQ):主要观察肝肾间隙。

■ 左上区纵切面(left upper quarter,LUQ):主要观察脾肾间隙。

■ 耻骨联合上区纵切面和横断面:主要观察盆腔隐窝,即道格拉斯窝。

2. 超声探头体表定位：典型的FAST至少采用四个切面，但可以有六个切面（见图2-11-4），其中右侧区和左侧区为扩展区域。

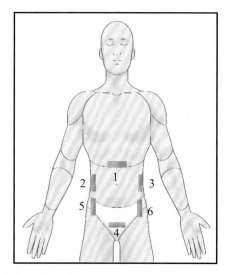

| 体表位置 | 探查部位 |
|---|---|
| 1 剑突下横断面 | 心包间隙 |
| 2 右上区纵切面（RUQ） | 肝肾间隙 |
| 3 左上区纵切面（LUQ） | 脾肾间隙 |
| 4 耻骨联合上区纵切面和横断面 | 盆腔隐窝 |
| 5 右侧区 | 右结肠旁沟 |
| 6 左侧区 | 左结肠旁沟 |

图2-11-4　FAST六个切面探查部位与体表定位

3. 超声屏幕定位：

■ 横切面探查时，超声诊断仪屏幕左侧为病人脏器右侧，屏幕右侧为病人左侧，腹壁位于上方，与CT切面相同（见图2-11-5）。

■ 长轴切面探查时，超声诊断仪屏幕左侧为病人头侧，屏幕右侧为病人脚侧，与CT矢状态不相同（见图2-11-6）。

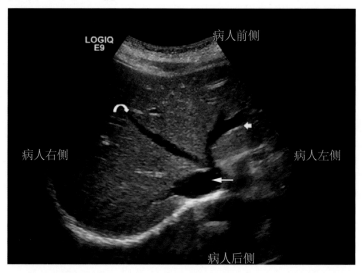

超声诊断仪屏幕左侧为病人右侧，右侧为病人左侧（箭头所示为下腔静脉）。

图2-11-5　横切面显示

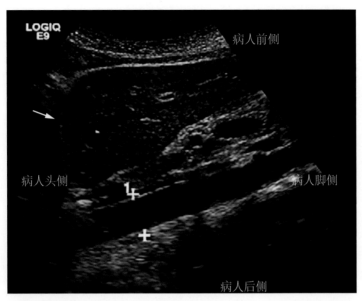

超声诊断仪屏幕左侧为病人头侧,右侧为脚侧(箭头所示为右侧膈肌部位)。

图2-11-6 长轴切面显示

# 四、FAST操作技术

## (一) 右上区纵切面

1. FAST检查一般从RUQ开始,该区域可以探及肝肾隐窝(即Morrison's隐窝)、右肾下极、右侧结肠旁沟、右侧膈肌区域以及肝左叶下缘,主要用于肝肾隐窝积血的探查(见图2-11-7)。

2. 体表定位:通常取病人右侧腋后线与腋中线区间中第8~11肋间隙部位,作为探查肝肾隐窝的位置(见图2-11-7A),但由于个体差异较大,体表标记与实际探查位置可能不一致,关键是要获取标准视窗。

3. 探头位置:将探头沿长轴方向,与腹壁垂直放置,标记点指向头部;探头上下移动、前后摇动,常可以获得很好的肝肾界面。

4. 视窗选择:

■ RUQ的超声视窗大小与病人的身高有关。

■ 理想的视窗应当包含右半膈肌,肝脏,右肾、肝肾隐窝和肝脏尾叶边缘(见图2-11-7B)

■ 如果病人清醒,可以嘱病人深吸气后屏气,可以探及肋骨下缘腹腔,更加完整清晰的看到肝肾隐窝。

■ 对于肥胖病人应当将探头与肋间隙平行以获得肋间隙视窗,使用低频探头可能有助于获得更好的视窗。

■ 将探头滑向脚侧,可以探查肝尖和右侧结肠旁沟。

■ 将探头滑向头侧,可以看到右侧膈肌和胸腔下半部分,进行eFAST检查。

5. 结果判断:

■ 探查到肝肾隐窝处见条带状或片状液性暗区,即为阳性(见图2-11-7C)。

■ 特别注意:胆囊、下腔静脉、肝静脉和充满液体的肠腔可能会误判为肝肾隐窝积液。

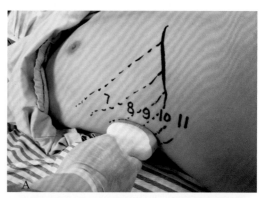

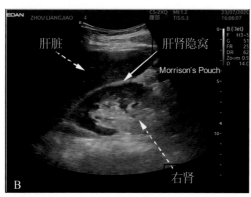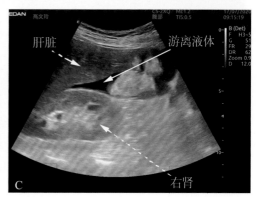

A:右侧体表定位及探头位置;B:正常肝肾界面(实箭头所示);C:肝肾隐窝游离积液(实箭头所示)。

图2-11-7　右上区纵切面探查肝肾隐窝

## (二) 左上区纵切面

1. 完成RUQ后,在LUQ探查脾脏尖段、左侧肾脏下极、脾肾隐窝(脾肾间隙)、左侧结肠旁沟,主要用于探查肝肾隐窝积出血(见图2-11-8)。

2. 体表定位:通常取病人左侧腋后线与腋中线区间中第7～10肋间隙部位,作为探查肝肾间隙的位置(见图2-11-8A),但由于个体差异较大,体表标记与实际探查位置可能不一致,关键是要获取标准视窗。

3. 探头位置:将探头沿长轴方向,与腹壁垂直放置,标记点指向头部;由于脾脏比肝脏小,探头要更靠后(背侧)、靠头侧,并在多个肋间隙平行移动,才能获得合适的图像。

4. 视窗选择：

■ LUQ 的超声视窗大小与病人的身高有关。

■ 理想的视窗应当包含左半膈肌,脾脏,脾周间隙,左肾和脾肾间隙(见图2-11-7B)

■ 将探头朝向脚侧移动,可以看见左侧结肠旁沟。

■ 将探头滑向头侧,可以看到左侧膈肌和胸腔下半部分,进行eFAST检查。

5. 结果判断：

■ 探查到脾肾隐窝(间隙)或者脾脏与脾周间隙之间的液性暗区,即为阳性(见图2-11-7C)。

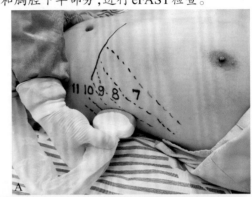

■ 特别注意：胃内较大量的气体可能会影响理想视窗的获取;胃内充满液体可能会被误判为脾肾隐窝积液。

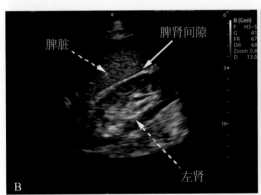

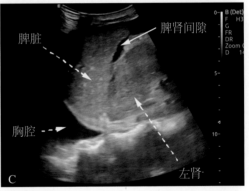

A：左侧体表定位及探头位置;B：正常脾肾间隙(实箭头所示);C：脾肾间隙游离积液(实箭头所示)。

图2-11-8 左上区纵切面探查脾肾隐窝(间隙)

## (三) 耻骨联合上区横切面和纵切面

1. 将探头呈横切面和纵切面方向置于耻骨联合上方,可以获得耻骨联合上视窗,主要用于探查腹腔出血(见图2-11-9)。

2. 体表定位：耻骨联合上方,横向位置和纵向位置(见图2-11-9A和C)。

3. 探头位置：分别将探头横向和纵向放置在耻骨联合上,摇摆探头获得理想视窗;膀胱充盈有助于探查,如果膀胱不充盈,探头应朝向脚侧探查(见图2-11-9B和D)。

4. 视窗选择：

■ 标准视窗：男性病人的理想视窗应当包含膀胱、前列腺、精囊、直肠和膀胱直肠隐窝；女性病人的理想视窗除膀胱和直肠外，还包括子宫、子宫颈、子宫穹隆、直肠子宫隐窝（道格拉斯隐窝）和膀胱子宫隐窝。

■ 横切面图像视窗可见膀胱位于骨盆中间，呈周围边界清晰的无回声区；下方有前列腺（男性）或子宫颈（女性），道格拉斯隐窝或膀胱直肠间隙就位于前列腺或子宫颈下方。

■ 横切面图形获取后，保持探头紧贴皮肤，将探头旋转90°至长轴位置，可以获取道格拉斯窝和膀胱子宫窝更好的视窗（见图2-11-9E）。

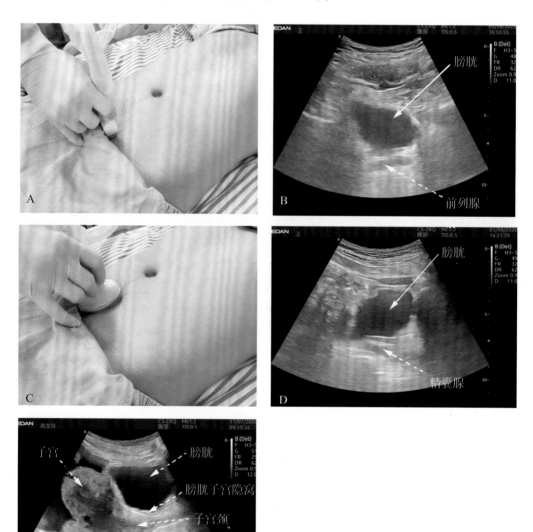

A：横切面探头操作图；B：横切面超声视窗；
C：纵切面探头操作图；B：纵切面超声视窗；
E：纵切面显示道格拉斯窝游离积液。

图2-11-9　耻骨联合上区探查腹腔积液

5. 结果判断：

■ 男性在膀胱直肠隐窝、女性在直肠子宫隐窝(道格拉斯隐窝)和膀胱子宫隐窝探查到液性暗区，即为阳性。

■ 特别注意：前列腺、精囊、髂动静脉和富含液体的肠管，可能会被误判为积液。

## （四）剑突下横切面和胸骨旁长轴切面

1. 超声技术可以探及20mL的心包积液，敏感性和特异性几乎达到100%。

2. 通常使用心脏专用相阵探头可以获得较好的图像，但紧急救助过程中，可以使用弧形凸阵探头，以免更换探头，浪费时间。

3. 体表定位：剑突下或者胸骨旁。

4. 探头位置：将探头垂直置于剑突下横切位置，向下施压，然后反手握探头，将探头朝向头侧倾斜至少15°，即可获得剑突下横切面四腔心图像(见图2-11-10A)。由于病人有腹部损伤或者病人体态无法获得剑突下图像时，可以在胸骨旁第3～5肋间进行胸骨旁长轴切面探查心包积液(见图2-11-10C)。

5. 视窗选择：

■ 剑突下横切面视窗应当包括肝脏、心包和心脏。右心室位于上方，靠近探头；心脏周围是高回声的心包(见图2-11-9B)。

■ 胸骨旁长轴切面视窗应当包括心脏、心包和降主动脉(见图2-11-9D)。

6. 结果判断：

■ 剑突下横切面：在肝脏下方、心包与心脏之间的无回声影(液性暗区)，即为心包积液(见图2-11-7C)。有较多心包积液时，可以探及心室舒张期充盈不足，下腔静脉饱满或扩张。

■ 胸骨旁长轴切面：心脏后方的液性暗区即为心包积液。

■ 鉴别诊断：胸骨旁长轴切面探及的液性暗区，有时难以区分心包积液或胸腔积液。鉴别的方法是：如果液性暗区位于降主动脉上方，则为心包积液；如果位于降主动脉下方，则为胸腔积液。

■ 特别注意：舟状腹、鼓状腹、胃潴留以及腹痛的病人可能会影响剑突下超声探查；皮下气肿、纵隔气肿、气胸和慢性阻塞性肺气肿可能影响胸骨旁长轴切面视窗，从而难以获得精确的结果。

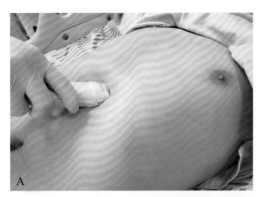
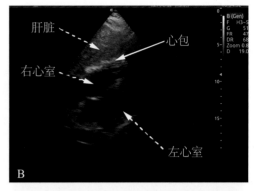
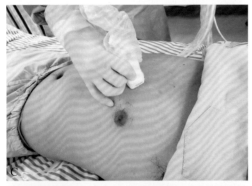
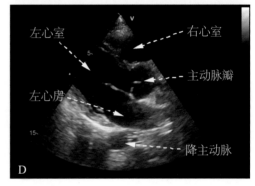
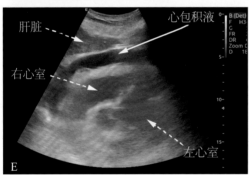

A:剑突下探查获取四腔心图像;B:正常剑突下横切面四腔心图像;C:胸骨旁探查获取心脏长轴切面视窗;D:正常胸骨长轴切面视窗;E:剑突下横切面示心包积液(实箭头所示)

图2-11-10　剑突下横切面和胸骨长轴切面探查心包积液

# 五、 eFAST操作技术

## (一) 胸腔积液(血胸)探查

1. 将探头放置于胸腔左右两侧,可以探查胸腔,协助判断有无胸腔积血。

2. 直接使用弧形凸阵探头即可。

3. 体表定位:选择右侧腋中线第7~11肋之间区域,探查右侧胸腔;左侧腋中线第

6~9肋间隙,探查左侧胸腔,具体位置因人而异;通常在完成RUQ和LUQ探查后,直接将探头稍微向头侧移动,便可分别探查左右胸腔。

3. 探头位置:将探头横向放置,标记点指向头部,移动调整探头,获得理想视窗。

4. 视窗选择:

■ 探查右侧胸腔时,应首先获取肝脏、膈肌、膈肌上方空间视野,并确定膈肌线凸面朝向屏幕左侧,然后将探头向头侧滑动,保持膈肌线在屏幕中心,屏幕的左边部分将对应于胸腔,右边对应于腹部(见图2-11-11A)。

■ 探查左侧胸腔时,应获取脾脏、膈肌与膈肌上方空间视野,同样,移动探头,保持膈肌线在屏幕中心,屏幕的左边部分对应胸腔,右边对应腹腔(见图2-11-11B)。看到高回声的椎骨("脊柱征"),有助于识别胸腔积液。

5. 结果判断(见图2-11-11C):

■ 无胸腔积液病人,由于膈肌密度较高,可以形成反射影,屏幕上可见膈肌上下均有肝脏影或脾脏影(镜像伪影)。如果没有镜像伪影,膈肌上方空间呈黑色,且有低回声区在晃动,则为胸腔积液(或血胸),摆动的组织为塌陷的肺组织。

■ 如果在高回声的线状脊柱影和膈肌之间,看到无回声的液性暗区所形成清晰可

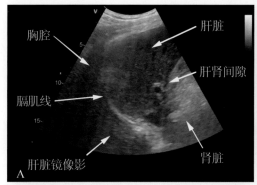

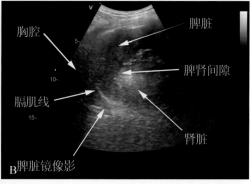

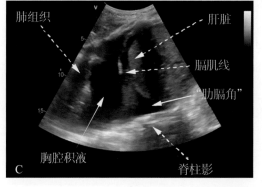

A:正常右侧胸腔超声视窗;B:正常左侧胸腔超声视窗;C:肝脏镜像影消失,膈肌影与脊柱影之间形成"肋膈角",提示右侧胸腔积液。

图2-11-11 eFAST技术探查胸腔积液(血胸)

辨的"肋膈角"，也可以判定为胸腔积液(血胸)。

■ 特别注意：如果超声探头的角度不正确，下腔静脉可能被误判为胸腔积液；腹腔出血偶尔也可能误认为胸腔积液，辨识并确定膈肌位置有助于鉴别诊断。

### (二) 气胸的探查

1. 将超声探头放置在胸腔前壁，有助于快速探查气胸，少量气胸可能难以探及，但严重创伤救治过程中只需要探查大量气胸或影响血流动力学的气胸。

2. 高频线性探头有助于获取理想视窗，如果病情许可，可以选择更换探头。

3. 体表定位：通常情况下，将探头放置在锁骨中线第2~3肋间，分别探查左右两侧胸腔(见图2-11-12A)。

4. 探头位置：将探头垂直于肋骨放置，标记点指向头部，调整探头位置，获取标准视窗(见图2-11-12B)。

5. 视窗选择：移动超声探头，可以出现"蝙蝠征"图像(见图2-11-12C)，这是气胸探查的标准视窗，由以下几部分构成：

■ 超声屏幕上方可见胸壁肌肉软组织影。

■ 屏幕两侧为两根相邻肋骨及肋骨下方形成的无回声影。

■ 中间部分为脏层胸膜与壁层胸膜形成的胸膜线。

■ 下方为肺组织形成的底回声区。

6. 结果判断：

■ 正常情况下，随着呼吸运动，可见胸膜脏层与壁层之间相向移动形成的轻微闪烁影，即胸膜"滑动征"。如果切换为M型超声，由于胸膜壁层相对静止，脏层滑动幅度较大，胸膜的活动形成"沙滩征"。

■ 如果胸膜"滑动征"消失，或在M型超声下正常"沙滩征"消失，变成为平行的水平线("平流层征")，均提示气胸存在。

■ 探查到"肺点"是超声诊断气胸的金标准。"肺点"指的是随着病人呼吸运动，"滑动征"时隐时现，通常是吸气时可见"滑动征"，呼气时"滑动征"消失；在M超下表现为吸气时呈"沙滩征"，呼气时呈"平流层征"(见图2-11-12E和F)。

■ 特别注意：超声深度和增益调节过大以及探头把控不稳，可能难以获得理想的视窗；病人皮下气肿、气管插管、原发肺部疾病，可能影响胸膜"滑动征"判断，从而造成结果错误。

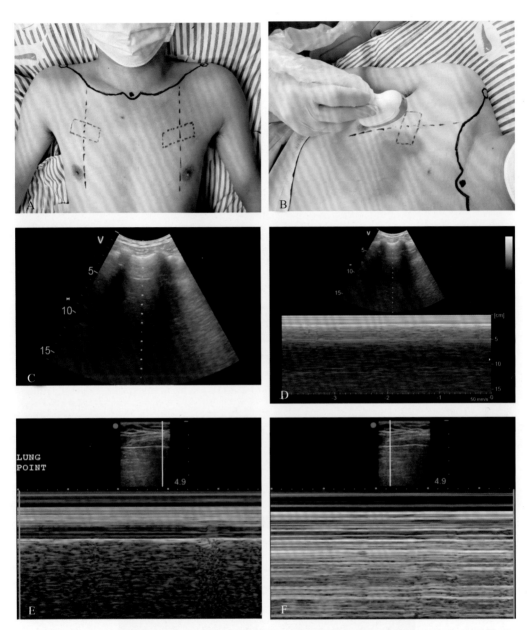

A：探查气胸时，探查将探头放置于第二肋间隙（红框所示位置）；B：将探头垂直于肋骨，标记点指向头部；C："蝙蝠征"图像；D："沙滩征"图像；E：M型超声下吸气时呈"沙滩征"；F：同一部位，呼气时呈"平流层征"，提示存在气胸。

图2-11-12　eFAST技术探查气胸

## 五、 常见问题与风险提示

1. 病人到达急诊科之前,未提前开启超声诊断仪,造成检查时间延迟。

2. 频繁更换探头延长检查时间。对于严重多发伤病人,特别是当血流动力学不稳定时,可能延误救治。

3. 检查医师对解剖部位不熟悉、不能准确找到探查位置,或探头角度不正确,有可能将正常囊性或液性结构误认为游离积液(见图2-11-13)。

4. 紧急情况下,只需要按顺序探查 RUQ、LUQ、耻骨联合上区纵切面与横断面以及剑突下横断面,定性检查即可,无须定量测量。

5. 每个部位的探查结果都要大声说出,以便所有参与抢救的人员能够听见。阳性或阴性结果对于快速决策至关重要。

6. 行 eFAST 检查时,如果探头角度不正确,有可能将下腔静脉和腹腔积液误判为胸腔积液,应当引起注意;找对膈肌位置,并排除脊柱伪影的影响,有助于避免这些错误。

7. 阴性结果并不能排除损伤,应当反复进行 FAST 检查,以提高阳性率,特别是当病情发生变化时,应该再次检查,并结合腹腔穿刺和增强 CT 扫描进一步评估。

8. 如果 FAST 结果呈阳性,病人血流动力学稳定,则应当尽快完成增强 CT 扫描检查,进一步核实诊断。

9. 如果 FAST 结果呈阳性,病人血流动力学不稳定,则需要尽快手术干预。

10. eFAST 有助于识别气胸或胸腔出血,结合床旁胸部 X 线检查,可以提高诊断准确率。

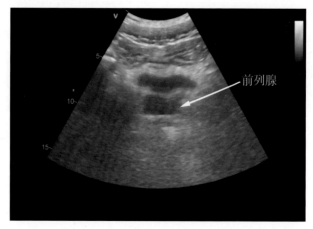

前列腺

图2-11-13　前列腺容易被误诊为膀胱直肠窝积液(箭头所示)

# 第十二章　复苏性开胸技术

## 一、　基本原则

### （一）基本理念

1. 当发生创伤性心搏骤停时，胸外心脏按压能提供的心排血量仅为基础心排血量的20%，而开胸心脏按压能提供的心排血量是基础心排血量的55%。对于出血或心包压塞引起的创伤性心搏骤停，胸外心脏按压几乎无效。

2. 复苏性开胸急救需要有经过严格培训的创伤救治团队，抢救现场常较为混乱，容易引起病人和术者的污染，抢救成功率低，费用高，存在伦理问题。因此，其适应证和反适应证均存在较大争议，应当根据创伤中心的技术条件、整体实力和医院有关规定制定相应制度与流程。

3. 进行复苏性开胸术可实施有效的心脏按压、主动脉夹闭、心包压塞减压、心内电除颤、胸腔内出血部位直接止血等操作，有利于挽救濒临死亡的病人。

4. 进行复苏性开胸术的同时应当立即行气管插管、建立静脉通道。行气管插管时，可将气管导管推进至右主支气管内，以便左肺萎陷缩小，降低开胸时对左肺的损伤，并有助于开胸操作的顺利进行。应谨慎操作，若右肺有损伤，气管插管进入右主支气管可导致供氧不足。

5. 手术预后取决于医师对适应证的把握、创伤机制、损伤的解剖部位、生命体征状况和团队的经验。美国南加州大学创伤中心的一项前瞻性研究分析了71例复苏性开胸术后病人，总体生存率达14%，其中腹部穿透伤病人生存率为2%～4%，钝挫伤病人生存率为2%～3%。

### （二）适应证

1. 急诊科等创伤救治现场病人发生心搏骤停。

2. 因胸部、腹部、颈部及肢体穿透伤造成呼吸、心搏骤停的病人；如果这类病人到达医院时仍有生命体征，则复苏性开胸术效果最佳。

3. 紧急复苏性开胸术在钝性损伤或头部创伤病人中的应用尚有争议。

4. 创伤病人在 ICU 内发生心搏骤停时,应考虑行复苏性开胸术,但对其有关的适应证和并发症仍有争议。

5. 如果病人家属有器官捐献意愿,为了争取捐献的机会,可以适当放宽应用指征。

6. 美国南加州大学创伤中心采用了较为宽泛的适应证。所有达到急诊科没有生命体征或者即将发生心搏骤停的病人,包括钝挫伤和穿透伤病人以及头部、胸部和腹部损伤的病人。

## 二、 前期准备

### (一) 人员准备

1. 创伤外科医生应当经过严格的技术培训,取得相应的手术资质,方能实施该类手术。

2. 所有参与创伤救治的医务人员均应反复演习,熟悉开胸术现场物品和相关设备的放置位置,避免紧急救治时出现差错。

3. 严格执行创伤救治应急启动与响应机制,创伤救治人员应当提前到达急诊科并做好救治准备。

4. 所有参与手术的人员均应熟悉操作流程和所需的器械。

5. 所有人员均应穿戴个人防护物品。

### (二) 物品准备

1. 现场物品:灯光设备、吸引器、心内除颤电极、呼吸机等。

2. 手术器械包:肋骨牵开器、骨剪、线剪、手术刀、长组织剪、长组织镊、两把无损伤血管钳、两把止血钳、两把肺钳(见图2-12-1)。

3. 配备:心外膜起搏器和起搏电极

### (三) 病人准备

1. 病人体位:患者取仰卧位,左上肢外展90°或举至头顶。

2. 体表定位:如图2-12-2所示,以第4或第5肋间隙作为切口,该切口位于男性的乳头下方,女性的乳房下界。

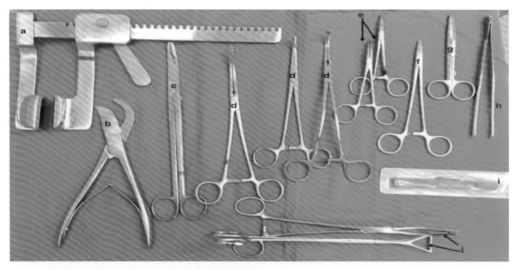

a. 肋骨牵开器；b. 骨剪；c. 长组织剪；d. 两把无损伤血管钳；e. 两把止血钳；f. 持针器；g. 线剪；h. 长组织镊；i. 手术刀；j. 两把肺钳。

图2-12-1　复苏性开胸术的物品准备

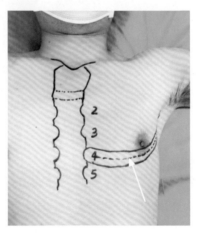

图2-12-2　复苏性开胸术切开体表定位，切口通常选择第四肋间（箭头所指虚线所示）

3. 术前准备：在切皮前使用聚维酮碘进行皮肤消毒，铺巾，但应保证不延误开胸时间。在复苏性开胸术过程中，解除心包压塞、控制出血比充分消毒铺巾更重要。

289

# 三、 操作技术

## (一) 切口选择

1. 常选择左胸进行复苏性开胸术,因为打开左侧胸腔有利于暴露心脏和左肺,便于钳夹主动脉;如果需要,可以将切口向右侧延伸,在右侧对称部位切开胸壁,并横断胸骨,做蛤壳切口,以便同时打开左右胸腔。

2. 如图2-12-3所示,切口自胸骨旁延伸至腋后线;切口顺肋骨走行并指向腋窝顶点。胸大肌、胸小肌位于切口前侧,前锯肌位于切口后外侧并且被切开。

3. 切口应靠近下肋上缘以免损伤位于上肋下缘的神经血管组织,分离肋间肌,然后用剪刀剪开胸壁快速进入胸腔。

4. 注意不要用力过猛,进入胸腔时应暂停机械通气,以降低左肺损伤风险。

5. 注意开胸时其他队员不应停止各自的抢救措施,如气管插管、建立静脉通道等。

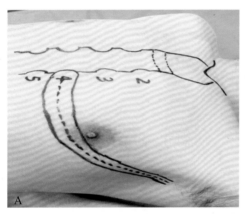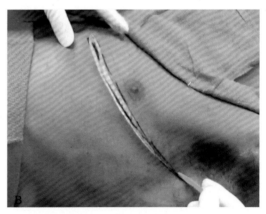

A:切口(虚线)通常自胸骨旁延伸至腋后线;B:切口应靠近下肋上缘。

图2-12-3 复苏性开胸术切口

## (二) 暴露胸腔

1. 将肋骨牵开器插入切口中,逆时针旋转牵开器手柄使肋骨分离,此时需用吸引器吸出胸腔内的出血及血凝块。

2. 进入左胸后,用手快速清除血凝块和游离积血。

3. 用杜瓦尔肺钳将左肺下叶夹住并向患者头侧推动,以便暴露心脏、膈肌和胸主动脉;如果看见肺部或胸腔血管的活动性出血,应立即直接压迫或用无损伤血管钳钳夹止血(见图2-12-4)。

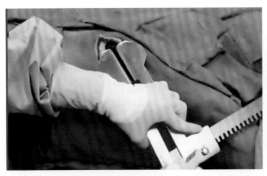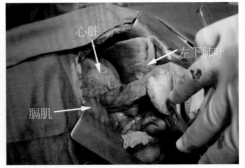

A：用肋骨牵开器扩张切口；B：显露心脏、膈肌、主动脉和出血部位。

图2-12-4　打开胸腔、显露重要结构

## （三）心包切口

1. 如果有心包压塞，应当立即按以下方法切开心包。

2. 找到膈神经，如图2-12-5A所示，膈神经位于心包侧缘，呈条索状，稍隆起，应避免损伤膈神经。

3. 在膈神经前侧缘用两把血管钳钳住心包，自头端向足端方向平行于膈神经切开心包膜，纵向打开心包腔（见图2-12-5B）。切口尽量大些，以确保心包减压。

4. 如果心包压塞时，心包张力较高，难以用止血钳钳夹，可以直接用刀片在心包上切开一小口，然后再纵向打开心包腔，开口应该在膈神经前方，并与其平行。

5. 如果心脏破裂出血，应迅速用手指堵住出血口，并迅速缝合止血；如破裂口较长，也可考虑暂时用订皮机缝合止血，病情稳定后再行修复处理。

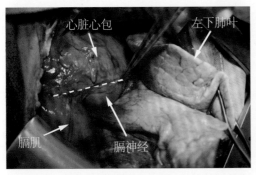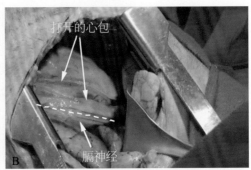

A：膈神经位于心包侧缘（粗箭头所指虚线所示）；B：找到膈神经，在其前侧缘平行切开包膜、纵向打开心包腔（粗箭头所指虚线为膈神经，细箭头所指为打开的心包）。

图2-12-5　心包切开术

### （四）开放式心脏按压及电除颤

1. 心脏按压需要双手操作,将心脏置于两手掌之间,从心尖部按压至心底部。采用单手按压的效果不如双手,而且拇指容易导致心脏穿孔(见图2-12-6)。

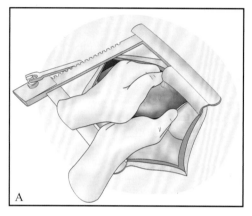
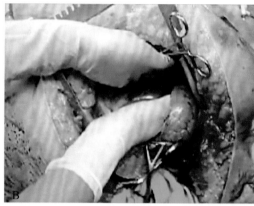

A:双手心脏按压示意图;B:双手从心尖部至心底部进行按压。

图2-12-6　心脏按压

2. 心脏按压间使用温盐水灌洗心脏有助于心功能的恢复。

3. 若开胸复苏期间出现室颤,应进行胸内心脏电除颤。在复苏性开胸术基础上,暂停心脏按压,将两个心内除颤电极放置在心脏前后壁,除颤能量10～50J(见图2-12-7)。除颤结束后应立即继续心脏按压。

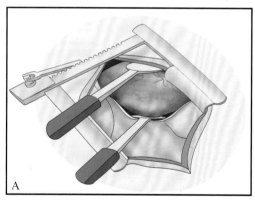
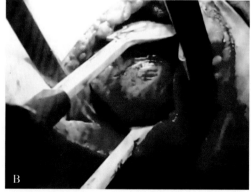

A:胸内心脏电除颤;B:将两个心内除颤电极放置在心脏前后壁进行除颤。

图2-12-7　胸内心脏电除颤

## （五）主动脉钳夹阻断

1. 最常用于钳夹的主动脉位置在膈肌上2~3cm处。在左胸被肋骨牵开器扩开后，用肺钳夹持左下肺叶并向头侧提拉，此时即可暴露出胸主动脉。可将下肺韧带分离以便充分暴露主动脉。

2. 也可在膈肌上方找出降主动脉，手指分离外鞘后用心耳钳夹闭降主动脉控制腹腔及其以下部位出血。

3. 注意：当发生心搏骤停时，主动脉塌陷，此时可能难以与食管相鉴别。识别胸主动脉的方法是：手指沿胸腔后壁肋弓向脊柱方向滑行，首先触碰到的结构就是主动脉。

4. 可用剪刀将覆盖于胸主动脉上的纵隔胸膜剪开，然后用食指将主动脉勾住。应尽量减少在主动脉周围的剪切操作，以免由于肋间动脉撕裂导致的持续出血，或者伤及胸主动脉右前方的食管（见图2-12-8A）。

5. 最后，用无损伤血管钳将主动脉夹闭（见图2-12-8B）。当心搏恢复时需撤除主动脉夹，通常在主动脉夹闭后30min内完成。

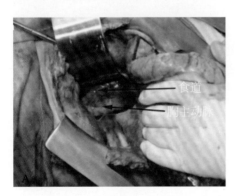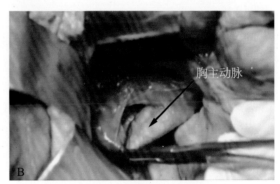

A. 剪开主动脉周围的纵隔胸膜，食管位于主动脉右前方；B. 用血管钳将主动脉横形钳闭（箭头所示）。

图2-12-8　主动脉钳夹阻断

## （六）其他处理

1. 药物干预，药物可直接注入左心室，常用药物包括肾上腺素、钙剂和镁剂。

2. 严重多发伤累及右心、肺血管以及大静脉的病人，容易发生空气入血，导致空气栓塞，应尽快控制气源，并在心室内吸出空气。

3. 如果肺门严重出血，可以先用拇指和食指掐住肺门，然后用无损伤血管钳夹住肺门；注意不要使肺门扭曲，以免造成新的肺门损伤。

4. 心搏、循环恢复后，须尽快将患者转送至手术室做后续手术处理。

## （七）关闭切口

1. 在急诊科或ICU内进行复苏性开胸术后，若病人需要进一步行介入手术或开胸手术，则可以采取临时关闭切口的方式。

2. 临时关闭切口的最佳方式是用湿纱垫和透明敷料或真空负压吸引材料覆盖，并与负压吸引装置连接；负压应设定在较低水平。临时关闭操作快捷、简单，以便在再次心搏骤停时快速打开胸腔。

3. 病人稳定后，应在手术室进行确定性手术关闭胸腔切口。

## （八）复苏性开胸术相关新技术

1. 临时心外膜起搏技术：对于术中及术后出现恶性心律失常的病人，可考虑早期进行临时心外膜起搏（见图2-12-9）。

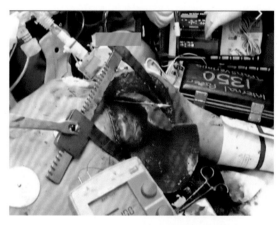

图2-12-9　临时心外膜起搏

■ 通常是将两个心外膜电极放置在右心室前壁的上部；其中一个在右心室顶部，另一个在其下方1cm处。也可以考虑将起搏电极放置在左心室。

■ 心外膜电极的末端有一根小针，用于将电极锚定在心肌表面，起搏电极锚定后，去除小针。有时可稍微卷曲电极以免移位。心外膜电极的另一端有一根粗针，用于穿透胸壁将电极引至体外，然后将电极连接至起搏器。

■ 通常将起搏心率设置在70～90次/min，最大电流为10mA。

2. 杂交手术室：现代杂交手术室将CT扫描技术、X光射线检查技术、血管介入技术和手术技术融为一体，极大地满足了严重多发伤紧急救助的需求，急诊科建立独立的杂交手术室，有望提高抢救成功率。

3. 体外膜肺氧合（extracorporeal membrane oxygenation，ECMO）技术，诱导低体温技术的应用有待进一步研究。

## 四、常见问题与风险提示

1. 切口不应低于第5肋间，若前外侧切口的位置过低可能导致医源性膈肌损伤，也使得术中难以充分暴露心脏，影响心脏按压效果。

2. 切口应该沿肋间隙弧度操作，若切口与肋间隙弧度不一致，可导致切口凌乱且难以顺利进入胸腔。因此，切口的开口方向应沿肋骨边缘朝向腋窝。

3. 用手术刀分离肋间肌，特别是在未暂停机械通气的情况下，容易导致肺损伤。建议使用剪刀剪开肋间肌并在进入胸腔期间暂停机械通气。

4. 若切口起点太靠近胸骨可能导致内乳动脉（胸廓内动脉）损伤，切开太靠近肋骨下缘可能伤及肋间动脉（见图2-12-10）。当患者有严重低血压时，出血可能并不明显，但若未能及时发现并结扎，血压回升后可能导致严重失血，而且很难控制。

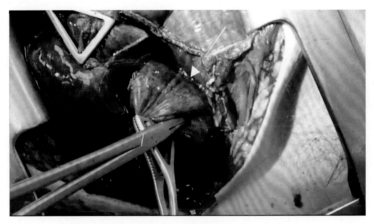

图2-12-10　肋间动脉破裂出血（箭头所示）

5. 对于严重低血压病人，主动脉塌陷且无搏动，影响对主动脉的辨别，进行主动脉钳夹时，可能会误将食管钳夹。食道位于主动脉的前内侧。插胃管有助于辨别食管，也可用右手手指沿后肋滑向胸椎，首先触及的结构即为主动脉。

（本章所有手术实拍图片均来源于美国南加州大学洛杉矶医学中心创伤中心）

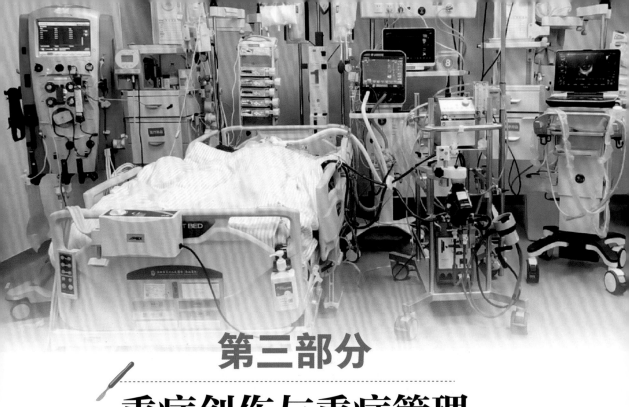

# 第三部分
# 重症创伤与重症管理

　　重症创伤病人往往涉及多个部位受损,多个脏器功能异常,多个学科的复杂情况并存。手术或介入干预后,病人仍然面临诸多问题,如凝血功能障碍的纠正,体温管理,呼吸支持,颅内压、腹腔高压、骨筋膜室综合征的处理等,需要重症医学科精心监护与治疗,需要器官功能支持、早期营养支持,合理镇静镇痛及谵妄管理和深静脉血栓预防,以最大限度地促进康复,降低致残率和创伤后期死亡高峰。

**生命支持,贵在重症理念,成于细节管理**

## 内容提要

1. 输血是重症创伤病人生命支持的重要手段,应当掌握早期输血时机,选择合适的输血类型,及时启动与终止大量输血方案,理解并灵活运用以实验室结果为导向的目标输血策略。

2. 重症创伤病人大多需要呼吸支持,应当了解呼吸机应用的基本理论和方法,掌握不同机械通气模式的特点,根据不同创伤类型选择合适的机械通气方式。

3. 重症创伤病人常伴有疼痛、烦躁和谵妄,镇静镇痛和谵妄处理不仅能减轻病人痛苦,更是一种治疗方法,有助于促进康复,减少并发症。因此,应当高度重视镇静镇痛和谵妄管理,正确评估、合理用药、及时治疗。

4. 营养治疗是创伤与危急重症病人重要的治疗措施,应当常态化、规范化开展营养评估、根据不同创伤病人的实际需求合理选择营养方法、正确使用各种肠内外营养制剂。

5. 严重颅脑创伤病人的颅内压管理至关重要,应当正确解读颅内压变化的内在意义,采用综合措施降低颅内压,并积极治疗严重颅脑创伤继发的各种并发症。

6. 重症创伤病人常伴有腹腔高压、腹腔间室综合征或者骨筋膜室综合征,应当提高警惕,早期正确测压并及时诊断与处理,通常可以缓解病情,如果病情加重,应掌握手术时机,及时进行外科干预,否则将导致严重后果。

7. 创伤导致的出血与静脉血栓的形成常是一对难以平衡的治疗矛盾,应该掌握合理的血栓预防时机和方法,早期治疗深静脉血栓的形成和突然发生的肺栓塞。

8. 创伤后凝血功能的异常是出血控制的难点,抗凝药物的使用和创伤性凝血病使得创伤病人的凝血功能变得极为复杂,应当充分了解抗凝药物的作用机制、理解创伤性凝血病的病理生理,充分利于实验室检查结果,及时进行抗凝药物的逆转,并采取综合措施尽早治疗创伤性凝血病。

# 第一章　重症创伤病人的输血策略

创伤合并出血往往发生突然、病情急、部位多、进展快、出血量大,是严重创伤病人到达创伤中心后第一个小时内死亡的首要原因,也是导致创伤性凝血功能障碍、继发脏器损伤的重要因素;创伤后24小时内死亡的病人中将近50%与出血相关,手术室80%以上的重症创伤死亡病人源于大量失血和创伤性凝血病。因此,早期识别出血,正确施行止血与输血,及时启动和终止大量输血方案,并规范实施成分输血,在创伤救治过程中显得极为重要。

## 一、 基本原则

### (一) 创伤输血理念

1. 创伤输血的目的在于维持生命体征基本稳定,恢复并维持组织灌注,减轻缺血缺氧对组织器官的二次损害,尽量防治创伤性凝血病的发生于发展,争取时间、创造条件,以便尽快施行确定性损伤控制治疗。

2. 创伤输血与止血同等重要,必须同步进行;尽早使用氨甲环酸(Tranexamic acid,TXA)、去氨加压素、6-氨基己酸、局部止血材料,进行局部压迫和填塞止血、并尽快实施外科手术止血。

3. 应当根据"允许性低血压""平衡复苏"理论,适度输血;输血复苏的终点是病人血压有所回升,意识好转,能够说话,而不是血压恢复正常。

4. 应当根据病情选择输血时机、决定输血方式和血液制品种类。

5. 创伤输血的方式包括非同型血输注、大量输血、自体血回输和以实验室为目标导向的成分输血等,应该按照病情需要酌情采用。

6. 即便是在紧急抢救情况下,也应当严格遵循国家相关的输血法律法规,执行有关血液制品医嘱下达、病人身份核对、血标本和血液制品核查等所有的用血规范及流程,不能因时间紧迫而违背原则。

7. 创伤中心应当制定规范的输血流程,保证在大量输血过程中创伤团队、急诊科、手术室、麻醉科等相关部门,能够信息畅通、密切配合、精准施救。

## (二) 非同型血输注理念

1. O型非同型血仅限于紧急抢救输血时使用。

2. 紧急抢救指的是病人血流动力学不稳定,持续出血、短时间内出血难以控制,危及生命,并且未知病人血型或不可能获得同型血的情况。

3. 非同型血输注应当选用O型洗涤红细胞,在不能及时获得O型洗涤红细胞的情况下,可考虑输注O型悬浮红细胞,并推荐应用白细胞滤器。

4. 优先选择O型RhD阴性血红细胞,不能获得O型RhD阴性血红细胞的情况下,可输注O型RhD阳性血红细胞;给有可能怀孕的女性病人输注O型RhD阳性红悬液应特别慎重;对于有生育需求的女性输注RhD阳性血液后,可能产生抗D抗体,而诱发新生儿溶血病,或再次输注RhD阳性血液时引起溶血性输血反应。

5. 如果病人血型确定,应当尽快使用同型未交叉配型或者已交叉配型的血液。

6. 输血期间应当严密监测有关不良反应。

7. 中国《创伤紧急救治通用型红细胞输注专家共识》使用非同型血的适应证是:

■ 病人抵达急诊科时已出现失血性休克,估测急性失血量＞40%自身血容量(total blood volume,TBV),休克指数≥1.5(shock index,SI,即心率/收缩压)。

■ 病人突然发生无法迅速控制的急性大量出血(如大血管出血、胸腹盆腔内大血管破裂)、脏器严重损伤(如复合外伤、宫外孕和脏器破裂出血)等可能出现失血性休克。

■ 无法采集病人的血液标本。

■ 无法确认病人ABO、RhD血型。

■ 不立即输血将危及病人生命的其他因素。

## (三) 大量输血理念

1. 重症创伤合并血流动力学不稳定的病人,往往存在大量失血,而且失去的是全血,单一输注红细胞和(或)部分血浆,未能充分补充凝血因子和血小板,无济于纠正大量失血导致的凝血功能障碍,而且可能造成更多的凝血机制异常。应尽早考虑大量输注成比例的红细胞、血浆和血小板。

2. 大量输血的目的是抢救病人的生命,创伤中心应当制定大量输血方案(massive

transfusion protocal，MTP)包括大量输血启动标准、实施流程和终止标准。

3. 输血科应常规配备成比例血液制品，并提供全天候服务，以满足大量输血的需求。

## （四）目标导向的输血理念

1. 大量输血方案终止后，应立即实行以实验室结果为导向的目标成分输血，目的在于纠正凝血功能异常、精准输血、防治凝血病。

2. 实验室结果包括血栓弹力分析和实验室凝血功能测定。应建立快速床旁检测方法，尽快得到实验结果。

3. 血栓弹性分析包括血栓弹力图(thrombelastography，TEG)和旋转血栓弹力图(rotate thrombelastography，RoTEG)检测。通过检测血块形成速度、血块长度与强度以及溶解程度，识别凝血因子的缺乏拟或血小板功能障碍；有助于动态观察病人在整个输血过程中的凝血功能变化。

## （五）创伤输血质量管理

1. 医院输血质量管理委员会或者输血科应当对创伤输血作定期质量分析；重点监控紧急抢救时非同型紧急输血和大量输血规范的执行。

2. 对于创伤输血，应当监控并牢记以下时间节点：

- 临床采集标本的时间及送达时间。
- 输血科完成血型和血交叉配型的时间。
- 从最近的血液中心到医院以及从输血科到用血地点来回取血的时间。
- 新鲜冷冻血浆和冷沉淀加温溶解时间。
- 检验科完成PT和APTT检查的时间。
- 检验科完成全血细胞计数、血气分析、生化检查以及血乳酸检测的时间。

3. 创伤中心应当针对输血过程出现的问题不断改进，减少不适当的输血，减少输血不良反应(溶血、感染、过敏等)。

4. 创伤中心应当重点监管大量输血时可能出现的相关并发症：

- 凝血病。
- 血栓并发症。
- 成人呼吸窘迫综合征(ARDS)。
- 其他输血反应，如输血相关的容量过负荷、输血相关的急性肺损伤，以及输血后

301

溶血反应等。

- 过度输血。

- 死亡。

## 二、创伤输血决策

严重创伤发生后,病人往往合并失血性休克和(或)非失血性休克,初始评估中应当根据创伤机制、损伤部位以及ABCDEs评估结果,初步判断并处理非失血性休克,并同时进行力所能及的止血;对于所有血流动力学不稳定的病人,都应当首先认定存在失血或失血性休克,并根据评估结果判断失血性休克的严重程度,决定输血时机和输血方案。

### (一)根据初始评估决定输血时机

1. 根据临床表现估测出血量:

- 早期休克,病人心率、血压、脉压、呼吸频率、尿量均正常、神志状况仅表现为轻微的烦躁;估计失血量<15%全身血容量(total blood volume, TBV),暂时不需要输血。

- 如果病人出现心率、呼吸加快,脉压变小,烦躁不安加重;估计失血量增加到15%~30% TBV,可能需要输血。

- 如果病人心率、呼吸明显加快,收缩压和脉压均下降,意识模糊,尿量减少;估计失血量达到30%~40% TBV,则需要输血。

- 如果病情进一步加重,估计失血量>40%TBV,则应当尽快输血,并启动大量输血方案。

2. 注意事项:

- 由于心率、呼吸、血压等参数受疼痛、恐惧、损伤的影响较大,所以可能产生偏差;特别是对于老年人和有特殊用药的病人,可能高估或低估失血量。

- 由于可能合并颅脑创伤,所以意识改变与休克程度可能不成比例。

- 尿量变化需要时间观察,短时间内难以据此判断病情。

- 建议初始评估中应当结合病人的生命体征、损伤的解剖部位、创伤的发生机制和病人对初始液体复苏的反应性综合评估病人休克的严重程度,以指导临床输血。

## (二) 根据液体复苏的反应性评估输血时机

初始评估根据临床表现判断休克的严重程度所预估的出血量可能与实际出血量存在一定偏差,通过观察病人对液体复苏的反应性可能更有助于指导临床输血;一般初始复苏中给予1000mL的生理盐水,观察病人心率、血压、神志等生命体征的变化,并将病人的反应性分为快速反应、短暂反应和无反应三种情况,用于评估创伤休克的严重程度和临床输血决策依据。

1. 快速反应指的是病人经过液体复苏后心率、血压等生命体征立即恢复正常,估计失血量<20%TBV,初始救治有效,出血减缓或终止。这类病人输血的需求很小,如果要输血,则可以输注同型配血相合的血液。

2. 短暂反应指的是病人经过液体复苏后心率、血压等生命体征可以改善,但很快又变差,估计失血量为20%~40%TBV,或有持续出血。这类病人有输血需求,可以输注同型未交叉配型的血液。

3. 无反应指的是病人经过液体复苏后心率、血压等生命体征无变化,甚至更差,估计失血量>40%TBV,并持续出血。这类病人应当立即输血,启动紧急抢救非同型输血并准备启动大量输血方案。

## (三) 根据血红蛋白含量与红细胞压积判断输血时机

1. 由于创伤早期病人丢失的是全血,损伤后数小时内血红蛋白含量或红细胞压积可能没有明显变化。因此,血红蛋白含量正常并不表明失血量小,创伤早期不能依据血红蛋白含量指导输血。

2. 由于早期液体复苏,休克早期代偿机制,血液常被稀释,根据血红蛋白含量变化判断失血量可能会高估输血需求。

3. 如果初始评估结果为短时间内血红蛋白含量或红细胞压积下降明显,则提示创伤严重、存在大量失血,并与创伤性凝血病相关,需要紧急输血。

4. 建议连续监测血红蛋白含量或红细胞压积,早期血红蛋白含量可以作为基线值,后续血红蛋白含量变化有助于判断疗效和是否有持续出血,并可指导输血。

## (四) 根据病情的缓急和输血的迫切性决定输血类型

1. 根据病情的缓急决定是否启动或终止大量输血方案:

■ 如果初始评估时病情符合大量输血方案启动标准,则应立即开始成比例大量输血。

■ 一旦出血得到控制,病情好转,则应当终止大量输血方案,并根据实验室检查结果选择成分输血。

2. 根据输血的迫切性决定是采用非同型紧急输血方案、同型未交叉配型的血液,还是同型配血相合的血液:

■ 如果需要在15分钟内紧急输血(这个时候不可能核查血型完成血交叉试验),则可以启动紧急抢救非同型输血。

■ 如果病情允许在15分钟后输血,则可以给予同型未交叉配血的血液输注。

■ 如果病情允许在1小时后输血,则应当采用同型配血相合的血液输注。

## 三、 创伤输血基本要点

### (一) 急诊科输血

1. 用16G针头建立两个或更多大的静脉血管通路:

■ 可以选择锁骨下静脉、颈内静脉或股静脉;注意三腔导管在抢救大失血时是不够用的,应该使用专用输血通道,并且加温加压输注。

■ 对于颈部或上臂损伤病人,应在健侧建立静脉通道,以避免输入的液体和(或)血液从近端静脉损伤处流出。

■ 对于穿透性腹腔损伤伴有低血压的病人,其髂静脉近端或下腔静脉可能存在损伤,所以应该避免股静脉置管。

■ 对于危重且血流动力学不稳定的病人,如果外周静脉通路无法建立,则应考虑进行骨髓腔内输液、输血。

2. 急诊科应当放置2～6℃血液储存专用冰箱,常备O型RhD阴性红悬液,通常是6～8U(若无法获得,则可以O型RhD阳性血代替);注意:红细胞有效期为35天,应定期查看贮备日期,以免过期。

3. 若急诊科无法常规备血,则应由输血科设专用冰箱储备O型RhD阴性红细胞悬液(简称红悬液)供急诊科使用,并且保证急诊科至输血科来回取血可以在5分钟内完成。

4. 根据医院输血规范,应当由创伤救治组长、医院指定人员或急诊科高年资医师根据病人损伤情况决定使用O型红悬液,并做好记录。

5. 若不需要15分钟内紧急输血,则应当尽量输同型配型血(或未配型血);若能延至一个小时后再输血,则应选择同型并配血相合的血液制品。

6. 急诊创伤救治人员应根据初始评估结果、创伤的严重程度、病人的输液反应等具体情况把控输血时机,选择合适的输血方式。

7. 所有创伤病人均需佩戴两个相同的识别环,手腕和足踝各戴一个;若需将一侧识别环移除,则应在另一侧肢体重新佩戴;严格遵守血液制品与病人信息核对流程(双人核对血液制品标签、输血申请单及和病人识别环信息)。

8. 预防低体温:

■ 去除病人湿衣物或血衣物,擦干皮肤。

■ 快速输血时,应当使用快速加温加压输血仪(见图3-1-1),但需要注意血小板和冷沉淀不宜通过快速加温加压输血仪使用。

■ 急诊创伤复苏室应维持适宜的室内温度,并使用毛毯或充气型升温仪等装置给病人保温(见图3-1-2)。

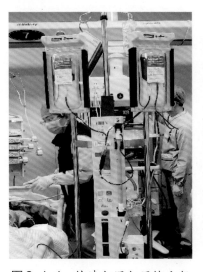

图3-1-1　快速加温加压输血仪

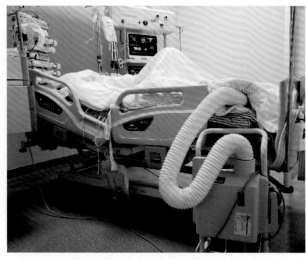

图3-1-2　充气型升温仪

9. 尽快完成输血相关指标检验,并建议床旁检测INR,以尽早确定是否有指征使用凝血酶原复合物,早期逆转抗凝药的影响及继发的凝血功能障碍。

10. 所有大量血胸伴血流动力学不稳定的病人均应考虑自体血回输:

■ 自体血回输是一种快速、安全、经济、有效的输血方式,有利于在紧急情况下获得全血,但对于有些创伤病人而言,由于血液可能流经伤口、体腔和引流管,自体血回输仍然有一定的风险。

■ 在特制血液回收装置中,预先配备一定量的枸橼酸(每10mL血液配1mL枸橼酸），与胸腔引流管连接，然后将自体输血负压袋与血液回收装置连接，收集的血液按标准的输血方式立即完成自体血回输（见图3-1-3）。最新的设备则不需要将血液与抗凝剂混合。使用自体血回输装置时，串联的过滤器有助于在收集和回输过程中去除粗颗粒和凝血块，减少微血栓。

- 被细菌和肿瘤细胞污染的血液，一般禁止自体血回输。

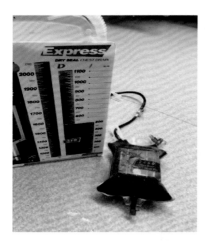 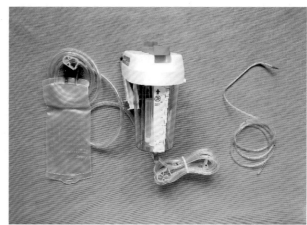

图3-1-3　一次性自体血回输装置

## （二）手术室及术后复苏室输血

1. 手术室内应放置2～6℃血液储存专用冰箱，并常备O型RhD阴性红悬液（若无法获得，则可以O型RhD阳性血代替）；手术室紧急输血指征与急诊科一致，仅限于必须紧急输血但由于时间紧迫又无法及时获得同型血或配血相合的血时才输注O型血。

2. 已知血型但尚未交叉配型的输血指征与急诊抢救室一致。

3. 如果预计红悬液输注量超过6U，则应启动大量输血方案（massive transfusion protocol，MTP），并遵循有关大量输血方案要求。

4. 开始输血前，严格遵守血液制品及病人信息核实流程。

5. 保温：

- 手术室环境应该保持温暖，温度应维持在26.6℃（80℉）以上。

- 在手术台上的病人均应使用保温毯，并尽可能将保温毯覆盖在病人身体上，覆盖区域越大越好。

- 手术室应常规配备加温的生理盐水（10L），用于手术冲洗。

- 手术室及术后复苏室应备有血液保温装置。

6. 手术室可以配备自体血回输专用设备，与紧急自体输血装置不同，自体血回输专用设备具有细胞洗涤和离心功能,需要专人操作和管理。经过洗涤的红细胞配置成红细胞比容为55%~60%的血液制品,相对不含游离血红蛋白、促凝剂和细菌。但有研究表明,细菌会黏附于血红蛋白分子的铁离子上,因此洗涤并不能消除感染风险。

## (三) 输血科大量输血

1. 输血科应常备至少20U通用O型红细胞(建议10U RhD阴性,10U RhD阳性以及一定数量其他血型的洗涤细胞)。

2. 输血科应当常备至少8U AB型血浆(建议预先融化),10U A型、10U O型、4U B型血浆,并随时提供使用。

3. 大量输血方案启动后应当能够在15分钟内获得更多融化的血浆。

4. 为了满足大量输血的需求,输血科应当备有专用送血箱,启动大量输血方案后,箱内按比例放置红细胞、血浆和血小板(如6~10U红细胞、1000mL血浆,1个治疗量的血小板),并及时送往用血地点。

## (四) ICU大量输血

1. 启动大量输血方案的病人几乎都需要收住ICU进行后续的进一步治疗。

2. ICU医护人员应当在病人到达前做好接诊准备,以便继续快速输血。

3. 病人到达ICU后接诊医生应该全面核查前期输血量、复苏效果和病人状况。

4. 应当特别注意避免或纠正低体温、酸中毒、低钙血症等导致创伤性凝血病的各种因素。

5. 立即测定部分凝血时间(partial thromboplastin, PT)、活化部分凝血酶时间(activated partial thromboplastin time, APTT)、国际标准比值(international normalized ratio, INR)、纤维蛋白原等凝血指标,以及血红蛋白、红细胞压积、血小板计数、钙离子、血气分析等,并每小时复查一次,有条件时可做血栓弹力图检测。

6. 如果病人情况不稳定,则应当按固定比例(血浆:红细胞为1:1或1:2)继续输血,直到出血得到控制、实验室检查结果提示需要更改输血比例或需要补充输注血小板。

7. 如果病人持续大量出血,则应当尽快将病人送回手术室,特别是在凝血功能正常的情况下,应立即争取机会行外科止血。

8. 一旦实验室检查结果出来,就应当根据实验室检验结果和病人的出血情况实行实验室检查结果导向的目标成分输血,继续予以复苏治疗。

## 四、 大量输血方案

### (一) 大量输血的定义

1. 若符合以下三点之一,则为大量输血:

■ 成人24小时内失血量≥TBV,输注浓缩红细胞>10U(1U为450mL或500mL全血制备)。

■ 3小时失血量超过TBV的一半。

■ 出血速度达到150mL/min或每分钟1.5mL/kg体重,超过20分钟。

2. 有国内学者认为,成年病人在24小时内输注红细胞悬液≥18U(1U红细胞悬液为200mL全血制备),或输注红细胞悬液≥0.3U/kg(体重)为大量输血。

3. 儿童24小时内输血量超过TBV,或持续出血速度>每分钟10%TBV,或3小时内换血量超过50%TBV,即视为大量输血。

### (二) 大量输血方案的启动

1. 满足以下任何一项标准即可启动大量输血方案:

■ ABC评分≥2分(ABC评分:脉搏>120次/min,收缩压<90mmHg,FAST阳性,躯干部位穿透伤,四个指标各占1分,单项分值相加得到ABC总分值)。

■ 持续血流动力学不稳定。

■ 活动性出血需要立即行手术或介入栓塞治疗。

■ 在创伤救治单元进行输血,预计输血量大于6U,第7U开始应启动大量输血方案(1U为450mL或500mL全血制备)。

2. 血型未知时启动大量输血方案:

■ 可以采用O型RhD阴性红悬液。

■ 理想通用型血浆是AB型血浆。

■ 单采血小板。

3. 大量输血时血液成分比例:

■ 红细胞:血浆:血小板=(1~2):1:1。

■ 注意比例中所指红细胞由500mL全血配置而成(我国是200mL全血为1U),血浆单位是毫升(mL),血小板指的是1个单采治疗量(相当于10U血小板)。

■ 按照国内用血单位,可以换算成:红细胞:血浆:血小板=(5~10U):1000mL:1

个单采治疗量。

## （三）大量输血方案的实施

大量输血方案实施的关键在于统一规范的流程与机制，在于创伤团队、急诊科、麻醉科、手术室、输血科步调一致，协同工作，最大限度地满足大量输血方案中的每一项要求。

1. 病人到达医院前启动创伤应急团队。

2. 创伤团队应当由创伤救治组长负责，至少有一名外科医生和急诊科医生；应当由专人负责急诊科、麻醉科、手术室和输血科之间的工作协调，按照既定的流程和方案决定启动、实施和终止大量输血方案。

3. 病人到达前保持创伤救治单元温度适宜，备好输血加温加压仪以便随时使用；病人到达后立即给氧；核实或增加静脉通道，确保静脉输血通道合适、通畅。

4. 对于有明显大出血且血流动力学不稳定的病人，初始评估与复苏可以采取C-ABC原则，即首先评估循环状态并立即处理，然后按照ABC循序评估。

6. 大量输血与止血同步进行。

7. 抽血检测血型、交叉配血、筛查感染，应确保病人的血样信息准确，并及时送达输血科。

8. 早期筛查凝血指标，如PT、APTT、INR等。有条件时，可以尽早做血栓弹力图检测。

9. 如果情况危急，则立即开始非同型血输注，而不用晶体液或胶体液。

10. 血库应当按照既定的比例预先准备好红细胞、血浆和血小板（1∶1∶1），并且每15分钟往用血地点送一次，直到大量输血方案终止。

11. 如果病人转至手术室，则应当立即通知血库更改送血地点，以保证输血的连续性。

12. 一旦病人血型确定，则立即转为同型血输注。

13. 一旦出血得到控制或者明显减慢，则应当考虑终止大量输血方案，并通知血库停止送血，以免血液制品的浪费。

## （四）大量输血方案的终止

1. 一旦外科性出血在手术中得到控制或影像学和生理指标证实介入栓塞治疗成功，则可以停止输血或将按比例大量输血方案改为以实验室检查结果为导向的成分

309

输血。

2. 一旦认定继续复苏无益于救治,则应当终止大量输血方案。

3. 如果病人已经没有活动性出血,可以终止大量输血方案,但如果病人仍然处于急救复苏阶段,则应该达到以下指标才能停止输血:

- 输注红细胞至血红蛋白≥10g/dL。
- 输注血浆至PT＜18秒。
- 输注血浆至APTT＜53秒。
- 输注血小板至血小板＞75×10⁹/L。
- 输注冷沉淀或纤维蛋白原至纤维蛋白原浓度达1.5g/L。

## 五、 以实验室检查结果为导向的目标成分输血

经过液体和(或)输血复苏,血流动力学平稳,大量输血方案终止的病人,可以根据血红蛋白测定、凝血功能检测和(或)血栓弹力图检测结果,进一步确定成分输血。

### (一) 常用实验室检查结果为导向的"目标成分输血"概述

临床上常用PT、APTT和INR,纤维蛋白原、血小板以及血红蛋白测定指导成分输血。

1. 原理:如图3-1-4所示,凝血是一个连续的过程,常用凝血指标通过体外监测血

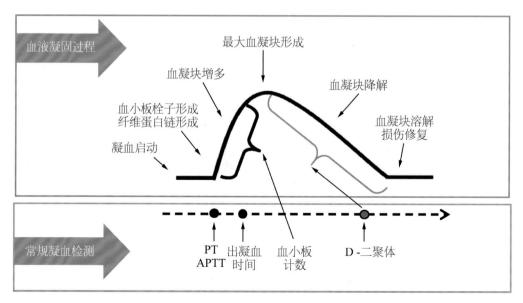

图3-1-4　常规凝血检测指标与凝血过程的对应关系

浆促凝血效应得到 PT、APTT 和 INR，并通过监测红细胞、血小板和 D-二聚体判断体内失血状况以及凝血和纤维蛋白溶解状况。

2. 优点：快速简捷，费用较低。对于非大量出血、凝血机制紊乱不严重的病人，上述指标足够满足临床需求，常用于指导临床成分输血。

3. 缺点：仅仅通过血浆在体外监测凝血功能，不能反映体内凝血紊乱的真实状况；纤维蛋白原测定和血小板计数仅反映数量，既不能反映功能状况，也不能预测血栓形成风险，而且检测过程为分段式，不能对凝血过程进行整体评估。因此，有一定的局限性。对于严重创伤患者，大量输血方案终止后，合并出现创伤性凝血病、DIC 或服用抗凝药的病人，有必要进行更为详尽准确的凝血功能评估，如血栓弹力图检测。

## （二）常用实验室检查结果为导向的"目标成分输血"的实施

1. 红细胞悬液：

■ 早期预估出血量，如果达到全身血容量的 30%～40%，应予输注血红细胞悬液。

■ 可以根据血红蛋白（Hb）测值决定输血，但应当注意，出血早期血红蛋白和红细胞压积变化不大，而且容易受代偿机制、容量复苏等因素的影响而高估或者低估，动态监测意义更大。

■ 对于没有基础心脏病、代偿能力良好的病人，若 Hb<6g/dL，则推荐输注红细胞悬液。

■ 对于危重病人，若 Hb<7g/dL，则推荐输注红细胞悬液。

■ 对于有心脏病基础但病情稳定的病人，若 Hb<8g/dL，则可考虑输注红细胞悬液。

■ 对于高龄以及其他心肺功能不全病人，若 Hb<10g/dL，则可考虑输注红细胞悬液。

■ 一般来说，血红蛋白的目标值是 7～9g/dL；对于术后病人或经过创伤复苏仍然有少量出血而血流动力学稳定的病人，血红蛋白应当维持在 8～10g/dL。

■ 输注 1U 红细胞悬液可使体重 60kg 的成年人血红蛋白水平提高约 0.5g/dL。

2. 冰冻新鲜血浆（frozen fresh plasma，FFP）：

■ FFP 含有全部的凝血因子，大量出血需要快速输血时，则应当按照大量输血方案进行血浆输注。

■ 如果以纠正凝血功能障碍为目的，则应当按照凝血指标指导血浆应用，如 PT 或 APTT>参考值均值 1.5 倍，或血栓弹力图表明凝血因子缺乏时，则应输注血浆。

311

- 非大量出血的病人,无须常规使用血浆。
- 对于低纤维蛋白原血症的病人,首选纤维蛋白制剂,不建议使用FFP治疗。

3. 血小板

- 如果血小板计数<$50\times10^9$/L,则应当开始输注1个治疗量的浓缩血小板。
- 对于所有损伤出血的病人,应当维持血小板>$75\times10^9$/L。
- 对于持续出血的病人,如闭合性颅脑损伤、高能量多发伤以及血小板功能异常(如终末期肾脏疾病)的病人,则应当维持血小板>$100\times10^9$/L。
- 建议初始计量为4~8U的血小板,或者一个治疗量的单采血小板,后续根据需求,进一步补足。

4. 冷沉淀:

- 冷沉淀含有 II 因子(纤维蛋白原)、XIII 因子、VIII 因子和vWF因子(该因子对于血板功能极为重要)。
- 如果纤维蛋白原<1.0g/L,则建议按照2~3U/10kg输注;大量出血病人应维持纤维蛋白原在1.5~2.0g/L。

5. 纤维蛋白原:

- 对于大量出血合并低纤维蛋白原血症的病人,血浆纤维蛋白原水平≤1.5g/L,血栓弹力图显示纤维蛋白原缺乏,均提示应使用纤维蛋白原。
- 初始计量为3~4g(等同于15~20U的冷沉淀)。
- 根据血栓弹力图和实验室检查结果的纤维蛋白原水平,可以重复使用。

6. 重组活化凝血因子VII(rFVIIa):

- 重组活化凝血因子VII(rFVIIa)并非止血的一线用药。
- 仅用于大量出血以及用尽办法进行止血,但创伤性凝血病仍然持续,创面大量渗血的病人。

7. 凝血酶原复合物:

- 凝血酶原复合物含有 II、VII、IX 和 X 因子。
- 如果病人使用过华法林,且INR>2.0,在需紧急逆转凝血功能可予凝血酶原复合物;凝血酶原复合物也可以用于治疗创伤性凝血病。

8. 钙离子:

- 应当监测游离钙离子浓度,并维持在正常水平。
- 建议使用氯化钙纠正低钙血症。

## （三）以血栓弹力图检查结果为导向的"目标成分输血"概述

1. 血栓弹力图形成原理(见图3-1-5)：

■ 采集全血样本(约1mL)放置在一个特殊设计的小杯中。

■ 杯盖和悬垂扭转丝附着在一起,扭转丝下端是一个连接检测系统的针(TEG中的扭力线,RoTEG中的光学检测器),杯体振荡旋转,周期为10秒,当杯和针之间形成纤维蛋白时,在针处检测到针的旋转传输或针的旋转阻抗,并描计出下述血栓弹力图,得出各项指标。

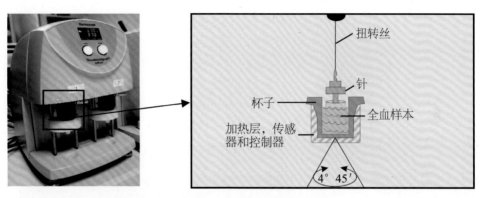

图3-1-5　血栓弹力图形成原理

2. 血栓弹力图的优势：

■ TEG通过全血检测血凝块形成速率、强度和稳定性,综合分析凝血过程中血浆成分(凝血因子、纤维蛋白)和细胞组分(血小板、红细胞、白细胞)及其浓度对凝血的影响。

■ TEG与体内凝血细胞机制的"三阶段"相吻合。因此,可以更加直观准确地揭示凝血机制状况。

3. TEG检测凝血机制的方法有四种(见表3-1-1),标准检测方法为高岭土检测方法。

4. 血栓弹力图基本图形及其意义(见图3-1-6)：

■ R(凝血时间)：将血液放置杯中开始直到形成血块的时间,相当于体内凝血细胞机制的启动阶段,R时间长短与凝血因子活性有关。

■ K(运动时间)：凝血时间结束到曲线振幅为20mm时所用的时间；相当于体内凝血细胞机制的放大阶段,K时间长短与纤维蛋白原功能有关。

■ α角(凝血强度)：血凝块逐渐增加,相当于体内凝血细胞机制的扩增阶段,角大

表 3-1-1 TEG 的种类和主要用途

| 种类 | 主要用途 |
|------|---------|
| 高岭土检测<br>（标准检测方法） | 1. 评估凝血全貌,判断凝血状态;<br>2. 指导成分输血;<br>3. 区分原发和继发纤溶亢进;<br>4. 判断促凝和抗凝等药物的疗效;<br>5. 筛选血栓高风险病人 |
| 肝素酶对比检测 | 评估肝素、低分子量肝素以及类肝素的药物疗效 |
| 血小板图检测 | 1. 测定单独或联合使用阿司匹林、硫酸氢氯吡格雷,GPⅡb/Ⅲa受体拮抗剂药物的疗效;<br>2. 评估使用抗血小板药物后的出血原因;<br>3. 服用抗血小板药物的病人手前,手术中出血的风险评估 |
| 快速 TEG | 1. 检测速度显著快于高岭土检测;<br>2. 预测外伤病人的大量输血需求;<br>3. 在急诊外伤的病人中,其与输血的相关性优于传统检测PT和APTT的方法(高岭土检测);<br>4. 指导成分输血 |

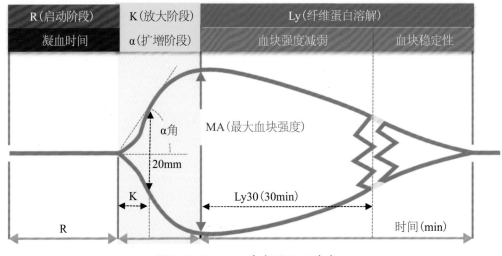

图 3-1-6 TEG 基本图形及其意义

小与纤维蛋白原有关。

■ MA(最大振幅):血凝块最大强度,MA大小与血小板功能有关,也受纤维蛋白原影响。

■ Ly30:血凝块达到最大强度(MA)30分钟后的血凝块溶解率,以MA的百分比表示。

5. 标准血栓弹力图检测方法图形分析(见图3-1-7)：

- 正常凝血功能TEG图形(见图3-1-7A)。
- 低凝(血小板功能降低)(见图3-1-7B)。
- 低凝(低凝血因子+低纤维蛋白原)(见图3-1-7C)。
- 低凝(低纤维蛋白原+低血小板)见图3-1-7D)。
- 高凝(凝血因子活性高)(见图3-1-7E)。
- 高凝(血小板活性高)(见图3-1-7F)。
- 高凝(纤维蛋白原活性高+血小板活性高)(见图3-1-7G)。
- 原发性纤溶亢进(见图3-1-7H)。
- 继发性纤溶亢进(见图3-1-7I)。

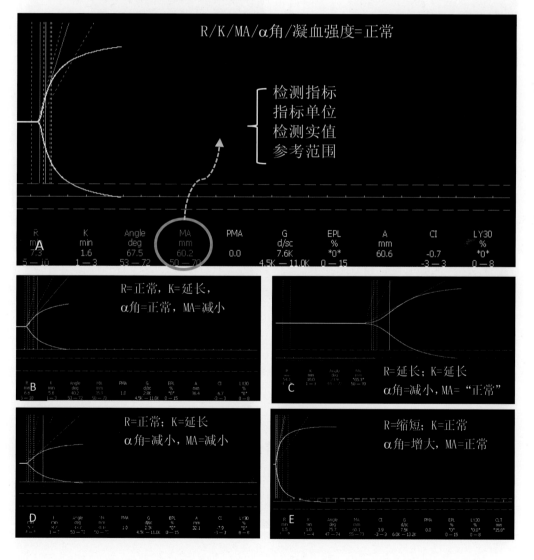

315

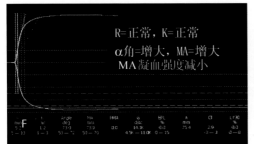
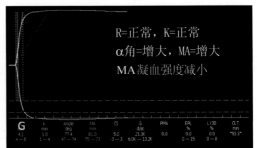
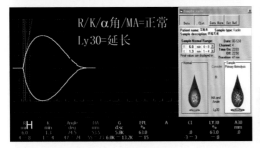
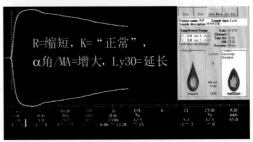

图3-1-7 不同凝血机制异常的TEG图形分析

### （四）以血栓弹力图为导向的"目标成分输血"的实施

1. 如果做标准的血栓弹力图检测,以下测值可以指导"目标成分输血":

■ R＞9分钟,建议输注血浆。

■ K＞4分钟,建议输注血浆和(或)冷沉淀(纤维蛋白原)。

■ α角＜52°,建议输注冷沉淀(纤维蛋白原)和(或)血浆。

■ MA＜50mm,建议输注血小板。

■ LY30＞7.5%,建议输注抗纤维蛋白溶解剂。

2. 如果做快速血栓弹力图,以下测值可以指导"目标成分输血":

■ ACT＞128秒,建议输注血浆。

■ K＞2.5分钟,建议输注血浆和(或)冷沉淀(纤维蛋白原)。

■ α角＜60°,建议输注冷沉淀(纤维蛋白原)和(或)血浆。

■ MA＜55mm,建议输注血小板。

■ LY30＞3.0%,开始输注抗纤维蛋白溶解剂。

3. 如果做旋转血栓弹力图,以下测值可以指导"目标成分输血":

■ CT exTEM＞100秒和(或)CT inTEM值＞230秒,建议输注血浆。

■ MCF fibTEM＜8mm,建议输注冷沉淀(纤维蛋白原)和(或)血浆。

- MC FexTEM<45mm，并且MCF fibTEM>10mm，建议开始输注血小板。
- ML exTEM>15%，建议输注抗纤维蛋白溶解剂。

## 六、 常见问题与风险提示

1. 创伤输血策略包括O型非同型血输注、大量输血、自体血回输和以实验室检查结果为导向的目标成分输血，应当根据病人的具体情况以及创伤的不同阶段，采取相应的措施。

2. 低估创伤早期出血严重程度，以血压下降和血红蛋白减少为启动输血的指标，会错过早期最佳输血的时机。

3. 只注重输注红细胞或输注的红细胞与血浆的比例不正确，特别是对于严重失血、血流动力学不稳定的病人，往往是凝血功能紊乱的医源性原因，应当早期启动大量输血方案。

4. 过分强调输血复苏达到"最佳状态"，可能导致失去手术机会；输血的目的是短暂维持循环稳定，给进一步损伤控制创造条件，而不是单纯纠正休克。

5. 输血应当以尽可能地止血为前提或与之同步进行；对于严重创伤、大量失血的病人，应当采取一切措施进行止血，如果病人血流动力学不稳定，应当一边输血、一边送入手术室进行外科确定性治疗。

6. 大量输血要求快速达到稳定循环的目标，但快速大量输血可能迅速降低病人的体温，继发创伤性凝血病。因此，常用的加温加压方法不能满足大量快速输血的要求，应尽可能使用专用装置。

7. 如果病人合并大量胸腔出血，应积极采用自体血回输技术，可以取得事倍功半的效果，并有助于减少血液制品用量。

8. 对于中老年人或特殊病人，应当详细询问病史，如果确定有抗凝药物用药史，应尽快启动抗凝抗血小板药物逆转方案，以协助止血和输血取得良好效果。

9. 血栓弹力图是指导临床成分输血的重要方法，对于非大量输血或大量输血方案终止的病人，应尽可能完成TEG检测，尽快精细化纠正凝血紊乱。

10. 创伤输血应当严格遵循国家有关输血法规，并强调团队协作，学科间密切配合，做到忙而不乱，有条不紊。

# 七、 创伤输血流程

## （一）严重创伤初始输血方案（见图3-1-4）

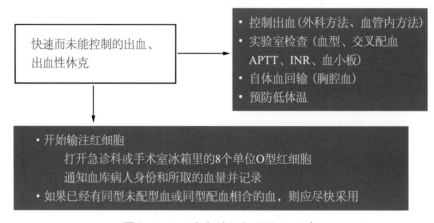

图3-1-4 严重创伤初始输血方案
（资料来源于美国南加州大学洛杉矶医学中心创伤中心）

## （二）大量输血与药物止血初始决策（见图3-1-5）

如果有大出血表现且持续不止，则应启动大量输血方案

如果凝血功能异常，如aPTT/INR升高、血小板<50×10⁹/L、纤维蛋白原<100mg/dL，则输注血浆和血小板

如果有弥漫的非外科失血的出血，则输注VIIa因子

可由任一医生通过紧急电话通知血库如下信息：
●血浆与红细胞的比例：
○从第7U开始按1：1配比；
○如果病人有服用双香豆素类抗凝药则应从第1U开始即按照1：1配比；
○如果病人服用双香豆素类药物且INR>2，则应考虑用人凝血酶原复合物。
●血小板：红细胞，从第7U开始按1：10配比

1. 6U ABO同型预融血浆；
2. 1个治疗量浓缩血小板；
3. 10U冷沉淀
注意：
■例外情况：AB型病人可以输低抗体滴度的A型血浆
■复查凝血功能再决定是否追加以上血制品剂量

需由有资质的医生启动
●90mg/kg rVIIa因子
推荐剂量：

| 体重(kg) | 小瓶(1.0mg) |
|---|---|
| 10～19.9 | 1 |
| 20～29.9 | 2 |
| 30～39.9 | 3 |
| 40～49.9 | 4 |
| 50～59.9 | 5 |
| 60～69.9 | 6 |
| 70～79.9 | 7 |
| 80～89.9 | 8 |
| 00～99.9 | 9 |
| >100 | 10 |

图3-1-5 大量输血与药物止血初始决策
（资料来源于美国南加州大学洛杉矶医学中心创伤中心）

## (三) 大量输血方案实施流程图(见图3-1-6)

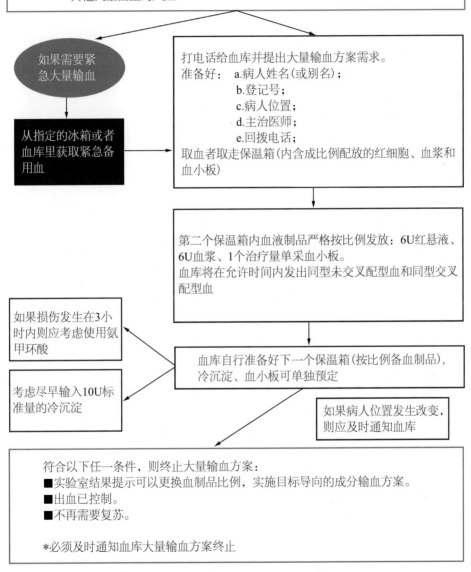

图3-1-6 大量输血方案实施流程
(资料来源于美国南加州大学洛杉矶医学中心创伤中心)

注意:以上红细胞用量均为美国单位(1U红细胞是由450~500mL全血制备,我国是由200mL全血制备)。

# 第二章　重症创伤病人的呼吸支持

> 重症创伤病人常需要呼吸支持,机械通气对于改善通气、改善氧合水平、维持初始评估与救治过程的生命体征平稳具有重要作用,也是创伤后期或手术后进一步治疗的重要方法,不同类型的创伤以及创伤的不同阶段机械通气有其特点,临床医生应当掌握机械通气的基本方法,并根据不同的创伤类型合理调整呼吸机参数,以达到呼吸支持与治疗、减少呼吸机相关并发症的目的,并掌握评估撤机拔管的流程与方法,尽早规范撤机。

## 一、　基本理念

1. 对于创伤病人而言,机械通气不只是呼吸支持,更是一种治疗方式;严重多发伤病人往往由于肺内原因和肺外原因需要机械通气,特别是肺挫伤、多发肋骨骨折、连枷胸和头颈部损伤、意识障碍的病人,呼吸支持治疗至关重要。

2. 早期呼吸支持的目是提高氧合水平,促进二氧化碳排出,维持基本正常的呼吸功能,为进一步的创伤救治创造条件,并避免缺氧导致的二次损伤。

3. 后期呼吸支持的目的在于促进胸廓和肺部损伤的恢复,治疗急性呼吸窘迫综合征(acute respiratory distress syndrome, ARDS),并协助肺部感染、继发肺栓塞等肺部并发症的治疗。

4. 创伤病人的呼吸支持,应当根据病人的实际需求选择正确的通气方式和呼吸参数,切不可凭主观判断,简单地、一成不变地设置呼吸机参数,否则可能导致严重后果。

5. 呼吸支持需要经过严格培训的医护人员的专业管理,有关人员应当深刻理解呼吸力学和呼吸机不同模式的工作原理及临床意义,严格把握适应证、禁忌证,掌握呼吸机脱机指征和拔管时机。

6. 有条件的医院,应当由呼吸治疗师全程管理创伤病人的呼吸治疗。

## 二、 机械通气基础

### （一）呼吸病理生理要点

1. 呼吸生理是理解呼吸功能和机械通气的基础，也是处理创伤与急危重症病人的根基（见图3-2-1）；常态下应当给予病人基本的潮气量，以便吸入足够的氧气、形成足够的肺泡氧分压（$P_AO_2$），排除二氧化碳。

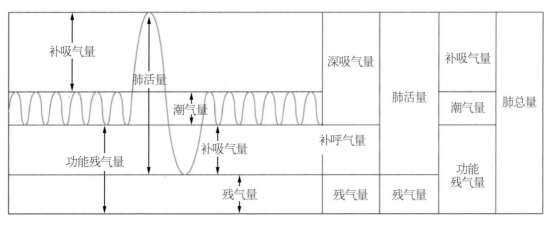

图3-2-1　正常呼吸生理功能

2. 潮气量（tidal volume，TV）是指平静呼吸时每次吸入或呼出的气量，与年龄、性别、体表面积、呼吸习惯、机体新陈代谢速度有关，一般约为每次吸气500mL/次或7mL/kg。机械通气时设定的潮气量通常指吸入气量，应根据病人的血气分析结果进行调整，通常成人潮气量为8～10mL/kg，小儿为6～10mL/kg；也应根据病情需要进行调整，如ARDS病人，采取小潮气量低通气的肺保护策略，潮气量设定为6～8mL/kg，甚至低至4mL/kg。

3. 用力呼吸可以增加补吸气量和补呼气量，提升肺活量。机械通气时，增加通气量（超过潮气量），相当于增加了功能残气量，对于维持肺复张有帮助，但有增加气压伤的风险。

4. 正常吸入大气氧浓度（fraction of inspiration $O_2$，$FiO_2$）为21%，$P_AO_2$为100mmHg，肺毛细血管流经肺泡的时间约0.75秒，通常在初始0.25秒即可完成弥散和氧合水平，使肺毛细血管内氧分压达到100mmHg，并在随后的0.5秒达到平衡，红细胞充分氧合，毛细血管末端血氧饱和度达到98%以上，满足组织细胞氧的需求（见图3-2-2）。如果肺间质病变和（或）血流过快，则可影响弥散和氧合水平。

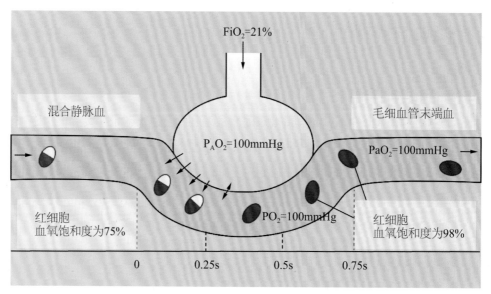

图3-2-2　正常肺组织血液流速与氧弥散的关系以及对PaO₂的影响

- 肺泡氧分压($P_AO_2$)与吸入氧浓度($FiO_2$)、大气压($PB$)和肺泡二氧化碳分压(等于动脉血二氧化碳分压$PaCO_2$)有关,其关系式为:$P_AO_2 = FiO_2(PB-47)-(PaCO_2/0.8)$。

- 动脉血氧分压($PaO_2$)与肺泡氧分压($P_AO_2$)、肺弥散功能、通气/血流比值和肺动脉血流速与分流量有关。

5. 导致低氧血症的病理生理机制:

- 肺泡氧分压下降:如吸入氧浓度低,潮气量不足,导致$P_AO_2$降低,提升通气量,增加吸入氧浓度通常可以改善。

- 弥散障碍:肺泡、肺间质及肺毛细血管结构改变所致,氧弥散时间延长,流经肺泡的血红细胞不能在0.75秒内迅速氧合而流向动脉端,导致动脉氧饱和度下降,当血流加快时,氧的弥散时间缩短,则低氧血症更明显。临床特点是安静时低氧血症不明显,活动时明显加重。

- 通气/血流(V/Q)比值异常:严重的肺部损伤和(或)肺实变导致肺通气减少、肺动脉血流减少,使得肺泡氧与动脉血流不匹配,均可影响通气/血流比值,导致低氧血症。临床特点是吸入高浓度氧(100%)可见血氧饱和度有所提升,但增幅不大。

- 分流(shunt):常见于ARDS病人,由于肺泡塌陷,处于有血流无通气的状态,将导致严重的低氧血症。临床特点是吸入高浓度氧(100%)常无法改变低氧血症,需要机械通气辅助呼吸。

6. 导致高碳酸血症的病理生理机制：

■ 动脉血二氧化碳分压（$PaCO_2$）与体内二氧化碳生成量（$VCO_2$）成正比，与肺的通气量（VA）成反比，即 $PaCO_2 = VCO_2/VA$。

■ 所有增加二氧化碳产生、减少肺通气的原因均可导致动脉血二氧化碳含量增加。

## （二）机械通气时的心肺交互作用

1. 正压通气的呼吸力学改变：

■ 正常呼吸为负压通气，通过膈肌与肋间肌的自主运动，胸腔产生负压，形成跨气道压、跨肺压、跨胸腔压的压力梯度，实现吸气；呼气过程由膈肌与肋间肌的被动运动产生气道逆压力梯度而完成。

■ 正压通气时，通过呼吸机送气、形成吸气压（airway pressure，paw）或驱动压，克服气道阻力和肺的弹性阻力实现吸气，由于呼气末正压（positive end-expiratory pressure，PEEP）的存在，整个呼吸过程肺部始终处于正压状态。因此，呼吸力学发生明显改变（见图3-2-3）。

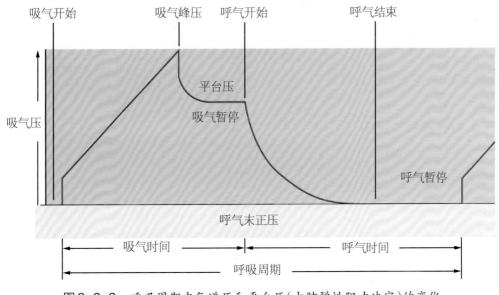

图3-2-3　呼吸周期内气道压和平台压（由肺弹性阻力决定）的变化

2. 正压通气对心脏、循环的影响：

■ 正压通气对外周循环的影响：如图3-2-4所示，正压通气时，由于胸腔压增加，胸腔静脉受压，中心静脉压增高，使得静脉回流减少，将影响心排血量；由于静脉回流障碍，使得肝、脾、肾等多个脏器灌注压下降，甚至颅内压增高。

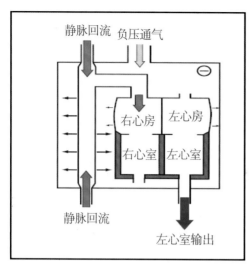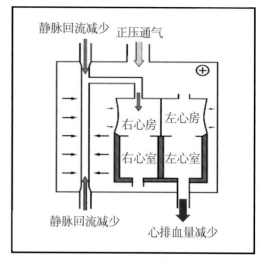

图3-2-4　正压通气对外周循环的影响

■ 正压通气对心脏的影响：正压通气时，心脏前负荷、后负荷均减小，对于有心脏病基础、心功能不全的病人，有助于增加心排血量，改善心功能；但对于心脏功能正常，特别是合并休克的严重创伤病人，由于正压通气阻碍静脉回流，可以使心排血量减少，可能加重休克。

■ 通常情况下，正压通气对心脏和外周循环的影响极小，但如果潮气量过大、PEEP过高、病人血容量不足时，这种影响将明显增大，造成不良后果。

### （三）机械通气的目标

1. 改善氧合水平：

■ 机械通气时，可以通过调整吸入氧浓度（$FiO_2$）、吸气时间及呼气末正压值（PEEP），改善氧合水平。

■ 机械通气的目标是保持$PaO_2$在60mmHg以上（ARDS时，在55mmHg以上）；过度给氧（>48小时，$FiO_2$>60%）可促使过氧化物生成并损伤肺泡上皮细胞膜，导致氧中毒；吸氧浓度越高、时间越长，则氧中毒越严重。

■ 烧伤病人氧中毒的阈值更低，$FiO_2$>21%，则预后更差。

2. 改善通气：

■ 机械通气的目标是提供足够的通气量，排出二氧化碳，稳定pH，并避免肺泡塌陷或过度膨胀。通过提高分钟通气量（潮气量×呼吸频率），可以改善通气。

■ 注意避免容积伤（容量过多导致肺泡过度膨胀）及气压伤（压力过高所致肺泡过

度膨胀），这两类损伤会促使促炎症因子释放而加剧肺损伤和进展为成人呼吸窘迫综合征。

3. 减低呼吸做功

## （四）机械通气适应证

1. 低血氧性呼吸衰竭：血氧分压<60mmHg。

■ 病因包括重症肺炎、肺栓塞、心源性肺水肿、ARDS及胸部创伤。

■ 若无创通气治疗无效，则应考虑机械通气。

2. 高碳酸性呼吸衰竭：血二氧化碳分压>50mmHg，常见于以下病因。

■ 气道损伤出血或分泌物过多导致气道阻塞。

■ 肋骨骨折或者胸腔病变，压迫或疼痛导致胸廓活动受限。

■ 镇痛镇静肌松剂使用，致呼吸肌活动减弱。

■ 膈肌或膈神经受伤。

■ 合并ARDS、慢性阻塞性肺疾病或肥胖低通气综合征。

3. 气道保护：

■ 严重创伤，格拉斯哥评分≤8分，意识状态改变，无气道保护能力的病人，存在危险气道，需要气管插管，机械通气。

■ 外科手术干预、药物过量、血管性水肿、过敏等均应进行气道保护。

4. 机械梗阻：

■ 烧伤、口腔颌面部损伤导致会厌及舌部软组织水肿、出血，难以维持口咽部及气管通畅。

■ 重度肥胖或口咽异常（如 Mallampati 分级 Ⅲ级和Ⅳ级）等可导致口咽部气道梗阻。

■ 其他外源性或内源性梗阻因素，如病人颈部有较大血肿或进行性增大的血肿、声门狭窄、气管损伤。

5. 临床应用指征：

■ 呼吸急促，呼吸率>30次/min；分钟通气量>10L/min。

■ 呼吸过慢，呼吸率<8次/min或呼吸暂停(窒息)。

■ 意识障碍，昏迷或者GCS<8分。

■ 成人呼吸窘迫综合征。

■ 其他伴有的创伤或非创伤肺部病变，并符合以上适应证时。

# 三、 机械通气常用方式与模式

## （一）机械通气方式

机械通气时呼吸机的送气方式包括容量控制（volume control，VC）通气、压力控制（pressure control，PC）通气及压力调节容量控制（pressure regulated volume control，PRVC）通气。

1. PC通气特点：

■ 每次呼吸均设定的恒定的压力送气，通常为15~30cmH₂O。

■ 可以保证吸气压力恒定，避免气压伤，但潮气量可以随气道阻力变化而改变，有增加容积伤的风险。

2. VC通气特点：

■ 每次呼吸以设定的恒定容量送气，通常为6~8mL/kg理想体重。

■ 可以保证额定的潮气量，但气道阻力可能发生改变，有增加气压伤的风险。

3. PRVC通气特点：

■ PRVC属于压力驱动模式，呼吸机能克服阻力及顺应性的变化，通过调整流速和送气压力来达到预设潮气量。

■ PRVC方式具备压控及容控的优点，既能降低气道压力，又能保证足够的潮气量。

## （二）常用机械通气模式

1. 辅助/控制（assist/control，A/C）模式：

■ 当病人有自主呼吸时，呼吸机给予一定的正压通气，辅助病人呼吸，但若病人的自主呼吸频率未达到预设目标，则呼吸机转变控制通气（时间触发）；辅助通气和控制通气可以自动切换。

■ A/C模式是危重病人最常用的机械通气模式。

2. 同步间歇指令通气（synchronized intermittent mandatory ventilation，SIMV）模式：

■ 与A/C模式相似，但SIMV模式只按预设的呼吸频率给予预设的容量或压力进行呼吸支持。

■ 按预设的次数进行机械通气，与病人自主呼吸周期同步，辅助病人每次呼吸。

■ 若病人自主呼吸超过预设通气频率，则额外的呼吸将以压力支持方式予以辅助通气。

3. 压力支持通气(pressure support ventilation, PSV)模式：

■ 适用于有自主呼吸的清醒病人。

■ 每次自主呼吸均给予正压支持，通常为 $8\sim20cmH_2O$，潮气量取决于压力支持和病人的吸气用力。

■ 每次辅助性吸气通过病人自主吸气产生的气道负压(通常为 $2\sim5cmH_2O$)而触发，当气道流速减少到峰流速的设定百分比(通常是25%)或气道压力超过高压报警值时，吸气停止，呼气开始。

■ 呼气时无压力支持。

■ PSV 模式与持续气道正压通气(contimuous positive airway pressure, CPAP)模式不同，CPAP模式在吸气相、呼气相均有恒定压力支持。

## （三）机械通气模式选择

1. 如表3-1-1所示，应根据病人的实际需求，选择恰当的通气方式与模式，以达到机械通气的目的，并实现良好的人机协调。

表3-1-1　常用机械通气方式与模式的适应证

| 常用通气方式与模式 | | 适应证 |
|---|---|---|
| 方式选择 | VC | 适用于绝大多数ICU病人，无须病人自主呼吸进行驱动 |
| | PC | 若容量控制(VC)方式时气道峰压或平台压过高，则可选择该模式 |
| | PRVC | PRVC是呼吸机的一种送气方式，也可以作为一种模式单独应用，常应用于有自主呼吸的病人。流速可变，在达到目标潮气量前提下可控制气道峰压，适用于缺乏稳定而可靠呼吸驱动、肺部病变较严重且不均一，以及肺顺应性较差的病人。 |
| 模式选择 | 辅助控制(A/C) | 适用于大多数自主呼吸弱或无自主呼吸的病人，可以根据病人的实际需求采用VC或PC方式进行通气。 |
| | SIMV/PSV | 病人在强制性通气的间歇期可进行自主呼吸，自主呼吸时有压力支持，适合于大多数病人，特别是病情好转，准备脱机的病人 |
| | 气道压力释放通气 | 对于常规通气模式不能维持氧合水平和通气时间时，是最好的选择 |
| | 高频振荡通气 | 对于ARDS病人，当常规的机械通气方案及气道压力释放通气方式不能改善呼吸时可以使用 |
| | PSV和CPAP | 适用于有一定自主呼吸能力的病人，也是一种脱机模式 |
| | T管试验 | 用于病人自主呼吸较好时进行脱机试验 |

2. 机械通气的模式应当根据病情的变化及时更改,以最大限度地满足病人的实际需求。

## 四、机械通气参数设置

### (一) 参数初始设置

通常情况下,初始模式可以选择 A/C 模式(容量控制或压力控制方式均可),并进行初始呼吸机参数的设置,随后可以根据病人的实际需求或病情变化进一步调整设置。

1. A/C-VC 模式:

■ 按 A/C 模式中采取容量控制方式进行机械通气。

■ 设定潮气量,通常为 6~8mL/kg 理想体重。

■ 根据顺应性曲线(压力-容量曲线)滴定每个病人的最适潮气量,以避免因通气量过大导致气压伤和容积伤。

2. A/C-PC 模式:

■ 按 A/C 模式中采取压力控制方式进行机械通气。

■ 通过调节压力设置,使病人获得足够的潮气量;压力调节通常从 20cmH₂O 开始,通过压力滴定使潮气量保持在 6~8mL/kg 理想体重。

■ 避免使吸气峰压(peak inspiration pressure, PIP)>40cmH₂O 或平台压 >30cmH₂O,以免导致气压伤或气胸。

3. 设置呼吸频率(respiratory rate, RR):

■ 依据酸碱状态及所需分钟通气量(呼吸频率×潮气量)设定机械通气频率。

■ 预估某些病人可能需要更高的分钟通气量才能代偿代谢性酸中毒,如手术后、近期心跳呼吸骤停、脓毒症、创伤等病人,可以适当增加通气频率。

■ 注意不应为了纠正代谢性酸中毒而采取过度通气(如增加呼吸频率或潮气量)的方式,应积极纠正酸中毒原因。

4. 潮气量(tidal volume, TV)设置:

■ 初始可以按 6~8mL/kg 设置,随后按照实际需求调整。

5. 设置呼气末正压(PEEP):

■ 大多数情况下应将 PEEP 设置在 5cmH₂O 及以下水平,这是使肺泡在呼气末维持扩张的生理性 PEEP。

■ ARDS病人需要高PEEP使肺泡充分扩张。

■ 降低PEEP将导致肺泡萎陷及顽固性低氧血症,过高的PEEP可能加重肺损伤,并影响静脉回流。

■ 顺应性曲线有助于滴定每个病人的最佳PEEP,以避免肺泡剪切伤,但滴定PEEP需要一定的时间和技术,必要时应请呼吸治疗师会诊。

6. 设置吸入氧浓度($FiO_2$):

■ 气管插管时的初始$FiO_2$应为100%并逐步调低。

■ 在非呼吸原因气管插管,比如气道保护时,初始$FiO_2$可设置于较低水平。

■ $FiO_2$设定应当满足氧分压的需求,多数情况下$PaO_2$目标值为60～80mmHg,相当于$SpO_2 > 92\%$;ARDS病人的$PaO_2$目标值可以更低(55～80mmHg或$SpO_2 > 88\%$即可)。

## (二) 参数精细调节

1. 吸气触发:由病人吸气产生的能够触发呼吸机送气所需的流量或压力变化值。

■ 选择流量触发可以设置为0.5～5L/min,初始设置通常为1～2L/min。

■ 选择压力触发通常设置为1～3cmH₂O。

2. 吸呼比值(inspiratory/expiratory,I:E):

■ 吸气时间(time inspiratory,Ti)通常设置为0.8～1.2秒;延长Ti有助于改善氧合水平;Ti设置后每个呼吸周期的Ti是固定的,当RR加快时,呼气时间(time expiratory,Te)缩短(可能影响二氧化碳呼出),RR变慢时,Te延长。

■ I:E通常设置为1:2.5或1:3,可以根据病人的$PO_2$和$PCO_2$进行调节,在高气道阻力(哮喘)或低顺应性(ARDS)时,I:E甚至可倒置;但应当注意I:E倒置可能引起二氧化碳蓄积并导致严重酸中毒及内源性PEEP,并造成气压伤。

3. 吸气流速:容量控制通气时,可以将吸气流速设置为40～100L/min,流速波形通常选择递减波。

4. 压力上升时间:压力控制模式时,选择适当的压力上升时间,有助于调节初期吸气流速的大小。压力上升时间过长或过短均影响吸气,引起人机不协调。

5. 呼气触发(切换):通常有时间切换、容量切换、压力切换和流速切换。通常将吸气峰流速的25%～30%设置为呼气触发灵敏度的值,实现流速切换,而时间、容量和压力切换由预定的吸气时间、潮气量和驱动压来实现。

329

# 五、 特殊通气模式

## (一) 气道压力释放通气

1. 气道压力释放通气(airway pressure release ventilation, APRV)模式特点：

■ APRV 实际上是压力驱动通气方式,常用于难治性缺氧及高碳酸病人。

■ APRV 采用双水平通气:高压与低压周期性交替;高压与低压时间按照反比例设置,高压时间长,低压时间短(见图3-2-5)。

■ 长时间高压水平通气和短时间低压通气交替,可以避免长时间高压状态产生内源性 PEEP 和二氧化碳潴留,而且整个呼吸周期都允许保留自主呼吸。

■ APRV 模式使平均气道压升高,但降低气道峰压,可促进肺泡复张而避免出现高平台压,减少气压伤、容量伤的发生。

■ APRV 有利于增加肺重力依赖区的通气量,提高氧合水平。

■ APRV 可能不降低病死率,但可以改善其他主要的临床结局,如缩短机械通气时间和 ICU 停留时间,减少镇静治疗及肌松药物使用。

■ 这个模式有赖于病人的自主呼吸,所以应当避免肌松及过度镇静。

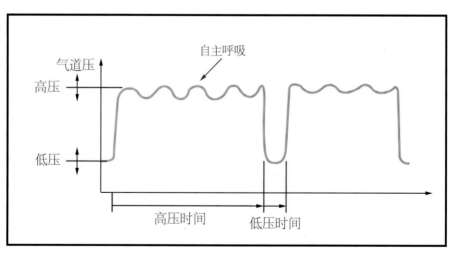

APRV 属于双水平正压通气模式(高压水平＼低压水平);两个水平持续时间不同(高压时间长,低压时间短);病人机械通气过程中可以自主呼吸(红色箭头所示)。

图3-2-5　APRV模式

2. APRV 参数设置:初始设置可以参考表3-2-2。

表3-2-2　APRV初始参数设置

| APRV | 设置 |
| --- | --- |
| 高压<br>低压<br>高压时间<br>低压时间 | 20～30mmHg<br>0<br>4～6秒<br>0.4～0.8秒 |

3. APRV 参数调整:

■ 如果病人为低氧血症,则增加高压值和延长高压时间,使自主呼吸在平均气道压较高的状况下提高通气效率,促进氧合(见图3-2-6)。

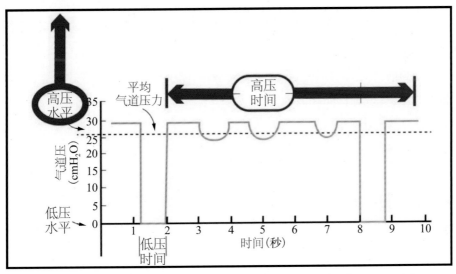

图3-2-6　APRV模式,低氧血症时,则高压水平增高,高压时间延长

■ 如果病人为高碳酸血症,则缩短高压时间,相应的延长低压时间,使自主呼吸在低压状态下呼出更多二氧化碳(见图3-2-7)。

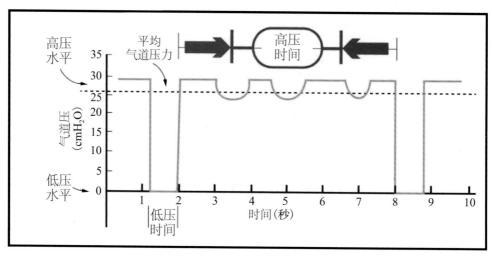

图3-2-7　APRV模式,高碳酸血症时,高压时间缩短,相应的延长低压时间

## (二) 高频通气

1. 高频通气是在机械通气时叠加高频率(>60次/min)呼吸波,后者的潮气量小于解剖无效腔量。

2. 与APRV一样,高频通气模式在保证氧合、$CO_2$清除水平的同时可使气道峰压维持在较低水平,减低肺损伤和剪切伤。

3. 虽然高频通气可改善氧合水平,但在降低死亡率、缩短机械通气时间及ICU停留时间方面依据不足。

4. 高频通气的适应证为:

■ ARDS所致难治性低氧血症和高碳酸血症。

■ 肺切除术及气管支气管损伤。

■ 气管胸膜瘘。

■ 先天性膈疝。

■ 烧伤及吸入性损伤。

5. 高频叩击通气(high-frequency percussive ventilation,HFPV)特点:

■ 采用高频率通气与时间切换、压力限制方式相结合的通气模式。

■ 清除气道分泌物的效率优于其他高频通气。

■ 高压气体驱动的小潮气量在200~900次/min频率下可能导致内源性PEEP。因此,在应用此类通气模式时应当将气管插管的气囊放气,并每日拍摄胸片观察气管插管有无明显移位。

■ HFPV适合于治疗烧伤所致的呼吸衰竭病人,可改善病人氧合水平,降低分流及气道峰压,也能减少呼吸机相关肺炎的发生率。

6. 高频振荡通气(high-frequency oscillation ventilation,HFOV)特点:

■ 通过3～15Hz的振荡频率进行小潮气量通气,以维持足够的分钟通气量,并减少气压伤。

■ 提高振荡频率(最高达900次/min)可以改变平均气道压(类似于常规通气模式下的PEEP),改善氧合水平,但应注意避免过度充气(动态监测胸片改变)。

■ 增加潮气量、吸气时间、振荡振幅,降低振荡频率有利于提高二氧化碳清除率;给气囊放气也有助于$CO_2$迅速清除。

■ 调节振幅及功率以维持适度的胸廓运动(呈现"大腿摆动"),通常先调节功率,再调节振幅。

# 六、脱 机

## (一)脱机评估

1. 对无禁忌证的所有插管镇静病人,均应每日唤醒,进行脱机评估。

2. 规范的每日脱机评估有助于减少机械通气时间(日数)、避免非计划拔管、减少呼吸机相关并发症、减少再插管和气管切开、缩短ICU停留时间,并降低治疗费用。

3. 脱机评估的内容:

■ 病人一般情况评估包括意识状态、咳嗽反射、气道分泌物、基础疾病、血气分析、血流动力学状态。

■ 呼吸功能评估通常需要行自主呼吸试验(spontaneous breathing trail,SBT)和浅快呼吸指数(rapid shallow breathing index,RSBI)测定,有时需要最大吸气负压、分钟通气量和呼吸驱动能力测定(即0.1秒末气道闭合压,P0.1)。

## (二)自主呼吸试验

1. 自主呼吸试验(SBT)有三种方式,可以任选一种:

■ T管试验:通常是在气管插管端连接开放式T型管,T型管的一端可供氧;若病人为气管切开状态,可以使用气切面罩进行自主呼吸试验。

■ 持续气道加压通气(continuous positive airway pressure,CPAP)试验:按照之前正压通气的PEEP值设定CPAP值进行SBT。

■ 压力支持通气(positive support ventilation, PSV)试验:在PSV模式下,压力值为5~8mmHg,等同于T管试验。

2. 自主呼吸试验判断:通常采取以上任何一种方式进行SBT,并观察30~120分钟,评估病人撤机的耐受性,若能耐受至少30分钟,则拔管成功率较高;若不能耐受,表明SBT失败,应恢复脱机前设置继续机械通气。

3. 自主呼吸试验失败的标准:

■ 病人主观感觉不适(焦虑、疲乏),并持续有呼吸窘迫。

■ 呼吸频率>35次/min,持续>5分钟。

■ $SpO_2$<90%,持续>30秒。

■ HR>140次/min或上下波动超过基础值的20%。

■ SBP>180mmHg或SBP<90mmHg。

■ 心功能不稳定或心律失常。

■ 动脉pH<7.32。

■ ICP>20cmH₂O。

★ 若符合上述任一项标准,应停止自主呼吸试验,并恢复机械通气支持模式。

## (三) 浅快呼吸指数测定

1. 方法:将呼吸机设置调整为PSV模式,压力支持设置为"0",PEEP为"0",然后测定自主呼吸75秒时的潮气量和呼吸频率。

2. 计算:RSBI=呼吸频率/潮气量。

3. 判断:

■ RSBI<80,提示脱机拔管成功高。

■ RSBI为80~105,提示可以撤机,但应当谨慎。

■ RSBI>105,提示脱机拔管失败率高,通常难以撤机。

## (四) 其他脱机风险评估

1. 最大吸气负压(negative inspiratory force, NIF):

■ 方法:对于自主呼吸病人,呼吸治疗师在气管导管末端放置测压装置,嘱病人用力吸气,测量吸气末的最大负压为NIF;对于机械通气病人,可以将呼吸机设置调整为PSV模式,然后按"NIF"测量键,呼吸机将自动显示NIF值。

■ 判断:如果NIF>30cmH₂O,提示呼吸肌力良好,易于脱机拔管;如果NIF<

$20cmH_2O$，表明脱机拔管有困难，但并非禁忌证。

2. P0.1（0.1秒末气道闭合压）：

■ 方法：将呼吸机设置调整为PSV模式，压力支持设置为"0"，PEEP为"0"，按呼吸机P0.1测定键，呼吸机将自动测定从开始吸气到吸气100ms时，气道压力下降的绝对值（从呼吸机测值中读取）。

■ 判断：P0.1正常值为$4\sim6cmH_2O$；若低于$4cmH_2O$，则表明自身的呼吸驱动能力不够；若过高，则表明呼吸系统处于应急状态或呼吸肌功能障碍，均不利于脱机。

3. 分钟通气量（MV）：MV＝潮气量×呼吸频率。通常认为，若MV＞10L/min，则脱机成功率较高，但若MV≤10L/min，则需结合其他指标判断。

4. 动脉血气分析：多数病人能成功脱机而无须测血气分析，但可以考虑在自主呼吸试验$30\sim60min$时行血气分析。

5. 血流动力学状态：若病人在自主呼吸试验时出现明显心动过速、低血压、高血压、呼吸急促等表现，则提示脱机失败可能性大。

6. 超声评估：近年来，有较多的研究表明，应用超声技术评估心脏功能和膈肌厚度及运动幅度，有助于预测呼吸机的撤机成功率。

**注意：尚无证据证明单独使用某一项标准能够充分预测脱机拔管成功**

## （五）脱机步骤

1. 第一步：符合以下条件可以考虑进行脱机评估，做RSBI测定。

■ 上呼吸机的原发疾病已经缓解或稳定。

■ 血气分析结果基本正常，$PaO_2$＞70mmHg，酸碱平衡稳定，pH＞7.25。

■ $FiO_2$≤0.40且PEEP≤8，或者$FiO_2$≤0.50且PEEP≤5状态下；$PaO_2/FiO_2$＞200。

■ 病人有一定咳嗽能力和自主呼吸能力（可将呼吸频率降低50%并持续5分钟以观察病人的呼吸能力）。

■ 收缩压≥90mmHg，且不使用升压药时血流动力学稳定。

■ GCS≥8分，或对简单命令能遵嘱执行；无神经肌肉阻滞剂的后遗效应。

2. 第二步：满足以上条件，并且符合以下条件时，可以考虑行SBT。

■ 能够自主咳嗽。

■ $FiO_2$≤0.40且PEEP≤8时，血氧饱和度＞90%。

■ 呼吸频率＜35次/min。

■ RSBI＜105。

3. 第三步:完成以上两个步骤,并且SBT成功,至少30分钟,可以考虑脱机。

# 七、拔　管

## (一) 拔管风险评估

当病人自主呼吸试验通过后,应进一步评估气道通畅性,特别是长期带管及创伤病人,可能存在气管软化、气管损伤、气囊与气管粘连等现象,拔管后可能发生气道陷闭或阻塞,需要重新插管,甚至危及生命。通常行气囊漏气试验预测拔管风险,方法如下。

1. 简单方法:

■ 先清除口腔鼻咽及咽后壁分泌物,然后用负压抽出气管插管气囊的气体。

■ 堵住气管导管的末端,若能听到并感觉到在气管导管周围有气体流动,则提示气囊周围有缝隙,漏气试验通过。

2. 气囊漏气试验:

■ 气囊放气时,通过呼吸机记录6次呼吸周期的吸气量与呼气量。

■ 若平均差值小于110mL,提示气囊周围缝隙太小,拔管后气道阻塞的风险较高。

3. 气囊漏气百分比测定:

■ 分别测量气囊放气前后的呼出潮气量。

■ 计算漏气百分比:气囊放气前潮气量－气囊放气后潮气量)/气囊放气前潮气量×100%。

■ 若漏气百分比<15%,则拔管后气道阻塞的风险较高,可能需再次插管。

4. 注意:

■ 气囊漏气试验不一定可靠,某些病人即使漏气试验未通过也可顺利拔管。

■ 对于喉痉挛或气道水肿高风险的病人,若气囊漏气试验未通过,可考虑拔管前(48小时)使用短效激素。

## (二) 拔管步骤

1. 拔管前准备与拔管前评估同等重要。

2. 拔管前需与高年资医师确认是否决定拔管。

3. 参加人员包括呼吸治疗师、ICU护士、有能力处理拔管后并发症的医师。

4. 拔管前床旁设备准备:

■ 插管设备包括可视喉镜或直接喉镜、弯舌片及直舌片、各型号气管插管、探针、探条、利多卡因、10mL 注射器、钳子等。

■ 气管切开套件或环甲膜穿刺套件及缝合针线。

■ 吸痰管、吸痰器及真空负压装置及抢救车。

■ 人工呼吸球囊及大小合适的面罩；必要时可准备喉罩。

■ 无菌手套、剪刀、胶布。

■ 若病人再插管可能性较大，则应准备诱导麻醉药物、肌松药物。

5. 若病人有鼻胃管，则拔管前先经鼻胃管吸出胃内容物以降低误吸风险。

6. 拔管后立即听诊颈部是否有喘鸣并听诊肺部呼吸音。

7. 观察是否出现喘鸣、呼吸急促、心动过速、辅助呼吸肌参与、发绀、心衰加重、肺水肿等，并在拔管后进行动脉血气分析。

8. 若有轻微喘鸣，则可考虑湿化氧疗及雾化治疗。

9. 拔管后保持床头抬高45°。

## （三）拔管后吞咽评估

1. 吞咽障碍的原因：

■ 气管插管可能伤及喉部，引起吞咽障碍，增加误吸风险。

■ 喉部和声门黏膜水肿，颈部损伤，肉芽组织形成，喉部肌肉失用性萎缩，以及少见的杓状软骨半脱位或喉返神经损伤也是导致吞咽和气道保护功能障碍的机制。

■ 杓状软骨半脱位可以导致声带无法正常闭合。若拔管后病人声嘶，容易呛咳，则应当引起注意，尽早行CT检查。

2. 吞咽障碍评估指征：随着病人吞咽功能和气道保护功能的恢复，大多数吞咽障碍问题将在气管拔管后3～7天得以缓解；以下情况需要由语音治疗师进行吞咽评估。

■ 任何气管插管超过72小时（特别是严重头部或颈椎损伤的病人）。

■ 任何气管切开使用气管套管的病人，考虑要经口进食时。

■ 任何怀疑有吞咽功能障碍的病人（如后颈路探查术或颈部手术后）。

3. 吞咽障碍检查与处理：

■ 喉镜检查明确声带活动情况。

■ CT检查判断杓状软骨是否半脱位。

■ 注意：床旁吞水试验可能不足以确定病人是否吞咽障碍，是否为隐形误吸者；如果发生吞咽障碍，应当暂时停止喂食，避免误吸；由语音治疗师进行吞咽锻炼治疗。

■ 如果出现杓状软骨半脱位,需要请耳鼻喉科医生尽早协助复位。

# 八、 不同类型创伤病人机械通气策略

## (一) 闭合性颅脑创伤病人的机械通气

1. 机械通气的理论基础:

■ 根据Monro-Kellie定律,发生颅内出血时,首先是脑脊液和颅内静脉血减少,以缓解颅内压增高。当出血量进一步增加,则调节机制失代偿,颅内压将显著增高。

■ 颅脑压力调节机制失代偿时,通过减少颅内血容量,有助于降低ICP,提高脑灌注压。

■ 二氧化碳($CO_2$)能够快捷有效地影响颅内血管的舒缩,改变颅内血容量。因此,成为早期调节ICP的重要介质。$CO_2$浓度降低,血浆pH升高,脑脊液pH升高,血管收缩,颅内血容量减少,ICP下降;反之,ICP则上升。因此,在颅脑创伤早期颅内压急剧增高过程中,降低$PaCO_2$有助于降低ICP。

2. 机械通气策略要点

■ 对于急性神经功能恶化的闭合性颅脑创伤(TBI)病人,应当短暂应用高通气策略。不推荐预防性、长时间(>4~6h)应用过度通气,以免脑组织继发缺血性损伤。

■ 高通气策略往往1个小时起效,对于经过镇静、肌松、脑脊液引流、利尿后颅内压仍然高者,高通气时间可以适当延长,但在创伤后第一个24小时内$PaCO_2$不能低于35mmHg。

■ 颅内压监测中如果出现平台波,则可以应用高通气或增加呼吸频率,使$PaCO_2$下降,控制ICP,直到平台波回到基线。

■ 设置中等潮气量(8~10mL/kg),使平台压小于$30cmH_2O$,增加呼吸频率,有助于降低$CO_2$。

■ 监测呼吸末$CO_2$分压有助于维持恒定的$PaCO_2$,并随时调节呼吸机参数。

■ 当脑室血肿引流、颅内血肿清除、利尿剂应用后,CPP>70mmHg,则高通气方式应该停止。

■ 当ICP<20mmHg,则应逐渐降低通气频率,并最终终止高通气方式;治疗应该个性化,如果再次发生ICP增高,则应该重新调节呼吸频率,直至ICP下降。

■ 过高的PEEP可能影响回心血量,使血压下降,不利于升高颅脑灌注压(CPP),应予尽量避免。

■ 高PEEP有助于改善神经源性肺水肿病人的氧含水平,降低病死率,预防ARDS发生,但可阻碍颅内静脉回流,从而增加ICP,降低CPP,引起继发性脑损伤。有研究表明,若PEEP引起中心静脉压(CVP)升高,但CVP未超过ICP,则该PEEP对ICP无明显影响。

■ $PaO_2$过高或过低对急性颅脑损伤病人均产生不利影响,目前国际指南对于急性脑损伤病人均推荐保守氧含目标,即$PaO_2$目标为80~120mmμg,$SPO_2$目标为90%~96%。

## (二) 胸部创伤病人的机械通气

1. 机械通气目的与常用模式:

■ 胸部创伤病人常伴有肺挫伤、肺出血、气胸、血胸和肋骨骨折,机械通气有助于保证通气,改善氧合水平,改善低氧血症和(或)高碳酸血症,并促进肺复张、协助廓清痰痂和血痂。

■ 机械通气有助于维持多发肋骨骨折和连枷胸病人的胸廓运动。

■ 通常,少于20%的气胸不需要穿刺引流,但机械正压通气可能导致气胸加重,甚至形成张力性气胸,危及生命。因此,即使是少量气胸部,也应在机械通气前穿刺引流,否则应严密观察病情变化,及时发现并处理张力性气胸。

■ 常用机械通气模式均可应用于肺部创伤病人,但对于严重病人,可以选择APRV和HFPV模式。

2. 气道压力释放通气:

■ 对于保留自主呼吸的肺损伤病人,每一次呼吸时肺泡受到的剪切力最小,气压伤最轻,有利于肺泡复张,不影响咳嗽,所以APRV模式常用于肺挫伤病人。

■ 对于颅内压增高未经治疗的病人,以及支气管胸膜瘘、有慢性阻塞性肺基础病和血流动力学不稳定的病人,不适合应用APRV模式。

3. 高频叩击通气:

■ 由于每一次"叩击"的潮气量只有50mL,肺泡受到的气压伤最轻,因此HFPV模式也常用于肺挫伤的病人。

■ HFPV模式与APRV模式相似,可以保持气道连续恒定的正压,病人可以自主呼吸,有利于清除气道分泌物。

■ HFPV模式的缺点是可能导致气胸,不便于转运病人,不能使用雾化药物,低血容量病人容易发生血流动力学不稳定。

### （三）腹腔高压或腹腔间室综合征病人的机械通气

1. 腹高压对呼吸功能的影响：

■ 腹腔高压（intra-abdominal hypertension，IAH）导致膈肌上抬，进而引起胸内压增高、呼吸系统顺应性降低、通气量、功能残气量（FRC）、残气量（RV）均下降，通气无效腔增加、V/Q 比例失调、肺内分流增加，均影响呼吸功能，导致低氧血症和高碳酸血症。

■ 腹腔高压，特别是发生腹腔间室综合征（abdominal compartment syndrome，ACS）时，原发的腹腔脏器病变以及继发的炎症反应，可以引起肺损伤和（或）ARDS，使肺部遭受二次打击。

2. 腹高压时机械通气策略：

■ 通气模式：严重 IAH/ACS 建议使用压力控制通气模式，谨慎保留自主呼吸；APRV 模式是较好的选择；APRV 模式有助于保持肺处于开放状态（肺复张），改善氧合水平，促进 $CO_2$ 排出，同时保留自主呼吸。

■ 潮气量：对于肺挫伤和（或）合并 ARDS 的病人均应当采用小潮气量肺保护通气策略，但对于合并 IAP 的病人，过低的潮气量可能导致肺泡萎陷加重。

■ PEEP：应当根据肺顺应性选择合适的 PEEP（个体化），高水平 PEEP 或许对 IAH 病人的呼吸参数有益，但影响血流动力学及淋巴回流，可能进一步增加 IAH；严重 IAH 或 ACS 病人伴 ARDS 时，如果需高水平 PEEP 才能改善氧合水平，则应该考虑手术腹腔减压。

### （四）休克病人的机械通气

1. 创伤病人常合并失血性休克和（或）梗阻性休克，有效血容量不足和静脉回流减少导致心排血量明显下降，成为组织灌注不足、休克发生发展的基本前提。

2. 由于正压通气的心肺交汇作用，可以导致静脉回心血量进一步减少，心排血量下降，这一作用对休克病人的影响更加明显，而且病人的血容量越低、正压通气的平均气道压越高，对心血管的影响越大。积极补充血容量，必要时适量使用血管活性药，降低平均气道压，有助于减轻正压通气对循环的影响。

3. 机械通气要点：

■ 平均气道压与呼吸频率、潮气量、吸气时间、吸气暂停、吸呼时间比值、气道峰压、PEEP 值和吸气流速方式呈线性关系，降低任何一项均有望降低平均气道压。

■ 如果病人病情许可，则尽量不使用高 PEEP。

■ 如果病人病情好转，则尽量降低潮气量和压力支持水平，尽快将A/C模式转换成SIMV模式或PSV模式。

## （五）创伤合并呼吸窘迫综合征病人的机械通气

1. ARDS是严重创伤病人常见的并发症，肺部创伤和肺外创伤均可能导致ARDS，应当按照规范的流程实施机械通气（见图3-2-7）。

2. 机械通气要点：

■ 机械通气策略与非创伤病人一致：小潮气量肺保护通气策略，避免气压伤。

■ 应当限制气道峰压<40cmH$_2$O且平台压<30cmH$_2$O。

■ 根据个体差异设置高PEEP，改善氧合水平，并尽量保持液体出入量负平衡。

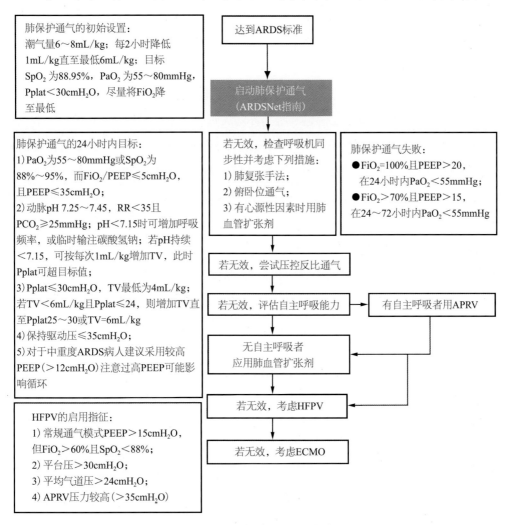

图3-2-7　ARDS机械通气治疗策略流程

341

- 尽早下调$FiO_2$，以避免氧中毒（目标为48小时内降至＜60%）。
- 严重ARDS时，$PaO_2$目标为55～80mmHg，相当于$SpO_2$在88%～95%。
- 允许性高碳酸有较好的耐受性，在ARDS或哮喘持续状态时是相对安全的方式。

## 九、 常见问题与风险提示

1. 理解机械通气的力学原理是用好呼吸机的根本保障，在呼吸治疗师的协助下做好呼吸机管理和气道管理至关重要。

2. 对于严重多发伤病人，少量气胸（＜20%）通常不需要特别处理，但如果进行机械通气，有可能将少量气胸变成大量气胸，甚至发生张力性气胸，危及生命。因此，机械通气前尽量置管引流。

3. 忽视机械通气对循环的影响，为了改善通气和氧合水平，设置过高的呼吸机参数，可能适得其反。

4. 胸部创伤、肋骨骨折的病人，呼吸困难与低氧血症很可能是肋间神经痛造成的，所以应当注重镇痛，而不是强调呼吸机参数的设置。

5. 各种基本的机械通气模式对于改善通气、纠正低氧血症、排除二氧化碳并无本质差异，当初始选择的模式效果不佳时，可以根据病人肺部损伤程度、是否合并腹高压等具体情况，更换通气模式，如APRV模式、高频震荡模式等。

6. 撤机评估与拔管评估同等重要，未经规范评估，贸然"试撤机"失败概率很大，并可能致使病情加重；未经评估轻易拔管，同样具有极高风险，特别是对于长期气管插管、气管切开带管的病人，可能呈呼吸机依赖状态而难以撤机，也可能出现气管软化，拔管后气道阻塞、危及生命。

7. 头部、胸部、腹部等不同部位的损伤机械通气的要求有所不同，应采取合适的模式和参数设置，达到最佳治疗效果。

8. 忽视病人的个体差异以及不同病情的差异，未根据病人的实际需求给予合理的机械通气，常导致病情难以缓解，并可能出现严重并发症。

# 第三章　镇痛镇静与谵妄管理

> 由于疾病、手术、各项操作、约束制动和重症病房的特殊环境,创伤与急危重症病人无不忍受着巨大的伤痛和前所未有的恐惧,甚至可能发生谵妄和精神异常,而谵妄和精神异常所带来的风险则不亚于疾病本身。因此,镇静镇痛和谵妄管理就显得尤为重要,采取恰当的措施、正确评估、合理用药和人文关怀是疼痛、躁动和谵妄管理的重要保障。

## 一、 基本理念

### (一) 疼痛与镇痛理念

1. 疼痛可发生于几乎所有创伤病人,也常见于各种侵袭性操作(如气管插管、穿刺、牵引固定、换药等)、日常护理(如吸痰、物理治疗、制动)过程。另外,常见疼痛还包括手术后的伤口疼痛和创伤本身导致的疼痛。

2. 疼痛不仅会让病人感到睡眠不足、筋疲力尽,而且可能造成病人焦虑、恐惧、紧张、烦躁、易怒和定向力障碍,甚至可能造成病人心动过速、呼吸功能异常、耗氧量增加、免疫抑制、分解代谢增加。对于肋骨骨折的病人,疼痛可能是呼吸浅快和低氧血症的重要原因。

3. 由于遭受巨大的痛苦 , 约 25% 的创伤病人会发生创伤后应激障碍(posttraumatic stress disorder, PTSD),创伤病人 PTSD 的终身患病率为 9%(女性病人终身患病率更高),疼痛也是创伤记忆的重要原因。

4. 疼痛分为急性疼痛和慢性疼痛。前者通常伴有心动过速、血压升高、出汗、瞳孔散大和皮肤苍白;后者可以表现为急性、慢性或间歇性发作,通常没有明显的临床表现。

5. 最有效可靠的疼痛评估依据是病人的主诉,可以通过疼痛视觉模拟评估法(Visual Analog Scale, VAS)或疼痛数字量尺评分法(Numerical Rating Scale, NRS)进行量化评估。对于昏迷或无反应的病人，则应根据临床经验和对病人生理指标的分析，推断病人的疼痛程度。

6. 镇痛的目的是缓解疼痛，而不是消除疼痛。镇痛药物、良好的沟通和安抚教育均可达到缓解疼痛的目的。有效的镇痛不只是改善症状，更可降低术后并发症的发生率。

7. 镇痛不足与过深都会产生不良影响，应结合病人病情及器官功能状态，及时调整镇痛治疗方案，以便取得最佳效果。

## （二）躁动与镇静理念

1. 创伤病人，特别是合并神经损伤的创伤病人，常因为剧烈疼痛而明显躁动。感染、低血压、低氧血症以及睡眠剥夺、定向障碍、谵妄和焦虑，均是重症病人躁动的常见原因。有时药物副作用、酒精或药物戒断也可导致躁动。

2. 躁动常导致病人机械通气人机不协调、低氧血症难以纠正，并可出现心动过速、氧耗量增加、意外脱管和意外受伤，因此需要约束。镇静是重症病人管理的常用方法，ICU 病人镇静的目的是让病人感到舒适、缓解焦虑、控制躁动、配合进行机械通气。应当注意镇静药具有催眠、镇静、抗焦虑、抗痉挛和肌松作用，但没有镇痛作用。

3. 应当密切监测镇静程度，不适当的镇静可能有一定的风险，并延长机械通气时间、ICU 停留时间、增加医疗费用。

4. 以镇痛为基础的镇静理念有利于减少镇静并发症，使病人达到最适状态。

## （三）谵妄与谵妄管理理念

1. 谵妄是重症病人较为常见的一种综合征。对于机械通气病人，谵妄发生率高达 60%～80%，发生谵妄的 ICU 病人年死亡率增加 10%，但由于诊断困难、缺乏可靠的量化指标，谵妄常被忽视。

2. 谵妄的特征是急性发作的意识障碍和认知功能障碍，病人注意力不集中，思维涣散，产生幻觉和妄想，病情可逆转，症状时轻时重。

3. 谵妄病人可表现为躁动（亢奋型谵妄）、安静或昏睡的（缄默型谵妄）或两种谵妄类型交替出现。亢奋型谵妄易于识别，大多数谵妄发作，尤其静止型谵妄常被忽视。

4. 谵妄的发生可能与高龄、发病前情况（高血压、酗酒等）、认知障碍基础（痴呆、帕金森、卒中）、急诊手术、创伤、脓毒症、低氧血症、代谢性酸中毒、应用苯二氮䓬类药物、谵妄病史以及 ICU 住院时间过长、睡眠剥夺、机械通气等多种因素有关。

## 二、 疼痛与镇痛管理

### (一) 常用疼痛评分方法

1. VAS和NRS疼痛评分法(见表3-3-1)

■ 对于能自主表达的病人可以采用VAS或NRS进行疼痛评估。

■ NRS疼痛评分法:让病人自己评估疼痛的程度,以数字大小表达疼痛程度,从0至10分疼痛程度依次增加。

■ VAS疼痛评分法:让病人自己根据疼痛感觉对于相应的表情,不同表情对于不同的疼痛程度。

■ 镇痛预期目标值为NRS评分<4分。

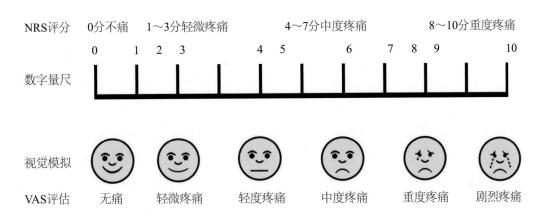

表3-3-1　疼痛数字量尺评分法(NRS)和视觉模拟评估法(VAS)

2. 行为疼痛评分法(Behavioral Pain Scale,BPS)(见表3-3-2):

■ 对于不能表达,但运动功能良好、行为可被观察的病人,可以采用BPS。

■ BPS主要通过病人的脸部表情、上肢活动情况和机械通气时的配合程度进行打分,每一项4个分值,每一项取1个分值,然后各个分值相加得出总分,最低分3分,最高分12分。

■ 其镇痛预期目标值为BPS总分<5分。

表 3-3-2　行为疼痛评分细则

| 指标 | 描述 | 评分 |
|---|---|---|
| 面部表情 | 表情自然 | 1 |
| | 部分僵硬(如额眉低垂) | 2 |
| | 表情紧张(如眼睑紧闭) | 3 |
| | 表情痛苦 | 4 |
| 上肢活动 | 安静,无异常活动 | 1 |
| | 上肢呈部分弯曲状态 | 2 |
| | 上肢和手指均呈弯曲状态 | 3 |
| | 肢体始终伸缩,挣扎 | 4 |
| 机械通气的顺应性 | 能够耐受机械通气 | 1 |
| | 咳嗽,但大部分时间能够耐受 | 2 |
| | 人机对抗 | 3 |
| | 无法忍受机械通气 | 4 |

3. 重症疼痛观察工具法(Critical Care Pain Observation Tool,CPOT)(见表3-3-3):

■ 对于不能表达,但运动功能良好、行为可被观察的病人,也可以采用CPOT。

■ 如表3-3-3所示,按4个指标进行评分,每个指标0~2分,4个指标分值相加得到总分,最低分0分,最高分8分。

■ 1~3分为轻度疼痛,4~6分为中度疼痛,7~8分为重度疼痛。

■ 其镇痛预期目标值为CPOT总分<3分。

4. 疼痛评分注意事项:

■ 每天定时评估,如果出现爆发式疼痛,则应立即评估。

■ 必须在入院记录、体格检查、日常病程中记录评估结果。

■ 疼痛评分>3分,则需要记录和治疗。

■ 生命体征不能单独作为疼痛的评估指征。

表 3-3-3　重症监护室疼痛观察工具法（CPOT）细则

| 指标 | 描述 | 评价 | 评分 |
|---|---|---|---|
| 面部表情 | 未观察到肌肉紧张 | 自然、放松 | 0 |
| | 表现出皱眉、眉毛放低,眼眶紧绷和提肌收缩 | 表情紧张 | 1 |
| | 以上所有面部变化加上眼睑轻度闭合 | 脸部扭曲,表情痛苦 | 2 |
| 身体运动 | 无体动(并不表示不存在疼痛) | 无活动或正常体位 | 0 |
| | 缓慢谨慎的运动,碰触或抚摸疼痛部位,通过运动寻求关注 | 防卫活动 | 1 |
| | 拉拽管道,试图坐起来,运动肢体/猛烈摆动,不听从指挥,攻击工作人员 | 烦躁不安 | 2 |
| 肌肉紧张(通过被动的弯曲和伸展上肢来评估) | 对被动运动不做抵抗 | 放松 | 0 |
| | 对被动运动做抵抗 | 紧张和肌肉僵硬 | 1 |
| | 对被动运动剧烈抵抗,无法完成 | 非常紧张或僵硬 | 2 |
| 机械通气顺应性(气管插管患者) | 无警报发生,舒适的接受机械通气 | 耐受呼吸机 | 0 |
| | 有警报,但自行停止 | 咳嗽但可耐受 | 1 |
| | 不同步,机械通气阻断,频繁报警 | 对抗呼吸机 | 2 |
| 或者发声情况(拔管后的患者) | 用正常语调讲话或不发声 | 正常腔调讲话或不发声 | 0 |
| | 叹息,呻吟 | 叹息,呻吟 | 1 |
| | 喊叫,哭泣 | 喊叫,哭泣 | 2 |

## （二）疼痛的处理

1. "预镇痛"：

■ 在进行翻身、处理伤口、穿刺置管、拔除气管插管、拔出胸引管等可能导致疼痛的操作之前,给予镇痛药物、音乐治疗、情绪舒缓及冰袋冷敷等物理治疗方法,可以减轻疼痛。

2. 非药物干预：

■ 注意病人恰当的体位。

■ 骨折固定。

■ 避免引起不适的查体刺激。

■ 运用热敷或冷敷治疗。

3. 药物干预:

■ 对于中度疼痛病人,可采取少量静脉注射镇痛剂,然后缓慢滴注的方法,直至达到镇痛要求,避免呼吸抑制和血流动力学不稳定。

■ 对于中重度疼痛病人,应采取持续静脉泵入镇痛剂的方法,反复少量推注的方法往往难以控制疼痛。

■ 自控镇痛可能更适于清醒病人,尤其是术后病人。

## (三) 常用药物

1. 芬太尼:

■ 间断剂量:按$0.35\sim1.5\mu g/kg$静脉注射。

● 体重70kg的成人剂量为$25\sim100\mu g$,静脉注射。

● 起效时间为90秒,维持时间为$1\sim2$小时。

■ 持续输注:$0.7\sim12\mu g/kg\cdot h$;首选持续输注,也可经皮下途径用药。

■ 并发症:呼吸抑制、心动过缓、过敏反应、长时间输注后出现镇静,少数可见特异性胸壁僵硬。

■ 禁忌证:过敏。

■ 药物过量的拮抗处理:

● 吗啡酮(纳洛酮)$0.2\sim2mg$,静脉注射(从0.2mg开始,逐步递增),每$2\sim3$分钟可重复。

● 如果无静脉通路也可皮下或肌内注射,但吸收量可能因人而异,尤其是危重病人。

■ 药代动力学:主要经肝脏代谢,未代谢部分经肾脏排出。持续泵入时,药物半衰期为16小时。

2. 吗啡:

■ 间断剂量:$0.05\sim0.15mg/kg$,静脉注射。

● 体重70kg成人男性剂量为$4\sim10mg$,静脉注射。

● 起效时间为5分钟,峰值时间为20分钟,维持时间为$3\sim7$小时。

● 吗啡是病人自控镇痛(patient controlled analgesia, PCA)的理想药物。

■ 持续输注:$0.07\sim0.5mg/kg\cdot h$;不推荐作为持续输注的首选。

■ 并发症:过敏反应、低血压、呼吸抑制、镇静。

■ 禁忌证:过敏、肾功能衰竭。

■ 药物过量的拮抗处理:

- 吗啡酮(纳洛酮)0.2～2mg,静脉注射(从0.2mg开始,逐步递增),每2～3分钟可重复。

- 如果无静脉通路也可经皮下或肌内注射,但吸收量可能因人而异,尤其是危重病人。

■ 药代动力学:

- 对于肾功能不全病人,其活性代谢产物3-葡糖苷酸吗啡可持续存在于循环中,可导致镇静延长。

3. 盐酸二氢吗啡酮:

■ 间断剂量:0.5～1.5mg,静脉注射,必要时隔4～6小时给药一次,小剂量开始使用,依据病人的反应终止使用。

- 体重70kg成人男性剂量为0.5～1.5mg,静脉注射,必要时隔4～6小时给药;

- 起效时间为10～15分钟,峰值时间为15～30分钟,维持时间为2～3小时。

- 半衰期为2～4小时。

■ 持续输注:不建议,可考虑0.4mg/h滴定直至病人舒适为止。

■ 并发症:呼吸抑制、过敏反应,连续用药后出现镇静作用。

■ 禁忌证:过敏。

■ 药物过量的拮抗处理:

- 吗啡酮(纳洛酮)0.2～2mg,静脉注射(初始剂量0.2mg),每2～3分钟可重复。

- 如果无静脉通路也可经皮下或肌内注射。

4. 酮咯酸:

■ 间断剂量:15～30mg,静脉注射或肌内注射,每隔6小时一次。

■ 并发症:过敏反应、血小板功能障碍、肾衰竭、胃肠道出血。

■ 禁忌证:

- 对阿司匹林或非甾体消炎镇痛药过敏。

- 老年病人。

- 肾衰竭。

- 有活动性出血。

- 血小板凝血功能障碍。

- 冠脉搭桥术后围手术期镇痛。

5. 硬膜外镇痛:

■ 适应证:开胸术、剖腹术、多发肋骨骨折、连枷胸。

■ 放置硬膜外导管前准备:

- 对于钝性伤病人应通过临床或影像学检查明确胸腰部脊髓情况。
- 血小板凝血功能正常。
- 抗凝药(包括预防性肝素)在放置导管及拔除导管前12小时停用。
- 放置硬膜外导管时应该与麻醉科或疼痛科取得联系。

## 三、躁动与镇静管理

### (一)镇静原则

1. 镇静的深浅程度应该根据病情变化和病人器官功能的储备状态而调节变化。

2. 应用镇静评分和镇静方案使镇静剂使用最小化,以期病人达到最舒适的状态。

3. 镇静药选择应根据病人病情、镇静药药理学及费用情况实行个体化原则。

4. 长时间镇静(2～4小时以上)应通过直接观察法或标准化量表如MAAS量表(见下文)来滴定以达到效果。

5. 非肌松病人应每日暂停镇静唤醒一次,以便评估神经系统功能,并确定维持病人处于安静可唤醒状态的最低药物剂量。

6. 深镇静的适应证:

- 严重颅脑损伤颅高压的病人。
- 需要严格制动者。
- 处于癫痫持续状态的病人。
- 严重急性呼吸窘迫综合征早期短疗程使用神经-肌肉阻滞剂、俯卧位通气、肺复张等治疗时。
- 机械通气人机不协调时(并非呼吸机参数设置导致)。
- 任何需要应用神经-肌肉阻滞剂治疗的情况,都必须以充分的深度镇痛镇静为基础。

### (二)镇静措施

1. 非药物干预:

- 环境管理并恢复正常睡眠周期(白天打开门、开灯;睡眠时间关门、关灯,保持安静尽可能减少打扰)。
- 病人体位应该合适、舒适。
- 调整呼吸机参数,尽量达到人机协调。

- 反复训练定向能力,包括时间、地点、方位。
- 减少噪音等有害环境刺激,并给予音乐、言语安慰等人文关怀;使病人得以放松,减轻疼痛。
- 纠正代谢异常。

2. 药物干预见表3-3-4:

### 表3-3-4　重症病房常用镇静剂的使用方法

| 通用名 | 地西泮 | 劳拉西泮 | 咪达唑仑 | 丙泊酚 | 右美托咪啶 |
|---|---|---|---|---|---|
| 商品名 | 安定 | 劳拉西泮 | 咪唑安定 | 得普利麻 | 右美托咪啶 |
| 起效时间（min） | 2～5 | 15～20 | 2～5 | 1～2 | 5～10 |
| 半衰期（h） | 20～120 | 8～15 | 3～11 | 短时间使用:3～12;长时间使用:50±18.6 | 1.8～3.1 |
| 不良反应 | 呼吸抑制;低血压;静脉炎 | 呼吸抑制;低血压;大剂量可致肾衰竭;丙二醇中毒;代谢性酸中毒;高渗血症 | 呼吸抑制;低血压 | 注射疼痛;呼吸抑制;低血压;甘油三酯升高;胰腺炎;丙泊酚输注综合征 | 心动过缓;低血压;房室传导阻滞 |
| 负荷量 | 0.03～0.1mg/kg,静脉注射,每隔0.5～6小时;2～10mg,静脉注射,每隔3～4小时 | 0.02～0.06mg/kg,每隔2～6小时 | 0.01～0.05mg/kg,每隔0.5～2小时 | — | — |
| 输注速度 | 没推荐 | 0.01～0.1 mg/kg·h | 0.02～0.1 mg/kg·h | 5～50mg/kg·h | 0.2～0.7 mg/kg·h,滴定从0.2 mg/kg·h到0.7mg/kg·h |
| 解毒剂 | 氟马西尼(注射用氟马西尼)0.2mg,45～60秒重复至最大量1mg | 氟马西尼(注射用氟马西尼)0.2毫克,45～60秒重复至最大量1 mg | 氟马西尼(注射用氟马西尼)0.2毫克,45～60秒重复至最大量1 mg | 无 | 无 |

## （三）镇静效果评估

1. 镇静评估目标：

■ 实施镇静后，应连续评估镇静深度，调整治疗趋近目标。

■ 浅镇静时，镇静深度的目标值MASS评分为3~4分，RASS评分为—2到+1分。

■ 较深镇静时，镇静深度的目标值MASS评分为1~2分，RASS评分为—4~—3分。

■ 当合并应用神经-肌肉阻滞剂时，镇静深度的目标值MASS评分为0分，RASS评分为—5分。

2. 镇静评估方法：

■ 肌肉运动评估量表（Motor Active Assessment Scale，MAAS），见表3-3-5。

■ 镇静程度评估表（Richmond Agitation-Sedation Scale，RASS），见表3-3-6。

表3-3-5　肌肉运动评估量表

| 分值 | 判断 | 临床表现 |
|------|------|----------|
| 0 | 无反应 | 强刺激时无运动 |
| 1 | 仅强刺激有反应 | 强刺激下睁眼或皱眉或转头 |
| 2 | 触摸有反应 | 接触刺激下可睁眼或皱眉或转头 |
| 3 | 安静能配合 | 无外界刺激就有活动，能调整被子及服从指令 |
| 4 | 躁动但能配合 | 无外界刺激就有活动，能调整被子但不服从指令 |
| 5 | 焦躁不安 | 无外界刺激就有活动，试图坐起，不服从指令 |
| 6 | 极度烦躁不配合 | 无外界刺激就有活动，拉扯气管插管及各种导管，不能按要求安静下来 |

表3-3-6　镇静程度评估表

| +4 | 有攻击性 | 有暴力行为 |
|----|----------|-----------|
| +3 | 非常躁动 | 试着拔出呼吸管，胃管或静脉点滴 |
| +2 | 躁动焦虑 | 身体激烈移动，无法配合呼吸机 |
| +1 | 不安焦虑 | 焦虑紧张但身体只有轻微的移动 |
| 0 | 清醒平静 | 清醒自然状态 |
| −1 | 昏昏欲睡 | 没有完全清醒，但可保持清醒超过10秒 |
| −2 | 轻度镇静 | 无法维持清醒超过10秒 |
| −3 | 中度镇静 | 对声音有反应 |
| −4 | 重度镇静 | 对身体刺激有反应 |
| −5 | 昏迷 | 对声音及身体刺激都无反应 |

## （四）镇静的每日唤醒

1. 对于所有持续镇静的病人,每日唤醒是必需的:

- 有助于确定镇静药物的最低剂量。

- 有利于评估基础的神经功能状态以及是否继续镇静。

- 减少谵妄的发生。

- 显著缩短机械通气时间。

- 显著缩短ICU停留时间。

- 减少神经功能诊断性检查。

- 减少不良的心理结果。

- 降低长期机械通气相关并发症发生率。

2. 基本要求:

- 使用MAAS评估镇静的等级。

- 如果MAAS评分<3,持续镇静直到MAAS评分为3。

- 滴定法调整镇静剂用量,直至MAAS评分为3。

- 在躁动或严重不适发生之前调整镇静,保持病人清醒、安静、舒适。

## （五）镇静的并发症

1. 呼吸抑制。

2. 低血压,心动过缓/QT间期延长。

3. 苯二氮䓬药物等镇静药物应用可能导致谵妄发生。

4. 免疫抑制。

5. 静脉淤血,增加深静脉血栓的发生风险。

6. 延长机械通气时间。

7. 延长ICU停留时间。

8. 增加住院费用。

9. 无法识别脑损害。

10. 可能造成长时间的认知功能障碍。

# 四、谵妄与谵妄管理

## （一）谵妄评估

1. 基本要点：

■ 所有ICU病人，特别是RASS评分≥−2分，且具有谵妄相关危险因素的ICU病人，均应常规进行谵妄评估，并作为ICU集束化护理的一部分予以执行。

■ 有多种谵妄评估工具可用于机械通气和非机械通气的病人，常用的有ICU谵妄诊断的意识状态评估法（The Confusion Assessment Method for the Intensive Care Unit，CAM-ICU）和重症监护谵妄筛查量表（Intensive Care Delirium Screening Checklist，ICDSC）方法。

■ 谵妄的预防分为非药物、药物及两者联合方式。

■ 应用氟哌啶醇或非典型抗精神病药物预防，并不能降低谵妄的发病率或缩短谵妄的持续时间。

2. CAM-ICU：

■ CAM-ICU的主要指标有病人出现突然的意识状态改变或波动；注意力不集中；思维紊乱和意识清晰度下降（见表3-3-7）。

■ 若病人有临床特征1、特征2和特征3，或者呈现特征4，则可诊断为谵妄。

表3-3-7　ICU谵妄诊断的意识状态评估法

| 临床特征 | 评价方法 | 阳性评价 |
|---|---|---|
| 1. 精神状态的突然改变或波动 | ■病人精神状态评估<br>●与基线状态相比，病人是否有反常行为。<br>●过去24小时镇静评分（SAS或MAAS）或昏迷评分（GCS）是否有波动？ | 出现异常改变 |
| 2. 注意力障碍 | ■病人注意力筛查（ASE）<br>●ASE的听觉测试：如让病人对一连串随机字母读音中出现"A"时点头或捏手示意，或者一连串数字中出现"8"时点头或捏手示意。<br>●ASE的视觉测试：如果听觉测试无法完成，可以改用该方法，让病人对10个画面进行回忆，判断回忆的准确度。 | 错误>2个 |

| 临床特征 | 评价方法 | 阳性评价 |
|---|---|---|
| 3. 意识状态变化 | 指病人清醒以外的任何意识状态,如警醒、嗜睡、木僵或昏迷,可以通过RASS进行评分 | RASS≠0分 |
| 4. 思维无序 | ■ 若病人已经脱机拔管,可以通过对话判断其是否存在思维无序或不连贯。<br>■ 若病人在带呼吸机状态,检查其能否正确示意回答以下问题:<br>● 石头会浮在水面上吗?<br>● 海里有鱼吗?<br>● 一磅比两磅重吗?<br>● 你能用锤子砸烂一颗钉子吗?<br>■ 执行指令评估<br>● 检查者在病人面前举两个手指头,让病人做同样的动作<br>● 让病人换只手做同样的动作(检查者不用再重复动作) | 对话散漫离题、思维逻辑不清或主题变化无常<br>≥1个错误<br><br><br><br><br><br>错误 > 1 个 |

3. ICDSC(见表3-3-8):

■ 通过8个指标进行评估,每个指标0~1分,总分0~8分。

■ ICDSC敏感性为99%,特异性为64%;总分≥4分,则提示存在谵妄。

#### 表3-3-8　重症监护谵妄筛查量表(ICDSC)

| 项目 | 评估标准 | 分值 | 评分 |
|---|---|---|---|
| 意识变化水平<br>(如果为A或者B,则暂时终止评价) | A. 无反应 | 0 | |
| | B. 对于加强的和重复刺激有反应 | 0 | |
| | C. 对于轻度或者中度刺激有反应 | 1 | |
| | D. 正常清醒 | 0 | |
| | F. 对正常刺激产生夸大的反应 | 1 | |
| 注意力不集中 | 无 | 0 | |
| | 有 | 1 | |
| 定向力障碍 | 无 | 0 | |
| | 有 | 1 | |

| 项目 | 评估标准 | 分值 | 评分 |
|---|---|---|---|
| 幻觉-幻想性精神病状态 | 无 | 0 | |
| | 有 | 1 | |
| 精神运动型激越或者阻滞 | 无 | 0 | |
| | 有 | 1 | |
| 不恰当的言语和情绪 | 无 | 0 | |
| | 有 | 1 | |
| 睡眠-觉醒周期失调 | 无 | 0 | |
| | 有 | 1 | |
| 症状波动 | 无 | 0 | |
| | 有 | 1 | |

### （二）谵妄的鉴别

1. 谵妄与其他常见精神障碍的鉴别（见表3-3-9）：

#### 表3-3-9　谵妄的鉴别要点

| 鉴别要点 | 常见精神异常 | | | |
|---|---|---|---|---|
| | 谵妄 | 健忘 | 抑郁 | 精神错乱 |
| 精神状态急性改变 | ＋ | － | － | ± |
| 注意力不集中 | ＋ | ± | ± | ± |
| 意识改变 | ＋ | － | － | － |
| 思维紊乱 | ＋ | ± | － | ＋ |
| 心理活动改变 | ＋ | ± | ＋ | ＋ |
| 慢性过程 | ± | ＋ | ＋ | ± |

2. 谵妄与紧张症的鉴别：

■ 重症患者紧张症的发生率为1.3%～6.7%。

■ 紧张症常与神经系统结构异常、中枢系统感染、癫痫、维生素$B_2$和叶酸缺乏、甲亢、甲减、药物中毒或撤药戒断症状有关。

■ 紧张症分为木僵型、兴奋型和致命型。临床上常用紧张症测验量表（Bush-

Francis Catatonia Rating Scale,BFCSI)评分进行评估,BFCSI评分没有临界值(Cut-off值),但如果评分≥4分,其敏感性和特异性均可达90%。

■ 紧张症的诊断要点(见表3-3-10),与谵妄不同,主要表现为僵硬、刻板、呆滞;严重的兴奋型紧张症患者可以合并谵妄,鉴别较为困难。

表3-3-10　紧张症的诊断要点

| | | 有以下3个或以上的临床症状 |
| --- | --- | --- |
| A | 1 | 木僵 |
| | 2 | 全身僵硬 |
| | 3 | 蜡样屈曲 |
| | 4 | 缄默症(没有或者极少言语,没有言语应答,已经排除是失语症) |
| | 5 | 违拗症(对指令和外界刺激呈抵抗状或无反应) |
| | 6 | 摆姿势(自主地、主动的呈现某一姿态) |
| | 7 | 怪癖(奇怪而夸张的动作) |
| | 8 | 异常的、反复的、频繁的、无目的的活动 |
| | 9 | 烦躁不安(不受外界刺激影响) |
| | 10 | 扮鬼脸 |
| | 11 | 模仿他人说话 |
| | 12 | 模仿他人动作 |
| B | | 从病史、体格检查、实验室检查结果分析,其异常表现直接来源于另一种疾病 |
| C | | 除了考虑紧张症外,其异常表现不好用另外一种精神紊乱来解释 |
| D | | 其异常表现并不止发生在谵妄期间 |
| E | | 其异常表现可以引起明显社交等重要功能紊乱或障碍 |

## (三) 谵妄的治疗

1. 非药物治疗:

■ 早期康复锻炼能降低谵妄的发生率和持续时间。

■ 改善睡眠的时间和质量,使睡眠醒觉周期正常化,耳塞可降低谵妄的发生率。

■ 减少使用不必要的、可诱导谵妄发作的药物。

■ 反复重建定向功能。

■ 纠正脱水、低氧。

■ 及时去除导管和躯体制动。

2. 药物治疗：

■ 只有在进行了适当的非药物干预之后，才能使用药物治疗。

■ 恰当治疗疼痛。

■ 避免使用苯二氮䓬类药物，除非怀疑酒精或苯二氮䓬类药物戒断症状。

■ 抗精神病药物(如氟哌啶醇)可作为治疗药物使用，但有一定风险。

● 抗精神病药物可能增加尖端扭转型室速的发生风险。

● 应当用12导心电图或床边监测仪每日监测QTc间期。

■ 褪黑素是一种调整睡眠节律的激素，可改善睡眠质量，降低ICU谵妄的发生率。

■ 右美托咪定有降低谵妄的发生率、缩短谵妄持续时间的作用。

■ 预防和及时纠正各种可能导致脑组织灌注氧合损害的因素非常重要。

■ 积极治疗原发病、尽量减少谵妄的诱发因素、改善组织和脑灌注，有利于预防谵妄。

## 五、 神经肌肉阻断剂的应用

### （一）基本原则

1. 使用神经肌肉阻断剂常导致诸多并发症，所以一般神经肌肉阻断剂是最后才采用的干预手段。

2. 使用神经肌肉阻断剂之前病人必须进行机械通气。

3. 对于重度ARDS病人，机械通气难以达到目标氧饱和度时，可以考虑使用神经肌肉阻断剂，以改善氧合水平。

4. 所有神经肌肉阻断剂均应当与适当的静脉镇静镇痛药物一起使用，应当牢记神经肌肉阻断剂不能缓解疼痛或镇静。

5. 有计划地中断神经肌肉阻断剂，以便评估病人的精神状态以及是否停用。

6. 使用神经肌肉阻断剂应予监测，评估呼吸功能、评估周围神经刺激情况。

7. 在使用神经肌肉阻断剂期间，应该注意病人眼睛的预防性保护和护理。

8. 对于联合使用神经肌肉阻断剂病人的镇静程度评估，建议使用客观脑功能监测。

## （二）适应证

1. 呼吸衰竭治疗中使用神经肌内阻断剂有3个主要好处：

- 限制胸壁和膈肌收缩，可降低气道压力。
- 实施机械通气，可避免病人产生拮抗。
- 降低骨骼肌运动产生的氧耗。

2. 神经肌肉阻断剂有助于气管插管或控制气管插管病人颅内压增高，减少肌肉僵硬，或便于诊断性或治疗性操作的实施。

3. 可短期治疗腹高压。

## （三）常用神经肌肉阻断剂

1. 维库溴铵（万可松）是最常用的神经肌内阻断剂

- 为中效非去极化型肌肉松弛松弛剂，不易引起组胺释放和心动过速等不良反应。
- 负荷量为0.1～0.2mg/kg（通常10mg静脉注射），维持剂量为2～5mg/h。
- 起效时间为2～3分钟，持续作用为25～40分钟。
- 经肾代谢，在肾功能不全的情况下，可能发生药物及其活性代谢物的积聚。
- 慎用于重症肌无力或肌无力综合征、脓毒症以及胃功能衰竭的病人。

2. 如果病人有严重的肾脏和（或）肝功能异常，则应该考虑使用阿曲库铵。因为该药经血浆酯酶（Hofmann消除）代谢，不需要因为肝肾功能衰竭而调整剂量。

3. 琥珀酰胆碱可以造成肌肉去极化，导致不可逆的高钾血症和高钙血症，以至心搏骤停。因此，不适合用于制动超过6小时，有任何神经肌肉功能障碍，或者挤压综合征和烧伤的病人，也应避免用于高钾血症的病人。

4. 具体用药详见表3-3-11。

表3-3-11　常用神经肌肉阻断剂的临床使用

| 常用药物 | 维库溴铵 | 阿曲库铵 | 潘库溴铵 | 琥珀酰胆碱 |
|---|---|---|---|---|
| 药理类型 | 极化型骨骼肌阻断剂 | 非去极化型骨骼肌阻断剂 | 非去极化型骨骼肌阻断剂 | 去极化型骨骼肌阻断剂 |

| 常用药物 | | 维库溴铵 | 阿曲库铵 | 潘库溴铵 | 琥珀酰胆碱 |
|---|---|---|---|---|---|
| 间歇剂量 | 初始剂量 | 0.08～0.1mg/kg 理想体重,静脉注射,更大剂量可 0.3mg/kg,快速输注 | 0.15～0.2mg/kg,静脉推注 | 0.1～0.2mg/kg(通常为 0.1mg/kg) | 0.6mg/kg(范围 0.3～1.1),大于 10～30 秒,总剂量可达 150mg |
| | 维持剂量 | 0.01～0.015mg/kg,每隔 25～45 分钟按需使用 | 0.03mg/kg 静脉注入,每隔 40～60 分钟按需使用 | 0.04～0.2mg/kg,每隔 1～3 小时按需使用 | 0.04～0.07mg/kg,每隔 5～10 分钟按需使用(短时间的手术,如气管插管) |
| 持续剂量 | | 初始剂量:0.08～0.3mg/kg 注入,随后 1μg/kg·min 输注(调节范围为 0.8～1.2μg/kg·min) | 初始剂量:0.15～0.2mg/kg,静脉推注,随后维持 1～3μg/kg·min。长期使用一般输注速度为 3μg/kg·min(范围:0.5～10.2μg/kg·min)。 | 负荷剂量:0.04～0.10mg/kg,随后维持 1～1.7μg/kg·mg 或 0.06～0.1mg/kg·h | 负荷剂量:2.5mg/min(0.5～10mg/min)。不推荐持续使用 |
| 副作用 | | 过敏、心律失常、支气管痉挛、低血压 | 心动过缓、脸红、皮疹 | 心动过速、过敏、高血压、瘙痒、皮疹 | 高钾血症、高钙血症、高颅压、心律失常、心动过缓 |

## (四) 并发症及用药监测

1. 使用神经肌肉阻断剂的潜在不良影响:

■ 不适当的镇静、镇痛。

■ 在没有气管插管的情况下,可造成气道或呼吸驱动的丧失。

■ 病人评估困难。

■ 延长时间使用可产生快速耐药。

■ 病人不能咳嗽,不能清除分泌物而导致肺不张和肺炎。

■ 血流动力学变化。

■ 导致褥疮、静脉血栓形成和周围神经损伤,长时间的肌肉无力。

2. 神经肌肉阻断剂的效果监测:

■ 根据肌肉刺激的结果滴定药物用量,确定维持剂量。

■ 必须每4小时进行一次肌肉刺激并记录，每次刺激应产生1～2个肌肉颤动。

■ 连续刺激4次后，如果没有发生肌肉颤动，病人可能已经发生药物过量，将导致恢复延期。

■ 如果观察到3～4次肌肉颤动，病人可能用药不充分。

## 六、 常见问题与风险提示

1. 忽视对意识障碍，但运动功能良好，行为可被观察的病人进行疼痛评估，简单地将病人的生命体征变化解释为疼痛表现，可能导致治疗偏差。

2. 忽视疼痛、躁动的非药物治疗，强调药物治疗或为了达到镇静镇痛目标而一味增加剂量，可能导致药物过量，产生严重药物不良反应，如"丙泊酚输注综合征"，出现严重的酸中毒、横纹肌溶解和顽固的心律失常。合适的非药物治疗可以起到事倍功半的作用。

3. 忽视对谵妄的评估，特别是对缄默型谵妄的识别，可能导致漏诊、误诊和延误治疗。

4. 使用神经肌肉阻断剂之前，一定要考虑到风险收益比，并应加强评估与管理，避免各种并发症。

5. 对于使用类固醇的病人，应当避免长期使用神经肌肉阻断剂。因为同时使用这两种药物可增加危重病人多发性神经病变的发生率。

6. 如果需要不断增加剂量来维持疗效(病人产生了快速耐药)，而病人确实需要持续的治疗时，应考虑更换神经肌肉阻断剂。

# 第四章 重症创伤病人的营养治疗

营养治疗是重症创伤病人生命支持的重要组成部分,需遵循重症病人营养治疗的基本原则。重病创伤病人可能有创伤应激、外科手术、烧伤、颅脑损伤、腹腔感染、肠缺血、腹腔高压、腹腔间室综合征等,导致其营养治疗存在特殊性。规范的营养补给不只是生命支持,更是一种重要的治疗方法,重症病房医师应当掌握基本的营养治疗原则,并与外科医师、营养治疗师一道,共同探讨并制定个体化营养治疗方案,促进病人康复,减少并发症。

## 一、 基本理念

1. 对于危重症病人,强调早期肠道营养治疗有利于减少感染、加快康复、改善预后。对于重症创伤病人而言,早期肠内营养治疗也能显著获益。

2. 传统的营养评估指标(如白蛋白、前白蛋白、体重测量)不适用于早期评估重症创伤病人的营养状况(创伤早期这些指标无明显变化)。对于入住ICU超过48小时的危重症病人,无论营养评估指标如何,均应考虑存在营养不良风险,应尽早给予营养治疗。

3. 早期营养治疗强调的是早期,而非过早的、条件不成熟时便开始营养治疗。因此,病人的选择、病情的评估和时机的把握极为重要。

4. 早期营养治疗优选肠内营养(enteral nutrition,EN)。对于能自主进食的病人首选经口喂养;对于不能自主进食的危重病人可以选择口胃管(orogastric tube,OGT)、鼻胃管(nasogastric tube,NGT)或经空肠喂养。

5. 对于不能进行EN或EN不能耐受的营养不良高风险病人,建议在3~7天内进行早期积极的肠外营养(parenteral nutrition,PN)。

6. 无论是肠内营养还是肠外营养,均应避免过度喂养,应遵循少量开始、适度增加、循序渐进的原则,兼顾热量和蛋白的总体需求以及两者的适度比例,应监测热量需求的变化以及病人的耐受性,适量而不过量,减少并发症。

7. 各种急危重症病人的能量代谢和营养需求不同,应根据病人的病种、病情、体重、年龄进行个体化营养治疗,并根据病情变化适度调整,以求达到最佳效果。

8. 免疫增强营养治疗(immune enhancing nutrition,IEN)包括标准的肠内营养配方,加上谷氨酰胺、精氨酸、ω-3脂肪酸和抗氧化剂。对于危重病人,其疗效不确定;有研究表明,IEN可以降低ICU病人感染并发症,但不改变死亡率;对于创伤和烧伤的病人,有一定疗效,至少没有伤害;含精氨酸的配方可能增加严重脓毒症病人的死亡风险,但对轻中度脓毒症病人还是安全的。

## 二、 营养治疗概况

### (一)总热量需求评估

热量需求的评估方法有3种:简单估算;根据身高、体重、年龄按公式计算;通过仪器间接测定。

1. 简单估测:每天所需热量=(25~30kcal)×理想体重(kg)。

2. Harris-Benedict方程式:

■ 男性:每天所需热量=66+[13.7×体重(kg)+5.0×身高(cm)]-(6.8×年龄)。

■ 女性:每天所需热量=665+[9.6×体重(kg)]+[1.8×身高(cm)]-(4.7×年龄)]

3. 间接测量:

■ 测量整个机体的氧气消耗量($VO_2$)、二氧化碳消耗量($VCO_2$),从而获得机体的能量代谢需求。

■ 间接测热法:如使用能量代谢车,测量机体30分钟内的氧气消耗及二氧化碳生成,然后通过公式推算出24小时静息能量需求。该方法的优点是较为精确。缺点是设备昂贵,需要特殊的专业人才操作,如果病人吸氧浓度>50%,则设备中的氧传感器往往不敏感,因此有些危重症病人不适合该方法。

### (二)热量需求调整

1. 根据疾病类型进行总热量需求调整。由于危急重症病人处于应激状态,分解代谢明显加快,所需热量较高,导致根据能量评估所得的总热量可能与病人的实际需求不相符,所以应根据病人的疾病类型和个体差异进行调整(见表3-4-1)。

表 3-4-1　不同病种热量需求目标值

| 临床情况 | 热量需求 |
|---|---|
| 维持治疗的病人 | 25 kcal/kg·d |
| 内科ICU病人 | 25～30 kcal/kg·d |
| 创伤/住胃肠外科的病人 | 30 kcal/kg·d |
| 创伤病人、住ICU期间 | 30～35 kcal/kg·d |
| 烧伤病人 | 公式:25×体重(kg)+40×烧伤面积 |
| 肿瘤病人 | 稳定状态,维持治疗:25～30 kcal/kg·d;<br>体重增加,补足能量:0～35 kcal/kg·d;<br>高代谢应急状况:35 kcal/kg·d;<br>* BMI<29.9kg/m²:用实际体重计算;BMI≥29.9kg/m²,按标准体重计算 |
| BMI≥29.9kg/m²的病人 | Mifflin St. Jeor 公式:<br>男性:10×体重(kg)+6.25×身高(cm)-(5×年龄)+5<br>女性:10×体重(kg)+6.25×身高(cm)-(5×年龄)-161 |

2. 根据体重指数和病情调整蛋白需求量:

■ 根据体重指数(body mass index,BMI)调整蛋白质摄量:

● BMI<30kg/m²:蛋白质摄入量为1.2～2.0g/kg·d(实际体重)。

● BMI为30～40kg/m²:蛋白质摄入量为≥2.0g/kg·d(理想体重)。

● BMI≥40kg/m²:蛋白质摄入量为≥2.5g/kg·d(理想体重)。

■ 根据病情进行调整蛋白质用量(见表3-4-2)。

表 3-4-2　不同疾病状态每日蛋白摄入量

单位:g/kg·d(理想体重)

| 临床状况 | 蛋白需求 |
|---|---|
| 正常(非应急状态) | 0.8 |
| 轻度应激 | 1～1.2 |
| 危重病人、创伤病人、中度应激 | 1～1.5 |
| 急性肾功能不全(非透析) | 0.8～1 |
| 急性肾功能不全(透析) | 1.2～1.4 |
| 腹膜透析 | 1.3～1.5 |
| 感染、较大的外科手术、肿瘤病人 | 1.4～1.6 |
| 烧伤、脓毒症、多发伤病人 | 1.5～2 |
| CRRT病人 | 1.7～2.5 |
| 肝性脑病病人 | 应当减少蛋白摄入 |

## （三）营养补给方式与途径

1. 营养补给方式：

- 等热量饮食：给予预计目标水平的能量。
- 低热量饮食：给予能量低于目标能量的70%。
- 滋养型喂养：最小的营养摄入，每日给予的能量约为目标能量的20%。
- 过度喂养：每日给予的能量超过目标值的110%。
- 低蛋白饮食：每日给予的蛋白质低于0.5g/kg·d。

2. 营养治疗途径选择：

- 肠内营养：经口摄入，经口胃管或鼻胃管喂养，经导管空肠内喂养，经腹壁-胃造瘘进行肠内营养。
- 肠外静脉营养。

## （四）营养成分的需求

1. 碳水化合物：

- 经过估算得出的总热量为非蛋白质热量。对大多数病人来说，非蛋白质热量中碳水化合物和脂肪的热量占比为70∶30。
- 糖类上限是5mg/kg·min，静脉给予脂肪的上限推荐是1g/kg·min，最大耐受可达1.5g/kg·min。
- 对于高血糖病人和伴有二氧化碳潴留的肺部疾病病人可考虑降低碳水化合物比例。

2. 蛋白质：

- 除了非蛋白质热量外，每天应该根据蛋白质的丢失、外科伤口以及潜在疾病消耗情况，额外给予1.2~2.0g/kg的蛋白质。
- 蛋白质的需求量可以用氮平衡公式计算得出，并通过伤口愈合、尿素氮和前白蛋白进行评估。

3. 脂肪：静脉给予脂质（包括非营养性脂质）不超过1.5g/kg·d，且在耐受范围内。

4. 其他营养成分：

- 对于烧伤和创伤病人可以使用谷氨酸，但其他ICU病人则不推荐额外肠内补充谷氨酰胺。
- 营养剂量的ω-3脂肪酸可以用于肠内营养，但高剂量富含ω-3的肠内配方不应常规应用。

■ 对于接受PN的病人,可以经肠外给予富含EPA＋DHA(鱼油剂量0.1～0.2g/kg·d)的脂质乳剂。

■ 为了保证基础代谢,应该常规提供微量营养素(即微量元素和维生素)。

## (五) 临床评估与决策

1. 如图3-4-1所示,首先评估病人能否进食,如果影响张口进食的因素未排除,则考虑经导管进行早期肠内营养,并评估病人的状况、肠内营养的耐受性,选择恰当的营养方式。

2. 如果病人可以耐受,则48小时内开始肠内营养,从滋养型喂养开始,逐步增加,3～7天内达到目标量的70%～100%;如果病人不能耐受,则考虑肠外营养。

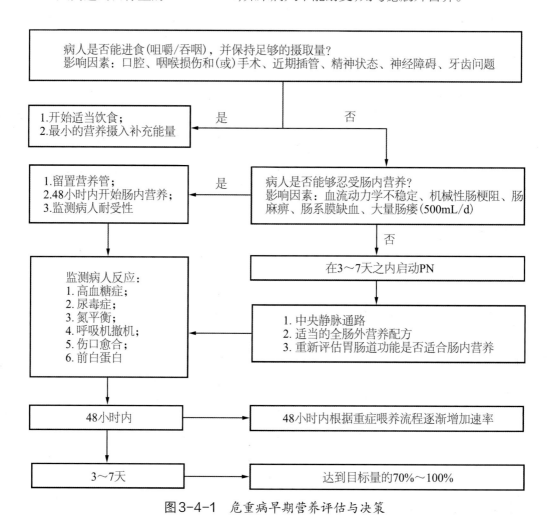

图3-4-1 危重病早期营养评估与决策

3. 对于血流动力学不稳定、机械性肠梗阻、肠麻痹、肠系膜缺血、大量肠瘘（500mL/d）等不能进行肠内营养的病人，则应当最大限度克服肠内营养耐受问题，如果尝试失败，可以考虑在3～7天内启动肠外营养。

# 三、肠内营养

## （一）肠内营养时机选择

1. 入住ICU的病人应当在12～24小时开始肠内营养（除非血流动力学不稳定、还在复苏中、胃肠道无功能），并争取在开始喂食后48～72小时候达到目标量，或至少应达到目标量的70%。

2. 对于血流动力学不稳定的病人，如需要大量的正性肌力药、血管活性药和（或）需要大量的液体、血液来维持组织灌注，即休克尚未纠正时，应该限制肠内营养；复苏成功，撤除升压药物或者仅需低剂量升压药物维持血压时，则应考虑开始或者重启肠内营养。

3. 接受低温治疗24小时的病人，一旦开始复温，就可以进行肠内营养。

4. 近期接受过腹部手术的病人，在实施肠内营养前应当与外科医生讨论，决定肠内营养的时机与方式。

## （二）肠内营养配方选择

1. 通常情况下，ICU病人应给予标准的营养配方（除非既往病史或现病史情况不允许），并按照不同病情不同个体进行适当调整，以满足不同病人、病情不同阶段的实际需求。

2. 对于头颈部和上腹部肿瘤的病人，应当给予免疫增强营养制剂。

3. 应给予整蛋白配方，除非病人不能耐受或出现胃肠道并发症（如短肠综合征、胰腺炎、克罗恩病等）。

4. 对于复苏后血流动力学稳定、接受肠内营养但腹泻的危重病人，选用可溶解纤维制剂可能有益处，但无论是可溶解还是不可溶解的纤维素，对肠道缺血高风险病人以及肠道运动严重障碍的病人，均应当避免使用。

5. 对于需要限制容量而没有高钠血症的急性呼吸衰竭病人，可以给予高浓度配方；对于$CO_2$潴留、呼吸机难以撤机的病人，则应选用高脂、低碳水化合物配方，但不能作为常规应用。

6. 急性肾功能衰竭或急性肾损伤的病人应当给予标准的肠内营养配方,并采取ICU推荐的蛋白和热量标准及配比;如果病人电解质明显异常,则应对配方进行相应调整。

7. ICU急性和(或)慢性肝病病人仍然首选肠内营养作为营养治疗途径,可以使用标准的营养配方;支链氨基酸适用于肝性脑病的病人。

8. 重症急性胰腺炎的病人可以经空肠早期开始肠内营养,为了提高肠内营养的耐受性,注意不要将鼻饲管放置太远,使用短肽类营养剂或者无脂配方;如果肠内营养无法实施,可以考虑肠外营养。

9. 对于有糖尿病病史的病人,美国糖尿病协会建议使用标准配方(碳水化合物占50%)或低碳水化合物(占33%~40%)配方,可以先尝试标准配方,如果血糖难以控制,则可改为低碳水化合物配方。

10. 对于接受重大择期手术、创伤、烧伤和接受机械通气的危重病人,则应考虑使用免疫增强营养;但对严重脓毒血症病人(急性生理学和慢性健康状况评价Ⅱ>15)使用免疫增强营养可能导致严重后果。

### (三) 肠内营养途径选择

1. 短期肠内营养:

■ 通常采用鼻胃管途径进行肠内营养,如果病人已经有经鼻气管插管,则可选择经口胃管途径。

■ 对于不能耐受经胃营养或者有高误吸风险病人,则建议选择鼻空肠营养管进行肠内营养。

■ 新型鼻空肠管操作简单、置管成功率高,经过培训的大多数医师或护士可以在短时间内完成(见图3-4-2)。鼻方肠管置管技巧如下:

● 体位要求:床头抬高30°~45°,以右侧卧位为佳,可以使用甲氧氯普胺(加速胃排空、静脉注射3~5分钟起效,肌内注射10~15分钟起效,持续作用1~2小时),清醒病人使用利多卡因鼻腔局部麻醉。

● 确认鼻空肠管在胃内后,可向胃内注水或注气(按10mL/kg注水或注气,总量不超过500mL);吸气时缓慢送管,每次送1~2cm,轻柔旋转;过幽门前阻力较大,过幽门时有落空感速度要慢,过幽门后阻力减少;如鼻空肠管胃内盘曲,则要重置导丝调整,边撤管边进导丝直至顺畅;困难置管,可考虑双导丝法置入。

● 推行鼻空肠管至十二指肠遇阻力时,可轻柔旋转,回撤部分导丝(约5cm)直至阻

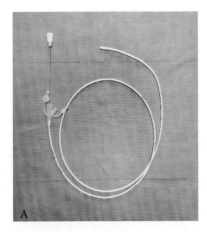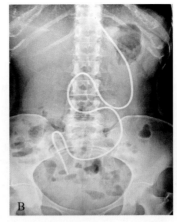

A. 一次性鼻空肠管;B. 鼻空肠管置入后腹部平片证实其位置正确。

图3-4-2 新型鼻空肠管

力消失,随后可继续缓慢送管。在十二指肠空肠曲出现阻力时,可回撤部分导丝(约5cm)、边注水边送管(防止打折)。

● 置入深度:一般情况下,导管头端通过幽门的长度为75cm,达到空肠的长度为100cm(距门齿),具体置入深度应依据病人的身高和病情需要而定。

2. 长期肠内营养:

■ 需要长期肠内营养的病人,可以选择经皮内镜下胃造瘘术(percutaneous endoscopic gastrostomy,PEG)或者经皮内镜下空肠造瘘术(percutaneous endoscopic jejunostomy,PEJ),也可以通过放射介入或外科手术实现。

■ 任何接受过上腹部手术的病人,都可采取外科手术或介入手术放置肠内营养管。

■ 经皮内镜下胃造瘘术适应证:

● 全身性疾病导致严重营养不良,需要长期营养支持者(鼻饲时间>4周)。

● 中枢神经系统疾病导致吞咽功能障碍者。

● 口腔、颜面、咽喉重大外伤或手术者。

● 食管穿孔、食管-气管瘘。

● 各种良、恶性肿瘤所致食管梗阻者。

■ 经皮内镜下胃造瘘术技术要点:

● 内镜进入胃腔后,可于体表看到红色光斑(见图3-4-3A)。

● 在光斑处穿刺置入鞘管,沿鞘管送入引导线,通过内镜将引导线经口腔带出体外(见图3-4-3B)。

- 将PEG管与引导线捆绑后牵拉腹壁端引导线,将PEG管拉入胃内,并在内镜的直视下将PEG管固定于胃前壁(见图3-4-3A和C。
- 固定PEG管体表端,置管成功(见图3-4-3A和D。

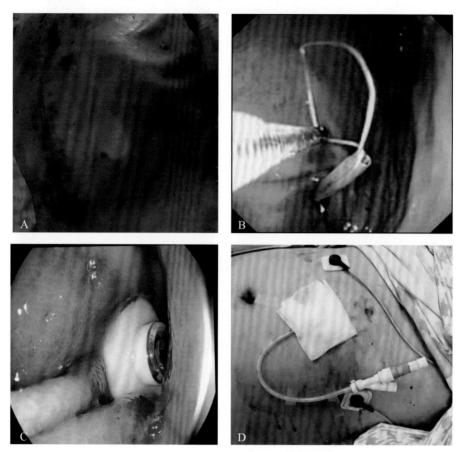

图3-4-3　经皮内镜下胃造瘘术技术要点

### (四) 肠内营养速度选择

1. 一般情况下,在开始经导管喂养时,宜采用浓度为1kcal/mL的营养制剂配方。

2. 如果病人需要控制液体摄入量、肾功能衰竭或有其他临床征象需要低容量的肠内营养,可以使用浓度更高(1.5～2kcal/mL)的营养制剂配方。

3. 经导管喂养速度:将每日所需热量除以营养制剂配方的热量浓度(kcal/mL),然后除以喂养时长(一般初始喂养应该是24小时),即:速度(mL/h)=(每日所需热量/营养制剂的热量)/24。

4. 简单的方法:当使用营养制剂配方为1kcal/mL的营养液时,每小时摄入营养液的量(mL)大致等于其理想体重数值。

5. 对于急性期病人进行持续肠内营养时,建议以20mL/h的速度开始,每4小时增加10mL,48～72小时达到营养治疗师建议的"目标速度"。

## (五)肠内营养耐受性评估与处理

1. 胃残余量(gastric residuals volume GRV)评估,每4小时评估一次。

■ GRV为200～500mL:返回抽出的胃内营养液,继续以原速度进行喂养,每4个小时增加10mL,并考虑加用促胃动力药。

■ GRV＞500mL:应检查病人是否有不耐受的临床表现(如腹胀不适、呕吐等),返回200mL胃内的营养液,其余丢弃,并暂停喂养,2小时后再次检查胃残余量,如果GRV仍然超过200mL,则继续暂停喂养,检查床头是否抬高,病人位置是否合适,并考虑行腹部X线片检查排除肠梗阻或肠麻痹,如果考虑是胃动力不足,则可以改为空肠喂养;如果推测为吸收有问题,则可将配方改为容量限制类型或降低喂养速度,或改为全肠道外营养(total parenteral nutrition ,TPN)。

2. 腹泻:定义为每8个小时的腹泻量＞500mL,或者每天排便3次以上,至少连续2天。

■ 进一步查找病因:经肠道喂养的药物副作用、艰难梭状芽孢杆菌感染或其他感染源。

■ 如果排除艰难梭状芽孢杆菌感染,可以给予含有可溶解纤维素的营养剂或者喂养中增加可溶解纤维素(如瓜尔豆胶每天2次,1次1包)可能对持续腹泻有效。

■ 若确定是胃肠道吸收困难,则可以改为短肽类配方进行喂养。

3. 便秘:定义为排便困难或者3天以上无排便。

■ 检查病人是否有脱水情况,并适当补液。

■ 核实肠道用药是否合适。

■ 肛门检查或者腹部X线片检查,如果排除肠梗阻,则可以使用肠道药物,多库酯钠(100mg,2次/d,按时服用)和氧化镁乳剂(每12小时30mL,按时服用,有排便后再根据需要服用),或应用其他药物。

4. 注意:

■ 喂养不耐受的原因主要是胃排空不足、严重的胃食管反流和胰腺炎。

■ 进行肠内营养的病人应当将床头抬高30°～45°,除非有其他不允许抬高床头的原因,如脊柱损伤病人围手术期,应当征求骨科医师意见,决定病人体位。

■ 经空肠喂养时,应腹部X线片检查确认空肠营养管位置;开始管饲的速度为10mL/h,每6小时增加15mL/h,直至达到目标;如果患者出现腹痛、恶心或呕吐,则应停止肠内营养,并评估是否出现远端梗阻或者肠麻痹。

■ 一旦病人能够耐受并达到肠内营养目标,就可以根据治疗需要开始分段循环喂养或者分餐进食。

## (六) 肠内营养过程中的监测

1. 血糖监测:

■ 创伤与危急重症病人入住ICU或人工喂养开始后两天内,应常规测定初始血糖水平,至少每4小时一次。

■ 血糖超过10mmol/L时,需要使用胰岛素,血葡萄糖应当控制在7.8~10mmol/L。

2. 电解质监测:人工喂养时,可能出现严重水电解质失衡(即喂养综合征)。

■ 肠内营养第一周应该至少每天测定一次电解质(钾、镁、磷酸盐)。

■ 如果出现低磷酸盐血症(血磷浓度<0.65mmol/L或下降超过0.16mmol/L),应每天测定电解质2~3次,并按需补充;随后48小时内能量供应应予限制,之后逐渐增加。

3. 前白蛋白和白蛋白测定:

■ 前白蛋白和白蛋白可以作为ICU病人营养状态评估的指标,如果临床医师认为有必要的话,可以检测这些指标,但要注意前白蛋白和白蛋白的测值受很多临床因素的影响(如感染、炎症反应),而不只是受营养状态的影响。

■ 根据临床医师的判断,当病人的急性炎症开始改善,并且已经按照目标定量持续肠内营养时间>72小时,可以检测前白蛋白水平,每周一次,并与其他炎症指标(如C反应蛋白、白细胞计数和降钙素原)同时检测,依据这些指标的趋势变化,综合评估病人的营养状态。

4. 热量需求监测:对于危重病人,实施肠内营养后应当动态评估热量和蛋白质的需求量。

■ 使用间接能量测定仪,可以更好地评估病人的静息能量需求(resting energy expenditure,REE)和呼吸商(respiratory quotient,RQ)。

■ 机械通气的病人,应当按照既定的速度至少持续肠内喂养24小时才开始测试。

■ 应注意影响REE的因素(咖啡因、镇静、麻醉)、影响RQ的因素(高通气或低通气、酮症酸中毒、低体温),以及热量丢失(如$FiO_2$>60%、胸腔引流管漏气、血透和高PEEP)对结果的影响。

5. 通过测定24小时尿氮含量可以测算氮平衡;将其与代谢车测定结果对比,确定合适的营养支持。

## （七）危急重症病人肠内营养流程（见图3-4-4）

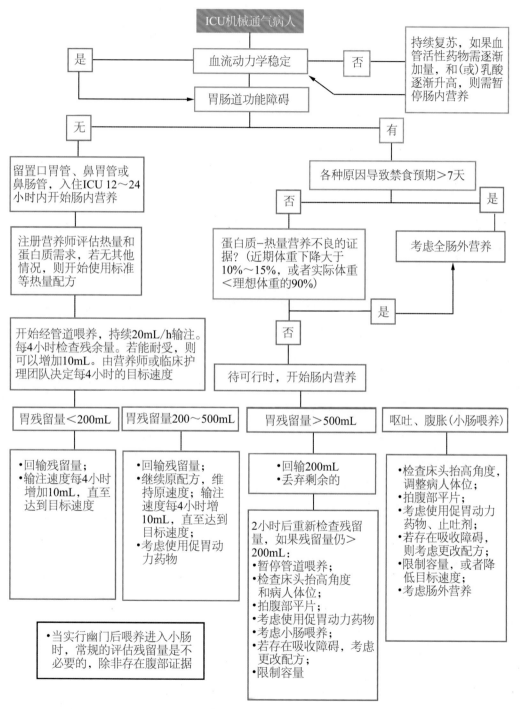

图3-4-4 危急重症病人肠内营养决策与监测

第三部分 重症创伤与重症管理

# 四、 肠外营养

## （一）适应证

1. PN只应在不能耐受EN的病人中进行。

2. 肠内营养7～10天后仍然不能满足60%以上的热量和蛋白质需求时，应该进行肠外营养作为补充。

3. 对于住进ICU时没有营养不良证据的病人，PN可在入院后3～5天开始。

4. 对于住进ICU时有营养不良的病人，PN应在24小时内启动。

## （二）用　法

1. 可以通过中心静脉导管或经外周静脉穿刺置管建立静脉通路，进行肠外营养。

2. 如果没有中心静脉通路或无法建立，则可以经由外周静脉注射低渗透压（<850mOsm/L)的肠外营养液。

3. 启动PN时，热量目标为25～30kcal/kg·d（标准体重），所需热量应该符合非蛋白质热量值，第一天应从半量开始，在接下来的2～3天内逐步增加到目标值。

4. 通过对蛋白质损失和基础疾病的评估来估测蛋白质需要量（1.5～2.0g/kg），所选营养配方应该含有适量的蛋白质。

5. 创伤和危重病病人，肠外营养总摄入量每天不应超过1800kcal。

## （三）肠外营养配方

1. PN营养剂是由碳水化合物、脂类和氨基酸混合而成。

2. 标准配方包括电解质、维生素和矿物质。

3. 法莫替丁和胰岛素等药物可以混合在这些溶液中。

4. 肠外营养制剂可以采用成品，也可以由营养治疗师根据病人具体情况个体化配置。需要注意的是有些肠外营养液可用于外周或中心静脉注射，而有些只能用于中心静脉注射。

## 五、 重症创伤病人营养治疗的特点：

### （一）烧伤及创伤病人

1. 大面积烧伤（>20%TBA）以及重症创伤病人均因应激反应而处于高代谢状态，所以应当增加能量补给总量。

2. 推荐使用间接能量测定仪的方法估测能量需求，考虑到物理治疗及伤口处理的应激反应，应将测得值增加20%～30%。

3. 烧伤及严重创伤病人由于蛋白质需求量增加，每日蛋白质总量应当达到2g/kg，补充足够氮量有助于改善病人的免疫功能，提高生存率。

4. 烧伤面积>体表面积20%的病人，在开始EN时需要额外加入谷氨酸，剂量为0.3～0.5g/kg·d，持续10～15天。

5. 重症创伤病人，肠内营养的最初5天需额外补充谷氨酸，剂量为0.2～0.3g/kg·d。

6. 在复杂性创口愈合的过程中，肠内营养可以持续更长时间。

7. ICU中除了烧伤和创伤病人，其余病人不推荐额外肠内补充谷氨酸。

### （二）脑外伤病人

1. 脑外伤病人应该优先接受早期EN而不是早期PN一般可在48小时之后开始EN。

2. 中重度颅脑损伤病人常合并胃排空障碍，如肠内营养不能达到能量目标，应尽早补充或进行完全肠外营养支持。有研究表明，脑外伤病人早期EN＋补充性PN有助于降低死亡率、减少并发症，可显著改善营养状态和临床结局。

3. 脑外伤病人由于大量蛋白丢失（20～30g/d），实施EN时可以考虑给予高蛋白质饮食（1.5～2.0g/kg·d；蛋白质能量占为16%，脂肪能量占20%～35%，其余是碳水化合物，热氮比在130∶1左右。PN时建议糖脂比为5∶5，热氮比为100∶1。

4. EN持续需超过4周者，推荐进行经皮内镜下胃造口或经皮内镜下空肠造口。

5. 对于能逐步经口进食者，可选择经口营养支持（oral nutrition support，ONS）。

### （三）腹部或食管手术后存在并发症的危重症病人

1. 腹部或食管手术后患者早期EN优于延迟EN。

2. 腹部或食管术后伴有术后并发症和不能经口摄食的危重症病人，推荐EN（而不是 PN),除非存在胃肠道梗阻或腹腔间室综合征。

3. 在未修复的吻合口瘘、内瘘或外瘘的情况下,应在缺损远端进行 EN。

4. 在未修复的吻合口瘘、内瘘或外瘘的情况下,应在缺损远端无法构建通路时开始 PN。

5. 出现高流量造口或肠瘘时,可以考虑食糜再回输或灌肠的方法,尽量利用部分有功能的肠道进行肠内营养。

### (四) 需要延迟肠内营养的病人

1. 对于休克不能纠正,血流动力学和组织灌注目标尚未完全达到的病人应延迟肠内营养。但是在液体复苏和血管升压素/正性肌力药物作用下,休克基本好转的病人,可以考虑进行少量 EN,但应警惕肠缺血。

2. 当出现难以控制的低氧血症、高碳酸血症或酸中毒时,要延迟肠内营养,但是对于稳定的低氧血症、代偿性或允许性高碳酸血症和酸中毒的病人,则可以开始 EN。

3. 上消化道活动性出血病人应延迟 EN,当出血停止且没有再出血迹象时,则可以开始 EN。

4. 明显的肠缺血病人,需要延迟肠内营养。

5. 与瘘管末端无法形成进食通路的高流量肠瘘病人,需要延迟肠内营养。

6. 腹腔间室综合征病人,需要延迟肠内营养。

7. 每 6 小时胃残留量超过 500mL 的病人,需要延迟肠内营养。

### (五) 可以考虑早期 EN 的病人

1. 接受体外膜肺(ECMO)治疗的病人。

2. 闭合性脑损伤、脊髓损伤的病人。

3. (缺血性或出血性)卒中病人。

4. 接受胃肠手术、腹主动脉手术后的病人,以及腹部开放的病人。

5. 腹部创伤病人胃肠道连续性稳固或恢复时。

6. 接受神经肌肉阻滞剂,或处于俯卧位的病人。

7. 不管病人是否有肠鸣音,只要没有肠缺血或阻塞迹象,都可以进行早期肠内营养。

## 六、 常见问题与风险提示

1. 休克复苏后期小剂量使用血管活性药时，未开始施行肠内营养，导致肠内营养延迟。事实上，小剂量血管活性药有利于使用镇静镇痛药物或意识障碍、血管张力下降的病人维持基础血压，并不意味着休克持续存在，只要血乳酸恢复正常，尿量达标，就基本可以判断休克纠正，可以开始肠内营养。

2. 过分强调前白蛋白和白蛋白评估营养状态的作用，延误早期营养治疗；对于大多数创伤病人而言，基础营养状态可能正常，创伤早期前白蛋白和白蛋白变化不大，等到其测值下降才开始营养支持，可能为时已晚。创伤病人因应激反应可以迅速消耗大量热量，需要尽早补充能量。

3. 喂养不耐受常导致肠内营养中断，应当注意喂养不耐受的原因主要是胃排空不足、严重的胃食管反流和胰腺炎；床头抬高很重要，对于合并脊柱损伤和骨盆骨折的病人，可以使整张床呈头高脚低位。

4. 误以为整蛋白是导致病人腹泻的重要原因而停用，导致喂养不达标；如果病人腹泻严重，则应当特别注意艰难梭状芽孢杆菌肠道感染，口服甲硝唑有效。

5. 由于创伤病人的应激反应和手术治疗，其能量需求不同于一般危重病人，按照常规热量计算可能不够，特别是多发伤和(或)多种创伤类型集于一身的病人，热量需求较难估算，应当由营养治疗师综合评估，能量代谢车有一定作用，精确测量有助于充分的营养治疗。

第三部分

重症创伤与重症管理

# 第五章　重症颅脑创伤管理

　　创伤性颅脑损伤是所有年龄段创伤死亡的首要原因,占创伤死亡的50%以上。经过初始复苏后取得一定效果的病人,无论是可恢复病人还是器官捐献的后备供体,均应当立即送往重症病房进一步行规范治疗,早期最大限度地减轻脑水肿、降低颅内压、增加脑灌注压和组织氧合,对于改善预后、促进康复、减轻致残均起着决定性作用。

## 一、　基本理念

　　1. 创伤性颅脑损伤(traumatic brain injury,TBI)病人死亡率高达50%,对于格拉斯哥评分(Glasgow Coma Score,GCS)>8分的重症颅脑创伤病人,其预后与早期积极减轻脑水肿、降低颅内压(intracranial pressure,ICP)、达到理想的脑灌注压(cerebral perfusion pressure,CPP)以及改善组织供氧、减轻二次缺血损伤有关,也与急危重症医师和神经外科医师的密切配合有关。

　　2. 颅脑是个闭合性的结构,其中80%为脑组织、10%为脑脊液、10%为血液。按照Monroe-Kellie定律,当发生脑水肿和颅内占位性病变时,通过自身调节,脑脊液和颅内血流量的减少将有助于降低颅内压、提高脑灌注压,而$PaCO_2$和$PaO_2$在自身调节机制中起着重要作用。但自身调节作用有限,随着占位效应的加重,脑组织将遭受严重的二次损伤。

　　3. 所有的重症颅脑损伤病人必须在初始评估与救治过程中,采取积极措施,维持合适的血压和血氧水平,如有指征,则应尽快进行ICP监测和神经外科处理,并尽快转入ICU进行进一步治疗。

　　4. ICU医师和(或)神经外科医师应采取一系列措施降低ICP、减轻脑水肿,才能维持足够的CPP(等于平均动脉压减去ICP)。所有的治疗措施均应该在维持脑灌注压、保持合适的ICP和最大限度地减轻脑水肿之间取得平衡。

　　5. 高达70%的TBI病人伴有发热(体内核心温度>38.3℃),其中感染导致的发烧不足 50%,一半以上源于体温调节中枢的损伤。体温升高可以增加交感神经张力和静脉能量需求,增加氧耗和分钟通气量,严重影响脑功能,应当高度重视,并实行体温目标管理。

6. 根据颅脑损伤严重程度,采用分级救治措施,并尽量达标,以最大限度地降低死亡率和致残率。

7. 重症颅脑损伤可能继发多种并发症,如尿崩症、抗利尿激素分泌失调综合征、创伤性凝血病、神经源性肺水肿等,应当根据不同症状给予正确处理。

## 二、 整体管理措施

### (一) 颅内压监测

1. 颅内压:正常成人颅内压为 5.26～15mmHg,儿童比成人要低一些。平卧位时颅内压持续超过 15mmHg 为颅内压增高;颅内压 15～20mmHg 为轻度增高,21～40mmHg 为中度增高,颅内压>40mmHg 为重度;颅内压持续小于 5.26mmHg 为低颅内压。

2. 颅内压监测指征:符合以下任何一项指标,则应进行颅内压监测。

■ 严重颅脑损伤(复苏后 GCS 为 3～8),CT 显示异常(出血、挫伤、肿胀、脑疝)。

■ 严重颅脑损伤,CT 正常,但有以下两个或以上指征者:年龄>40 岁,单侧或双侧肢体呈特殊姿态,收缩压<90mmHg。

■ 中度的颅脑损伤患者(复苏后 GCS 为 9～12),如果同时合并有其他颅外病变,需在全身麻醉下进行较长时间的颅外手术治疗时,应行 ICP 监测。

### (二) 整体管理目标

1. 血压维持:

■ 对于 GCS<8 分的严重颅脑损伤病人,应当首先输注等渗生理盐水,使平均动脉压(mean arterial pressure,MAP)维持在 80mmHg 以上,直到建立 ICP 监测,并持续保持 CCP>60mmHg,如平均动脉压达不到 80mmHg,可以使用低剂量去甲肾上腺素。

■ 如果 GCS≥8 分,MAP 目标值应当维持在 70mmHg 以上。

2. 脑灌注压:CCP 的目标值为 50～70mmHg。

■ CCP<50mmHg 将引起颅内血流减少,脑水肿加重,发生脑组织二次损伤,也要避免 CPP 过高,超过 70mmHg 意味着过度复苏和导致 ARDS 的风险增高。

379

3. 高渗溶液治疗：甘露醇和高渗溶液有助于减轻脑水肿、降低ICP，但过多使用甘露醇可能导致血容量下降、血压下降、高钠血症、预后变差，应当滴定治疗，并监测血压、血钠和血渗透压。具体用量应当以血钠和血渗透压的目标值为导向。

4. 机械通气：高通气可以降低血$PaCO_2$，使脑血管收缩，脑血流量减少，有助于降低ICP。对于严重TBI早期复苏的病人，建议$PaCO_2$控制在35～40mmHg，顽固性高ICP的病人，$PaCO_2$可以降到30～34mmHg，但仅限于短时使用。

5. 病人体位：病人床头抬高至30°有利于降低ICP，而不影响脑血流和脑灌注，但太高的角度，则并不可取；对于可疑脊柱损伤的病人，可以将整个床位摆放至头高脚位。

6. 体温管理：

■ 体温升高：闭合性颅脑损伤早期病人发烧可能与GCS较低、弥漫性轴突损伤、脑水肿、低血压、低血糖和白细胞计数增加有关。颅内出血病人72小时内体温高于37.5℃，预后明显变差；TBI后一周内发烧可能导致颅内压增高、神经损伤和入住ICU时间延长，并明显影响预后。

■ 体温降低：颅脑穿透伤、创伤严重程度评分＞25分以及需要开颅手术的病人更可能发生低体温。体温下降（核心体温＜35℃，正常值为38.3℃）可能导致创伤性凝血病、心律失常和免疫抑制，预后不良。

■ 体温高于37℃就应该采取措施：体表散热、早期静脉和肠内使用退烧药、控制室温，应用降温毯或降温垫等。需要进行低温治疗的病人可以采取冰盐水输注或腹腔灌洗，或液体双循环降温系统，但对于颅脑损伤病人，不建议常规采用治疗性低体温措施（核心体温低至33℃），除非是严重TBI和顽固ICP的病人，并应在神经外科专家指导下，密切监测ICP，谨慎实施。

7. 癫痫预防：对于严重颅脑损伤病人建议使用左乙拉西坦或苯妥英预防创伤后早期癫痫的发作；如果没有癫痫发作，预防性用药时间不得超过7天；对于轻中度颅脑损伤病人不建议常规使用。

8. 皮质激素：急性颅脑损伤病人大剂量使用糖皮质激素无益于降低ICP和改善预后；对于中重度TBI病人使用甲基强的松龙可能增加死亡率。

9. 镇静镇痛：TBI病人进行镇静镇痛治疗有助于降低ICP、控制血压、防止体温升高，有助于实施机械通气，减少人机不协调。

10. 神经阻滞：神经肌肉阻滞剂有助于降低颅内代谢，控制顽固性颅内高压，但可能增加肺炎发生率，延长病人入住ICU时间。

11. 预防感染:ICU 常见导管相关性血行感染(Central line-associated bloodstream infection,CLABSI)、导管相关性尿路感染(catheter-associated urinary tract infection,CAUTI)和呼吸机相关肺炎(ventilator associated pneumonia,VAP),应按有关院感防控措施进行预防,建议早期拔管和气管切开,不建议常规更换导管和预防性使用抗生素。

12. 日常管理:所有TBI病人入住ICU就应进行常规管理,包括预防胃肠道应激性溃疡、深静脉血栓的预防、早期肠内营养治疗(损伤第7天就应当给予全热量营养治疗)和压疮预防。注意慢性硬膜下血肿及脑积水的发生。

## 三、 创伤性颅脑损伤基础治疗

### (一) 所有颅脑损伤病人的基础治疗方案

所有TBI病人,无论损伤程度如何,均应按照以下标准进行治疗,最大限度地减少脑组织二次损伤的发生。

1. 如果病人 GCS<8,则应当维持 MAP>80mmHg;其他病人,则维持 MAP>70mmHg。

2. 给予氧疗,保证$SpO_2$>92%。

3. 床头抬高30°,并保持头部居中,避免颈静脉受压。

4. 纠正低钠血症(血钠<140mEq/L),使用等渗溶液而不是葡萄糖。

6. 出现威胁生命的出血事件时,应使用适当的抗凝抗血小板逆转药物纠正凝血功能异常。

7. 对于明确使用抗血小板药物的病人,应考虑输注血小板。

8. 避免体温过高(体温>37℃),可服用对乙酰氨基酚650mg,餐后口服,每4小时一次。

9. 避免高糖血症(血糖维持在7.6~10mmol/dL)。

10. 合适的早期营养支持治疗。

11. 防止深静脉血栓形成,防止胃肠道应激性溃疡。

12. 使用合适的减压床垫,定期翻身,预防压疮。

### (二) 重度颅脑损伤病人的基础治疗方案

对于GCS≤8分的重度颅脑损伤病人,则应当在确保以上治疗措施已经达成目标的同时,执行以下治疗方案。

1. 气道或呼吸管理：

- GCS≤8分且需要气道保护时，应进行气管插管。

- 保持$PaCO_2$在35～40mmHg，保持$PaO_2$在80～120mmHg。

3. 循环及脑部灌注管理：

- 动脉穿刺置管（以右心房为参考水平），监测动脉压。

- 中心静脉穿刺置管并监测中心静脉压（central venous pressure，CVP）。

- 维持液体容量稳定（最初24小时内液体正平衡500～1000mL，CVP>8mmHg）。

- 若无法监测ICP，则保持MAP>80mmHg；若可以监测ICP，则维持CPP>60mmHg。

- 若CPP<60mmHg，则根据CVP进行处理。若CVP<8mmHg，则予以生理盐水500～1000mL快速输注；若CVP>8mmHg，则予以去甲肾上腺素0～0.5μg/kg·min静脉泵入，维持CPP>60mmHg。

4. 进行规范的颅内压管理，并使颅内压达到目标值。

5. 脑保护：

- 启动持续脑电图监测以便识别非惊厥性癫痫持续状态。

- 谨慎给予镇静镇痛药物。芬太尼25～50μg/h静脉泵入；若病人的RASS评分>－2分，则静脉泵入丙泊酚10～50μg/kg·h。

6. 预防癫痫：对于所有颅内出血的病人，均应预防性使用抗癫痫药物。

- 苯妥英钠：30～60分钟内按10～15mg/kg静脉给予负荷剂量，随后按每天5mg/kg静脉给药，连用7天；需要监测血药浓度，注意输注速度过快，可能会导致低血压。

- 左乙拉西坦（开浦兰）：左乙拉西坦500mg静脉注射，一天两次，连用7天；若无癫痫发作，7天后停用。

7. 特别提示，应避免以下情况出现：

- 低血压（MAP<70mmHg）。

- 低氧血症（$SpO_2$<90%）。

- 高碳酸血症（$PaCO_2$>45mmHg）。

- 低钠血症（血钠<140mmol/L）。

- 高血糖（血糖>10mmol/L）。

- 发热（体温>37℃）。

- 贫血（血红蛋白<90g/L）。

## 四、 颅内压管理

### （一）一般处理原则

1. 积极寻找任何可能压迫颈静脉，引起静脉充盈乃至怒张的原因，如气管切开套管的固定带、颈托，一旦发现，应进行适当的放松。

2. 床头抬高至30°~45°。

3. 测量膀胱压，如果发现存在显著的腹内高压，则应积极采取措施，必要时可考虑行腹腔减压手术。

4. 短时间轻度的过度通气（维持$PCO_2$在32~36mmHg），尽量不设置高PEEP。

### （二）颅内压监测管理

1. 维持目标为ICP<20mmHg。

2. 若ICP短期内无法达目标值，且持续升高，应考虑渗透压疗法。

3. 可以考虑短期的过度通气（$PaCO_2$为30~34mmHg）快速降低颅内压。但应密切监测血气分析，避免继发脑缺血发生。

4. 确保脑室外引流（extraventricular drain，EVD）的ICP波形正确，如果ICP波形有误或无法引出脑脊液，则应通知神经外科医生，并注意以下几点：

■ EVD的参考零点为外耳道。

■ 在监测ICP前，需关闭EVD进行定标。

■ 若ICP>20mmHg持续超过10分钟，则打开EVD约15分钟以使ICP降至0；若在90分钟内打开EVD次数超过3次，则应持续打开EVD并通知神经外科医生。

### （三）镇静镇痛管理

1. 病人烦躁不安时，应当首先排除疼痛、膀胱扩张、石膏或夹板太紧、缺氧等。如果不存在这些情况，可以进行适当的镇静镇痛。

2. 镇痛药物首选芬太尼，该药物对血流动力学影响很小，半衰期为10~20分钟，起效快，也便于神经检查时及时终止，但注意可能引起低血压；也可使用瑞芬太尼和舒芬太尼。

3. 镇静药物首选丙泊酚，该药对降低脑组织代谢率和降低颅内压均有较好效果，半衰期为9分钟，起效快，易于终止，但可引起抑制呼吸驱动，病人应使用呼吸机；也可导致心脏抑制,直接降低心脏前负荷和收缩力,降低外周血管阻力,可能导致低血压;高剂量的丙泊酚(剂量>83mg/kg·min,使用超过24小时)可能出现致命性的酸中毒、横纹肌溶解和顽固性的心律失常(即丙泊酚输注综合征),一般来说使用剂量<50mg/kg·min是安全有效的,如果需要短时间内使用超过50mg/kg·min,则应当充分权衡利弊。

### (四) 渗透压疗法

若ICP>20mmHg,并持续超过10分钟,则应予渗透压治疗方案。

1. 首选方案:高渗溶液治疗。

■ 首选3%高渗溶液,通常用于颅高压合并低血压的病人,以100mL静脉注射,可以按需每2小时使用一次,也可以用250mL在15～30分钟内快速输注完毕。

■ 对于严重TBI病人,在急性复苏期间也可使用7.5%高渗溶液250mL或者23.4%高渗溶液30mL,有助于升高平均动脉压、降低颅内压、避免过量使用晶体液。

■ 首选中心静脉通路输注,如果经外周静脉输注,应在输注前后观察是否有液体外渗或静脉炎发生,并及时处理。

■ 存在严重低钠血症时,应避免短时间内使用过高浓度盐水或过快提升血浆渗透压,以免引起脑桥中央髓鞘溶解(血钠浓度升高幅度不超过12mmol/24h是安全的)。

2. 备选方案:若ICP>20mmHg,也可以使用甘露醇降低颅内压。

■ 目标是维持血浆渗透压在300～310mOsm/L(血钠150～155mmol/L);

■ 0.5～1mg/kg静脉滴注20分钟,每6小时一次,并根据颅内压监测数据调整频次。注意如果病人存在低血压或合并有严重颅外损伤,使用甘露醇则会加重低血压。

■ 如果没有监测颅内压,则不建议使用甘露醇,除非有小脑幕切迹疝征象。

3. 速尿20mg静脉注射。如果病人存在低血压、怀疑有出血或血容量不足和低钠血症,应避免使用速尿。

4. 渗透压监测:

■ 监测血浆渗透压及电解质水平,每6小时一次。

■ 若6小时内血钠上升超过3mmol/L,则应当引起注意。

■ 若血钠超过160mmol/L,则应暂停高渗溶液。

■ 若血钠超过160mmol/L和(或)血浆渗透压超过320mOsm,则应暂停应用甘露醇。

## （五）强化治疗

若ICP>20mmHg，并持续超过60分钟，则应考虑以下干预措施。

1. 确保以上治疗目标达到并维持。

2. 考虑头颅CT扫描以排除占位性损伤。

3. 考虑持续脑电图监护以识别非惊厥性癫痫持续状态。

4. 使用肌松剂维库溴铵（静脉注射负荷剂量50mg，8μg/kg·h维持），根据四联刺激调整剂量。

5. 采用体温目标管理（targetecl temperature management，TTM）措施将体温降至35℃。有研究表明，通过静脉导管密闭循环系统灌注冷液体进行血管内降温，优于常规降温措施，而且可以精准调节，具有良好的体温目标管理效果（见图3-5-1）。

6. 过度通气，使$PaCO_2$维持在30～34mmHg。

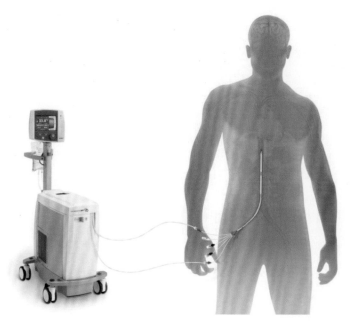

图3-5-1　血管内体温管理系统

## （六）综合治疗

若ICP持续>20mmHg，且以上措施均无效时，则应考虑以下干预措施。

1. 最大限度地使用高渗溶液治疗。

2. 在确保CPP目标不变的前提下，将ICP阈值调整为25mmHg。

3. 启动持续脑电图监测。

4. 难治性ICP升高者,考虑使用23.4%高渗溶液30mL,静脉注射。

5. 手术减压,由神经外科医师进行去骨瓣减压。

6. 进一步实施体温目标管理,将体温控制在34℃;ICP降至20mmHg以下48小时后,按每小时不超过0.1℃的频率复温。

7. 若无法进行手术,且上述全部治疗措施均无效,则应考虑巴比妥冬眠。通常巴比妥冬眠对儿童和青年病人的难治性颅高压效果较好。

■ 苯巴比妥10mg/kg在10分钟内静脉推注,然后5mg/kg静脉注射每小时1次,共3次,随后1mg/kg·h静脉泵入维持。

■ 在取得效果的前提下,滴定下调苯巴比妥至最小剂量维持。

■ 停用其他镇静和肌松药。

■ 由于苯巴比妥的负性肌力作用,强烈建议有创血流动力学监测(如肺动脉导管或PiCCO₂技术)。

■ 若ICP<20mmHg维持48小时,在随后48~72小时内逐渐减停苯巴比妥。

# 四、 并发症的处理

## (一) 凝血异常

1. 颅脑创伤病人常导致创伤性凝血病,接近1/3的严重颅脑创伤病人存在凝血异常,穿透伤颅脑损伤病人发生创伤性凝血病者高达54%。

2. GCS<9分、颅脑肿胀、中线移位、蛛网膜下腔出血病人容易出现凝血异常。

3. 大多在创伤发生4.5个小时内发生凝血异常,创伤发生后12个小时内出现创伤性凝血病均表明预后不良。

4. 常表明Ⅱ、Ⅶ、Ⅸ、Ⅹ因子的减少,首选凝血酶原复合物治疗。

## (二) 高血压

1. 高血压往往是对颅内低灌注的生理性反射,在颅内低灌注未能改善,不要盲目降血压,以免恶化脑缺血,除非收缩压>160mmHg或平均动脉压>110mmHg。

2. 积极治疗颅内高压。

3. 避免使用长效药物和激进的治疗措施。

4. 建议成年重型颅脑创伤病人收缩压维持在110mmHg或以上,平均动脉压一般应维持在80mmHg以上。

## (三) 低血压(常见于脑死亡患者)

1. 通常继发于甘露醇或利尿剂的使用、凝血障碍引起的出血、尿崩症、甲状性激素或皮质醇功能不足,脑疝终末期。

2. 治疗包括停用影响血压的药物、输血输液,维持适当的容量(CVP 为 10～12mmHg),以及必要时可使用血管收缩药物。

## (四) 神经源性肺水肿

1. 严重颅脑创伤后,交感风暴可导致血管收缩,毛细血管内静水压增高,通透性也增加,肺水增多,出现神经源性肺水肿。

2. 神经源性肺水肿可能加重原有肺部创伤,影响氧合水平。

3. 应予以镇静,抑制交感风暴,适当脱水。

## (五) 尿崩症

1. 中枢性尿崩症是下丘脑-神经垂体受伤引起精氨酸加压素(即抗利尿激素)不同程度缺乏所致。通常在颅脑损伤后数小时或数天后出现,也可能很晚才出现;钝性颅脑外伤病人发生率约为15%,而严重穿透性颅脑外伤高达40%。

2. 临床表现为多尿、血浆渗透压升高,低渗尿。诊断标准如下。

- 每小时尿量＞300mL,连续 3 个小时。
- 血钠升高(＞150mmol/L),尿比重小于1.005。
- 排除利尿剂和高渗溶液的影响。

3. 治疗方式包括使用血管升压素或血管紧张素及液体治疗:

- 如果可能的话,可以口服补液,也可以使用 1/2 张氯化钠溶液及 5%葡萄糖溶液静脉补液。
- 补液量由尿量决定,出多少补多少,尿量目标值是每小时大于200mL。
- 使用去氨加压素,每1～2 小时静脉输注或持续输注1～2mg。

## (六) 抗利尿激素分泌失调综合征

1. 通常是多种原因导致内源性抗利尿激素分泌过多引起,如脑外伤、硬膜下出血、蛛网膜下腔出血,影响下丘脑-垂体功能,致使抗利尿激素的释放不受渗透压等正常调节机制的控制,从而出现抗利尿激素分泌失调综合征(syndrome of inappropriate

387

antidiuretic hormone，SIADH）。

2. 临床特点是血浆渗透压降低，低钠血症，而尿渗透压升高（＞100mOsmol/kg），尿钠升高（＞40mmol/L），应当排除糖皮质激素和甲状腺激素过低的影响和脱水病人补液后造成的假象。

3. 治疗方式包括限制液体、给予高渗溶液及利尿剂。

4. 应当特别注意血钠水平不能升高过快，24小时内升高幅度应当≤12mmol/L。

### （七）弥散性血管内凝血

1. 常见于严重颅脑创伤，尤其是枪伤病人。

2. 应密切监测颅脑外伤病人的凝血功能，并在早期积极的输注血浆和血小板。

### （八）其 他

1. 高血糖：对症处理，血糖水平控制在7.6～10mmol/L。

2. 低钠血症：对症处理。

3. 呼吸机相关肺炎：预防。

### （九）后期并发症

常见的后期并发症有以下几种，应当由神经外科会诊并酌情处理。

1. 脑震荡后综合征：病人表现为头痛、头晕、注意力不集中与记忆差，没有特别的治疗方法。大多数病人在数天至数月内均有改善。

2. 慢性硬脑膜下血肿：可能在伤后数周或数月内出现，特别是老年病人。

3. 硬脑膜下囊肿：脑脊液渗漏并集聚于硬膜下导致。

4. 脑积水：往往继发于蛛网膜下腔出血或脑室内出血，由脑脊液循环障碍导致。

5. 晚期脑脊液泄漏：继发于颅底骨折，可能在伤后数周甚至数年后出现。

## 五、 头部创伤昏迷病人的处置

1. 气道管理：气管插管。如果预计需要长时间气管插管可选择气管切开术；定期抽吸气道分泌物；提供湿化的氧气。

2. 液体和电解质管理：避免水分过多、脱水或电解质紊乱，最初的几天尤为重要；需要注意的是不适当的抗利尿激素（antidiuretic hormone，AOH）分泌和耗盐综合征可能导致低钠血症，进而加重脑水肿。

3. 营养支持：考虑早期经鼻胃管或空肠管喂饲；成人每天约1800kcal热量和1.5g/kg蛋白质。

4. 导尿：用Foley管导尿或用避孕套假性导尿。

5. 预防压疮：使用特殊床垫，给予充足营养，保持良好的卫生习惯。

6. 观察并发症：如肺炎、泌尿道感染、脑膜炎、慢性硬膜下血肿、脑积水、尿崩症以及ADH分泌过多等。

## 六、 常见问题与风险提示

1. 忽视危险气道的识别，延迟气管插管。早期颅脑损伤病人可能呼吸正常、血氧饱和度正常，但对于GCS≤8分的严重颅脑损伤病人，舌根后坠、分泌物阻塞可能迅速导致气道梗阻，出现灾难性后果，应当尽早行气管插管，并进行充分氧疗。

2. 片面使用甘露醇，忽视其对血压的影响。对于循环不稳定、低血压的病人，首选3%的高渗溶液降低颅内压，而不是甘露醇。

3. 忽视对意识障碍病人的镇痛镇静治疗。镇静镇痛药物对于减轻应激反应，降低颅脑代谢，减少脑组织氧耗有重要作用。

4. 延迟颅内压监测，则早期颅内压、灌注压的目标性治疗难以达成。

5. 对于颅脑创伤病人，既要关注整体目标管理，又要注重不同损伤程度病人的分级管理。

6. 规范的颅内压管理是救治成功的关键，应当采取非药物方法，药物治疗方法，目标体温管理措施，以及外科手术措施酌情综合治疗。

7. 忽视重度颅脑损伤的全身影响，如创伤性凝血病、神经源性肺水肿、心肌损害，以及垂体-下丘脑损伤继发的电解质紊乱常导致病情急剧恶化。

389

# 第六章　腹腔间室综合征

> 　　腹部创伤,尤其是合并肠穿孔、胰腺损伤、腹膜炎、腹膜后出血、骨盆骨折大出血时,病人容易出现腹腔压力升高,但早期症状不明显,应通过规范的膀胱压测定监测压力变化,并采取措施积极治疗。如果腹腔压力进一步升高,将影响腹腔实质脏器和空腔脏器的血流灌注,进而发展为腹腔间室综合征,影响预后,甚至危及生命,一旦发生,应立即施行开腹减压手术。

## 一、 基本理念

1. 严重创伤合并失血性休克或感染性休克、腹腔开放性或闭合性损伤都容易继发腹腔高压(intra-abdominal hypertension,IAH)与腹腔间室综合征(abdominal compartment syndrome,ACS)。有统计表明,2%~50%的创伤病人会发生IAH,0.5%~36%会发生ACS;烧伤病人IAH和ACS发生率分别为37%~70%和1%~20%,高达32%~43%的外科手术后病人伴有IAH。

2. 早期腹腔高压不易被发现,后期继发腹腔间室综合征将导致严重后果,死亡率和并发症发生率明显升高。

3. 腹腔高压既可能是腹部创伤的后果,也提示腹腔内可能存在尚未发现或未处理的损伤,应该高度警惕,积极查找原因。

4. 膀胱压(intravesical pressure,IVP)易于测定,对所有有腹腔压升高风险的病人均应测量IVP,以早期诊断IAH或ACS。

5. 严重腹部创伤提倡"腹腔开放手术",动态观察,以便随时再次剖腹探查止血,只有确定所有出血都被彻底控制,或者腹腔间室综合征明显缓解,方能关腹。

6. 如果已经发生腹腔感染,提倡使用持续负压吸引装置,促进引流,可避免腹腔高压进一步加重,并可加快伤口愈合。

# 二、 病理生理变化

## (一) 定义

1. 正常腹腔压力(intra-abdominal pressure,IAP):随着呼吸而变化,吸气时IAP升高,呼气时下降,并受腹腔内实质脏器和空腔脏器容积的影响,腹水、出血、其他占位性病变以及腹壁焦痂和第三间隙水肿均可影响腹腔压力的变化。对大多数重症病人来说,IAP为5~7mmHg可认为基本正常。重度肥胖和IAP缓慢升高的孕妇其基线IAP可达10~15mmHg而无不良反应。

2. 腹腔内压力分级:持续或反复的腹腔压力病理性升高,并超过12mmHg,称为IAH,按照升高的程度可分为四个级别(见表3-6-1)。

表3-6-1 腹腔高压严重程度分级

| 腹腔压力分级 | 压力测值(mmHg) |
|---|---|
| 腹腔高压(Ⅰ级) | 12~15 |
| 腹腔高压(Ⅱ级) | 16~20 |
| 腹腔高压(Ⅲ级) | 21~25 |
| 腹腔高压(Ⅳ级) | >25 |
| 腹腔间室综合征 | 持续高于20(儿童持续高于10) |

3. 腹腔灌注压:与脑灌注压相似,腹腔灌注压也被认为是反映腹腔脏器组织灌注和复苏终点较为精确的指标。较之于单纯平均动脉压和腹腔压力以及常用的复苏指标(动脉血pH、剩余碱、乳酸和每小时尿量),腹腔灌注压具有更高的预测IAH、ACS复苏成功的价值。

■ 腹腔灌注压(APP)=平均动脉压(MAP)-腹内压(IAP)。

■ 腹腔灌注压(APP)>60mmHg与IAH、ACS病人成活率的改善相关。

4. 腹腔间室综合征:病人IAP持续高于20mmHg(伴或不伴APP<60mmHg),并导致新的器官功能不全或衰竭;通常分为原发性(即原发于腹部与盆腔,需要早期外科手术和介入处理的损伤或疾病)、继发性(来源于腹部和盆腔外的疾病)和复发性(源于外科或内科治疗后的情况)。

## （二）发生机制

1. 毛细血管渗漏或大量液体复苏。

2. 腹壁顺应性降低，如腹壁环形烧伤。

3. 腹部腔道内容物增加，如空腔脏器扩张。

4. 腹腔内容物增多，如腹部创伤出血、腹水、腹部肿块。

5. 后腹膜内容物增多，如后腹膜出血、胰腺炎。

## （三）病理改变

1. 中枢神经系统：

- 颅内压增高。

- 脑灌注压下降。

2. 循环系统：

- 回心血量减少、心排血量减少。

- 中心静脉压和肺毛细血管楔压增高。

- 膈肌抬高，心脏受压。

3. 呼吸系统：

- 吸气峰压增加，平均气道压增加。

- 胸壁顺应性降低。

- 潮气量减少。

- 分流增加，通气/血流比增加。

- $PaO_2$ 下降，$PaCO_2$ 增高。

4. 胃肠道：

- 腹腔血流减少，肠系膜静脉回流减少，肠系膜上动脉血流减少。

- 肠黏膜血流减少，肠黏膜下 pH 下降。

5. 肾脏：

- 静脉回流受损（因外部的压力）。

- 肾动脉血管收缩，肾脏血流减少。

- 肾小球滤过率下降。

- 尿量减少。

6. 肝脏：

■ 门静脉血流减少。

■ 肝细胞线粒体功能下降,乳酸清除率下降。

7. 腹壁：

■ 顺应性下降。

■ 腹直肌鞘血流减少。

# 三、 临床评估与诊断

## (一) IAH 和(或)ACS 的危险因素

1. 创伤与外科手术,特别是损伤控制手术,以及入院75分钟内入手术室的病人和肠梗阻病人。

2. 晶体液复苏治疗。24小时内补晶体液量超过5L,液体复苏量越多 ACS 风险越大,死亡风险也越大。

3. 大量输血。24小时内输血量超过 10U(美国单位,如果换算成国内单位则为25U)的浓缩红细胞。

4. 出现休克或低血压以及合并肺、肝、肾功能不全。

5. 低体温(<33℃);酸中毒(碱剩余<−14mmol/L,pH<7.2);高乳酸血症。

6. 烧伤面积≥30%是导致 IAH 的危险因素;烧伤面积≥50%、呼吸道烧伤是导致 ACS 的危险因素。

7. 体重指数>30kg/m²。

## (二) 临床表现

1. 腹腔高压常见临床表现:随着腹腔压力的逐渐增高,常表现为腹部膨隆,膀胱压增高,少尿、低血压,心动过速和通气支持需求逐渐增加。

2. 腹腔间室综合征的临床表现:

■ 腹部膨隆、腹腔张力高。

■ 气道峰压增高、渐进性低氧血症和顽固性高碳酸血症。

■ 肾功能损害及尿量减少,若未及时处理可能进展为无尿。

■ 循环障碍,出现低血压,顽固性酸中毒。

■ 颅内压升高。

■ 其他脏器损害,甚至出现小肠缺血坏死、脓毒症等。

### (三)临床诊断

1. 早期临床诊断有赖于临床医师的高度重视,并根据危险因素、临床表现、腹腔压力监测以及脏器功能指标监测,进行综合判断。

2. 对于危重病人或创伤病人,如有 IAH 或 ACS 两个及以上危险因素,则需监测膀胱压。测量基础压力后,动态监测膀胱压,以判断腹腔压力变化。需高度警惕腹腔高压进展为腹腔间室综合征。

3. 膀胱压测定被认为是腹腔压力测定的金标准,但应当注意腹腔内填塞、骨盆骨折、腹腔内粘连或血肿、神经源性膀胱病变、肥胖和孕妇等病人膀胱压测量可能不准确。

## 四、 膀胱测压技术

### (一)腹内压监测的指征

1. 腹部外科手术后,所有气管插管的病人均应测量腹内压;第一个24小时每6小时测量一次,之后每天测量一次,直到病人气管插管拔除并清醒。

2. 体格检查发现病人腹部膨胀、腹肌紧张。

3. 病人有器官功能障碍并持续伴有腹腔间室综合征的表现。

4. 在损伤控制手术后进行腹腔填塞的病人。

5. 采用腹腔开放手术的病人,无论是否使用负压创面治疗技术,都有发生腹腔间室综合征的可能,应当予以测压。

6. 接受大量液体复苏的非手术病人,如胰腺炎、烧伤、创伤或脓毒症病人。

7. 有躯干焦痂的烧伤病人。

### (二)操作技术

1. 病人应当情绪稳定,保持环境安静,减少周围仪器噪声影响。

2. 病人取仰卧位,床头不能抬高。

3. 无菌操作置入导尿管,测压前应排空膀胱;压力转换器放置在髂嵴腋中线水平。

4. 导尿管口连接三通,三通一端连接压力导管(压力导管和压力转换器相连),另一端连接 30mL 盐水注射器(见图 3-6-1)。

5. 将导尿管远端夹闭(尿液无法引出),转动三通,用盐水冲洗整体管路。

6. 向膀胱内注入25mL盐水，儿童1mL/kg，最多25mL；以免膀胱过度膨胀导致压力假性升高。

7. 旋转三通关闭注射器侧，使导尿管近端与压力导管相通。等待30～60秒，待膀胱平滑肌松弛后在呼气末测量膀胱压力（mmHg）。

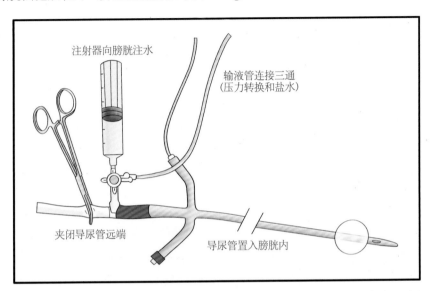

盐水冲管，确保管路内无气汽，冲管后夹闭导尿管引流一侧，三通转向病人侧，并与压力转换器相通，调零后即可测压（mmHg）。

图3-6-1　经导尿管测膀胱压

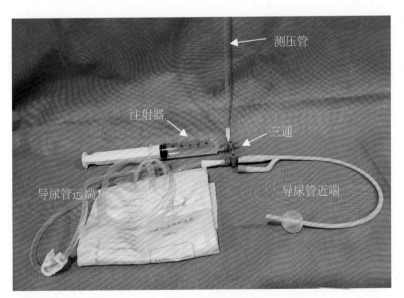

使用两个三通将导尿管、注射器和测压管联通，测得膀胱压（cmH₂O）。

图3-6-2　直接测压法

8. 直接测压法：将导尿管连接三通，另一个三通连接30mL注射器和测压管，两个三通相连（见图3-6-2）；旋转三通，使注射器与导尿管近端相通，注射25mL生理盐水，然后关闭注射器侧，使测压管与导尿管近端相通，测压管水柱的高度即为测得的腹腔压力，注意此时的压力单位为$cmH_2O$，膀胱压数值通常以mmHg表示，应当将$cmH_2O$换算成mmHg，$1mmHg \approx 1.36cmH_2O$。

## 五、临床处理

### （一）降低腹腔高压的措施

如图3-6-3所示，采取综合管理方式，大多数腹腔高压可以得到缓解。

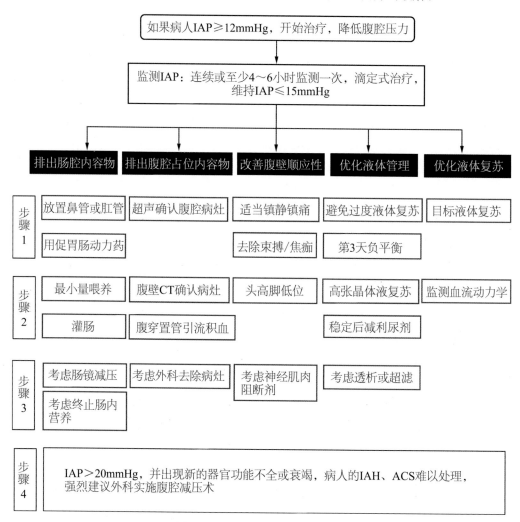

图3-6-3　IAH/ACS处理流程

1. 改善腹壁顺应性：可以使用镇静剂和止痛剂，必要时使用神经肌肉阻断剂。

2. 排出肠腔内容物：应用促胃肠动力药，置入胃管减压，置入肠管排气减压，必要时减少或终止肠内营养。

3. 排出腹腔占位内容物：腹腔穿刺引流或经皮置管引流，必要时外科手术清除病灶。

4. 病情稳定后尽快纠正液体正平衡，优化液体管理：

■ 避免过度液体复苏，必要时血流动力学监测下进行液体复苏。

■ 应用利尿剂，尽量保持液体负平衡减轻组织水肿。

■ 利用胶体液或高渗液体，提高血浆渗透压。

■ 血液透析或血液滤过，进一步细化液体管理。

5. 其他：可以采取中医中药的方法，促进肠道功能恢复，缓解腹腔高压，置入导尿管促进尿液排空。

## （二）外科处理要点

1. 处理原则：剖腹减压术是 ACS 的确定性治疗方法，如果经过上述方法治疗无效，应当机立断，不能拖延，立即施行剖腹减压术。

2. 剖腹减压术常在手术室完成，但特殊情况下（如病人不稳定，不适合转运；无法立即提供手术室；环境相对简陋，无法及时提供相对完备的手术室设备等），对于严重腹间隔室综合征病人可以在 ICU 床边完成，以达到尽快减压的目的。

3. 剖腹减压术过程中，可能出现严重的血流动力学失代偿表现，甚至出现心搏骤停，应当注意适当扩容，稳定循环。

4. 剖腹减压术后，应采取腹腔开放技术，并行持续负压吸引治疗；尽早实施确定性外科关腹手术（早期腹部筋膜关闭），以免因腹部开放导致肠瘘、筋膜挛缩和感染等并发症。

## （三）ABThera TAC 持续负压吸引技术

1. ABThera TAC 技术适用于腹部损伤控制、腹腔间室综合征和严重腹腔感染病人，有助于清除腹腔炎性渗液、炎性因子和毒素，缓解腹腔高压，减轻肝、肾、肠道和肺组织的损伤，防止腹壁收缩（腹腔变小）。

2. ABThera TAC 持续负压吸引系统由四部分组成（见图3-6-4）：

■ 第一部分：内脏保护层，为中间嵌入海绵带并有筛孔的非黏附材料。

■ 第二部分：卵圆形的泡沫层，直接放置第一层上方。

■ 第三部分：无菌塑料薄膜层，起到覆盖密封作用，并通过该层与体外负压吸引装置连接。

■ 第四部分：ABThera体外负压吸引装置。

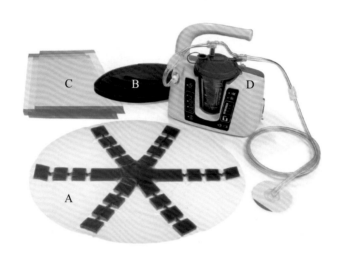

A：内脏保护层；B：泡沫层；C：塑料薄膜层；D：ABThera体外负压吸引装置。

图3-6-4　ABThera TAC持续负压吸引系统

3. ABThera TAC持续负压吸引技术要点：

■ 将内脏保护层覆盖在腹腔脏器上，并放进结肠旁沟及骨盆内，以便将腹腔内容物与腹壁及其他材质隔开；可根据具体情况修剪，最大限度地收集腹腔渗液（见图3-6-5A）。

■ 将卵圆形的泡沫修剪至伤口大小，直接放置在内脏保护层上方，必要时可叠加一层，使其与皮肤边缘平行（见图3-6-5B）。

■ 将无菌塑料层覆盖泡沫层和腹壁，使腹壁周围密封，然后剪开一个直径为1厘米的小口，注意不要剪到胶布下面的海绵泡沫（见图3-6-5C）。

■ 然后将负压吸引装置的负压管和负压垫放在开口上方。负压吸引时海绵泡沫收缩，切口向中心牵拉，腹腔内积液收集至体外容器中（见图3-6-5D）。

■ 注意，对于严重腹膜炎病人应每3天或更频繁地更换ABThera TAC系统。当病人临床情况好转时，应尽快在手术室行腹部筋膜闭合术。

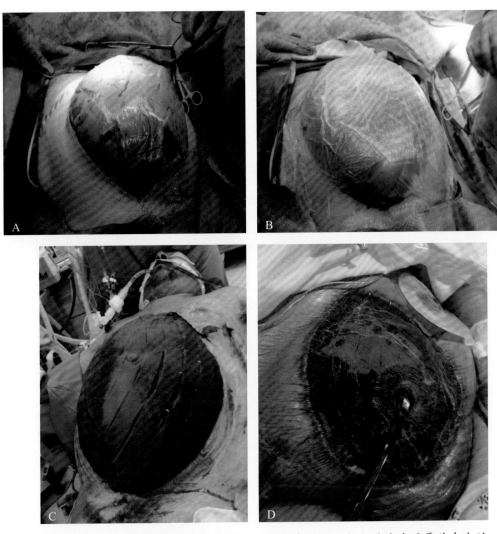

A：将内脏保护层覆盖在腹腔脏器上；B：将修剪至伤口大小的泡沫层覆盖在内脏保护层上；C：将无菌塑料层覆盖泡沫层和腹壁，并使腹壁周围密封；D：将负压吸引装置的负压管和负压垫放在开口上方，并连接负压吸引装置进行治疗。

图3-6-5　ABThera TAC持续负压吸引技术要点

## 六、常见问题与风险提示

1. 增强意识是早期诊断的关键所在，对于高风险病人应当早期进行膀胱压测定，并动态评估，临床触诊检查往往低估腹腔压力。

2. 膀胱压测定的准确性和可重复性是获得准确数据的根本保障，应当按照标准方法进行测量，避免误差。

第三部分　重症创伤与重症管理

3. 早期腹腔高压常提示可能存在尚未处理的出血或其他损伤,应再次行腹部增强CT扫描明确诊断,以免疏漏。

4. 腹腔间隙综合征是腹部急诊,应当立即施行剖腹减压术,并采取临时关腹技术,确保腹腔脏器灌注良好,脏器功能逐步恢复。

5. 通常使用的腹腔被动引流技术效果较差,并不能改善预后;ACS病人使用Barker"真空袋"技术仍然有一定缺陷,有研究表明ABThera TAC持续负压吸引技术相比于Barker"真空袋"技术,可以使腹壁闭合的可能性增加2.7倍,病人生存率增加4倍。因此,对于严重ACS病人剖腹减压后,建议尽可能采用ABThera TAC持续负压吸引技术。

# 第七章　骨筋膜室综合征

> 重症创伤病人骨筋膜室综合征并不少见，但由于早期临床表现不典型或容易被肢体损伤解释、包扎固定后症状被掩盖，或者由于病人意识障碍、无法叙述症状，往往延迟诊断，错过早期治疗的机会，导致肢体病变加重、截肢，甚至危及生命。临床医师应当提高警惕，对可疑病人早期进行骨筋膜室测压，早期切开减压，并逐次剔除所有坏死组织，从而保全肢体，并避免严重并发症的发生。

## 一、基本理念

1. 骨筋膜室由骨、骨间膜、肌间隔及深筋膜构成。正常骨筋膜室压力<8mmHg。骨筋膜室综合征是指各种原因引起筋膜室内压力增高，继发横纹肌、血管、神经受损，当压力急剧增高>30mmHg时，筋膜室内毛细血管灌注不足、微循环障碍，导致神经肌肉缺血坏死，而出现的一系列临床症状和体征。

2. 通常认为骨筋膜室压力>30mmHg是一种外科急症，与脑灌注压同理，也常用筋膜室灌注压（compartment perfusion pressure，CPP）这个指标来衡量筋膜室的血流灌注情况：

- CPP＝舒张压－筋膜室压力（mmHg）。
- CPP<30mmHg，意味着组织灌注减少，需要立即外科干预。

3. 骨筋膜室压力增高，有可能导致肌肉坏死、横纹肌溶解、高钾血症、低钙血症和高磷血症、肌红蛋白增高，进而影响肾脏，导致急性肾功能衰竭，严重者可能引起心脏损害，甚至心搏骤停。

4. 小腿前侧和外侧骨筋膜室最易出现骨筋膜室综合征，前臂屈肌侧次之；受累肢体可以出现局部并发症，包括肌肉挛缩、感觉功能丧失、瘫痪，甚至需要截肢。

5. 影响骨筋膜室综合征严重程度的因素有低血压、骨筋膜室压力升高程度和持续时间、组织灌注压和个体易感性；年轻男性因肌肉较发达，症状更重，更易出现严重并发症。

6. 骨筋膜室综合征发生4～6小时内的肌肉缺血和神经损害是可逆的,若压力不能解除,则6小时后神经肌肉损伤通常不可逆。

7. 早期临床表现往往不明显,一旦出现肢体苍白、脉搏减弱或消失,往往已经发生肌肉广泛坏死,将导致严重后果,提高警惕、早期测压、早期诊断至关重要。

## 二、病 因

### (一) 创伤因素

1. 严重长骨骨折,特别是下肢胫腓骨骨折容易导致骨筋膜室综合征(见图3-7-1)。

2. 挤压伤,长时间的肌肉软组织挤压可以导致组织缺血、损伤和坏死。

3. 动脉损伤、动脉结扎导致肢体缺血,或肢体大静脉血栓形成。

4. 环形烧伤影响远端血供和静脉回流。

5. 特别注意:

■ 创伤或烧伤病人大量液体复苏时可能导致继发性骨筋膜室综合征。

■ 蛇或蜘蛛咬伤后由于毒素的作用,导致毛细血管通透性增加,血管内液体外渗,也有可能继发骨筋膜室综合征。

■ 田径运动员完成长时间比赛后可能出现下肢骨筋膜室综合征。

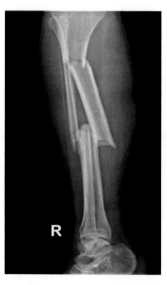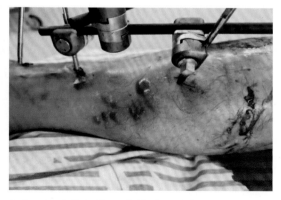

图3-7-1 严重胫腓骨骨折导致骨筋膜室综合征

## （二）非创伤因素

1. 因药物或酒精中毒导致昏迷或不省人事的病人肢体长时间受压。

2. 注射违禁药品。

3. 出血体质或抗凝药物导致骨间隔室内自发性出血。

4. 严重的深静脉血栓。

5. 坏死性肌炎、坏死性筋膜炎。

## （三）医源性因素

1. 绷带或石膏固定过紧。

2. 骨盆固定带应用不当。

3. 静脉补液意外渗漏。

4. 病理性肥胖病人全身麻醉时间过长。

5. 外科手术时病人体位不良导致肢体压迫时间过长。

6. 做血管相关操作或留置腹主动脉球囊阻断导致肢体缺血时间过长。

## 三、 临床表现及诊断

### （一）局部表现

1. 受损肢体的典型表现可以描述为"6P"征：即疼痛（Pain）、感觉异常（Paraesthesia）、局部张力增高（Pressure）、皮肤苍白（Pallor）、脉搏消失（Pulselessness）和肢体麻痹（Paralysis）。

2. 疼痛是最常见和最早出现的症状，其特点是疼痛剧烈并与损伤不符、镇痛药难以控制、被动伸展时明显加重；感觉异常也是早期表现，提示神经缺血；皮肤张力增高可以出现较早，但判断因人而异，不可靠；皮肤苍白、脉搏消失和肢体麻痹均是晚期表现。

3. 应当特别注意"6P"征不一定都会表现出来，当出现晚期临床表现时，对于救治而言已经为时过晚，提示肢体难以保留，临床处理非常困难（见图3-7-2）。因此，对于所有可能发生骨筋膜室综合征的病人，应当高度警惕其早期临床表现。

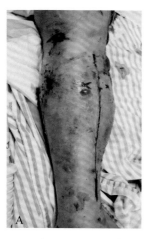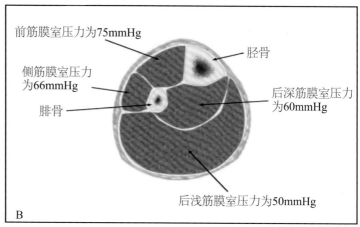

A:下肢小腿明显疼痛、肿胀、瘀紫、有水泡、肢端苍白、麻痹等"6P"征;B:四个筋膜室压力均明显增高(压力数值为测压所得)。

图3-7-2　骨筋膜室综合征出现"6P"征

## （二）全身表现

当骨筋膜室综合征进一步发展,引起肌肉坏死、横纹肌溶解、细胞膜破坏,致使大量肌酸激酶、肌红蛋白释放入血,常导致全身性改变,发生急性肾功能不全、电解质紊乱,甚至弥散性血管内凝血(disseminated intravascular coagulation,DIC)。

1. 早期全身临床表现不明显,常以实验室检查结果改变为主,肌红蛋白首先入血,并可以维持24小时才能恢复正常,随后数小时肌酸激酶(creatine kinase,CK)入血,24小时达到高峰,恢复正常需要3天。因此,CK成为诊断骨骼肌损伤以及评估损伤严重程度的重要标志物,而且CK越高,则损伤越重,异常升高常提示较大面积(如臀部、大腿部)的骨筋膜室压力增高,横纹肌受损。

2. 后期可以出现肌红蛋白尿,表现为尿液呈浓茶色、红葡萄酒色或酱油色,而尿液镜检未见红细胞。

3. 少尿,每小时尿量<0.5mL/kg,连续6小时,是急性肾功能不全的重要指标。

4. 电解质紊乱和DIC表现。

## （三）辅助检查

1. 肌酸激酶、肌红蛋白水平升高。

2. 肌酐、尿素氮升高。

3. 低钙血症、高钾血症、高尿酸血症、高磷酸血症,血乳酸升高。

4. 血气分析（analysis of blood gas，ABG）对于判断酸碱平衡和监测碱化尿液治疗均具重要意义。

### （四）临床诊断

1. 对于高危病人,提高警惕是早期诊断的关键。

2. 骨筋膜室综合征的诊断基于病史、临床检查、实验室检查和骨筋膜室测压。应当注意临床检查常不可靠,尤其是经验不足的医生所做的检查。

3. 当临床诊断不确切时,需要连续动态体格检查、完成实验室检查、骨筋膜室测压,综合判断,以早期诊断。

4. 骨筋膜室测压是非常可靠的检查手段,应放宽检查指征,对疑似病人随时监测,应注意的是受累肢体的所有骨筋膜室均应进行测压,因为可能存在同一肢体的某个骨筋膜室压力正常而邻近骨筋膜室压力增高的现象。

5. 临床检查不能配合或合并颅脑损伤、机械通气持续镇静或意识障碍的病人,早期诊断较为困难,对于可疑病人,应当依靠损伤机制、实验室检查结果(CK)和骨筋膜室压力测值做出诊断。

6. 如果出现肌红蛋白尿,肌酸激酶升高(＞5000U/L)、肌酐、尿素氮升高以及少尿,则可以诊断横纹肌溶解并已经导致急性肾功能不全。

## 四、 治疗措施

治疗的关键在于早期识别骨筋膜室综合征的存在,并尽早采取措施阻止肌肉组织坏死、横纹肌溶解,以及由此导致的电解质紊乱和急性肾功能不全。

### （一）一般治疗

1. 针对病因治疗:如拆除过紧的石膏、切开环形烧伤焦痂、减轻肢体各种压迫等。

2. 液体治疗原则:如骨筋膜室压力增高,并已经出现横纹肌坏死征象,应予积极治疗。

- 治疗起点:CK＞5000U/L,易导致急性肾功能损害,应予大量液体复苏。
- 治疗目标:保持尿量＞100mL/h。
- 治疗终点:CPK稳定地趋向正常,或CK＜5000IU/L,或平均尿量＞100mL/h,持续12小时。

3. 液体治疗方法：

■ 乳酸林格液和生理盐水均可作为液体复苏的选择。

■ 如果病人血钠≤145mmol/L，则输注0.45%生理盐水；如果病人血钠＞145mmol/L，则输注5%葡萄糖液。

■ 监测电解质和每小时尿量：根据目标尿量确定补液量；根据电解质情况确定生理盐水或葡萄糖液的用量和输注速度；如果液体治疗达不到尿量目标值，则可考虑加用碳酸氢钠和甘露醇。

4. 甘露醇应用：

■ 在骨筋膜室综合征临界表现时，甘露醇可能有效，部分病人有可能免于切开减压。

■ 用法为0.5~1.0g/kg，20分钟，静脉滴注；每6小时一次，按目标尿量调整。

5. 碱化尿液：至少持续24小时，并根据血和(或)尿pH调整碳酸氢钠用量。

■ 初始维持5%碳酸氢钠缓慢滴注，可以参考尿pH＞6.5作为目标值。

■ 如果血气分析显示血pH≤7.15或血清碳酸氢盐≤15mg/dL，则建议静脉注射碳酸氢钠，3小时内复查ABG，根据ABG结果可以重复使用碳酸氢钠，直到血pH＞7.15，并且血清碳酸氢盐＞15mg/dL。

■ 如果血pH≥7.50，则停止使用碳酸氢钠。

6. 动态监测血肌酸激酶、肌酐、电解质、血气分析和每小时尿量。

7. 如果血钾过高，并有导致心律失常的风险，则应静脉使用钙剂。

8. 尽量避免药物性肾损害，如应用肾毒性抗生素、静脉使用造影剂、血管紧张素转化酶抑制剂和非甾体类抗炎药等。

9. 必要时应用连续血液净化治疗。

10. 如果以上方法无效，或者筋膜室压力测值和(或)筋膜室灌注压已经达到上限，则应及时行骨筋膜室切开减压术，清除坏死肌肉，否则药物治疗效果甚微，而且由于大量液体复苏可能导致筋膜室压力更高，病情加重，则肢体难保。

## （二）外科切开减压

1. 骨筋膜室压力＞30或40mmHg和(或)CPP＜30mmHg，应当予以外科干预。

2. 如果经液体复苏、碱化尿液和甘露醇利尿，效果不佳，则可以考虑放宽手术指征。

3. 骨筋膜室切开减压前建议使用一剂抗生素预防切口感染。

4. 应当按规范逐层打开所有需要减压的筋膜室。

5. 骨筋膜室切开后应该清除所有坏死组织。坏死肌肉的判断如下。

■ 用电刀刺激肌群,如无收缩活动,则判定为坏死肌肉(见图3-7-3)。

■ 颜色变黑,明显没有血供的肌肉。

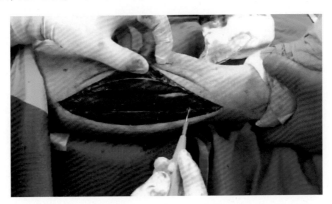

图3-7-3　用电刀刺激肌群,判断肌肉是否存活

## (三) 创面处理

1. 骨筋膜室切开减压后创面渗出较多,护理困难,建议使用负压吸引处理(见图3-7-4),有利于减少创面感染,减少皮肤缺损,降低植皮率。

2. 建议3~4天更换一次负压吸引敷料,每次完全暴露创面,彻底清理残余坏死组织,直至肉芽组织生长。

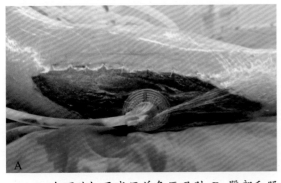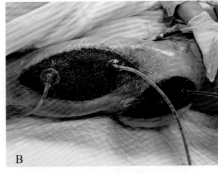

A:左下肢切开减压并负压吸引;B:臀部和股部筋膜室切开减压并使用负压吸引。

图3-7-4　负压吸引装置处理创面渗出

2. 待坏死组织彻底清除,组织水肿消退后,及时关闭筋膜及切口(见图3-7-5)。

3. 若皮肤缺损较大,则需要植皮处理;愈合后尽早恢复功能锻炼,保护肢体功能。

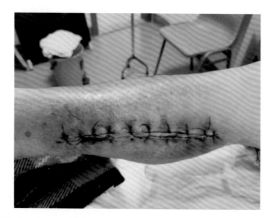

图3-7-5　切开减压后9天缝合关闭筋膜及切口

# 五、 常见问题和风险提示

1. 临床医师警惕性不高,对肢体疼痛不够重视,或因为病人处于昏迷、深度镇静状态,而掩盖了早期症状,致使诊断过晚。

2. 依靠触摸足背动脉或桡动脉判断肢体血供情况,错误地认为肢体血流通畅就不会发生骨筋膜室综合征。

3. 依赖"6P"征,忽视筋膜室测压。

4. 忽视动态监测肌红蛋白、肾功能和电解质变化。

5. 治疗不当,未能早期液体复苏和碱化尿液,液体复苏用量不够,持续时间过短。

6. 减压切开时机不当,往往切开较晚,肢体肌肉已经大量坏死。

7. 坏死组织清除不够,未能反复清创,致使创面迁延不愈、反复感染。

# 第八章　静脉血栓栓塞症

　　重症病房的危重病人常发生静脉血栓栓塞症,特别是重症创伤病人和外科手术后病人,由于昏迷或镇静、卧床不动、约束制动、血管损伤和机体高凝状态而发生不同程度的血栓形成,甚至肺动脉栓塞,引起严重后果,但临床上早期评估与预防往往被忽视或轻视,或者措施不够规范;强化静脉血栓栓塞症的防治理念、规范评估与救治,是创伤与急危重症病人得以康复的重要保障,也是围手术期管理的重要措施。

## 一、　基本理念

　　1. 静脉血栓栓塞症(venous thromboembolism, VTE)包括深静脉血栓形成(deep venous thrombosis, DVT)、浅静脉血栓形成(superficial venous thrombosis, SVT)和肺动脉栓塞(pulmonary embolism, PE)。其中,DVT占65%(下肢占90%,上肢占10%),PE约占35%。

　　2. 对于重症创伤病人和外科手术后病人而言,深静脉血栓形成和PE仍然是常见且富于挑战的并发症,常导致灾难性后果。

　　3. PE已经成为创伤后存活超过一天的病人第三位死亡原因。未予以预防的多发伤或严重创伤病人,DVT的发生率超过50%,致死性PE发生率为0.4%~2.0%。其主要原因与内皮损伤和较长时间的制动直接相关。创伤相关的死亡病人中,约4%与PE导致的"猝死"有关,且常发生在创伤康复期间。

　　4. 更为重要的是创伤后数小时(常在72小时以内),发生DVT和(或)PE的风险就已经升高。因此,早期引起注意,早期预防极为重要。

　　5. VTE的发生率与多种因素有关,无论是手术病人还是非手术病人,40%~60%的ICU病人存在VTE风险。急诊住院病人静脉血栓发生风险较正常人增加8倍。但是VTE早期常难以发现,对于入住ICU的病人,尤其是肢体外伤和躯干固定或需要深镇静的病人,应当特别注意,早期评估与识别并及时采取规范的预防措施(抗凝药物和间歇性肢体气压泵治疗),可显著减少医院内DVT的形成,避免PE的发生,但到目前为止,没有一种方法可以杜绝这些并发症的发生,这与病人损伤程度、制动时间、凝血机制、抗凝时机和监测措施等均有关。

6. VET的预防有赖于较强的风险防范意识、规范的评估和正确的治疗方法。

## 二、 危险因素与风险评估

### (一) 危险因素

1. VET的发生大多与机体高凝状态,静脉血液瘀滞和血管壁损伤有关,其危险因素包括遗传性和获得性两种。

2. 遗传性危险因素包括抗凝血酶缺乏、蛋白C缺乏、蛋白S缺乏、5因子Leiden突变、凝血酶原基因突变、先天性遗传纤维蛋白原血症等,这些因素的存在使病人发生VTE的风险增加2～20倍。

3. 获得性危险因素:

■ 年龄>40岁,特别是70岁以上的老年人,发生VTE的风险较30岁的病人增高10倍。

■ 外科大手术(尤其是腹部、骨盆及下肢手术),VTE风险增高10～110倍。

■ 多发伤,尤其下肢骨折、脊柱骨折、骨盆骨折和严重的颅脑损伤,VTE风险增高5～50倍。

■ 恶性肿瘤,VTE风险增高4～50倍。

■ 肝素相关的血小板减少症,VTE风险增高50倍。

■ 长时间制动(时间>72小时);VTE风险增高10倍。

■ 其他因素:如妊娠、分娩或使用激素,心功能不全,肾脏疾病,脑卒中,感染,肥胖,静脉曲张,炎症性肠病以及最近三个月有住院经历等,VTE的风险均有数倍增高。

4. 重症病人可能有多种危险因素。对外科病人而言,DVT的发生与否与危险因素的多少相关,而危险因素又与外科操作有关,外科操作包括操作部位、操作技术、操作时长、麻醉类型以及是否发生感染和操作后的制动程度。

5. 上肢DVT的发生常常与置入中心静脉导管、心脏起搏电极和胸腔内肿瘤有关。

6. 对于创伤病人而言,DVT的发生与损伤类型相关。下肢骨折病人DVT发生率为69%,脊柱骨折病人为62%,严重头颅损伤病人为54%,钝性胸腹部损伤病人为40%。大部分发生DVT的病人没有临床症状,预防决策主要依据于危险因素评估和病人的生理状况。

## （二）风险评估

1. 威尔斯(Wells)DVT评分：

■ 如表3-8-1所示进行深静脉血栓预测评分。

■ 低风险为评分<1分；中风险为1或2分；高风险为评分≥3分。

表3-8-1  威尔斯深静脉血栓预测评分表

| 临床特征 | 评分 |
|---|---|
| ■ 恶性肿瘤进展期(6个月内接受化疗或者最近接受姑息治疗) | 1 |
| ■ 四肢瘫痪、麻痹或近期石膏固定止动下肢 | 1 |
| ■ 卧床超过3天或最近12周内做过大手术(全身或局部麻醉) | 1 |
| ■ 深静脉分布区域局部疼痛 | 1 |
| ■ 下肢完全肿胀 | 1 |
| ■ 病变小腿肿胀较正常侧超过3cm(胫骨粗隆以下10cm测量小腿周径) | 1 |
| ■ 凹陷性水肿 | 1 |
| ■ 浅静脉扩张 | 1 |
| ■ 深静脉血栓病史 | 1 |
| ■ 做出酷似深静脉血栓的其他诊断(如肌肉损伤、慢性水肿、浅静脉炎、血栓后综合征、关节炎、慢性静脉功能不全、蜂窝组织炎、骨盆肿瘤、术后肿胀等) | −2 |

2. 威尔斯(Wells)PE评分：

■ 如表3-8-2所示进行肺动脉栓塞预测评分。

■ 低风险为评分<2分；中风险为2～6分；高风险为评分≥6分。

表3-8-2  威尔斯肺栓塞预测评估表

| 临床特征 | 评分 |
|---|---|
| ■ 既往有PE或DVT病史 | 1.5 |
| ■ 恶性肿瘤进展期(6个月内接受化疗或者最近接受姑息治疗) | 1.0 |
| ■ 外科手术或卧床不起4周以上 | 1.5 |
| ■ 咯血 | 1.0 |
| ■ 心率>100次/min | 1.5 |
| ■ 临床检查有DVT症状和体征 | 3.0 |
| ■ 临床判断极有可能是PE | 3.0 |

3. D-二聚体：

■ D-二聚体是一种纤维蛋白降解产物，静脉血栓形成时通常D-二聚体会升高，D-二聚体＞500μg/L有临床意义。

■ D-二聚体升高不仅仅在静脉血栓形成时出现，在恶性肿瘤、创伤或手术后的最初几天、高龄、弥散性血管内凝血、败血症病人以及在妊娠中晚期均可能升高。

■ D-二聚体检测结果呈阴性并不能排除高危人群有深静脉血栓，如果病人发生深静脉血栓可能性较小，且D-二聚体≤500μg/L，则无须行超声或CT血管检查，就可以排除静脉血栓形成。

4. 加压超声具有一定的诊断价值，但超声检查未发现血栓，并不能排除深静脉血栓的可能。

## 三、预防策略

### （一）预防原则

1. 入住ICU的危重病人均需评估VET的发生风险，并且在住院期间需要反复评估，对于中高风险病人早期预防是关键。

2. VET的预防有药物预防和机械预防两种方式，药物预防便于实施，效果确切，应予优先选择；机械预防方法包括间歇充气加压装置、压力梯度弹力袜和肢体运动装置。对于重症创伤入住ICU病人而言，间歇性充气加压装置具有较为确切的预防效果，且被广泛应用，后两种方法不推荐常规使用。对于出血风险较高的病人特别适用机械预防的方法；对于大多数入住ICU的血栓栓塞高风险病人，两种方式可以同时采用。

3. 积极治疗原发病，保证有效循环血量，加强肢体早期主动和被动活动，尽早下床，促进早期康复，是减少静脉血栓栓塞症发生的重要措施。

4. 应当注意预防措施有一定的风险，应严格掌握有关适应证和禁忌证，表3-8-3的情况属于反指征，应动态评估和讨论，以免引起并发症。

表3-8-3　静脉血栓栓塞预防措施的反指征

| 药物预防措施的反指征 | 非药物预防措施的反指征 |
| --- | --- |
| ■ 活动性出血或高出血风险病人 | ■ 动脉灌注不足 |
| ■ 留置导管(不适合应用以下药物)<br>依诺肝素、黄达肝葵钠、利伐沙班 | ■ 开放性伤口 |

| 药物预防措施的反指征 | 非药物预防措施的反指征 |
|---|---|
| ■ 华法林使INR≥1.5 | ■ 急性DVT |
| ■ 创伤性凝血病病人 | |
| ■ 血小板计数<$50×10^9$/L | |

## （二）预防时机

1. 对于所有病人均应考虑预防DVT,特别是DVT中高风险的病人,风险评估一旦确定或开始制动时就应当采取预防措施。

2. 对于没有颅内出血的头部损伤、完全性脊髓损伤、内脏器官(如肺、肝、脾或肾脏)撕裂伤或挫伤、骨盆骨折伴后腹膜血肿的病人,只要没有活动性出血的证据,其损伤本身并不是使用低分子肝素的反指征。

3. 对于中高颅内出血风险的病人,可以在损伤后3天考虑采取药物预防措施;对于低颅内出血风险的病人,如果48小时复查CT血肿无增大,则可以开始药物预防;对于没有出血的弥漫性轴突损伤病人,则可以在72小时内进行药物预防。

4. 对于没有颅内出血的创伤病人,在受伤后36小时内给予药物预防深静脉血栓是安全的。

5. 对于病情稳定、未经手术治疗的实质脏器损伤病人,可在受伤24小时后给予药物预防深静脉血栓。

6. 对于稳定的脊髓创伤病人,可在48~72小时内给予药物预防深静脉血栓,除非有凝血功能障碍或不能控制的出血等特定情况。

## （三）药物预防措施

1. 药物选择策略:

■ 根据临床需求和药物半衰期进行选择。

■ 根据临床风险和药物的可逆转性进行选择。对于出血风险较高的病人,应当选择短效,易于逆转的药物。普通肝素可100%被鱼精蛋白中和;亭扎肝素、达肝素钠和依诺肝素可被部分逆转;黄达肝葵钠和利伐沙班则无逆转药物。

■ 根据病人肾功能进行选择。若病人肌酐清除率<30mL/min,则应当减少依诺肝素的用量,且不应使用黄达肝葵钠和利伐沙班。

■ 根据皮下可吸收性进行选择。使用血管活性药的病人,皮下注射难以吸收,可

413

考虑静脉给药。

2. 低剂量普通肝素的应用：

■ 危重病人和（或）合并严重肾功能不全的病人应优先使用低剂量普通肝素（low dose unfractionated heparin，LDUH），因其方便监测并可以被迅速逆转；通常从入院时即开始应用直到病人可以自由活动或出院。

■ 对于外科手术病人而言，LDUH可以使PE的发生风险下降89%。建议对高风险病人手术前使用一次，手术后连用7天，随后根据病人情况进行调整。

■ 每8小时或每12小时皮下注射5000单位；每8小时一次的方法更有效；具体使用量一般以维持APTT基础值的1.5～2.5倍左右或以APTT正常上限为目标。

■ 为达到目标值并避免发生肝素相关性血小板减少症 heparic - indic thrombocytopenia，HIT），应密切监测血小板计数。

■ 如果出现严重的肝素相关性血小板减少症，应停止使用肝素并监测相关指标。

3. 低分子量肝素的应用：

■ 对于ICU内病情稳定的病人，可以选择LMWH，该药同样是恶性肿瘤进展期病人和孕妇的一线抗凝药物。

■ LMWH疗效与低剂量普通肝素相似，对于高风险病人，建议手术前10～12小时开始使用，以免术中出血过多；其应用反指征有活动性颅内出血、不完全脊髓受伤合并脊柱旁血肿、进行性未控制的出血和尚未纠正的凝血病。

■ 依诺肝素每天40mg或每12小时30mg皮下注射（对于严重创伤病人，如果没有颅内出血，应当在损伤后36小时内使用，预防DVT和PE的效果优于低剂量普通肝素，每12小时30mg的方案可能更有效）。

■ 体重<45kg、肥胖、妊娠或有肾功能损害的病人需调整低分子量肝素的用量。可以通过监测血浆抗Xa水平，确定合适的剂量，通常在使用依诺肝素3～4次后，第4小时开始检测抗Xa水平，有效预防DVT的抗Xa水平应该是0.1～0.3IU/mL。

■ 如果没有条件监测抗Xa水平，对于BMI>35kg/$m^2$的创伤和外科病人，也可以直接使用高剂量依诺肝素（40mg，一天两次）的方法。

■ 低分子量肝素同样可以诱发HIT，虽然较低剂量普通肝素诱发HIT的风险低；如果出现，可以改用璜达肝葵纳（Xa因子拮抗剂），2.5mg/d，一次皮下注射。

■ LMWH比低剂量普通肝素半衰期长，且效果稳定，大多数病人使用时不需要监测。

■ 低分子量肝素无逆转药物。

4. 凝血酶抑制剂和Ⅹa因子抑制剂:

■ 利伐沙班、依度沙班、阿哌沙班(Ⅹa因子抑制剂)和达比加群(凝血酶抑制剂)已经作为新的治疗药物被批准用于预防深静脉血栓。

■ 但这些药物不推荐应用于ICU的危重病人常规预防深静脉血栓。

## (四) 机械预防措施

1. 间歇性充气加压装置(intermittent pneumatic compression devices,IPC):

■ 尽管尚没有证据表明,IPC可以预防PE,但对于已经药物预防深静脉血栓的病人,使用IPC可能更加受益,而且没有出血并发症;对于卧床不起或者镇静镇痛、需要制动的病人,或有药物预防禁忌的病人,可以使用间歇性充气加压装置预防DVT和PE。

■ 对于重病创伤病人,在完成初始评估和救治,送入手术室实施损伤控制手术时或转入ICU的第一时间,应当在未损伤肢体使用IPC预防DVT发生。

■ 如果病人因骨折或其他原因导致不能在下肢应用间歇性充气加压装置,则可以考虑在上肢应用。

■ 每日使用时间至少18个小时。

■ 每日核查皮肤压疮等并发症(发生率为3.1%)。

2. 下腔静脉滤器:

■ 有肝素相关性血小板减少症病史的病人,应考虑使用其他替代抗凝治疗或使用下腔静脉滤器预防PE的发生。

■ 不推荐"预防性置入下腔静脉滤器",但对于血栓栓塞风险非常高的病人,则可以考虑预防性置入可回收下腔静脉滤器,如出血高风险但不能进行抗凝治疗的病人、严重闭合性颅脑损伤(GCS<8)的病人、不完全脊椎损伤伴截瘫或偏瘫病人、复杂性骨盆骨折合并长骨骨折的病人。

# 四、 深静脉血栓的诊断与治疗

深静脉血栓的诊断有赖于临床表现和相关辅助检查。

## (一) 临床表现

1. 上肢DVT表现:疼痛,手臂、颈部、脸部或者胸壁肿胀,无法使用中心静脉导管。

2. 下肢DVT表现:下肢痉挛性疼痛、腿部红肿、腹股沟肿胀提示骨盆血管受累,下腹壁、两侧腹壁侧面以及下肢肿胀提示下腔静脉受累。

## （二）辅助检查

1. 上肢DVT：

■ 多普勒超声诊断：首选方法（敏感性为97%，特异性为96%），近端锁骨下静脉和头臂静脉难以诊断，加压多普勒超声检查对于诊断胸廓出口综合征至关重要。

■ CT静脉造影扫描：多普勒超声检查结果呈阴性或高度可疑时，可进行该项检查。

2. 下肢DVT：

■ 多普勒超声诊断：首选方法（敏感性为97%，特异性为96%）（见图3-8-1），对小腿DVT敏感性为60%～80%，对髂静脉和下腔静脉的敏感性更低。

■ CT静脉造影扫描：如果多普勒超声检查结果呈阴性，但髂静脉、盆腔静脉和下腔静脉有可疑血栓时，可进行该项检查。

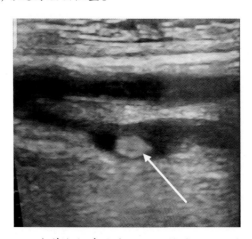

图3-8-1　多普勒超声检查显示股静脉近端游离的血栓

## （三）药物治疗适应证

1. 没有禁忌证的所有深静脉近端血栓（髂静脉、股静脉、膝静脉）都应进行抗凝治疗。

2. 有些深静脉远端血栓，如小腿静脉血栓形成，也可能需要进行抗凝治疗。

3. 无症状的病人出现如下危险因素时，应给予抗凝治疗：

■ 不明原因的深静脉血栓。

■ D-二聚体＞500μg/L。

416

- 静脉血栓广泛形成(长度>5cm,直径>7mm)。

- 存在持续或不可逆的危险因素,如恶性肿瘤进展期。

- 有深静脉血栓或肺栓塞病史。

- 长期卧床。

4. 以下情况,如果出血风险很低,则应予抗凝治疗:

- 远端肢体存在孤立的深静脉血栓,有症状并有可能进展为近心端深静脉血栓。

- 有可能是肺栓塞的来源,即使可能性极小。

## (四) 药物治疗禁忌证

1. 抗凝治疗的绝对禁忌证:

- 活动性出血。

- 严重凝血障碍;血小板计数<$50 \times 10^9$/L;

- 近期有手术史或有手术计划。

- 近期有严重创伤、有颅内出血史。

- 有肝素相关性血小板减少症病史。

2. 抗凝治疗的相对禁忌证:

- 胃肠道毛细血管扩张症引起反复出血。

- 有颅内或脊髓肿瘤。

- 伴有严重高血压的腹主动脉巨大血管瘤。

- 有稳定的主动脉夹层。

## (五) 药物治疗策略

1. 治疗时机:

- VET诊断明确、高度可疑、效益风险比极高时,应当予以积极治疗。

- VET诊断中度可疑,可以延迟4个小时,进行影像学检查,明确诊断后再行治疗。

- VET诊断低度可疑,可以延迟24小时,直到诊断确定再开始治疗。

- 对于超声检查明确诊断DVT的病人,应当按照流程进行规范治疗(见图3-8-2)。

2. 药物选择的基本策略同预防用药。危重病人首选低剂量普通肝素,病情稳定的病人可以选择低分子量肝素,并根据临床状况和药物半衰期选择具体药物和用法(见表3-8-4)。

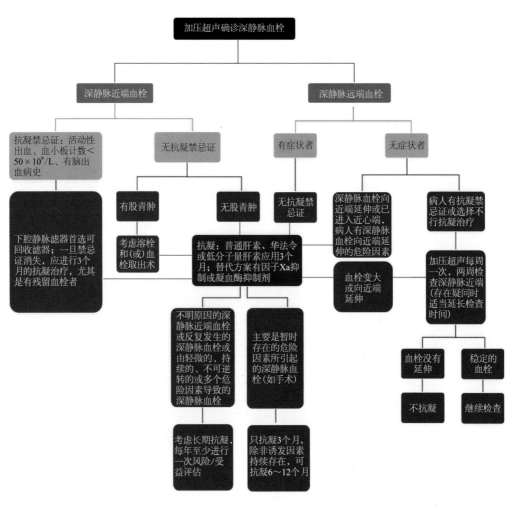

图3-8-2 深静脉血栓治疗策略流程

表3-8-4 不同肝素半衰期及其用法

| 药物 | 半衰期(h) | 用法 |
|---|---|---|
| 1. 低分子量肝素<br>■ 达肝素钠<br>■ 依诺肝素<br>■ 亭扎肝素 | 4.0 | 100μ/kg,皮下注射,每12小时一次;<br>200μ/kg,皮下注射,每天一次 |
| | 3.5 | 1mg/kg,皮下注射,每12小时一次;<br>1.5mg/kg,皮下注射,每天一次 |
| | 4.5 | 175μ/kg,皮下注射,每天一次 |
| 2. 口服Xa因子抑制剂<br>■ 利伐沙班 | 5~9 | 15mg,每12小时一次;<br>3周后,20mg,每天一次 |

| 药物 | 半衰期(h) | 用法 |
|---|---|---|
| 3. 戊多糖<br>■ 黄达肝葵钠 | 17～21 | 5mg(体重<50kg)<br>7.5mg(体重为50～100kg)<br>10mg(体重>100kg) |
| 4. 普通肝素 | 1.0～1.5 | 80μg/kg,静脉注射,然后18μg/kg·h,静脉维持;<br>根据APTT调整剂量 |

3. 危重病人血栓治疗的时长取决于基础疾病和发生血栓的触发因素(如表3-8-5所示)。

表3-8-5　不同静脉血栓栓塞症的治疗时长

| 静脉血栓栓塞症 | 治疗时长 |
|---|---|
| 继发性DVT(如与外科手术、创伤相关) | 3个月 |
| 继发性PE(如与外科手术、创伤相关) | 3个月 |
| 自发性DVT | 至少3个月,考虑长期用药 |
| 自发性PE | 至少3个月,考虑长期用药 |
| 癌症相关的VET | 考虑长期用药或控制原发病 |
| 复发性VET | 长期用药 |
| 高风险易栓症相关的VET | 长期用药 |
| 中等风险或低风险易栓症相关的VET | 取决于VET的危险因素是否清除 |
| 远端下肢DVT | 3个月 |

4. DVT病人溶栓治疗,早期(<14天)出现近端下肢肿大、伴有严重肿胀症状的髂股静脉血栓形成及影响肢体存活的缺血(如股青肿),应考虑行溶栓治疗。

■ 静脉应用组织纤溶酶原激活剂100mg,持续2小时以上。

■ 最初30分钟内,静脉注射链激酶25万单位,在24～72小时内每小时注射10万单位。

## (六)非药物治疗措施

1. 下腔静脉滤器应用指征:

■ 急性近端深静脉血栓有抗凝禁忌证或抗凝后发生大出血的病人。

■ 证实下肢深静脉血栓,但抗凝治疗后仍然反复发生肺栓塞的病人。

2. 下腔静脉滤器应用原则：

■ 对于已经发生DVT的创伤病人，不主张常规使用下腔静脉滤器。因为下腔静脉滤器并不能降低（或许还会增加）深静脉血栓的发生风险，如果没有抗凝禁忌证，即使使用了下腔静脉滤器也应当同时使用低分子量肝素；如果病人的制动时间短或抗凝禁忌证是暂时的，则应考虑使用可回收的下腔静脉滤器。

■ 对于髂静脉、股静脉血栓进行性增大或髂静脉、下腔静脉出现大块游离血栓的情况，以及反复发生PE，下一次大的PE可能致命的病人，可以考虑置入下腔静脉滤器，但应当与血管外科医师认真讨论，权衡利弊。

# 五、 肺栓塞

## （一）肺栓塞的诊断

1. 临床症状：

■ 常见症状：心动过速、呼吸急促、胸痛、咳嗽、呼吸困难。

■ 少见症状：低血压、缺氧，约在8%的病人中出现。

2. 实验室结果：

■ 肺栓塞病人常规实验室检查，包括白细胞增多、血沉高、乳酸脱氢酶和门冬氨酸转移酶升高，但没有特异性。

■ 动脉血气分析可能表现为低氧血症、呼吸性碱中毒和低碳酸血症。

■ 30%～50%的中重度肺栓塞病人可有肌钙蛋白升高（表明右心室功能障碍）。

■ 肌钙蛋白可以用来评估肺栓塞病人的预后。与心肌梗死导致的肌钙蛋白长时间升高不同，肺栓塞时肌钙蛋白通常在40小时内恢复正常。

3. 心电图：

■ 疑似肺栓塞病人的心电图常出现异常，但没有特异性。

■ 最常见表现为心动过速、非特异性ST段和T波变化（70%）。

■ 肺栓塞典型表现为Ⅰ导联S波、Ⅲ导联Q波及倒置T波（即S1Q3T3型），右心室劳损、不完全的右束支传导阻滞并不常见（少于10%）（见图3-8-3）。

■ 肺栓塞病人心电图异常与预后不良有关。

■ 其他心电图表现：心房纤颤、心动过缓（心率<50次/min）或心动过速（心率>100次/min）、Q波异常（Ⅱ、Ⅲ和aVF导联）。

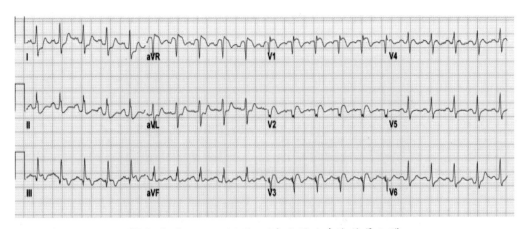

图3-8-3 S1Q3T3型,不完全的右束支传导阻滞

4. 影像学:

■ 胸片可能表现为正常,也可有非特异性的改变,如肺不张、胸腔积液、心脏增大、肺边缘出现楔形阴影区、肺血管影中断远端肺组织低灌注。

■ 超声评估下肢深静脉血栓,大多数肺栓塞和下肢深静脉血栓没有相关性。

■ 怀疑是肺栓塞但不能做肺动脉造影的病人(如肾功能不全和造影剂过敏),胸片又是正常的(无明显肺炎或肺不张),应考虑肺通气/灌注扫描检查。

■ 肺通气/灌注扫描呈现高比值可有效诊断肺栓塞,而正常的肺通气/灌注结果几乎可以排除肺栓塞;中低比值不具有诊断特异性。

5. 超声心动图:大面积肺栓塞病人可以出现右心室扩张,呈"D字征"(见图3-8-4),罕见情况下可以发现右心室或肺动脉血栓。

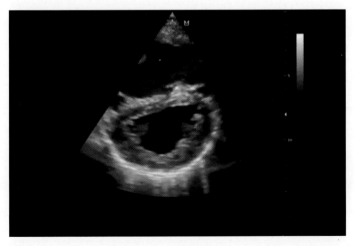

图3-8-4 急性肺栓塞超声心动图出现右心室扩张和"D字征"

6. CT肺动脉造影：诊断肺栓塞最确定和最常用的方法（见图3-8-5）。

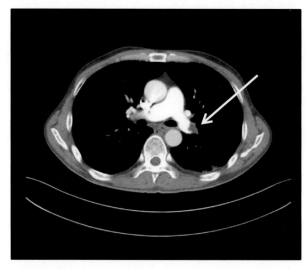

图3-8-5　CT增强扫描可见左侧肺动脉主干充盈缺损，揭示有血栓（箭头所示）

### （二）肺栓塞的治疗

1. 治疗原则：

■ 首先予以氧疗、机械通气和血管活性药物稳定病情。

■ 高度怀疑肺栓塞的病人，如果没有较高的出血风险，在明确诊断之前，可以进行诊断性抗凝治疗。

■ 采取何种治疗干预方案，取决于肺栓塞病人血流动力学和呼吸功能是否稳定。

2. 血流动力学稳定病人的治疗（见图3-8-6）：

■ 约92%的肺栓塞病人血流动力学稳定，此类病人一般不能从溶栓治疗中获益，应使用肝素，并按照病人的危险分层，进行相应处理。

■ 低分子量肝素和普通肝素治疗肺栓塞同样有效。

■ 如有一定的出血风险，可能需要快速拮抗肝素抗凝效应的病人，应优选普通肝素。

3. 血流动力学不稳定病人的治疗（见图3-8-7）：

■ 约8%的肺栓塞病人血流动力学不稳定或严重缺氧，应尽可能争取完成肺动脉CT增强扫描，以便确定治疗方案；如果没有条件进行CT检查，应尽快行床边超声评估。

■ 床边超声心动图如果显示右心室负荷过重（右心室扩张，呈"D字征"），有时可以

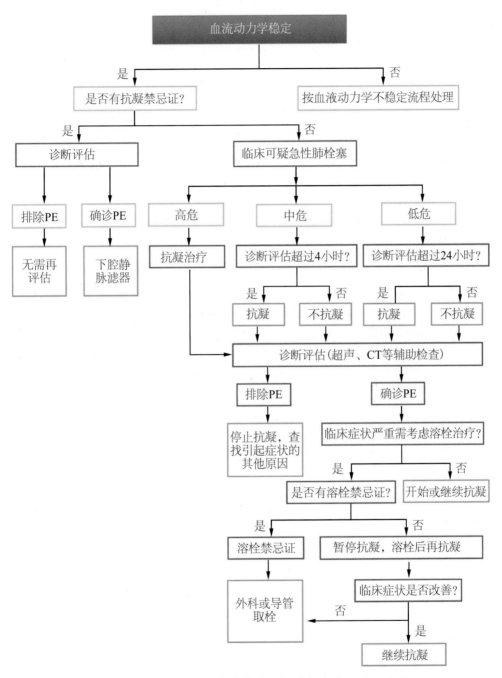

图3-8-6 血流动力学稳定的可疑肺栓塞病人处理流程

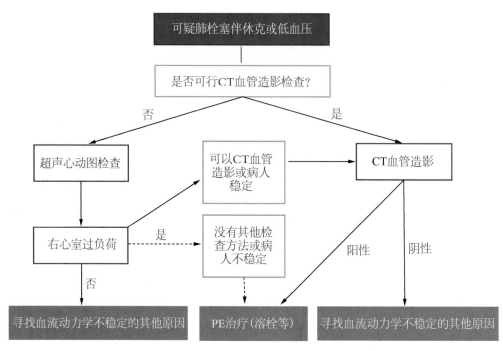

图3-8-7　血流动力学不稳定的可疑肺栓塞病人处理流程图

发现右心室或肺动脉血栓,有助于肺栓塞的诊断,超声心动图动态监测也有助于评价经验性全身溶栓治疗的疗效。

■ 纠正低血压,首先静脉注射少量(500~1000mL)生理盐水,如果血压无改善,可以使用血管活性药物,最常选用去甲肾上腺素,因其有效且很少引起心动过速,但应避免长时间或过量使用。

■ 单纯氧疗不能改善缺氧症状时,应考虑机械通气。

■ 对于血流动力学不稳定的病人,如果有右心室负荷过重的超声心动图表现,同时没有禁忌证,则应给予溶栓治疗。

■ 如果肺动脉CT增强扫描和超声检查均不支持肺栓塞诊断,则应积极寻找其他造成血流动力学不稳定的原因。

4. 溶栓治疗方案:

■ 适应证为肺栓塞伴心肺复苏、严重缺氧、右心室功能不全以及广泛血栓形成(肺通气/灌注扫描发现大面积的灌注缺损或CT发现广泛栓塞)伴血流动力学不稳定,并无禁忌证的病人。

■ 溶栓方式为全身溶栓或经导管局部溶栓。

■ 经导管局部溶栓,剂量更小,出血风险也更低,但需在导管室进行。

■ 全身性溶栓方案：

● 静脉注射组织纤溶酶原激活剂100mg，持续2小时。国内指南推荐50mg，静脉注射2小时。

● 最初30分钟内静脉应用链激酶25万单位，在随后的24～72小时内，每小时静脉注射10万U。

■ 尿激酶的应用有两种方法：其一，首先给予负荷量4400U/kg，静脉注射10分钟，然后继以2200U/kg，持续静脉滴注12小时。其二，快速给药方法：20000U/kg，持续静脉滴注2小时。

■ 溶栓后应进行抗凝治疗：

● 当APTT未超过正常值上限两倍时，应该再次使用肝素，无需负荷剂量。

■ 全身性溶栓的绝对禁忌证或主要禁忌证：

● 颅内肿瘤。

● 颅脑或脊髓在近期(2个月内)接受过手术及遭受过创伤。

● 有出血性脑卒中病史。

● 有活动性出血或有出血倾向。

■ 全身性溶栓的相对禁忌证：

● 严重的顽固性高血压(收缩压>200mmHg，舒张压>110mmHg)。

● 有出血性脑卒中病史，但超过3个月。

● 最近10天接受过外科手术。

● 妊娠期女性。

5. 有溶栓禁忌证或溶栓不成功的病人，应考虑行血栓取出术，可以采取外科开放手术取栓或导管取栓术。

## 六、 常见问题与风险提示

1. 理念淡薄或过分担忧抗凝风险是VTE预防措施延迟的重要原因。

2. 过分依赖超声检查判断深,浅静脉血栓的形成或PE的诊断,而弱化或忽视VTE风险评估,也常导致预防和治疗不及时。超声检查未发现静脉血栓并不能排除血栓形成或是肺栓塞的诊断。

3. 肝素用药过晚或剂量不够,常导致预防和治疗效果不佳。

4. 间歇性充气加压装置启用时间过晚,会延误VTE的预防时机,使用时间太短,则起不到预防作用,每天使用至少应达到18个小时,并尽可能配合肝素抗凝一起使用。对于肢体血液循环不良或已经发生 DVT 的病人，不要使用充气加压装置。

5. 由于缺乏证据，压力梯度弹力袜不推荐常规应用于创伤病人的 VTE 预防。

6. 肺栓塞病人出现血流动力学改变，且超声检查发现右心室过负荷者不到 10%，当病人(特别是意识障碍者)突然出现心动过速、呼吸加快和(或)血氧饱和度轻微下降时，应立即意识到已经发生肺动脉栓塞，并认真评估，积极治疗。

7. 不适当地使用下腔静脉滤器可能给病人带来不利影响。

# 第九章 抗凝药物的逆转

重症创伤病人往往伴有严重出血,应当尽快完成初始评估与救治,并在二次评估中详细了解病人既往服药史和抗凝药物使用史,特别是老年病人,往往长期服用抗凝药和抗血小板药物,导致止血相当困难,甚至危及生命(特别是合并颅脑创伤时),及时逆转抗凝和抗血小板药物的作用,对于及时有效地止血非常重要。

## 一、 基本理念

1. 抗凝和抗血小板药物导致凝血时间延长、血小板功能异常,致使创伤后出血难以控制,在止血和输血过程中,应当意识到抗凝和抗血小板药物的影响。

2. 对于创伤出血的病人,尤其是颅脑创伤的老年病人,应当详细了解抗凝和抗血小板药物使用史,并尽早监测凝血功能,以便明确凝血指标的基础值。

3. 对于严重创伤病人而言,应针对病人对抗凝药的依赖、是否合并出血,以及出血的严重程度,及时采取相应措施逆转抗凝和抗血小板药物的作用,减轻对出血的影响,往往可以起到事半功倍的作用。

4. 危重病人深静脉血栓和肺栓塞的预防与治疗也常使用抗凝和抗血小板药物,如果发生出血并发症,则应及时进行逆转。

5. 通常使用输注新鲜血浆、凝血酶原复合物、维生素 K、特殊药物(鱼精蛋白和艾达司珠)等方法逆转抗凝药物的药效,输注血小板等方法逆转抗血小板药物的作用,使用逆转药物过程应当严密监测,既要达到逆转效果也要避免不良反应,防止过度逆转。

6. 抗凝作用的逆转应当在上级医师和专科医生的指导下进行,密切监测有关凝血因子的数量与功能。

## 二、 常用抗凝和抗血小板药物

### （一）常用抗凝药物

1. 维生素K拮抗剂华法林：

■ 通过抑制凝血因子Ⅱ、Ⅶ、Ⅸ、Ⅹ合成而起到抗凝作用，也可抑制蛋白C和蛋白S的合成。

■ 口服吸收良好，99%与血浆蛋白结合，有效范围通常是INR为2～3，抗凝效率容易受其他药物或食物的影响，INR可以延长或缩短。

■ 平均半衰期约为40小时，但波动很大（20～60小时）。

2. 肝素（unfractionated heparin，UHF）：

■ 增强抗凝血酶Ⅲ与凝血酶的结合，加速凝血酶的失活，抑制凝血因子Ⅱ、Ⅸ、Ⅹ、Ⅺ、Ⅻ的激活；也具有增强蛋白C活性和抑制血小板黏附聚集的作用。

■ 静脉输液立即起效，半衰期为60～90分钟（肝肾功能不全时可延长）；皮下注射20～60分钟起效。

■ 肝素用量达35000U/d以上的病人可能存在肝素抵抗；常由抗凝血酶缺乏，肝素清除增加，肝素结合蛋白、Ⅷ因子、纤维蛋白原过量引起。

3. 低分子量肝素（low molecular weight heparin，LMWH）：

■ 依诺肝素、达肝素。

■ 主要抑制Ⅹa因子的活性，也抑制Ⅱa因子的激活。

■ 皮下注射20～60分钟起效，半衰期为3～6个小时；外科手术前12～24小时应予停用。

■ 经肾脏清除。

4. 直接凝血酶抑制剂：

■ 常用药物为达比加群。

■ 直接抑制凝血酶，阻滞凝血酶催化的凝血反应（如纤维蛋白形成和血小板聚集）达到抗凝作用。

■ 使用后2小时内达到起效高峰，半衰期为12～17小时，经肾代谢；肾功能不全的病人血药浓度可增高。

■ 可以使凝血时间（thrombin clotting time，TT）、凝血酶原时间（prothrombin time，PT）和部分活化促凝血酶时间（activated partial thromboplastin time，APTT）延长，但由

于凝血指标的变化与达比加群血药浓度呈非线性关系,所以无可靠实验室评价达比加群的抗凝效果,APTT或可作为参考指标。

5. Xa因子抑制剂:

■ 直接Xa因子抑制剂有利伐沙班、阿哌沙班、依度沙班、贝曲沙班。

■ 间接Xa因子抑制剂有黄达肝葵钠(fondaparinux)。

■ 以可逆的方式选择性、竞争性抑制Xa因子,抑制凝血酶激活,阻止血栓形成;受药物和食物的影响较华法林小;主要用于静脉血栓栓塞症和房颤病人的血栓预防,以及深静脉血栓或肺栓塞的治疗。

■ 用药后1~4小时达到起效高峰,利伐沙班的半衰期为5~9小时,肝肾代谢。

■ 其抗凝效果无可靠实验室评价指标;抗Xa因子水平检测可能有用。

## (二)常用抗血小板药物

1. 乙酰水杨酸类:

■ 主要药物:阿司匹林。

■ 主要机制:抑制环加氧酶-1,阻止花生四烯酸转化为血栓素-2,起到抑制抗血小板功能的作用。

■ 起效时间:胃肠道生物利用度为100%,直肠吸收为60%~70%;单剂服用10分钟后即可起效。

■ 持续时间:不可逆转地抑制血小板聚集,其效应可以持续7~10天(与血小板的寿命相同)。

2. P2Y12受体拮抗剂:

■ 主要药物:氯吡格雷(波立维)、普拉格雷、替卡格雷、噻氯匹定。

■ 主要机制:抑制ADP介导的糖蛋白Ⅱb/Ⅲa复合物。

■ 起效时间:氯吡格雷初始服用后7天达到最大效果,负荷剂量(300~400mg)可以在2~5个小时内起效。

■ 持续时间:不可逆转地抑制血小板聚集,其效应可以持续7~10天(与血小板的寿命相同)。

3. Ⅱb/Ⅲa受体阻滞剂:

■ 主要药物:阿西单抗、依替巴肽、替罗非班。

■ 主要机制:抑制血小板表面Ⅱb/Ⅲa受体,影响血小板聚集。

■ 起效时间:各药的抗血小板作用持续时间不同,也受肾功能影响。

### 三、 抗凝药物的逆转措施

#### （一）新鲜冰冻血浆

1. 新鲜冰冻血浆（fresh frozen plasma，FFP）含有所有的凝血因子，是逆转维生素K拮抗剂的首选制剂。

2. 使用时需要在血库进行水浴融化（约30min）；如果急需，可选择预融低滴度A抗体的血浆（万能供血）。

3. 创伤中心手术室紧急输血专用冰箱内应配备预融血浆或快速融化装置，以便随时使用。

4. 血浆中IX因子含量少，VII因子半衰期短，作用时间为6个小时。因此，应当反复输注血浆，监测INR，以达到逆转的目的。

#### （二）凝血酶原复合物

1. 凝血酶原复合物（prothrombin complex concentrates，PCC）是血浆提取后经病毒灭活制成的冻干粉剂，含少许重组成分，无须加温融化，可以直接溶解使用。

2. 非活化的PCC（即3因子PCC）：只含有II、IX、X和极微量的VII因子（创伤凝血的关键因子）；活化的PCC（即4因子PCC）：含有II、VII、IX、X因子，还含有蛋白C、蛋白S、肝素和抗凝血酶III。

3. PCC通常用于逆转维生素K拮抗剂（华法林）的抗凝作用，也可尝试用于逆转非维生素K拮抗剂。

4. 输注时间短，5～30分钟内快速起效；输注后无须等待即可复测INR；8～12小时再复查一次。

5. 与血浆半衰期相似，输注PCC的同时静脉推注维生素K 5～10mg，可起到持续逆转的效果。

#### （三）维生素K

1. 维生素K直接逆转抗凝药物，但比FFP和PCC起效慢。

2. 维生素K仅用于严重出血病人，或者不再使用华法林的病人，尽可能使用最低剂量。

3. 静脉注射维生素K后6小时起效，24小时达到起效高峰。

4. 口服维生素K后24小时起效,但极少使用。

5. 避免皮下和肌内注射,需注意观察,警惕少见的过敏反应。

## (四)艾达司珠

1. 属于单克隆抗体片段,能够与达比加群酯以1:1的比例(摩尔量)高度结合,其亲和力是达比加群与凝血酶亲和力的350倍,因此可以竞争性抑制达比加群与凝血酶结合。

2. 主要用于逆转达比加群的抗凝作用。

## (五)其他方法

1. 氨甲环酸(tranexamic acid,TXA):氨甲环酸是抗纤溶制剂,可以显著降低严重创伤病人的全因死亡率、减少严重出血导致的死亡。对于危及生命的大出血病人,应用氨甲环酸1g静脉注射(10分钟以上),有助于逆转非维生素K拮抗剂。

2. 血液透析:达比加群的蛋白结合率约为35%,主要经肾脏排泄。因此,血透有助于该药的清除,估计2小时可清除62%,4小时可清除68%。利伐沙班的蛋白结合率为92%~95%,难以被透析清除,尚未发生在处理急性出血方面有效。透析对清除阿派沙班、依度沙班作用尚无资料。

## (六)特别提示

1. 选择FFP或PCC应取决于需要拮抗的时间和液体量限制。

2. PCC总量少、起效快,通常15~30分钟即可起效。

3. FFP起效慢,需要液体量大(约1000mL),对心脏病人可能引起问题。

4. PCC和重组活化Ⅶ因子(rhFⅦa)有导致血栓形成的可能性,应避免过量使用。

5. 如果可以采用PCC联合维生素K纠正VKA相关的凝血病,则不建议使用FFP。

# 四、 维生素K拮抗剂(华法林)的逆转方案

## (一)逆转策略

1. 进行维生素K拮抗剂(vitamin K antagonist,VKA)的逆转取决于以下因素:

- 病人有活动性出血或需要紧急手术。

- 存在影响药物代谢的有关因素,强化了华法林的药理作用。

431

■ 病人有严重肝功能障碍和血小板减少症的基础疾病。

■ 同时服用的其他药物，如抗血小板药物、非甾体类抗风湿药物等。

2. INR超过有效治疗范围，但无出血表现的处理原则：

■ 对于既往抗凝治疗病情稳定的病人，如果INR超过治疗设定上线至0.5，并无出血表现，则无须更改原有治疗方案，1周内复查INR即可。

■ 若INR>5，则停用VKA，或者采用"停停看"的方式，至少停用一天。

■ 若INR为5～10，或使用长效VKA，则建议停药，并口服维生素$K_1$，为避免过度逆转，建议口服1～2.5mg即可，两天后复查INR。

■ 若INR>10，但无出血，应当口服维生素K 2.5～5.0mg或静脉用药。

3. INR超过有效治疗范围，有出血表现的处理原则：

■ 若INR>2合并活动性出血或需要急诊手术的病人，应当立即逆转。

■ 了解病人抗凝治疗服药病史（使用剂量、持续时间和用药原因），并停用所有抗凝剂（预防性的和治疗性的）。

■ 动态监测实验室数据：凝血功能（PT、APTT、INR）、全血细胞计数（血小板计数）。

4. INR超过有效治疗范围，伴有严重出血或致命性出血的病人，应当立即逆转：

■ 病人有严重出血或致命性出血包括颅内出血、脊柱损伤出血等，应立即停用华法林等所有抗凝和抗血小板药物。

■ 选择使用维生素K、FFP、PCC和rhFⅦa或选择联合用药。

## （二）逆转方法

1. 常用方法：FFP＋维生素K。

2. FFP的使用：

■ 起始剂量为10～15mL/kg；对于高出血风险或有活动性出血的病人，可以按15～30mg/kg，持续6小时。

■ 每小时复查INR，根据INR调整用量。

3. 维生素K的使用：

■ 对于有致命性出血的病人，直接给予5～10mg，静脉注射（注意缓慢注射，至少30分钟用完，以免发生过敏反应）。

4. 如果有PCC，则可考虑使用PCC，用量为25～50U/kg（剂量依据INR进行调整）。

■ INR为2～4：PCC用量为25U/kg（极量2500U）。

- INR 为 4～6：PCC 用量为 35U/kg（极量 3500U）。

- INR＞6：PCC 用量为 50U/kg（极量 5000U）。

- 非紧急情况不建议使用 PCC，并且不重复给药。

- 应用 PCC 的禁忌证包括对 PCC 或其中的任何成分过敏，对肝素、人白蛋白过敏，合并有 DIC 和（或）肝素相关性血小板减少症。

- PCC 的严重副作用包括低血压、血栓形成（＜1.5%）和病毒传播可能。

5. 如果没有 PCC，则考虑使用重组活化Ⅶ因子（rFⅦa）：10～90μg/kg，静脉输注。

# 五、 肝素的逆转方案

## （一）逆转时机

以下三种情况可慎重考虑逆转肝素作用考虑。

1. 活动性出血。

2. 急诊手术。

3. 神经外科或神经系统急症。

## （二）逆转方法

1. 停止使用肝素。

2. 鱼精蛋白硫酸盐逆转普通肝素：

- 鱼精蛋白硫酸盐是一种强碱，能与强酸性肝素或肝素钙稳定结合，使肝素失去抗凝作用，起效迅速，静脉给药后 5 分钟即可中和肝素。

- 用肝素 1 小时内：每 100U 肝素，用 0.5～1mg 鱼精蛋白；需要时可重复使用。

- 用药 15 分钟后及 2～8 小时复测 APTT。

3. 鱼精蛋白硫酸盐逆转低分子量肝素（仅能部分逆转）。如果在 8 小时内用过低分子量肝素，可采用以下方法逆转：

- 每 1mg 依诺肝素，用 1mg 鱼精蛋白。

- 100U 抗Ⅹa 达肝素，用 1mg 鱼精蛋白。

4. 注意：

- 鱼精蛋白硫酸盐每次最大剂量为 50mg。

- 快速静脉注射鱼精蛋白可能出现过敏和（或）低血压、心动过速、呼吸困难等症状，应当缓慢注射，给药时间在 10 分钟以上。

- 应当密切观察病情变化。

- 如果预期可能出现过敏反应，可预先用药处理。氢化可的松50～100mg，静脉注射，或苯海拉明50mg，静脉注射。

## 六、 非维生素K拮抗口服抗凝药的逆转策略

非维生素K拮抗口服抗凝药主要包括直接凝血酶抑制剂(如达比加群)和直接Xa因子抑制剂(如利伐沙班、阿哌沙班、依度沙班、贝曲沙班)两类。

### （一）直接凝血酶抑制剂的逆转

1. 直接凝血酶抑制剂逆转指征：

- 有达比加群服药史，且APTT增高。

- 合并严重颅脑损伤或出现致命性出血需要紧急手术。

2. 逆转药物：艾达司珠。

3. 用药方法：

- 剂量：5g静脉注射，每次给2.5g，连续用两次(两次间隔不超过15分钟)；

- 如果12～24小时后临床表现再次出血伴有凝血功能指标增高，需追加一剂5g；

- PCC或者rFⅦa作用有限，且有血栓风险；必要时可使用PCC 50U/kg；

### （二）直接Xa因子抑制剂的逆转

1. 直接凝血酶抑制剂逆转指征：

- 有利伐沙班、阿哌沙班等服药史，监测抗Xa水平有助于确定血药的存在及浓度的变化。

- 存在危及生命或难以控制的出血。

2. 逆转药物：Andexanet alfa。

- 该药模拟抗Xa分子结构，与Xa因子竞争性结合。

- 主要用于逆转阿哌沙班、利伐沙班等Xa因子抑制剂合并的出血。

- 临床试验证实非常有效，但仅限于危及生命和难以控制的出血。

3. 用药方法：

- 15～30分钟静脉推注完毕，然后维持2小时静脉滴注。

- 口服利伐沙班超过7小时或口服阿哌沙班者，静脉推注400mg，静脉滴注480mg（4mg/min）。

■ 口服利伐沙班不到7小时或使用依诺肝素和依度沙班者,静脉推注800mg,静脉滴注960mg(8mg/min)。

4. 替代方法:

■ 如果没有 Andexanet alfa,可以使用 PCC 作为二线药物逆转 Xa 因子抑制剂导致的出血。

■ 如果最后服药时间在1～2小时以内,则可考虑采取活性炭吸附方法。

■ 血液透析(甚少应用)。

5. 冷沉淀、血小板、血浆、维生素K、去氨加压素、rtFⅦa,都不起作用。

# 七、 抗血小板药物的逆转方案

## (一) 逆转指征

1. 有阿司匹林和(或)氯吡格雷(或其他抗血小板药物)服药史。

2. 创伤后活动性出血、需要急诊手术、神经外科或神经系统急症的病人。

## (二) 逆转方法

1. 基本要求:

■ 获取病人抗血小板药物用药史,如药物剂量、持续时间和用药指征。

■ 实验室检验,如凝血功能(PT、APTT、INR)、全血细胞计数、血型。

■ 停用所有抗血小板药物(预防性及治疗性);特殊病人,如最近植入药物涂层支架的病人,停用阿司匹林前应当咨询专科医生。

2. 逆转措施:

■ 对于自发性或创伤性颅内出血的病人,以及其他创伤后致命性出血的病人,可以通过输注血小板、使用去氨加压素、雌激素和(或)rtFⅦa 达到逆转抗血小板药物的作用。

■ 注意:所有的方法都必须慎重采用;血小板功能测定有助于精确评估阿司匹林和(或)氯吡格雷的血药存在,并指导临床用药。

3. 具体用药:

■ 输注1～2U血小板。

■ 可以使用去氨加压素:

● 剂量为 0.3～0.4μg/kg 静脉注射,给药时间>10分钟。

- 可刺激释放 vWF 因子。
- 尿毒症、血小板减少症病人亦可使用。

■ 冷沉淀：
- 对于尿毒症病人可以考虑使用冷沉淀促进凝血，拮抗血小板抑制剂的作用。
- 1小时起效，但总体效益因人而异。

■ 雌激素：
- 雌激素具有降低血浆抗凝血酶Ⅲ、蛋白S水平，增加Ⅶ、Ⅷ、Ⅸ、Ⅹ水平的作用，也可能增加血小板计数。
- 剂量为每天0.6mg/kg，静脉注射，连续5天（有些病人需要10天）。

## 八、 常见问题与风险提示

1. 对于严重多发伤的病人，二次评估中未详细询问病人的服药史（特别是抗凝抗血小板用药情况）是未能早期采取逆转措施的常见原因；对于老年病人，出血严重并难以控制的病人，应特别注意创伤前用药对出血的影响。

2. 通常使用新鲜冰冻血浆逆转抗凝药物的作用，但如果同时静脉使用维生素K可能取得更好的效果，并可维持较长时间。

3. 近年来，口服抗凝药的病人越来越多，但有针对性的逆转药物较少。对于凝血酶抑制剂达比加群可以静脉使用艾达司珠逆转；对于阿哌沙班、利伐沙班可静脉使用Andexanet alfa逆转，其他方法则均无效。

4. 由于抗血小板药物与血小板不可逆地结合，其作用时间基本等同于血小板寿命（7～10天），短时逆转措施以输注血小板为主，对于出血严重并考虑与服用抗血小板药物相关的病人，可以加用去氨加压素或冷沉淀，但停用抗血小板药物有一定风险，应当与专科医生讨论。

5. 凝血酶原复合物（特别是4因子PCC）对多种抗凝抗血小板药物具有一定的逆转作用，对于需要迅速逆转并限制容量的病人，以及其他逆转方法缺如的情况，应考虑使用，并建议监测TEG，调整用量。

# 第十章　创伤性凝血病

创伤性凝血病在严重创伤患者中的发病率较高,同时具有较高的多器官功能障碍和死亡风险,可以导致输血量增加,住院时间、入住ICU时间、机械通气时间均有延长。因此,深刻理解凝血的生理与病理机制,理解创伤性凝血病发生与发展之本质及其与各种影响因素之间的关系,早期诊断并采取综合措施早期治疗,对于有效控制损伤,降低严重创伤患者的并发症发生率和死亡率均有重要意义。

## 一、　基本理念

1. 创伤性凝血功能障碍分为急性创伤性凝血病(acute traumatic coagulopathy, ATC)和创伤性凝血病(trauma induced coagulopathy, TIC),这是一个过程的两个阶段, ATC与创伤本身有关,TIC与创伤相关的伴发情况以及医源性因素有关。

2. 创伤发生并出现休克、组织低灌注和血管损伤时,可以立即引起ATC,而TIC一般多发生在从入院至入院后第4、5天的时间段,12小时以内发生TIC是预后不良的表现,预示着有更多的因素促使ATC向TIC发展。病情更为复杂和严重。

3. TIC的早期阶段,即ATC的发生机制包括蛋白C的激活、内皮细胞多糖-蛋白质复合物的裂解、纤维蛋白原的消耗和血小板功能障碍。

4. 血液稀释、低体温、代谢性酸中毒是促进内源性凝血病发生与发展的重要因素。

5. 创伤性凝血病通过多种机制致使血栓强度下降、自身肝素化和纤维蛋白溶解亢进,导致出血难以控制。救治过程中晶体液的输注、血液制品输注不成比例导致的血液稀释、外科手术时间延长都可能加重TIC的临床结果。

6. 大量输血方案的启动至关重要。大量成比例输血,有助于防止或快速纠正早期创伤性凝血病;后期依据实验室检查结果确定成分输血,有助于进一步纠正凝血功能异常。

7. 损伤控制性复苏原则(damage control resuscitation, DCR)是治疗创伤性凝血病

的基本原则,内容包括损伤控制手术、早期按比例成分输血、允许性低血压、限制输注晶体/胶体液、快速复温、纠正纤溶亢进及其他凝血功能异常。

8. 应特别关注部分特殊人群可能发生更为严重的创伤性凝血病:如孕妇、颅脑损伤病人、烧伤病人和服用抗凝药的病人。

## 二、凝血机制

机体正常凝血过程是凝血因子按照一定顺序相继激活生成凝血酶,最终使纤维蛋白原转化为纤维蛋白的过程。凝血过程可分为凝血酶原激活物的形成、凝血酶原激活和纤维蛋白生成三个步骤(见图3-10-1)。

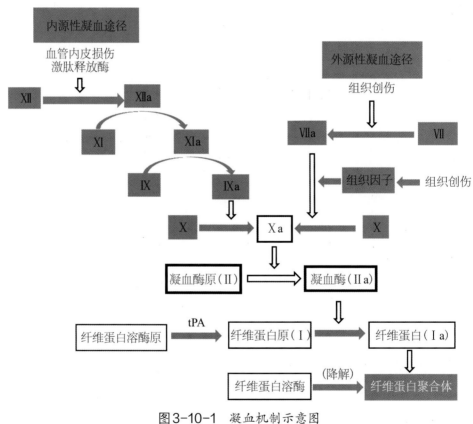

图3-10-1　凝血机制示意图

### (一)凝血酶原激活物生成

凝血酶原激活物可通过内源性凝血途径和外源性凝血途径生成。两条途径的主要区别在于启动方式和所参与的凝血因子不同,但两条途径的某些凝血因子可相互激活,两者联系密切,并不互相独立。

438

1. 外源性凝血途径：

■ 当血管内皮损伤时，导致血管外的组织因子（tissue factor，TF）暴露，与血浆中的 FⅦa（活化的Ⅶ因子）结合形成FⅦa-TF复合物。

■ FⅦa-TF复合物可催化两个重要的反应：①激活FⅨ生成FⅨa；②催化FⅩ生成FⅩa，生成的FⅩa能反过来激活FⅦ，进而使更多的FⅩ被激活，形成外源性凝血途径的正反馈效应。

2. 内源性凝血途径：

■ 当流经血管的血液与带负电荷的异物表面接触时，FⅫ被异物表面激活为FⅫa；FⅫa可激活FⅪ为FⅪa，从而启动内源性凝血途径，还可将前激肽释放酶转变为具有活性的激肽释放酶，形成表面激活的正反馈效应。

■ 在$Ca^{2+}$存在的情况下，表面激活所生成的FⅪa可激活FⅨ生成FⅨa。

■ FⅨa在$Ca^{2+}$的作用下与FⅧa在活化的血小板膜磷脂表面结合成复合物，即内源性途径因子X酶复合物，该复合物可进一步激活FⅩ生成FⅩa。

3. 凝血酶原激活物：

■ 外源性凝血途径和内源性凝血途径生成的FⅩa，在$Ca^{2+}$存在情况下可与FⅤa在磷脂膜表面形成$FⅩa-FⅤa-Ca^{2+}$-磷脂复合物，即凝血酶原激活物。

## （二）凝血酶原激活和纤维蛋白生成

1. FⅩa/FⅤa因子产生少量的凝血酶原，凝血酶原在凝血酶原激活物作用下水解生成具有活性的凝血酶。

2. 凝血酶具有以下作用：

■ 使纤维蛋白原转化为纤维蛋白单体；激活FⅩⅢ生成FⅩⅢa，在$Ca^{2+}$作用下使纤维蛋白单体相互聚合，转变为不溶于水的纤维蛋白多聚体。

■ 激活FⅤ、FⅧ、FⅪ，形成凝血过程中的正反馈效应；活化血小板，加速凝血过程。

3. 随着组织暴露，血小板发生黏附与聚集，激活的血小板与vWF（von Willebrand Factor）/Ⅷ因子复合物结合，使Ⅷ因子游离出来并激活而成FⅧa，一旦FⅤa和FⅧa与血小板表明相结合，血栓将迅速增大。

## （三）凝血形成

1. TF/FⅦa激活Ⅸ因子，Ⅸa在血小板表面与活化的FⅧa结合，形成Ⅷa/FⅨa复合物，该复合物进一步在血小板表明激活Ⅹ因子；活化的FⅩa与FⅤa因子结合，产生大量的凝血酶,触发血栓弥散。

2. 血液凝固1~2小时后,血凝块中的血小板被激活,使血凝块回缩,止血强度增加。

3. 整个凝血过程是一系列凝血因子相继酶解、激活的过程,每一步酶促反应均有放大效应,从而形成瀑布式酶促反应联级放大。

4. 凝血过程中一些凝血因子会被消耗,如纤维蛋白原、FⅡ、FⅢ、FⅤ、FⅦ、FⅨ,需要肝脏合成进行补充。

## 三、 创伤性凝血病发生机制

### (一) 创伤性凝血病的病理机制

TIC的病理生理过程是由多种因素共同作用的结果(见图3-10-2),其早期启动机制尚不清楚。目前认为,可能与凝血、抗凝及纤溶机制的相互调控有关。休克合并组织低灌注,进而继发的蛋白C激活和儿茶酚胺增加,触发了不同机制,共同作用导致ATC发生,而低体温、酸中毒、血液稀释促进了TIC的发生与发展,组织损伤和炎症反应也可能是启动创伤性凝血病的关键因素。

1. 蛋白C的激活:当创伤合并休克时,组织灌注不足,内皮细胞因缺血、缺氧释放大量血栓调节蛋白,并与凝血酶结合,形成血栓调节蛋白凝血酶复合物,后者激活蛋白C机制。

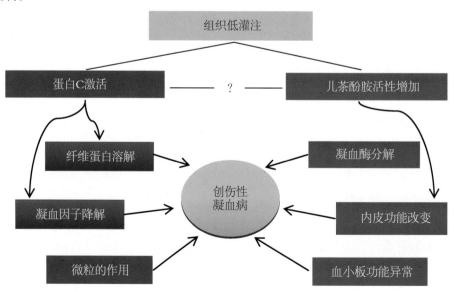

图3-10-2　创伤性凝血病早期发生机制

■ 蛋白C通过降低V因子和Ⅷ因子活性,而抑制血凝块的形成,致使抗凝系统过度激活,并通过消耗纤溶酶原激活物抑制剂使纤溶蛋白溶解。

■ 蛋白C具有抗凝和介导炎症的双重作用,可以增加肺损伤、呼吸机相关肺炎、多脏器功能衰竭和死亡的发生风险。

2. 血小板减少:血小板数量减少和功能障碍均较早的参与TIC的发生和发展。

■ 早期凝血机制的触发可能导致血小板大量消耗,出现血小板数量减少。

■ 有研究表明,尽管部分病人血小板数量正常,但由于早期血小板过度活跃,腺苷二磷酸(adenosine diphosphate,ADP)大量释放,可能出现ADP抑制,即"血小板功能耗竭"现象,从而导致TIC。

3. 内皮功能紊乱:创伤、组织低灌注、儿茶酚胺大量释放和炎症反应均可导致内皮受伤,进而出现细胞内多糖-蛋白质复合物发生降解,通常使多配体聚糖-1增加,促使TIC发生。

■ 首要的机制是自身肝素化。随着内皮多糖-蛋白质复合物的降解,其黏多糖主要成分硫酸乙酰肝素,释放入血,产生抗凝作用。

■ 有研究表明,内皮多糖-蛋白质复合物降解与蛋白C机制关联,参与抗凝机制。

4. 微粒(Microparticles):损伤发生后富含凝血酶的微粒增多,对局部止血具有一定的作用,但也可能如同DIC一样导致凝血因子消耗而引起凝血病。有研究表明,创伤病人与非创伤病人相比,血浆中与内皮细胞、红细胞、白细胞相关的微粒明显增多,而创伤性凝血病与创伤非凝血病相比,血小板和组织相关的微粒水平更低;TBI病人与非TBI对照组相比,血液中微粒水平明显增高。

## (二) 创伤性凝血病的促发因素

血液稀释、低体温和酸中毒是促进TIC发生发展的三个主要因素。

1. 血液稀释:

■ 血液稀释对凝血功能的作用目前仍存在一定争议。TIC的早期原因主要是创伤导致的出血引起凝血因子大量丢失,并降低体内血小板和纤维蛋白原的储备;有研究表明,对于严重创伤病人,院前液体复苏以及过多的液体复苏(>2000mL),可以明显稀释血液,加速TIC的发生。

■ 使用不含凝血因子或血小板的晶体液、胶体液进行液体复苏,还可能加重酸中毒和低体温,促进TIC的发展。

■ 不成比例的大量输血会导致血小板和凝血因子进一步被稀释,促进凝血功能障

441

碍和创伤性凝血病的发生。

2. 低体温：

■ 创伤病人因失血、躯体暴露、大量输注未加温的液体等,常发生低体温。

■ 核心体温<36□,凝血酶的早期生成率明显下降,生成的量减少,凝血酶的凝血功能也会受到明显影响。

■ 低体温可增加血液黏滞度,致使血小板与血细胞和血管壁发生黏附,降低了循环血液中血小板数量。

■ 低体温能抑制血小板聚集、弱化白细胞-血小板聚合作用干扰血小板功能,从而影响损伤血管血栓形成及血栓溶解过程。

3. 酸中毒：

■ 创伤病人大量失血后,组织灌注不足,有氧代谢转变为无氧代谢,大量乳酸堆积,从而发生代谢性酸中毒。

■ 代谢性酸中毒发生后,机体各种凝血因子活性直接受到抑制,同时促进了纤维蛋白原的降解。

■ 发生酸中毒时,凝血酶的功能受到抑制,这也是创伤病人出血难以控制的重要原因。

## （三）创伤性凝血病的其他促发因素

1. 组织损伤,凝血因子消耗：

■ 各种原因导致的组织损伤会使得血管内皮下的胶原蛋白Ⅲ和组织因子暴露,通过与血小板及FⅦa结合启动内源性凝血过程,消耗大量凝血因子。

■ 内皮损伤后会释放组织型纤溶酶原激活物增强纤溶功能,同时创伤导致休克和大量失血时纤溶酶原激活剂抑制剂的功能会受到抑制,凝血因子大量丢失,加剧了创伤性凝血病的发生。

2. 炎症反应：

■ 凝血系统和免疫系统在胚胎时期来源于相同组织。大量资料已证实,创伤后机体的炎症反应与凝血功能障碍之间存在着重要的联系。

■ 研究发现,白细胞介素(interleukin, IL)-1和IL-10是预测PT、APTT改变的重要因素,而IL-10、IL-13、粒细胞-巨噬细胞集落刺激因子是纤维蛋白原改变的预测因素。

■ 凝血蛋白酶的激活能通过细胞表面跨膜的蛋白酶受体系统诱导炎症反应,激活补体系统,同时免疫系统的激活会进一步诱发内皮细胞损伤、凝血功能紊乱。

442

## 四、 诊断依据

创伤性凝血病的诊断需要依据创伤严重程度和伴发的全身改变,以及实验室检查结果综合考虑。

### (一) 创伤病史

特别注意以下发生 TIC 的高危情况。

- 严重多发伤大出血。
- 失血性休克、血流动力学不稳定、需要大量输血的病人。
- 颅脑创伤病人。

### (二) 出现以下伴发情况易导致 TIC

1. 严重创伤入院前大量液体复苏或输血。
2. 大出血难以控制、休克时间过长。
3. 低血压、组织灌注不足、血乳酸增高、酸中毒明显。
4. 出现低体温。

### (三) 实验室检查

1. 普通凝血试验诊断标准:
- PT>18秒,APTT>60秒。
- INR≥1.5 或纤维蛋白原<1g/L。
- 或上述任何指标超出正常上限50%。

2. 黏弹性凝血试验诊断标准:
- 快速 TEG 的纤溶指数30分钟后血凝块溶解率(LY30)>3%。
- RoTEM 参数:凝血后5分钟血凝块振幅(A5)≤35mm;也有研究使用 A5<36mm 作为判断界值。

### (四) 创伤性凝血病与弥散性血管内凝血的区别

1. TIC 与 DIC 均存在因凝血因子缺乏而导致的凝血功能障碍和纤溶系统的亢进,并且由于病理机制和实验室检查结果有较多重叠,两者鉴别较为困难。但两者的始动因素不同,发生时间、发生机制以及治疗的侧重点也均有不同(见表3-10-1)。

表 3-10-1　创伤性凝血病与弥散性血管内凝血的区别

|  | 创伤性凝血病（TIC） | 弥散性血管内凝血（DIC） |
|---|---|---|
| 病因 | ■ 创伤，特别是严重多发伤、长骨骨折、颅脑损伤 | ■ 常见于重症感染、严重创伤、恶性肿瘤，产科重症（如羊水栓塞、胎盘早剥等） |
| 启动因素 | ■ 组织损伤是创伤性凝血病的始动因素；<br>■ 休克促进创伤性凝血病的发生；<br>■ 血液稀释、低体温、酸中毒炎症反应加重凝血功能障碍，促使 TIC 的发展 | ■ 由大量外源性或病理性的促凝物质进入循环系统而启动；<br>■ 促凝物质含有组织因子，启动外源性凝血途径，先出现高凝状态，消耗大量凝血因子和血小板，然后出现低凝状态，并引起出血 |
| 发生机制 | ■ TIC 与蛋白 C 和儿茶酚胺激活有关，多种机制参与 TIC 形成，其中内皮细胞受伤、纤维蛋白溶解和血小板功能障碍是主要机制 | ■ DIC 是由多种疾病引起的弥散性血管内凝血、微血栓形成和微血管受损，属于消耗性凝血功能障碍 |
| 病理特点 | ■ 以凝血功能障碍和纤溶亢进为主 | ■ 早期高凝状态，后期凝血功能障碍和纤溶亢进 |
| 治疗措施 | ■ 积极处理原发创伤，控制活动性出血；<br>■ 恰当的休克复苏策略；<br>■ 保暖，防治低体温 | ■ 治疗基础疾病；<br>■ 输注血液制品；<br>■ 早期使用肝素 |

2. 创伤性凝血病的特点是：众多因素引起凝血因子、血小板和纤维蛋白原大量丢失，血小板功能受损，血液严重稀释，纤溶亢进，从而导致血凝块不易形成或已形成的血凝块不牢固，即使初步止血，也容易发生再出血。

3. DIC 可以是创伤病人凝血功能障碍的一种特殊的病理状态。创伤合并 DIC 可以表现为纤维蛋白溶解型和血栓形成型。纤维蛋白溶解型 DIC 与创伤早期大量出血和纤溶亢进有关；血栓形成型 DIC 与后期器官功能障碍有关，这种类型与常见的 DIC 相同。

# 五、治　疗

## （一）总体治疗原则

1. 早期积极控制出血，防治休克，维持循环稳定。

2. 早期启动大量输血方案以及以实验室结果为导向的目标成分输血。

3. 遵循 DCR 原则，采取集束化治疗方案，包括控制损伤的外科手术、快速复温、允许性低血压,限制性晶体/胶体液输注和早期按比例成分输血治疗,并纠正纤溶亢进,低纤维蛋白血症和其他凝血功能异常(见图3-10-3)。

3. 应用氨甲环酸,补充纤维蛋白原,应用rFⅦa。

4. 特殊人群创伤性凝血病的考虑。

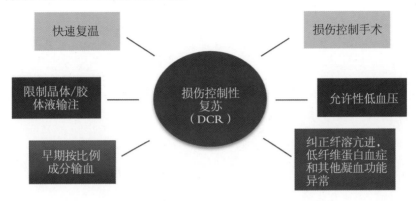

图3-10-3　损伤控制性复苏集束化治疗方案

## (二)院前急救阶段

1. 止血:

■ 针对不同部位出血的特点,予以有针对性的止血。开放性四肢损伤可使用止血带或压迫止血、骨盆骨折可使用骨盆固定带等。

■ 紧急情况下,可以采用REBOA技术进行临时止血。

■ 针对无法控制的内出血,应立即转运至医院进行快速手术干预。

2. 应用氨甲环酸:

■ 氨甲环酸(反式-4-氨基甲基环己烷-1羧酸,TXA)是一种合成赖氨酸类似物,是纤溶酶原的竞争性抑制剂。

■ 对于严重创伤合并出血或存在大出血风险的病人,现场应用氨甲环酸,可明显减轻从损伤地点到入院之间经常发生的凝血功能恶化。

■ TXA分布在所有组织中,血浆半衰期为120分钟,建议创伤后尽早(3小时内)使用。

■ 具体用法为首剂1g(给药时间>10分钟),后续1g持续输注8小时。

3. 遵循允许性低血压复苏原则,院前避免过多输液,有条件时可以输注血浆。

## (三)院内治疗阶段

1. 损伤控制外科(damage control surgery,DCS)处理:

■ 目的在于控制出血、限制污染、暂时性而非确定性控制所有致命性损伤。

■ DCS措施包括以下三个步骤：

● 第一阶段：通过压迫、血管结扎及纱布填塞的方法暂时性控制出血，并采用暂时性关腹技术迅速结束手术。

● 第二阶段：病人送至ICU密切监护（如病情许可，也可完成介入诊疗后返回ICU），进一步复苏，并纠正低体温、酸中毒和凝血功能障碍。

● 第三阶段：重返手术室（第一次手术后24～36小时），去除填塞物并进行确定性治疗。

■ 损伤控制外科处理的适应证：

● 损伤严重，非手术方法难以止血。

● 主要血管损伤，但难以暴露处理。

● 手术耗时，而病人复苏尚未达到理想状态。

● 腹腔外存在危及生命的出血。

● 由于肠道水肿，腹膜无法缝合或需要再次评估腹腔。

2. 快速复温：包括被动复温、主动体外复温和主动体内复温。

■ 被动复温：即通过机体自身产热而自动复温。创伤病人初始评估时应当置于温暖环境，室内温度保持在23～26□以上，并且用棉毯或棉被覆盖，应特别注意在病人离开抢救室送去放射科检查以及送往手术室途中，始终将病人盖好，特别是躯干部位。

■ 主动体外复温：即直接通过体表升温的方法使病人复温。特别适用于既往体健的急性低体温者和烧伤病人，可以使用电热毯、热水袋或体外升温专用装置。如果病人术前皮肤消毒面积过大（如从下颌到膝盖范围），可以在手术室使用空气压缩加温装置，防止病人热量丢失。

■ 主动体内复温：通过静脉输注加热的液体（39～40□）使病人快速复温，快速输血输液加温装置可以使储存于4□的血液迅速加温到目标温度，特别适用于大量输血的病人；也可以通过吸入加温的氧气（温度40～45□），或使用预先加温的液体进行腹腔和胸腔手术冲洗，防止术中体温下降。

3. 允许性低血压：

■ 病人无脑外伤时，目标收缩压为80～90mmHg。

■ 对于严重闭合性脑外伤（GCS<8分）的病人，收缩压应当高于90mmHg或较颅内压增高20mmHg以上，平均动脉压≥80mmHg。

■ 对于血流动力学极不稳定、危及生命的低血压病人，为了达到血压最低目标值，又要限制液体输入量，可以酌情短时间使用血管活性药。

4. 限制晶体液的输注：

■ 大量晶体液输注的危害，如血凝块的破碎、稀释性凝血病、多糖-蛋白质复合物的裂解以及免疫调节，从而增加并发症发生率和病人死亡率。

■ 避免大量使用晶体液，初始输液量应当控制在1000mL以内，如果血流动力学不稳定，应当尽快启动大量输血方案，而不是增加晶体液或胶体液的输液量。

5. 纠正酸中毒：

■ 当血pH<7.2时，所有凝血因子复合物的功能均会受到抑制。

■ 酸中毒的纠正有赖于足够的组织灌注，临床上常用碳酸氢钠纠正酸中毒，但单纯使用过量的碳酸氢钠容易造成代谢性碱中毒，引起血钠升高，并增加病人的呼吸负荷。

6. 应用药物：

■ 使用TXA。

■ 补充纤维蛋白原。如果实验室证实确实存在纤维蛋白原缺乏，可以使用3～4g。后续根据血栓弹力图和实验室结果可以重复使用。

■ 当常规止血方法用尽，而创伤性凝血病持续不能缓解、出血不止时，可以考虑谨慎使用rFⅦa。

## （四）特殊人群的治疗

以下情况可能使创伤性凝血病发生更早、程度更重、病情更复杂、处理更困难，应当引起高度重视。

1. 发生胎盘破裂时，可以发生非常严重的凝血病，临床表现类似DIC。

2. 创伤性颅脑损伤病人由于脑组织释放大量的促凝血酶原激酶，损伤0～4.5小时即可发生创伤性凝血病，并进行性加重。

3. 烧伤病人可以出现急性烧伤性凝血病。

4. 服用抗凝药物可导致创伤性凝血病情况更为复杂。

# 六、 常见问题与风险提示

1. 创伤性凝血病的触发机制是休克。因此，早期识别休克、稳定循环极为重要，如果等到发生低血压才开始复苏，可能已经为时过晚。创伤性凝血病一旦发生，将很快导致一系列问题，时间越长，临床处理越难。

2. 为了纠正休克，早期过多输注晶体液是创伤性凝血病的常见原因。对于严重创伤、大量失血的病人,应当限制晶体液的输注,采用全血或成比例大量输血。

3. 重症创伤病人从创伤现场到初始评估和手术过程,由于全身暴露、腹腔开放以及输注常温或低温液体和血液均可能造成大量热量丢失,引起低体温,所以应当在整个救治过程注意保温。

4. 过于注重手术治疗致使手术时间过长是常见的临床问题。对于严重创伤血流动力学不稳定的病人,手术目的是控制出血和严重损伤,而不是精细治疗,初始手术后应尽快将病人送回ICU,施行进一步的损伤控制性复苏,等到病人全身状况稳定后,可以再行手术进行确定性治疗。

5. 遵循损伤控制性复苏原则,执行DCR集束化治疗方案是早期控制创伤性凝血病,并取得创伤救治成功的关键。常见错误是忧虑凝血功能异常而延迟损伤控制手术。

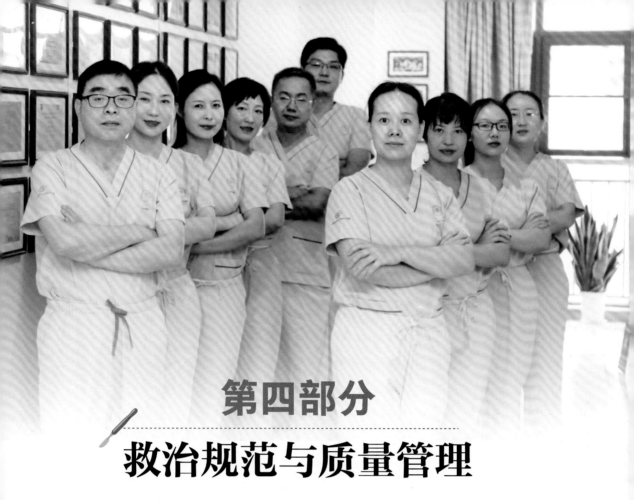

# 第四部分
## 救治规范与质量管理

　　重症创伤救治依靠的是规范的流程,讲究的是团队成员分工协作、各司其职,强调的是学科间、医院间的相互沟通和紧密配合。因此,需要经过规范化培训的创伤团队和足够的硬件支持,以及行之有效的应急启动和响应机制、一系列规范的救治流程和常态化规范化的质量管理体系。

**规范成就质量,质量决定成败**

## 内容提要

1. 团队建设的关键在于理念的统一、共识的达成、学科的融合。长期、系统、规范的人员整体培训和教育是建设真正意义上创伤团队的根本保障。

2. 应急管理是创伤救治的前提。建立规范的应急启动与响应机制，有助于实现应急启动、一呼百应，应急响应及时到位，实现"病人未到，信息先行；病人未到，医生先到"。

3. 团队规范强调的是救治小组成员的岗位职责，要求创伤救治小组成员按照既定的岗位各司其职又相互配合，强调院前、急诊科、放射科、输血科、手术室、重症医学科等多学科紧密协作，共同完成快速救治。

4. 转运管理涉及院前转运、院间转运和院内转运，规范的转运机制有助于降低转运风险，促进院间、部门间的有效沟通，节约抢救时间，提高抢救效率。

5. 质量管理是创伤救治的根本保障，建立规范的质量管理机制，专人负责信息收集与核实，完善院前与院内创伤评分，坚持常态化质量分析，有助于建立创伤数据库、持续质量改进，从而弥补缺陷，减少误差，最大限度地降低可预防的死亡率。

6. 创伤中心应当常态化开展应急演练、救治规范演练和重症病人转运演练。

# 第一章　团队建设与设施建设

　　创伤团队是创伤中心的灵魂,团队建设不只是人员的简单组合,而是通过规范的整体培训,让参与救治的人员形成统一的理念、达成共识,站在重症创伤专业的角度,评估病情,同心协力救治病人。

　　创伤中心应当建立标准的急诊创伤救治单元,随时可用的创伤手术室、杂交手术室或复合手术室,并具备相关专业技术支持和统一的救治理念,重症医学病房应当具备完善的设施与相应的技术,足以保障重症创伤病人后期的生命支持。

## 一、 基本理念

　　1. 创伤团队大多由各专科的年轻骨干医师组成,包括急诊外科、重症医学科医师。创伤救治涉及的学科多、人员多、专业复杂,需要多学科的通力协作,而形成真正意义上的团队较为困难,即使是独立创伤中心或急诊外科创伤中心,也需要凭借全院的力量、多学科协助来完成重大抢救。广义上,参与创伤救治的所有人员都应该是创伤团队成员,但通常所指创伤团队成员主要是常态化参与日常值班的医护人员。

　　2. 由于创伤团队涉及的学科分散、人员结构复杂、专业理念不一,可能导致诊断意见分歧、临床决策相左的现象。创建富有战斗力的创伤团队,关键在于团队整体参与规范化培训、建立统一的理念、遵循规范的流程,形成真正意义的创伤团队。

　　3. 创伤团队骨干人员应当精通创伤救治理论,熟练掌握创伤救治技术,并在各自不同的岗位承担不同阶段的重大救治任务,确保在院前救治、安全转运、急诊急救、手术或介入干预和重症管理方面提供规范的全程救治。

　　4. 创伤外科医师应当是复合型人才,应当具有扎实的理论基础和娴熟的临床技能,既要懂得创伤评估、急诊急救,能够参与各类手术治疗,又要懂得重症创伤病人的后期生命支持和并发症处理。

## 二、 创伤团队建设

### （一）创伤团队构建

1. 创伤团队应当由创伤外科及急诊、重症等多学科的医护人员共同组成。建立在急危重症医学部框架之中的创伤中心或独立创伤中心有利于团队管理，优化流程，提高效率。

2. 团队负责人应当由经过严格创伤培训，通晓创伤救治理论，懂得团队建设、救治决策、应急管理和质量改进工作的高级医师担任。

3. 团队主要人员：

- 创伤外科和（或）其他外科医师，包括高级医师、主治医师、住院医师。
- 急诊和重症医学科医师，包括高级医师、主治医师、住院医师。

4. 团队次要人员：

- 神经外科、骨科、麻醉科医生（视情况而定，需要能及时到达）。
- 影像医师及放射技师。
- 创伤或急诊护士（受过创伤训练）。
- 呼吸治疗师。
- 血库、实验室、手术室人员。

5. 行政管理人员包括质量管理人员。

### （二）创伤团队管理

1. 创伤团队所有成员应当经过严格规范的创伤专业培训，形成统一共识，实现步调一致，真正以创伤专业理念救治创伤病人，而不是各自站在各自的专业角度救治创伤病人。

2. 创伤团队应当在医院相关部门的领导下协同工作，由专人负责日常工作，团队主要人员常态化分组轮流值班。

3. 创伤团队所有成员必须熟悉并遵循创伤救治流程与规范，服从团队负责人统一调配和现场救治指导。

4. 创伤团队成员应当经常性地进行应急演练，熟悉自己的岗位职责，熟练掌握初始评估与救治基本方法和FAST等创伤救治基本技能。

5. 创伤团队成员应当服从应急管理规范，及时响应应急呼叫，并准时到位。

6. 创伤团队重症病房人员应该熟练掌握镇静镇痛、营养支持、呼吸机应用、静脉血栓预防等重症管理方法。

7. 行政管理人员职责：

■ 创伤管理人员必须经过严格规范的创伤救治培训和灾害应急培训。

■ 主要负责应急协调工作，群体事件的应急指挥工作。

■ 负责做好应急救治人员管理，以及物资、器械、药品储备与调配等后勤保障工作。

■ 协助开展多层面质量改进工作。

■ 创伤质量管理人员应做好应急考核管理、核实救治信息填报，进行创伤评分、召集创伤质量改进会议，督促质量改进落实。

8. 团队负责人的工作职责：

■ 应当精通创伤救治理论，具有丰富的创伤应急救治和重症管理经验。

■ 经常性地组织团队培训和演练。

■ 协调、监督、指导创伤救治小组的工作。

■ 组织常态化的创伤质量改进会议，对救治过程出现的问题提出改进措施。

9. 创伤救治值班组长职责：

■ 应当精通创伤救治理论，具有丰富的应急救治经验和现场救治决策能力。

■ 负责值班当日的所有创伤救治工作，包括人员召集、现场救治决策、不同科室协调，请求增援、向上级汇报。

■ 值班组长和救治骨干应全程参与重症创伤病人的评估、救治、检查、决策、转运。若由创伤外科医师担任值班组长，则应当参与手术和后期的重症管理。

## 三、 创伤团队培训

所有创伤团队成员必须接受规范的创伤救治专业理论与技能培训。理论培训必须坚持长期学习、不断强化、人人普及；技能培训应当包括但不限于本书第二部分的所有内容。

### （一）高级创伤生命支持培训

1. 1978年，由美国外科医师学院推出的高级创伤生命支持（advance trauma life support，ATLS）培训课程，教材已更新至第10版（见图4-1-1A），是世界上接受程度最广的创伤培训课程，70多个国家的超过100万的医师接受了培训。

2. ATLS培训课程主要讲授严重创伤的早期管理,已经形成完整的教学规范,对于改善严重创伤病人的早期预后、降低第一小时的死亡高峰具有极其重要的意义。

3. 创伤团队全体人员应当尽可能接受ATLS培训。

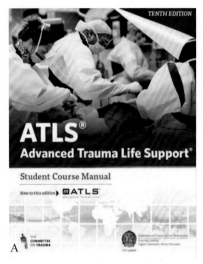
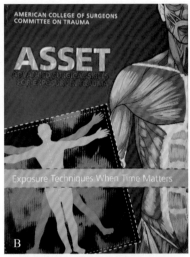
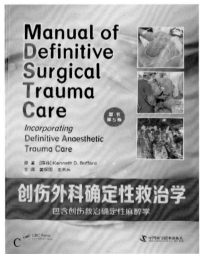
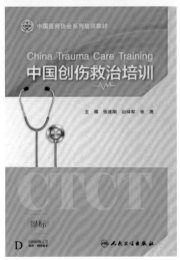

图4-1-1　严重创伤救治培训教材

### (二)高级创伤外科显露技术培训

1. 高级创伤外科显露技术(advance surgical skill exposure training,ASSET)培训课程由美国外科学会提出,该课程在全球近20个国家使用。2018年,华中科技大学协和深圳医院首次引进ASSET培训(见图4-1-2)。

2. ASSET课程主要是通过尸体解剖教授颈部、胸部、腹部、四肢及连接部位出血的血管显露技术,有助于创伤外科医师快速准确实施止血,教材见图4-1-1B。

3. 创伤外科医师应当接受ASSET培训,强化外科止血技术,统一理念,提升早期损伤控制能力。

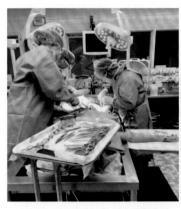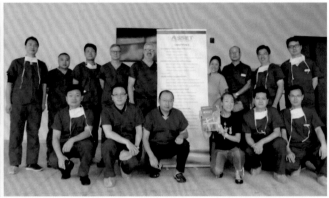

A:新鲜标本实体培训;B:我国首个ASSET培训中心(深圳)和首届学员。

图4-1-2 《高级创伤外科显露技术》培训

### (三) 创伤外科确定性救治学培训

1. 原著[南非]Kenneth D. Boffard,由姜保国和王天兵教授主译《创伤外科确定性救治学》一书,旨在教授严重创伤紧急救治决策和外科技术的应用,对于提高创伤外科医师救治能力和严重多发伤综合救治与管理能力具有重要意义。

2. 创伤外科确定性救治学(manual of definitive surgical trauma care, DSTC)培训课程内容丰富,包括决策思路培训、病例讨论、创伤模拟培训和活体组织实验培训,对其有一定外科基础的医师提升创伤控制能力有较大的帮助,教材见图4-1-1C。

### (四) 中国创伤救治培训

1. 中国创伤救治培训(china trauma care training, CTCT)是由中国医师协会主办,全国严重创伤规范化救治和培训中心以及CTCT专家委员会承办的我国首个标准化创伤救治继续教育项目。近年来,其依据创伤救治循证医学原则、国际最新进展,并结合国内现状,逐步形成较为完善规范的培训课程。

2. CTCT于2016年7月正式启动,主要针对院前和院内创伤救治人员,进行为期1.5天的培训,使参训人员初步掌握安全、规范和高效评估与救治严重创伤患者及批量伤员的理论与技术,教材见图4-1-1D。

## （五）创伤团队整体培训

基于华中科技大学协和深圳医院等国内多家医院与美国南加州大学洛杉矶医学中心创伤中心共同编写的《重症创伤生命支持》，作者全面介绍现代创伤救治理念和全流程生命支持技术，创建适合创伤中心建设的创伤团队整体培训(advance training for all trauma members, ATAT)计划，旨在帮助创伤中心进行全员培训，建立统一理念，掌握标准技术，理解并应用质量改进方法，促进各级医院尽快达到不同级别创伤中心建设的要求。

1. ATAT培训特点：

■ 着重于重症创伤全流程生命支持和救治管理：包括初始评估与救治、早期救治思路与决策，重症监护、评估与后续生命支持；

■ 着重于创伤团队全员培训：包括应急管理、救治理念和救治技术标准化、规范化培训，团队合作与多学科协作演练培训；

■ 着重于质量持续改进培训：包括质量改进工具的应用，质量改进目的、方法、流程与评价；

2. ATAT培训方法：

■ 培训内容：理论培训与操作技术培训，决策思路实例分析，每周质量改进会议，小组演练，考试考核；

■ 教学方法：以实际救治场景展开启发式理论教学；以交互式方法进行临床技能培训；以临床实际病例进行提问式教学查房；以死亡病例、典型病例、并发症病例进行救治质量分析；以实景模拟病例开展程序化演练培训，以标准化试题进行考核验收。

## （六）日常教学查房与演练

1. 日常教学查房：创伤培训不应止步于短期培训，创伤团队成员应在创伤专家的带领下常态化参加日常提问式教学查房，以实际病例强化创伤救治理念，不断夯实理论基础、提高救治能力，并根据最新指南与研究结果不断更新知识（见图4-1-2）。

2. 日常演练：创伤团队应当常态化开展应急救治演练，熟悉流程与规范，熟悉各自的岗位职责，不断提高救治水平和团队协作效率（见图4-1-3）。

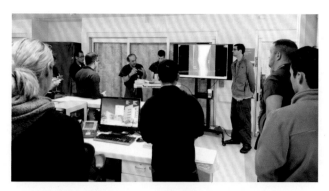

图4-1-2　提问式教学查房

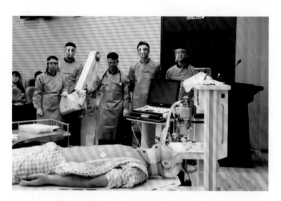

图4-1-3　创伤团队模拟演练

## 四、 创伤中心设施建设

创伤中心应当设置规范的急诊创伤救治单元(见图4-1-4)、随时待用或可快速调用的创伤专用手术间、规范的重症病房,并根据医院条件和创伤中心级别配置不同硬件设施和物品药品储备。

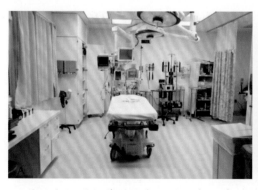
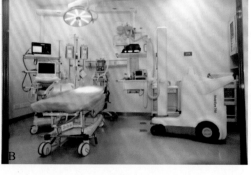

A:美国南加州大学创伤中心创伤急救单元;B:华中科技大学协和深圳医院创伤救治单元。

图4-1-4　急诊创伤急救单元

## （一）急诊创伤单元基础配置

1. 个人防护：手套、脚套、防护面罩、隔离衣等。

2. 床单元配置：可移动病床，监护仪，呼吸机，吸氧装置(包括储氧面罩、无创通气面罩)、吸痰装置、引流装置，除颤仪，无影灯或手术照明装置。

3. 抢救设施：气道管理车，包括鼻咽口咽通气管、喉罩、面罩、气管插管套件、环甲膜穿刺和(或)切开套件；抢救车；深静脉穿刺套件、胸腔引流套件、硬质颈托和标准的骨盆带、止血材料、订皮机、肢体牵引装置。

4. 床旁检查设备：可移动床旁X光机、移动超声诊断仪、床旁快速检验装置、心电图机。

5. 保温装置：温毯或充气式加温装置，普通输血输液加温加压装置。

## （二）急诊创伤单元加强配置

1. 骨髓腔内注射装置。

2. 儿童急救专用量尺(Broselow)及儿童急救包。

3. 自体血回输装置。

4. 血液储存专用冰箱(2～6℃)

4. 快速加温加压输血装置。

5. 复苏性主动脉内球囊套件。

6. 复苏性开胸手术套件。

7. ECMO装置及套件。

8. 一体化影像检查装置(床旁拍片、血管造影和断层扫描一体机)。

## （三）输血科配置

1. 血浆快速溶解装置，血栓弹力图装置，大量输血专用送血箱。

2. 应急输血信息系统。

## （四）血管介入科配置

1. 血管介入治疗是损伤控制必不可少的重要方法，医院应配置标准的介入室供重症创伤救治随时使用。

2. 血管介入室应当配备保温装置、呼吸机、输血加温加压仪和必要的抢救设备。

## （五）手术室配置

1. 创伤中心可以配备专用手术室,24小时待用,也可以仅有普通手术室,但应当随时可以调用。

2. 创伤手术室应当常规配置超声诊断仪、快速加温加压装置和床旁快速检验等设备。

3. 创伤中心应当配备杂交手术室,以满足外科手术治疗和介入治疗交替使用的需求。现代5G杂交手术室可提供更多应用,有利于创伤复苏的精确实施(见图4-1-5A)

4. 现代创伤救治复合手术室将手术台、血管造影机、可移动CT结合在一起,实现手术前、中、后不同阶段随时根据病情需要进行增强CT扫描、膀胱造影、REBOA、ECMO、介入诊断与治疗和外科手术治疗。最大限度满足损伤控制手术的需求(见图4-1-5B)。

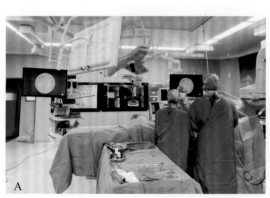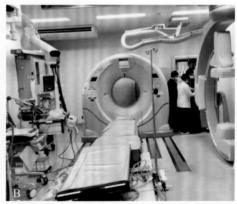

A:现代5G杂交手术室;B:现代复合手术室。

图4-1-5 先进的手术室有助于重症创伤多学科联合救治

## （六）重症病房

1. 重症病房应当具备规范的标准设施,能满足重症创伤病人生命体征监测、器官功能支持与治疗;有条件的创伤中心可以配备可移动CT,以可移动头部CT较为适用(见图4-1-6A和B),可移动床旁X光机也应常规配置。

2. 创伤中心重症病房应当配备烧伤病房和烧伤专用处置设施(见图4-1-6C)。

3. 重症病房应当具备足够的技术条件,以满足重症创伤病人的生命支持和并发症处理(见表4-1-1)。

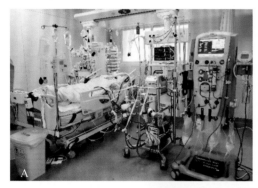
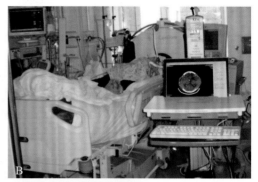
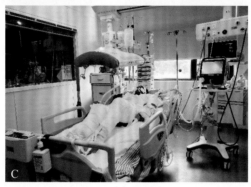

A:重症病房生命支持装备;B:配置可移动头部CT设备;C:设施齐全的严重烧伤监护病房

图4-1-6 具有高级生命支持设施的重症病房

表4-1-1 重症医学创伤生命支持适宜技术

| 常规技术 | 关键技术 |
| --- | --- |
| 床旁纤维支气管检查及肺泡灌洗技术 | 复苏性主动脉球囊阻断技术 |
| 呼吸机应用技术 | CT引导下深部穿刺技术 |
| 床旁胃镜及经胃镜置入胃管和空肠管技术 | 经皮气管切开技术 |
| 床旁超声监测技术 | 环甲膜切开技术 |
| 床旁X光检查技术 | 经腔镜止血技术 |
| 有创动脉压及血流动力学监测技术 | 颅内压监测技术 |
| 连续肾脏替代治疗技术 | 骨筋膜室测压技术 |
| 腹腔压(膀胱压)监测技术 | 骨筋膜室切开减压技术 |
| 快速床旁检验及TEG技术 | 腹腔开放技术(腹腔负压治疗) |
| 快速加温加压输血技术 | 体外膜肺氧合(ECMO)技术 |
| 骨髓腔内输液技术 | 复苏性开胸手术技术 |

## 五、 常见问题与特别提示

1. 创伤团队未能做到全员整体培训是团队建设不到位的关键原因。创伤培训应当覆盖所有创伤相关医护人员以及主要行政管理人员和质量管理人员。

2. 培训速成化、形式化。短暂的理论授课和技能培训不能够替代全面系统常态化学习,培训的关键在于使创伤救治人员建立规范的救治理念,熟悉规范的救治流程,掌握正确的救治技术和决策思路,并真正应用于实际救治工作当中,取得成效。

3. 创伤救治演练不到位,流于形式。演练前,应当预先设计典型病例,以问题为导向开展递进式演练,团队负责人应全程参与并指导演练。

4. 急诊创伤救治单元基础配置不够,重症病房生命支持适宜技术不完善,特别是创伤救治关键技术缺失或掌握不到位是严重影响重症创伤病人快速救治和最终取得成功的重要原因。完善的基础设施和必要的生命支持技术是提高抢救成功率的基本保障。

# 第二章 重症创伤应急机制

> 应急启动与应急响应是重症创伤快速有效救治的前提保障,科学的启动标准、规范的启动流程、合理的分级响应机制及警医联动机制和高效全覆盖的信息化系统均有助于实现"病人未到,信息先到;病人未到,医生先行"的目标,从而缩短抢救时间,提高抢救成功率。

## 一、 基本理念

1. 严重多发伤突如其来,时间就是生命,建立恰当的应急机制对于快速集结救治人员,保障救治设备和器械提前准备,减少救治过程慌乱和失误具有重要意义。

2. 创伤应急机制包括应急启动机制、应急响应机制和应急考核与质量管理机制。

3. 创伤应急机制应当以"全流程一体化信息系统"为基础,实现应急启动和应急响应信息化,确保信息准确提前送达,并覆盖所有相关人员和学科。实现院前-急诊-手术室-输血科-重症医学科一体化全流程信息传递,达到"一呼百应,快速行动"的目的。

4. 创伤应急机制应当以损伤分级评估为前提,建立区域联动分级救治机制,确保不同伤情的病人得到最为恰当、最为及时的治疗。

5. 建立有效的警医联动应急机制和统一调度的灾害救治体系有助于缩短重症创伤病人的早期救治时间,提高重症创伤和群体伤救治的效率。

## 二、 创伤应急启动

应急启动的目的在于确保重症创伤救治值班人员提前到位,所需的临床资源随叫随到、各类设备和器械随时可用。创伤中心应当制定应急启动标准,遵循启动规范,既要恰如其时地启动团队,又要避免不必要的启动造成人力浪费。

## （一）应急启动时机

1. 院前救治人员在现场评估创伤病人病情,当符合启动标准或者虽然未达到启动标准,但根据伤情判断院前急救医师认为需要启动创伤团队时,应在病人送达急诊科前尽快启动应急机制。

2. 如病人由院外转入或自行来医院或在医院内发生创伤时,急诊科得到通知后应当立即进行伤情评估,如符合应急启动标准,或者虽然未达到启动标准,但急诊科值班医师认为需要启动创伤团队时,则应当立即启动应急机制。

3. （重大）交通事故,警务人员可以直接启动应急机制。

## （二）应急启动方式

1. 启动地点:院前启动、急诊启动、外院启动（包括警务人员事故现场启动）。

2. 启动方法:电话、微信、传呼机、对讲机、信息化系统。

3. 启动要求:

■ 应急启动的信息应当同步传送至所有人员和相应学科,并在规定时间内强制送达当日创伤救治值班人员,做到"一呼百应、值班必达"（见图4-2-1）。

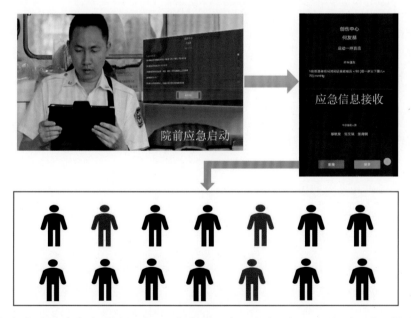

按创伤应急启动标准发出启动指令,信息传送给每一个（黑色人体所示）,并强制性通知当天值班人员（红色人体所示）在规定时间内到达指定地点。

图4-2-1　应急启动信息同步传递

■ 尽量通过信息化系统传送信息,提前将院前病历信息和(或)图片信息发送给医院急诊科和(或)创伤值班医生,做到"病人未到、信息先到",实现院前与急诊信息的有效沟通和多学科联动。

## (三)应急启动标准

以下为美国南加州大学创伤中心"创伤团队应急启动"(trauma team activition,TTA)标准,符合任何一项标准时,应当启动创伤团队。

1. 收缩压<90(或一岁以下婴儿收缩压<70mmHg)。

2. 心率>120次/min。

3. 颈部、胸部、腹部、肘或膝以上近端肢体枪伤、刀刺伤或贯通伤。

4. 创伤病人GCS<9。

5. 创伤病人从其他医院转入前已经处于输血维持生命状态。

6. 院间转运前病人已经气管插管或有呼吸困难。

7. 所有创伤导致的病人心搏骤停。

8. 自缢病人GCS<8,HR>120次/min,或SBP<90mmHg。

9. 年龄>70岁(平地摔倒者除外)。

10. 急诊主治医师或接诊医师自主判断的其他情况:

■ 年龄<15岁,或年龄>55岁。

■ 服用抗凝药物。

■ 严重烧伤病人。

■ 肾脏病晚期透析的病人。

■ 孕周>20周者。

■ 危及肢体的损伤。

■ 其他部位或系统的考虑。

## (四)创伤应急启动流程

按照既定的应急启动标准,执行规范的应急启动标准,是重病创伤病人得以成功救活的前提,创伤中心应当建立从院前到急诊以及各个相关专科完整的信息链,及时按照病情启动应急机制,既要避免过度启动,又要避免遗漏启动,并按照病情严重程度进行分拣,在恰当的时机给予病人最恰当的治疗(见图4-2-2)。

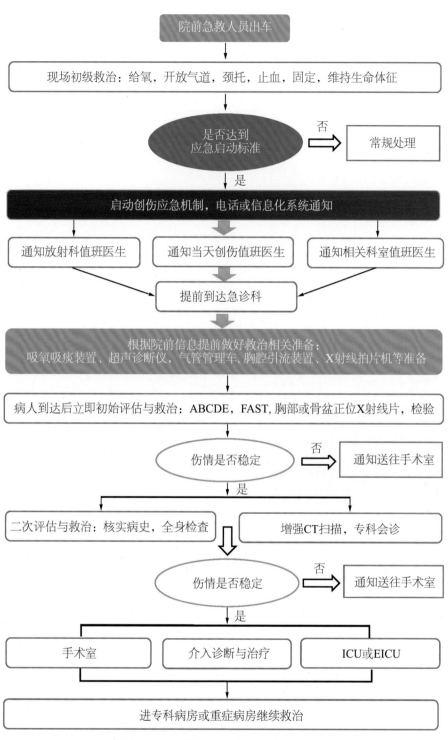

图4-2-2 创伤应急启动与分拣流程图

## 三、 创伤应急响应

### （一）创伤应急响应原则

1. 为了避免创伤团队过度启动,确保有限的资源充分利用,合理安排急诊人员和创伤团队成员的工作,通常将应急响应分为三个级别。院前急救人员、急诊科和创伤团队成员应当按照创伤响应流程执行(见图4-2-3)。

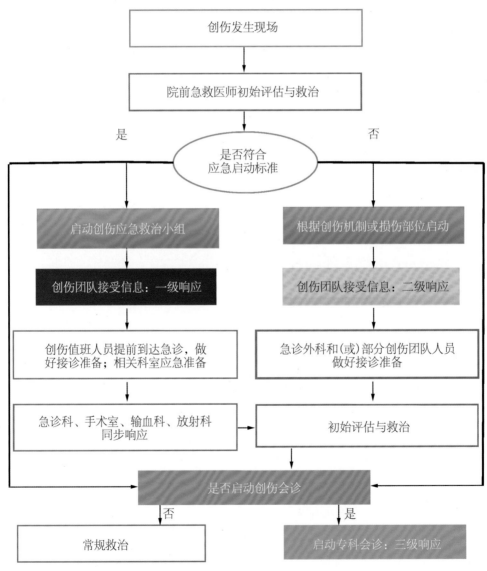

图4-2-3 创伤应急三级响应流程图

2. 不同医院可以根据可使用的资源和有关医疗管理制度制定具体的应急响应规则(响应人员、响应时间等)。

## (二)一级应急响应

1. 一级应急响应是最高等级响应,主要针对符合上述应急启动标准的严重创伤病人。

2. 应急机制启动后,所有创伤团队成员均应及时得知启动消息,处于被"激活"状态,随时待命增援;创伤值班人员必须立即响应,赶赴急诊科;最佳状态是"病人未到,医生先到",由创伤值班组长根据得到的院前信息,预先安排抢救准备工作(见图4-2-4)。

3. 值班组长根据病情需要,随时请求创伤团队其他成员增援或院内多学科会诊,增援医师和会诊医师应该在15分钟内达到急诊科,院外医师应该在30分钟内的赶回医院。

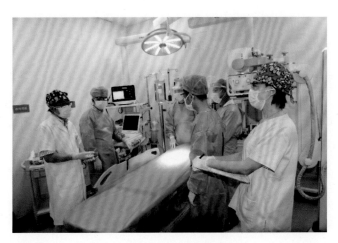

图4-2-4 一级应急响应,病人未到,医生先到,创伤值班组长根据病人情况,提前安排工作,做好迎接病人的准备

## (三)二级应急响应

1. 通常是基于损伤部位、损伤机制或特殊因素决定启动的应急响应级别。

2. 二级应急启动时,只需部分创伤队员响应,初始评估与救治主要由急诊外科医师完成,急诊外科医师评估后认为需要启动创伤救治小组,可再开始启动。

3. 院内会诊医师应该在15分钟内到达急诊科,院外医师应该在60分钟内赶回医院。

## （四）三级应急响应

1. 通常病人情况稳定,需要专科"创伤会诊"时启动三级应急响应。

2. 创伤团队住院医师和(或)相关学科的专科医师到达即可;响应时间可以根据医院的要求决定。

## 四、 应急考核与质量管理

1. 创伤中心应详细记录应急启动和响应情况,并由专职质量管理人员进行统计分析,作为人员绩效考核和应急质量改进的依据。

2. 应急启动考核包括过度启动、遗漏启动、未按标准启动的次数与比例。

3. 应急响应考核包括未响应、延迟响应、响应但未按时到达。

4. 团队人员考核包括创伤团队成员缺席、请假、迟到、换班等情况。

5. 创伤应急启动与响应应当是质量管理的重要组成部分,应对出现的问题进行根因分析,重点关注创伤团队成员的主观能动性、对创伤启动与响应标准的理解以及系统问题(如通讯信号不稳、信息系统不完善)。

## 五、 常见问题与特别提示

1. 没有明确的应急启动标准,导致过度启动或不规范启动应急机制,启动者与响应者无法达成默契,久而久之,启动将无人响应。

2. 应急启动方式不合适,无法迅速高效地将应急启动信息发送给创伤团队成员,特别是当日值班的创伤团队成员,电话启动和微信启动存在诸多问题,建议采用一体化全流程信息系统启动应急团队和相关科室。

3. 应急启动系统不完善,导致响应延迟或缺失,应急启动信息发送后值班人员可能因为无法接收或未能及时查看信息而延误救治。

4. 院前病历信息不全,响应值班医师无法根据病人情况做充分的响应准备。

5. 未实行分级响应,造成人力资源浪费。

6. 缺乏应急启动与响应的监督考核机制,对过度启动和遗漏启动、响应不到位、响应时间延误等问题缺乏监管与改进。

# 第三章 团队规范与多学科协作

> 创伤救治小组是执行重症创伤救治任务的核心团队,也是落实初始评估与救治的关键所在,不管小组成员人数多少,均应遵循既定的救治流程与规范,完成"评估-决策-再评估-再决策"任务,确保尽快稳定病情,并力争多学科协作,为进一步的救治奠定基础。

## 一、 基本理念

1. 重症创伤救治讲究快捷、高效、果断、准确,应当按照预先通知-院前沟通-提前准备-快速救治的流程实施初始评估与救治,团队的协作尤其重要。

2. 每一次抢救至少需要3~5个医护人员通力协作,密切配合,要做到忙而不乱、有条不紊,这就需要团队成员分工配合,各司其职,遵循统一的救治规范,执行标准的救治流程。

2. 创伤救治小组成员应明确自己的职责和救治过程的位置与任务,如果人手不够,应当在完成自己工作的同时,尽量帮助其他队员。

3. 创伤救治小组应常态化开展应急救治演练,强化岗位职责,熟悉各自岗位的救治流程与规范。

4. 重症创伤的救治离不开多学科协作,但初始救治应当由创伤值班组长带领救治小组主导抢救,而不是等待会诊医师的到来,不可因专科会诊而延误初始救治。

5. 医院应确定紧急会诊启动的标准,限定会诊达到时间,并给予相应的考核。

## 二、 创伤救治小组组成与分工

### (一) 创伤救治小组组成

1. 医院应当根据各自的医疗资源,将创伤团队人员分为四个或以上创伤救治小组,轮流值班。

2. 创伤救治小组应当至少由三名医生组成，24小时住院值班，随时听候应急启动。

3. 创伤救治小组由当日值班的组长负责，组长应该由通晓创伤救治规范的创伤团队、创伤外科或急诊外科高级职称医师担任。

4. 如果医疗救治组长无法立即赶到，可由急诊科当日值班的高级职称医师担任组长，组织抢救。

5. 创伤小组成员应包括组长、评估或复苏医师、气道管理医师和操作医生或助手(住院医生)以及护士等。

## (二) 初始评估与救治分工

1. 当病人到达急诊科创伤救治单元时，转运担架应该推放在病床右侧，听从评估或复苏医师指令，由创伤救治小组和院前急救人员共同将病人移位到急诊抢救床。

2. 去除病人衣物，登记保存病人所有物品。

3. 监测并记录生命体征。

4. 在创伤值班组长的指挥下，由评估或复苏医师开始进行初次评估(也可由组长代替)。

5. 如果需要快速建立人工气道、静脉通路、放置胸腔闭式引流管，应该由气道管理医师和住院医师尽快完成。

6. 创伤值班组长(或高年资创伤医师)确认初次评估与救治复苏措施已完成，即可开始二次评估；如果病人稳定，复苏救治的同时，也可以进行二次评估。

7. 特别注意：初始评估与复苏过程中，每个岗位的医生应当大声报出自己的检查结果和完成的任务，但应避免互相干扰。

## (三) 后续治疗分工

1. 创伤值班组长(或高年资创伤医师)应当与评估或复苏医师协商确定下一步处理决策。

2. 诊断性腹腔穿刺术、环甲膜切开术和复苏性剖胸探查术应当由创伤外科医师完成。

3. 在创伤组长的指导下，可由创伤团队骨干医师和(或)急诊科住院医师进行中心静脉置管、胸腔闭式引流管和气管插管。

4. 如果病人无须收入创伤外科病房，创伤外科医师完成所有工作后，应当将病人交由急诊科主治医师进行后续处理。

5. 如果病人需要收入创伤外科住院治疗,同时也需要其他专科会诊,由创伤组长、高年资创伤外科医师和急诊科高年资医师组织多学科会诊。

6. 如果是群体事件,有多个严重创伤病人同时到达急诊科,创伤团队组长应当按照群体伤救治流程向上级汇报,请求增援。

# 三、 创伤救治小组工作规范

重症创伤救治小组应当由以下人员组成,其具体位置和职责(见图4-3-1)。

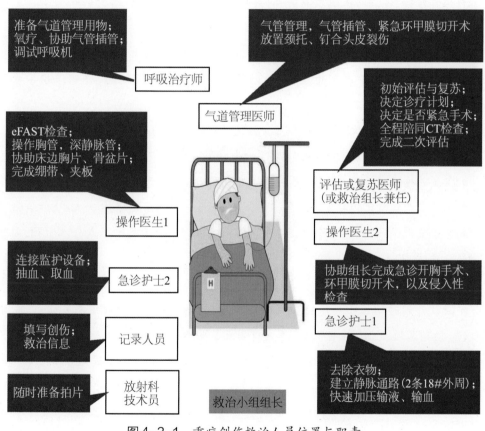

图4-3-1 重症创伤救治人员位置与职责

## (一) 创伤救治小组人员位置与职责

1. 创伤救治小组组长:

■ 创伤救治小组组长是创伤救治的关键人物,应当由创伤外科高级职称医师(主任医师或副主任医师)担任。

471

■ 抢救开始时站在抢救床尾侧，有权指导所有评估与救治，指导和协调整个救治过程。

■ 如抢救人员足够，可以让高年资医师担任复苏医师，负责评估、复苏和处理；如人员不够，组长应当亲自负责评估与复苏。

■ 组长具有评估与救治决策权，并有权改变或取消任何医嘱。

■ 如需要进行重大紧急抢救措施，如急诊剖胸手术、环甲膜切开术，以及侵入性检查（如诊断性腹腔穿刺术），抢救小组组长应当亲自主导完成，并负责向上级汇报。

■ 负责多部门的沟通，特别是与放射科、手术室、血库的及时有效沟通。负责启动多学科协作诊疗，负责与家属及有关部门沟通。

2. 评估或复苏医师：

■ 由高年资创伤外科医师担任，如人员不够，也可以由组长担任。

■ 抢救开始时站在病人的左侧，协助气道管理医师放置颈托，并确保颈椎受到保护。

■ 主要负责确认初次评估，以及对初始评估结果进行判断，提出复苏建议。

■ 指导FAST检查，必要时核实FAST检查结果，并进一步建议eFAST检查。

■ 在复苏抢救措施进行当中，尽快开始二次评估。

■ 如果病人病情比较稳定，应进一步参与评估、会诊和其他处置。

■ 对于重大干预措施，应当请示创伤救治小组组长，决定是手术或介入干预，以及何时转送手术室。

3. 气道管理医师：

■ 抢救开始时站位于病床的头侧，遵循评估或复苏医师的指示进行气道管理，清理气道，抬起下颌，给氧，检查假牙，放置口咽或鼻咽通气管等。

■ 按照指示完成药物诱导或者非药物诱导气管插管，确认气管位置并给予病人机械通气，直到呼吸治疗师接手。

■ 完成气道管理后，应当协助评估或复苏医师和（或）操作医生完成其他操作。

■ 按需求放置颈托，并用订皮机钉合头皮裂伤。

■ 紧急情况下，协助救治组长完成紧急环甲膜切开术。

4. 呼吸治疗师：

■ 有条件的医院可以配备专业的呼吸治疗师。

■ 呼吸治疗师的主要任务是准备气道管理用物、负责氧疗、协助气管插管、调试呼吸机、负责病人带呼吸机转运或完成检查。

■ 如果没有呼吸治疗师，这部分工作可以由气道管理医师完成。

5. 操作医师：

■ 操作医生1：通常可以由高年资创伤团队医师或急诊高年资医生担任；抢救开始时站位于病人右侧，主要负责FAST或eFAST检查，遵照评估或复苏医师的指示完成中心静脉导管和(或)胸腔闭式引流管穿刺置管；负责使用绷带或夹板固定肢体骨折，并协助完成床边胸片、骨盆片检查。

■ 操作医生2：如医生足够，可以设置，通常由创伤外科或急诊科住院医生担任，站在右侧，协助组长完成复苏性急诊剖胸手术、环甲膜切开术，以及侵入性检查等。

6. 急诊护士1：

■ 抢救开始时站位于病人左侧，协助去除病人衣物，评估院外建立的静脉通道或建立新的静脉通道。

■ 负责快速加温加压输液输血。

■ 必要时建立骨髓腔输液输血通道。

7. 急诊护士2：

■ 抢救开始时站位于病人右侧，负责采血并将血样本放置在指定的收纳管中，贴好标签以备送检。

■ 连接监护仪，获取生命体征，并报告给记录人员。

■ 遵照评估复苏医生或救治组长指示，留置或协助留置鼻胃管和导尿管，连接并查看胸腔闭式引流管情况。

■ 遵医嘱协助完成有关床边化验。

■ 遵医嘱执行其他操作，与其他学科联系，及时通知放射科技术人员。

8. 记录人员：

■ 可以是急诊科护士、进修生、规培医生、实习医生，或者专职质控员。

■ 所有填写记录表格的人员必须经过培训，应当应该按照记录表格要求认真填写每一个项目。

■ 抢救开始时，记录者站位在抢救室一角，用表单记录各时间节点生命体征、操作、用药等，记录创伤救治组长和(或)各位队员的到达时间，以及其他专科医生(如骨科)会诊到达时间等。

■ 如果是急诊科护士负责记录，该护士可以兼做部分护理工作。

■ 建议通过信息化系统完成信息收集与记录。

9. 放射科技术员：

■ 抢救开始时站位于创伤救治队员的后面，站在移动X线片机旁；

■ 遵循评估或复苏医师、高年资创伤外科医师或创伤救治组长指示，完成X线拍摄工作。

■ 常规需拍胸部和骨盆后前位X线平片，需要时拍颈椎平片。

■ 如果放射科技术人员缺席，应当由经过培训的创伤救治医生完成床旁X线检查。

## （二）救治小组人员基本配置

1. 创伤救治小组的成员数量视医院的人力资源而定，但对于严重多发伤救治而言，至少应当有三名医生，分别是救治组长（兼任评估或复苏医师）、气道管理医师和操作医生或助手，重点负责初始评估与救治。如果人手不够，应当及时请求增援（见图4-3-2）。

2. 至少应该有两名护士协助救治，其中一名护士完成救治护理工作，另一位连接监护仪，抽血、取血，并协助医师完成操作。

3. 胸片、骨盆片检查可以由取得放射操作资质的救治小组成员完成。

4. 资料收集工作通过信息化系统完成。

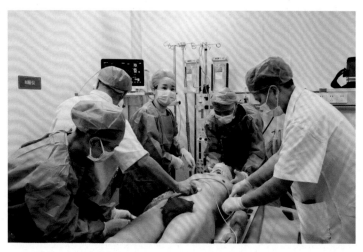

图4-3-2　三名医生，两名护士参与重症创伤初始评估与救治

# 四、 多学科协作救治

## （一）紧急创伤会诊

1. 对于未达到创伤应急启动标准的创伤病人，如果院前评估认为伤情需要，也可以启动紧急专科会诊。专科会诊医师可以按二级响应要求，在15～30分钟内赶赴急诊科。如果病人病情稳定，只有一般性专科问题，可以按三级响应参与救治，专科会诊医师在30分钟到达急诊科进行会诊。

2. 遇到重大专科问题时，应当及时启动紧急专科会诊，会诊医师应当在15分钟内达到急诊科。

3. 病人的评估与救治工作由急诊外科医师完成，如遇特殊问题或病情发生变化，也可由急诊外科医师随时启动TTA。

## （二）专科会诊规范

1. 外科专业会诊：依据创伤救治组长或者创伤救治团队高年资成员的请求，有关外科专科人员应该在规定时间内进行会诊或举行多学科联合会诊。

■ 骨科会诊启动标准：出现以下任一病情，应当立即启动骨科会诊。

● 开放性长骨骨折。

● 肢体脱套伤。

● 复杂性骨盆骨折。

● 脊柱损伤且不稳定。

● 脊髓损伤。

■ 神经外科会诊启动标准：出现以下任一病情，应当立即启动神经外科会诊。

● 任何颅内出血伴GCS＜9分。

● 硬膜外血肿宽度＞15mm。

● 硬膜下血肿宽度＞10mm。

● 中线移位＞5mm。

■ 产科医生会诊：

● 妊娠期任何创伤均需请产科医生会诊并密切监测。

2. 非外科会诊：以下专业也应该在规定时间内进行会诊，由创伤团队高年资医生慎重考虑后提出请求。

- 麻醉科:院内值班医师应立即到达。
- 儿科:院内值班医师应立即到达。
- 内科:心脏科及其他内科专业学科医师应在30分钟内达到。

## (三) 影像学检查

1. 床旁X线片检查:

- 急诊科应急值班人员得知符合应急启动标准的病人即将达到或者刚刚到达急诊科时,即应通过专用电话或者信息化系统通知急诊放射科。
- 放射科技师应立即达到创伤复苏单元,开启可移动X光机,随时待命。

2. CT扫描:

- 一旦确定创伤病人需要CT扫描,应立即通知放射科做好准备。
- 通常情况下,如果病人伤情不稳定,一般不宜做CT扫描。
- 病人在进行CT扫描检查过程中,应当全程监护。
- 创伤救治医师应当护送符合应急启动标准的病人到放射科进行检查,非应急启动的病人可以由急诊科医师护送。
- 完成CT扫描检查后创伤救治小组组长或高年资创伤外科医师应当立即与放射科医师讨论CT结果,以便立即制定下一步处理方案。
- 如果CT扫描过程中发生病情变化,应立即终止检查,返回急诊创伤救治单元,重新进行ABCDEs评估与救治,直至病情平稳;如果病情危急,应立即送往手术室,不必纠结于CT检查。

## (四) 手术室

1. 提前通知:

- 一旦创伤救治小组组长或高年资创伤外科医师决定将病人直接送入手术室,就应当立即通知手术室,做好手术准备。
- 一般由急诊护士通知手术室,也可以通过信息化系统通知,并将病历资料及图片资料同步上传给手术室。

2. 术前准备:

- 病人到达手术室之前,麻醉医师、手术室护士应当做好应急抢救和手术所需各项准备。
- 术前严格执行病人身份核查、手术名称核查、输血核查等。

### （五）重症监护病房

1. 提前通知：

■ 病人从手术室或急诊科送往重症监护病房前均应提前通知，以便做好准备。

■ 可以由急诊护士通知或手术室护士通知，也可以通过信息化系统通知，信息化系统可以将病人院前信息、急诊信息、手术室信息都同步传送给重症医学科。

2. 接诊病人：

■ 病人达到之前应当准备好呼吸机、监护仪。如有必要，应当准备好输血加温加压装置、CRRT 装置，甚至 ECMO 装置。

■ 重症医学科医师接诊病人后应当详细评估，认真了解救治过程，与创伤团队人员充分沟通，制定进一步救治方案。

## 五、 常见问题与特别提示

1. 创伤救治小组人员数量不够或未能及时到达是严重影响初始评估与救治效果的重要原因，承担创伤救治任务的医院应当配备至少三名医生和两名护士完成每一次重症创伤病人的初始救治。

2. 对于值班人员未能及时到位的情况，应当加强信息化建设避免因信息接收问题影响应急响应，值班人员应当合理安排工作，避免因工作忙碌无法及时赶到急诊救治单元，原则上所有值班人员接到应急启动信息后必须立即赶赴救治现场。

3. 创伤救治人员职责不清、分工不明、流程不畅，将造成救治场面混乱，并明显影响救治效果。

4. 合并颅脑创伤、脊柱损伤、骨盆骨折的病人，应该尽快通知神经外科和骨科紧急会诊，决定手术时机与方式。

4. 妊娠期妇女合并任何形式的创伤均应立即请求专科会诊。

5. 创伤救治小组成员不仅应负责完成初始评估与救治，而且应当护送病人完成 CT 检查、护送病人进入手术室，甚至参加手术治疗和后期重症生命支持工作。

# 第四章　转运规范与安全转运

> 　　院前转运、院间转运和院内转运均涉及转运前评估、转运时监护、转运后交接，并对发现的问题及时采取应急救治；严格的培训、充分的预案、有效的沟通、规范的流程、完整的交接、常态化的演练是确保转运安全的重要措施。

## 一、基本原则

### （一）安全原则

1. 院前转运面临事故发生现场的复杂情况，转运前应特别注意现场安全及转运人员和病人的安全，并在快速完成初始评估与处置的同时，按照规范的评估评分流程进行伤情分拣，选择恰当的转运方式，将病人安全转运至合适的医疗机构。

2. 院间转运前切记避免过多检查或不必要的尝试性治疗，应充分做好院间沟通和信息记录与传输；确定由专人护送，确保病人转运过程安全并得到最有效监护与救治。

3. 院内转运涉及多次过床，病人连接多种医护辅助设施，转送过程需要进出电梯等，医院应当具备合理的绿色通道规划，以最短的距离、最少的障碍和最优的流程，来降低转运风险。

4. 所有形式的转运必须遵循评估-救治-沟通-护送-评估-救治-交接的基本流程，确保转运安全，减少二次损害。

### （二）分级原则

1. 医院应当根据自身的救治能力确定对创伤病人做出力所能及的评估与救治；超出救治能力时，应当及时联系转院；原则上应当转运至有资质的可以获得确定性治疗的医疗机构。

2. 非创伤中心所在单位转院原则：

■ 非创伤中心所在医院的院前急救人员应当具备一定的初步判断和处理能力,根据院前评分和评估流程,直接将危重病人送往附近创伤中心或有条件的综合医院。

■ 非创伤中心所在医院的急诊医师应根据初始评估做初步救治,初步稳定病情后根据医院的救治能力将危重病人转送至附近的创伤中心。

3. 创伤中心所在单位转院原则:

■ 次级创伤中心应当实施规范的初始评估与救治,如果病人病情严重,超出本中心救治能力范围,则应尽早将病人转送至上级创伤中心。

■ 如果病人病情严重,但不适合转运,则次级创伤中心所在单位应当根据自身的救治能力以及病情的复杂程度,寻求上级或外院专家远程会诊或临床会诊及手术援助。

## (三)优先原则

1. 重大事故中涉及多个伤员的转运,在院前转运能力有限的情况下,应根据伤情轻重缓急安排伤员优先转运顺序:重症创伤病人合并有通气不足、低氧血症、张力性气胸、创伤失血性休克,是导致呼吸循环障碍甚至呼吸心搏骤停最常见的原因,这类病人应优先转运;其次是轻伤员和濒死伤员。城市交通事故中如有多人受伤,应该调动足够多的转运资源,尽快转运所有病人。

2. 心跳、呼吸濒临骤停的创伤病人应当直接转运至最近医院的急诊科,而不应考虑该医院是否有创伤中心。

3. 对于批量伤员的转运,病人需要立即转运还是现场处置后再转运,取决于伤员伤情、数量和救护人员、设备的匹配,往往需要高级决策者协调指挥。

## (四)沟通原则

1. 院前救治人员应当根据创伤现场的情况,快速评估是否需要额外或特殊的帮助,及时报告指挥中心,说明可能需要的急救资源、消防资源、警力资源等,并始终保持通讯畅通。

2. 院前或院间转运前应当与接收单位充分沟通,向接收医院的创伤救治小组报告有关病情,以便对方做好接诊救治准备;报告应简洁明了,按标准格式报告,避免简单的口头报告。

## 二、 现场初始评估与救治

### （一）创伤机制评估

创伤现场救治医生或者急诊第一接诊医生应当详细了解或评估创伤机制并记录。

1. 交通事故可以分为机动车撞人、机动车撞摩托车、机动车撞机动车；救治人员应当了解车速、车辆变形情况以及车内同行人员的伤亡情况等。

2. 高处坠落伤应了解坠落高度、着地部位、地面情况。

3. 刀刺伤或贯穿伤应特别关注创伤部位、深度、锐器是否拔除。

4. 烧伤或电击伤应了解烧伤环境、部位、面积、深度、电压情况，现场整体情况。

5. 其他伴发伤害应了解创伤发生地点、场所和周围环境，判断是否伴有冲击波伤、有害气体吸入伤、挤压伤等。

### （二）现场初始评估

1. 现场评估要求：院前救治医师达到现场后应当在十分钟内明确创伤病人是否存在威胁生命的情况。

2. 现场评估内容：

■ 气道：潜在存在或者已经发生气道危险。

■ 呼吸：呼吸频率增加，脉搏氧饱和度<95%，呼吸困难，开放性气胸或连枷胸，疑似气胸或疑似张力性气胸。

■ 循环：存在严重的外出血或疑似内出血，或已经存在休克。

■ 神经功能状态异常：GCS≤13分，合并癫痫，感觉或运动缺失。

■ 损伤范围：重点关注头、颈、躯干损伤；肘部和膝关节近端穿透伤；肢体或手指、足趾近端截断。

■ 特殊情况情况：重要医疗病史（服用抗凝抗血小板药物），年龄>55岁，儿童，低体温，烧伤，窒息、妊娠20周以上。

### （三）现场初始救治

1. 气道管理：

■ 开通气道：手法开通气道（仰头提颏法和抬举下颌法），清除口腔血块或异物，吸痰，使用口咽、鼻咽通气管，甚至喉罩。

■ 以下情况可以考虑建立人工气道：

● GCS≤8分；

● 需要高浓度吸氧保持脉搏血氧饱和度≥95%的病人。

● 潮气量或分钟通气量下降需要辅助通气的病人。

● 颈部有血肿且不断扩大。

● 气道烧伤或肺部烧伤。

■ 紧急情况下可以实施环甲膜穿刺或切开术，快速建立人工气道。

■ 任何严重多发伤都应进行吸氧治疗（特别是疑似存在危及生命的情况时），使病人的脉搏血氧饱和度＞95%。

2. 控制严重的外出血，如按压、填塞、止血带止血。

3. 手法稳定脊柱并及时将病人固定在脊柱板上。

4. 肢体夹板固定或将病人整个身体固定到长背板上。

5. 保护体温。

## 三、 转运方式的选择

### (一) 基本要点

1. 转运方式包括陆地转运、空中转运和水上转运。

2. 选择哪种方式原则上取决于转运距离、转运时间、地理条件、气象条件和病人的整体状况等因素，无论何种方式，均以不加重病人损伤为首要原则。

3. 除驾驶员和担架员外，至少安排2名急救人员，其中1名应当具有高级生命支持方面的知识和技能，能够完成气道管理、循环管理，并可识别治疗心律失常。

4. 无论哪种转运方式，均应当备有电话、语音传输系统或信息化系统，以便与创伤中心、医疗机构和调度中心等取得联系，随时报告病人病情，并获得远程会诊和院内急救专家的指导（见图4-4-1A）。

5. 转运工具中应当有应急启动规范和装置，院前救治医师可根据病人病情需要随时启动创伤救治团队，以便急诊科提前做好接诊救治的准备。

### (二) 陆地转运

1. 陆地转运工具以救护车为主。

2. 救护车必须备有急救设备，如心电图机、除颤仪、呼吸机、心电监护仪等。

3. 车上应当备有严重创伤病人救治所需的抢救器械、药品、敷料、颈托、骨折外固定器材、止血材料、止血带等(见图4-4-1B)。

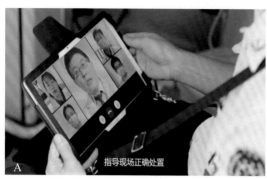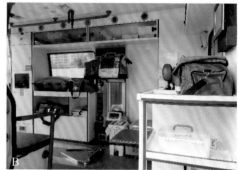

指导现场正确处置

图4-4-1　救护车内备有急救设备等

### (三) 空中转运

1. 如果发生交通阻塞、道路毁损、野外险途等延长救护车转运时间、延误治疗的情况,可以选择空中转运方式,直升机坪与手术室应当紧密相依,并使用专用通道。

2. 空中转运可以将救护人员运送至现场或将病人从现场转运至医疗机构,特别是对于救护车不能到达的地域具有较为明显的优势,但由于种种条件限制,也存在一定风险,应当慎用直升机救护,并严格按照有关规定执行(见图4-4-2)。

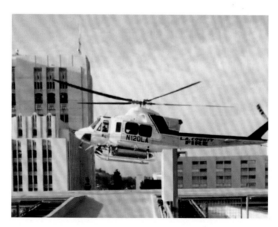

图4-4-2　美国南加州大学创伤中心直升机空中转运,手术室设计在停机坪下一楼层,并有专用电梯

3. 空中转运时由于空中气压偏低,有加重气胸和腹胀的风险;转运前应充分评估并预先采取措施。

4. 直升机的转运半径为150公里,对于边远地区或陆地转运时间可能超过35分钟的病人可以获益。

5. 当转运距离超过150公里或无法获得直升机转运时,可使用固定翼飞机转运。

### (四)水上转运

1. 水上救护一般利用汽艇和水上直升机。

2. 救护汽艇在水上的作用同救护车在路上的作用一样,其常备器材和药品也应和救护车相同。

3. 由于水上转运颠簸较大、时间较长,应当特别注意设备器械和病人的固定;如天气等原因造成转运困难的,可尽量采用水上直升机转运。

## 四、 不同救治场所的转运

### (一)院前转运

1. 转运原则:

■ 院前转运指的是从救治现场向医疗机构的转运;所有现场救治人员和转运人员均应当经过严格的专业培训,具备发现和处理问题、实施复苏的知识和技能。

■ 对于严重创伤病人,基本应遵循"拉着就跑"的原则,尽量避免在院前做过多的停留;重点是止血、固定、保持气道通畅、维持血氧和血压、减少或避免二次损伤;一旦完成初步处理,立即做出转运决定。

■ 院前转运应当遵循"评估评分-初始处理-决定转运-充分沟通"的原则。

2. 转运决策:

■ 转运前应对伤情进行初步快速评分,以确定转运医院级别,尤其是发生群体伤时,院前评分有助于伤员分流,确保病人得到最有效治疗,确保医院资源合理配置。

■ 常用的院前评分方法有创伤指数(trauma index,TI)、创伤记分法(trauma score,TS)、院前指数(prehospital index,PHI)和"分拣-改良创伤记分法(triage-revised trauma score,T-RTS)"等。如TI≥10分、PHI≥4分、TS≤12分或T-RTS≤8分,均应当将伤员送往创伤中心或大型综合性医院。

■ 对于单个病人可以采用流程化评估决策,有助于在初始评估与救治过程快速判断病人转运去向(见图4-4-3)。

3. 转运沟通:

■ 完成评估后尽快填写院前初始评估表或采用信息化方法收集创伤发生机制、创

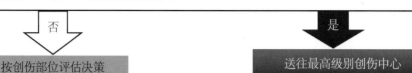

按生命体征和意识评估决策

1.GCS<13分；2.收缩压<90mmHg；3.呼吸频率<10次/min或>29次/min(1岁以内婴儿呼吸频率<20次/min)或需要机械通气

否 　　　　　　　　　　　　　　　　　　　　　　是

按创伤部位评估决策　　　　　　　　　送往最高级别创伤中心

- 头、颈、躯干及肘部和(或)膝盖近端的穿透伤两处及以上长骨近端骨折；
- 粉碎性、剥离性、碾压性以及无动脉搏动的肢体骨折；靠近腕部及踝部截断性损伤；
- 骨盆骨折、开放性或凹陷性颅骨骨折；
- 瘫痪

否 　　　　　　　　　　　　　　　　　　　　　　是

按创伤机制评估决策　　　　　　　　　送往最高级别创伤中心

- 坠落伤，成人坠落高度>两层楼(6米)，儿童坠落高度>3米或高度超过其身高的2~3倍；
- 汽车将行人或自行车撞飞、碾压或时速超过30公里的相撞；
- 摩托车碰撞(时速>30公里)；
- 高风险车祸，车顶凹陷>30cm，乘客侧边凹陷>45cm，乘客部分或全部被抛出车外，同车厢乘客有死亡

否 　　　　　　　　　　　　　　　　　　　　　　是

按特殊人群决策

- 老年人：65岁以上，SBP<110mmHg，提示休克；低强度撞击可能导致严重创伤(如平地跌倒)；
- 使用抗凝药并凝血障碍的病人；头部创伤有迅速恶化的风险高；
- 妊娠妇女：孕周>20周

送往最近的创伤中心或能够及时全面评估及处理潜在严重创伤的医院

- 烧伤病人

无其他损伤时，送烧伤中心；有其他损伤时，送创伤中心

- 儿童

应优先送往有儿童救治能力的创伤中心

图4-4-3　院前转运决策

伤部位及其详细信息,转运至高级创伤中心之前将这些信息发往接收医院的医师。

■ 尽量通过区域信息化系统,直接与院内急诊科或上一级医院取得联系,使接诊医院尽早得知情况,启动创伤应急团队。

■ 报告主要内容:

● 病人主诉。

● 现病史:简要描述事件经过,暴露于大火、烟雾、有毒气体或液体的时间和强度。

● 既往史:重大疾病史、用药史、过敏史。

● 体格检查:记录相关阳性和阴性体征。

● 现场处理:初始评估与救治措施及效果,补充医嘱。

● 接收医疗机构:名称及预计到达时间。

4. 转运准备:

■ 转运前确保气道安全,行气管插管并固定,如使用呼吸机,应当保证管路与呼吸机的连接,并有足够的氧气。

■ 如果由其他人员转运,应当向转运人员提供初步评估和复苏的有关信息,交代潜在风险。

■ 所有的信息都应随同病人一并转运,包括病史、体格检查、生命体征的描述、最初评估、治疗药物的使用、输入的液体以及治疗反应,也可通过信息化系统提前将病人资料发送给接诊医师。

5. 转运过程:转运过程中应当密切监测病人的气道、呼吸、循环以及生命体征变化;需要对病人进行二次评估并处理威胁生命的情况。

■ 做好气道管理,维持机械通气,并注意再次评估张力性气胸。

■ 初步建立两条大口径静脉通道,必要时可建立骨髓腔输液通道。

■ 必要时施行高级生命支持,如环甲膜穿刺、环甲膜切开、中心静脉穿刺、胸腔穿刺、胸腔引流。

■ 始终注意保暖。

■ 全面的二次评估,包括症状、体征、过敏史、服药情况、既往史、伤前最后一餐时间、损伤事件经过。

6. 转运交接:

■ 到达接收医院后,转运人员应向接诊医师提供完整的报告。

■ 完成相关法律文书的交接,包括病历记录、治疗知情同意书和法医证据。

■ 交代接诊病人后的有关注意事项。

## （二）院间转运

1. 转运原则：

■ 院间转运指的是从一个医疗机构向另一个医疗机构的转运。转运前急诊科医师应当根据当地的医疗条件进行力所能及的初始评估与救治,降低转运风险,并填写更为规范详细的转运表格。

■ 如果救治能力有限,应当尽快做出转运决定,并避免为了明确诊断做过多的检查(如CT扫描),延误转运时间;确保基本的生命支持、确保转运安全为转运的首要原则。

■ 院间转运必须由医师和护士共同护送。

2. 转运前治疗：

■ 维持气道开放,必要时行气管插管,并保证转运期间气道通畅、气道插管固定。

■ 充分给氧,必要时行机械通气和(或)置入胸腔闭式引流管,并确保转运期间救护车氧气充足,呼吸机工作正常。

■ 控制外出血,建立两条大口径静脉通路,并开始输注晶体液。

■ 对于中枢神经系统损伤的病人,必要时可给予甘露醇,但血压偏低的病人,应当使用3%的高渗液体,并固定头部、颈椎、胸腰椎损伤。

■ 插入胃管以减少误吸;插入尿管监测尿量,监测心律和心率。

■ 进行胸部、骨盆X线检查,血常规、血型、交叉配血、动脉血气监测。

■ 对于骨折病人,应用合适的夹板和牵引。

3. 转运前沟通联络：

■ 一旦作出转运病人的决定,应当与病人家属沟通,征得理解与同意。

■ 转运医师应该直接与接收医院急诊医师或创伤外科医师通话,并提供下面信息：

● 病人身份。

● 事件的简单病史,包括相关的院前信息。

● 在急诊科的初始评估与救治措施。

● 病人对已经给予治疗的反应。

■ 可以采取区域信息化系统,将病历资料、图片资料尽快发送给接收医师。

4. 转运过程监护与治疗：

■ 监测生命体征和脉搏血氧饱和度。

- 继续循环呼吸功能支持,注意气管插管可能移位。
- 继续补充血容量。
- 转运过程中应当保持准确的记录。

5. 转运到达后的交接:

- 到达创伤中心或者上级医院后护送医师应当将转运表单交予接诊医师,交接内容包括气道情况、输液输血量、转运途中病情变化(见表4-4-1)。
- 重点介绍致伤机制、检查结果、初步诊断、相关处理、病情变化等。

### 表4-4-1 院间转运交接核查表

| 病人信息 | 陪同人员信息 |
|---|---|
| 姓名:___ 性别:___ 年龄:___ 体重:___<br>地址:_____<br>电话:_____ | 姓名:_____ 与病人的关系:_____<br>地址:_____<br>电话:_____ |
| **时间节点** | **简单病史** |
| 创伤发生时间:_____<br><br>到急诊科时间:_____<br><br>到手术室时间:_____<br><br>开始转运时间:_____<br><br>转运达到时间:_____ | 过敏史:_____<br><br>服药史:_____<br><br>既往史/妊娠:_____<br><br>最后一餐时间:_____<br><br>损伤相关事件:_____ |
| **生命体征** | **重要信息** |
| 转出医院时生命体征:<br><br>心率:_____ 节律:_____ 呼吸:_____<br><br>血压:_____ 体温:_____<br><br>转运达到时生命体征:<br><br>心率:_____ 节律:_____ 呼吸:_____<br><br>血压:_____ 体温:_____<br><br>初始诊断:_____<br><br>转运过程处理措施:_____ | 致伤机制:_____<br><br>发现/怀疑的损伤:_____<br><br>症状/体征:_____<br><br>检查结果:_____<br><br>初始处理:_____ |

| 交接核查 | | | |
|---|---|---|---|
| A气道:气管插管_____ 颈托保护_____ | | E措施:静脉通道_____ 体温保护_____ | |
| B呼吸:吸氧浓度_____ 氧饱和度_____ | | 留置胃管_____ 留置尿管_____ | |
| 呼气末CO_2浓度_____ | | 胸腔引流_____ 夹板固定_____ | |
| C循环:输液量_____ 输血量_____ | | F其他:胸片结果_____ 骨盆片_____ | |
| 药物_____ | | CT结果_____ FAST_____ | |
| D意识:GCS_____ 感觉平面_____ | | 实验室结果____ | |
| G特殊情况描述: | | | |
| 交接签字 | | | |
| 护送医师:_____ 签名:_____ | | 接诊医师:_____ 签名:_____ | |
| 医院名称:_____ 科室:_____ | | 医院名称:_____ 科室:_____ | |
| 电话号码:____ | | 电话号码:____ | |
| 交接日期:___年___月___日___时___分 | | 交接日期:___年___月___日___时___分 | |

## (三) 院内转运

1. 转运原则:

■ 院内转运指的是病人在急诊科、手术室、放射科、重症医学科等科室之间的转运。

■ 由于住院病人有各种管路(气管插管、引流管、深静脉导管、骨髓腔内管道、胃管、尿管等)、连接着多种生命支持设备(呼吸机、连续血液净化装置、体外膜肺装置等),所以转运更加困难、风险更大、可能发生的意外更多,必须引起高度重视,并做好充分准备。

■ 转运过程必须严密监护,配备相应的应急抢救设施,并由具备执业医师和(或)执业护士资格的医护人员全程护送;特别危重的病人转运时应当有足够的人员护送,以保证病人转运安全。

2. 转运准备:

■ 与接收科室沟通。转运前应事先电话通知接收科室,告知诊断、性别、年龄、神志、特殊管道和特殊用药、需准备急救物品等信息,做好接诊准备。

■ 转运前由医师与家属沟通,征得理解与同意。

■ 整理病人资料，核对并携带转运病人的药物和物品。

■ 妥善固定静脉留置针和各种导管，标记药物名称和使用量，固定护栏、输液泵或输液架，核查氧气瓶气压，确保氧气充足。

■ 根据病情需要选择合适的转运方式，并携带监护仪、呼吸机等急救器械、药品和物品（见图4-4-4）。

■ 准备电梯，确保病人在最短时间内抵达转运地点。

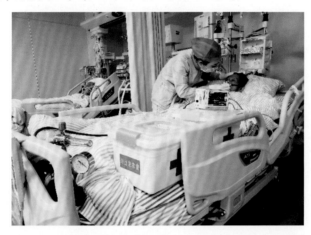

转运前应当核实病人的生命体征，检查各种管路，准备小型监护仪、气道管理箱、应急抢救箱和氧气瓶。

图4-4-4　院内转运前准备

3. 转运过程：

■ 转运过程注意评估与监测病人的意识、瞳孔、生命体征与脉搏血氧饱和度等。

■ 安置合适的转运体位，不同病情的病人予以不同的体位。

■ 保持呼吸道通畅，有效吸入氧气；鼻导管吸氧，高流量吸氧，呼吸机吸氧，保证脉搏血氧饱和度95%以上。

■ 保持各种管道通畅，妥善固定，严防滑脱，标识清楚，转运途中确保静脉输液通畅。

4. 转运交接：

■ 认真交接患者诊断、病情（包含已做的检查）、神志、管道、用药及皮肤情况，并在交接单上签名。

■ 如果是转运外出检查，应当与检查医师核实病人身份信息和检查项目，以免疏漏，检查期间应特别注意病情变化，如果发生危急情况，立即停止检查，就地抢救。

# 五、 不同损伤病人的转运

## （一）头部创伤病人的转运

1. 基本原则：

■ 对于中、重度头部创伤病人，必须尽可能尽早开通气道、改善氧合水平、维持血压，提供转运条件。

■ 如果没有救治能力，不必为了诊断进行CT检查，应直接转运到可以进行CT扫描、颅内压监测，并可以及时提供神经外科干预的创伤中心；如果附近没有创伤医疗机构，可考虑通过直升机转运。

2. 转运过程连续监测与评估：

■ 气道评估与管理：确定病人气道通畅并及时吸出气道血液或分泌物。

■ 呼吸评估与管理：采取必要的氧疗措施，维持脉搏血氧饱和度90%以上，并始终保持颈椎固定；对于呼吸机通气的病人应谨慎调整PEEP；PEEP>15mmH$_2$O有增加颅内高压的风险。

■ 循环评估与管理：

● 每5～10分钟对病人的脉搏、血压、脉搏血氧饱和度进行重新评估并记录；收缩压应维持在90mmHg以上。

● 主要通过控制外出血、输液和使用药物维持血压；一般选择平衡盐溶液或乳酸林格氏液，对于失血性休克的病人尽量限制液体量、使用高渗液体、保温。

● 如果出现脉搏变慢、血压升高而脉压变大以及不规则呼吸（如潮式呼吸），表明将出现脑疝，死亡风险高，应尽快就近转运。

■ 意识评估与管理：每5～10分钟重新评估GCS和瞳孔的变化；如果GCS下降超过2分，需快速转移至合适的医疗机构。

3. 转运过程注意事项：

■ 病人一般采取仰卧位躺在担架或脊柱板上，不建议抬高头部角度超过30°。

■ 对于使用颈托的病人，如果存在颈部出血倾向，应注意检查颈托与颈部的间隙，以免颈托压迫导致窒息和脑供血不足。

■ 注意其他损伤，如颅底骨折，胸、腹、四肢损伤。

■ 转运过程中，注意保持病人的体温。

4. 长时间转运的管理：需要长时间转送的病人在转送途中应通过有限的方法进

行必要的治疗,以维持病人的生命,改善病人预后。

■ 气道管理:转送过程有限的空间和资源往往不能建立确定性人工气道,可以通过简单有效的气道管理方法开放气道(如口咽或鼻咽通气管、喉罩等),尽量维持病人良好的氧合状态。

■ 循环管理:对于失血性休克的病人应采取限制性液体复苏策略,可以重复使用3%高渗液体,并继以平衡盐溶液,但限制液体总量;一个治疗量液体输注完成后,应重新评估液体容量后再决定是否继续补液,避免过多输液。

■ 颅压管理:意识障碍病人应留置导尿管;如果GCS下降≥2分、又无法就近转运时,可以使用甘露醇(0.25~1.0g/kg);如果收缩压<90mmHg,则应避免使用甘露醇,可选择3%的高渗溶液。

■ 防止挤压伤:长时间平躺在坚硬的担架和脊柱板上可能发生软组织挤压伤,应提供必要的缓冲支撑物或使用带软垫的担架床。

■ 防治低血糖:对GCS异常的病人要检测血糖,如果血糖过低可以静脉注射50%的葡萄糖溶液,直到血糖恢复至正常水平。

■ 防治癫痫:对于癫痫发作的病人,应当做好必要的约束和保护,如果频繁发作或长时间发作,可静脉滴定苯二氮草类药物治疗。

■ 转运过程注意保温,但不能因为保温措施而掩盖损伤部位的病情变化,要敞开严重致命伤部位和远端肢体,以便观察。

■ 早期类固醇激素对于颅脑损伤的有效性缺乏证据,不推荐转运过程使用。

## (二) 脊髓损伤病人的转运

1. 基本原则:

■ 对于严重多发伤病人或致伤机制很有可能伤及脊柱的病人,应当特别注意评估脊髓损伤,不可盲目搬动或转运。

■ 对于脊髓损伤的病人,应进行必要的固定,包括徒手固定、短脊柱板固定、长脊柱板固定、背心式装置固定、颈托固定,并使头部处于中线位置,除非有禁忌证。

■ 对于钝性创伤病人,出现以下情况必须进行脊柱固定:意识改变、GCS<15分、脊柱疼痛或压痛、神经功能缺失或不适主诉、脊柱变形。

■ 对于没有脊髓损伤征象的病人,不应该按照脊髓损伤进行评估和固定,因为脊柱固定对于非脊髓损伤病人可能导致不良后果,又浪费资源,延长转送前滞留时间。

2. 注意事项：

■ 脊髓创伤病人确定性固定并保持头、颈、躯干的稳定性后方可转运。

■ 转运过程中应避免大幅度颠簸，急停急走等，避免二次损伤。

■ 转运过程应定时评估病人意识改变、生命体征、呼吸通气、神经损伤和远端肢体循环等情况。

3. 长时间转运的管理：

■ 保持通气：持续吸氧或机械通气；注意脊柱板固定绷带应规范使用，松紧适度，避免限制呼吸运动。

■ 维持循环：

● 高位脊髓损伤病人可能出现神经源性休克，导致低血压，转运过程中首先选择液体复苏，一般不使用血管活性药物。

● 高位截瘫病人如出现心动过缓伴低血压，可少量使用血管活性药并间歇静脉使用阿托品。

● 如果同时出现心动过速和低血压，则应考虑低血容量性休克，需仔细检查内外出血情况。

■ 防止误吸：固定在脊柱板上的病人一旦发生呕吐，应立即将脊柱板和病人倾斜，抽吸口鼻腔呕吐物；留置胃管和镇吐药物可减少呕吐误吸风险。

■ 防止挤压：身体受压和固定部位应该添加充足的衬垫，避免挤压局部。

■ 留置导尿：观察每小时尿量。

■ 注意保温。

## （三）胸部创伤病人的转运

1. 基本原则：

■ 转运前充分评估，如果存在张力性气胸、开放性气胸和大量血胸，应尽量予以紧急处理（如穿刺引流气胸或血胸，封闭开发性气胸出口）。

■ 机械通气的病人应保持气管插管固定通畅，以免脱出或阻塞，应避免设置过高的PEEP，并注意血氧饱和度等生命体征的变化。

■ 对于单纯肋骨骨折病人，如果生命体征稳定，在转运过程中应注意监测病人脉搏血氧饱和度及二氧化碳波形，一旦出现呼吸道症状加重应及时评估和处理。

■ 对于连枷胸病人，应尽快转运至创伤中心，行确定性肋骨固定治疗；转运过程中注意维持脉搏氧饱和度≥95%。

■ 转运过程应及时识别并处理各种危及生命的胸部损伤并发症。

2. 张力性气胸的处理：

■ 高浓度吸氧，辅助通气。

■ 气管插管正压通气可能造成张力性气胸迅速恶化，应行胸腔穿刺或放置胸腔闭式引流管减压。胸腔穿刺操作简单，在转运过程中可以实施，效果确切；胸腔闭式引流难度较大、容易感染，一般不建议在转运过程中实施。

■ 开放性气胸病人如果使用了封闭敷料，可能造成张力性气胸，应暂时将其去除；如果去除敷料后仍无缓解，应果断进行胸腔穿刺。

3. 开放性气胸的处理：

■ 高浓度吸氧，可能需要辅助通气。

■ 使用单向通气的敷料覆盖伤口（敷料三个边封闭，一边敞开）封闭开放性气胸；注意气管插管和正压通气时伤口不需要密封。

■ 伤口封闭后，要注意观察呼吸及循环情况，如果发生张力性气胸，可间断去除敷料、观察变化，必要时可保留敷料行胸腔穿刺。

4. 血胸：

■ 转运过程必须监测生命体征、高浓度吸氧，必要时行气管插管给予呼吸支持。

■ 建立并保持静脉通路。

■ 及时快速转移病人至能完成胸部损伤控制手术的创伤中心。

5. 长时间转运的管理：

■ 对已知的或疑似胸部的损伤病人进行长时间转运时，建议对呼吸窘迫、可疑呼吸衰竭、连枷胸、开放性气胸的病人进行气管插管，提供氧疗维持脉搏氧饱和度≥95%，必要时进行呼吸机辅助通气。

■ 对于张力性气胸的病人建议穿刺减压。

■ 对于大量血胸的病人，如果长时间转运，可以考虑在转运前或转运中实行自体血回输。

■ 转运过程应控制出血，建立和维持静脉通道，可使用麻醉镇痛药物、抗心律失常药物，并维持气道通畅，出现危及生命的情况时及时处理。

■ 所有操作和干预措施都应当记录，并告知接收医疗机构。

## （四）腹部创伤病人的转运

1. 基本原则：

■ 吸氧，维持脉搏血氧饱和度≥95%。

■ 建立静脉通路,适当补液。如有失血性休克应采取损伤控制性复苏,无脑损伤病人收缩压控制在80～90mmHg,脑损伤病人收缩压至少90mmHg。

■ 转运过程中应对腹部损伤实施初步的处理,提供有限的支持。

2. 腹部损伤的处理:

■ 腹部穿透伤:转运前不能贸然拔除刺入腹部的物体,转运过程中也不应移动或取出。

■ 内脏脱出的处理:

● 最常见的是肠管和肠系膜脱出,不应试图将脱出的组织放回腹腔,转运过程中应保护并避免脱出的组织进一步损伤。

● 可使用浸润生理盐水的清洁或无菌敷料覆盖脱出组织,如有可能使用内表面光滑的清洁坚硬物保护这些组织免受外界进一步的损害。

● 注意控制病人情绪,保持镇静,避免哭泣、尖叫等增加腹压的行为,以防更多器官或组织脱出。

■ 外生殖器损伤:

● 外生殖器出血可使用直接加压包扎,不应将敷料插入阴道或尿道内控制出血。

● 如果不需要直接加包扎控制出血,则应该使用清洁生理盐水浸泡过的纱布覆盖伤口。

## (五)四肢骨骼肌肉损伤病人的转运

1. 基本原则:

■ 常见的骨骼肌肉损伤主要有出血、骨折和移位,应当在院前或转运前予以恰当处理,以免转运过程中病情加重。

■ 出血一般由动脉或静脉破损造成,外出血应加压包扎或在肢体近心端使用止血带或局部药物止血,应特别注意标明止血带使用的具体时间;控制致命性大出血的同时应建立静脉通路,开始静脉输液、维持循环稳定,并尽快送往附近医疗机构进行损伤控制处理。

■ 转运过程不建议抬高患肢,应定时查看是否继续出血、固定部位是否松动以及肢体远端血运情况。

■ 尽量用浸润生理盐水的辅料保护创面,并按规范妥善处理不同类型的骨折。

2. 不同类型骨折和移位的处理要点:

■ 闭合性骨折:往往伴有内出血,在给予跨关节固定的同时应注意远端肢体血运和发生骨筋膜室综合征的可能。

■ 开放性骨折:任何骨折部位附近的伤口都应该视为开放性骨折的伤口,应进行包扎固定。可以直接包扎固定或局部消毒复位后包扎固定。消毒复位包扎固定如果一次复位不成功,不必强求第二次复位,应及时用夹板固定,快速转运至创伤中心。

■ 骨盆骨折:应当使用骨盆固定带或床单固定骨盆,并使双下肢内收、内旋,减少骨盆活动,但应注意骨盆固定对于"开书型骨折"有益,对于其他类型的骨盆骨折可能无益,甚至有害。

■ 关节脱位:当病人关节脱位远端出现血运障碍时,可以轻轻复位关节并及时转运。如果转送路程较短,则快速转运更为关键,不应复位关节。转运期间可以使用冰袋冰敷以减轻局部疼痛和肿胀。

■ 肢体离断:在有效止血的同时要及时转运,将断肢保存一并转运。

3. 长时间转运:

■ 对于需要长时间转运的病人,应当做好转运的前期准备,避免转运途中出现危及生命的情况。

■ 转运前尽量处理所有危及生命的损伤。

■ 包扎固定肢体,并保证肢体远端的血运和神经功能,防止骨筋膜室综合征。

■ 病人应置于舒适体位,并适当予以镇痛。

■ 留置静脉针,保持液体通畅,失血性休克时给予损伤控制性复苏。

■ 清洁污染伤口,预防性使用抗生素。

■ 离断残肢应该定期评估,保持低温的同时不能使残肢冻结或浸泡变软。

## （六）烧伤病人的转运

1. 基本原则:

■ 转运前和转运过程中,保持气道通畅最为重要,应优先评估并处理,对于头面部烧伤和(或)意识改变的病人,应放宽气管插管的指征;一般可采用快速诱导的方法建立人工气道。

■ 院前救治人员或负责转运人员不必纠结于评估烧伤的深度,因为此时评估不准确且没有意义,应该简单处理后快速转运病人。

■ 警惕一氧化碳或硫化氢吸入性中毒;如果有中毒可能,应立即吸入100%氧气,有助于将一氧化碳血红蛋白的半衰期从4.5小时缩短至50分钟,改善组织缺氧情况。

■ 不建议在创伤现场或转运过程中使用外用抗生素。

■ 烧伤病人如果合并其他部位严重损伤,则应尽快将其送往创伤中心进行救治;病情稳定后,转送至烧伤中心进行烧伤治疗和后期康复。

2. 院前救治及转运过程处理要点：

■ 创面处理：在事发现场，可以用常温或者与周围温度一致的水阻止局部烧伤持续发展；转运前包扎处理伤口，用无菌敷料覆盖烧伤创面后，将多层保温毯置于无菌烧伤单上，防止体温散失。

■ 气道管理：对于已经插管的病人，必须采取措施固定气管插管，防止脱出或移位。面部烧伤的病人皮肤通常会剥落或渗液较多，不能用胶带固定，可以用两条绷带或输液管绕过头部固定气管插管，绕过头部时应一侧在耳上，一侧从耳下。

■ 维持呼吸：对于胸部环形烧伤的病人，如果严重影响通气，应立即行环形焦痂切开术，以恢复通气。

■ 循环管理：对于烧伤面积超过身体总面积20%的病人，则应快速建立两条静脉通路进行液体复苏。在院前救治或转运过程中，如果找不到合适的静脉，则应立即建立骨髓腔输液通道。

■ 镇痛治疗：可以使用口服或静脉镇痛药。

## 六、 常见问题与特别提示

1. 院前救治的总体原则是"拉着就跑"，但不应该为了缩短院前停留时间忽视了基本的评估与救治，院前救治医师应当熟练掌握创伤初始评估与救治原则和方法，并根据病人的生命体征、损伤部位、损伤机制和特殊情况选择转运方式和转运地点。

2. 院前资料不完善，表格填写不详细，无法向接受医院的接诊医师呈现完整的评估与救治报告，致使接收单位急诊科准备不充分。

3. 转运前或转运过程未与院内或接收单位急诊科医师沟通或者沟通不充分。交接病人时未按规范执行，接收医师不了解院前评估与救治的详细情况，致使遗漏诊断、重复用药，甚至治疗失误。

4. 转运过程出现任何生命体征变化应及时检查气道是否阻塞，吸氧管、引流管、尿管和静脉输液管是否受压、折叠，并迅速识别与处理各种危及生命的损伤。

5. 长时间转运过程中出现危及生命的情况而无法处理时，应尽可能转运至附近有条件的医院进行救治。

6. 院前转运、院间转运和院内转运的风险预案不够，护送人员少，转运过程应急抢救药品和器具准备不充分可能导致严重后果。

7. 应重视不同创伤病人的特点，了解转运过程可能出现的特殊问题，有针对性地做好转运准备工作。

8. 应常态化开展区域内不同医院间的转运演练，提高转运效率，确保转运安全。

# 第五章　创伤评分与质量管理

　　创伤质量管理是创伤中心得以持续良好发展的基石,是加强团队建设、改善救治质量的有效方式,是提升救治能力的根本保障;创伤中心应当以创伤数据收集为前提,以创伤严重程度评分为基础,正确评价创伤救治的质量和能力,以创伤中心建设标准为导向,以差错核查为方式,以质量改进为目的,常规化开展质量改进活动,定期举行质量改进会议,使创伤救治质量得到持续改进。

## 一、　基本理念

　　1. 创伤数据是国家数据库的重要原始资料,是进行创伤严重程度评估和质量持续改进的重要依据。创伤救治的全过程(包括院前、急诊、手术、介入、重症病房和专科治疗)应当详细、准确、及时记录。

　　2. 创伤评分是实行拣伤分类、分级诊疗的基础,也是衡量医院救治水平、科研数据统计、创伤数据上报、预后评估和医疗质量评估的重要依据。创伤中心必须对重症创伤病人进行完整的院前创伤评分和院内创伤严重程度评估。

　　3. 院前创伤评分通常采用创伤指数、院前指数等方法。院前救治人员应当掌握评分原则与方法,可以采取任何方式快速完成评分,不应为了抢救延误评分,也不应为了评分而延误抢救。建议在现场或转运途中采用信息化系统简单填写、自动生成,快速完成。

　　4. 院内创伤严重程度评估通常采用简明损伤定级(abbreviated injury scale, AIS)和损伤严重程度评分(injury severity score, ISS)等方法。由于真实数据的搜集与核实较为复杂,需要影像学检查、手术或尸体解剖等方法证实,所以应当由经过规范化培训的专职人员,根据住院过程收集的完整而准确的数据进行严格的评定,并确保其准确性。

　　5. 创伤质量管理是创伤中心建设的重要组成部分,应当有明确的质量管理组织机构和制度,并常态化开展质量改进工作。

# 二、 创伤评分系统

## （一）创伤评分方式

1. 创伤评分的方式较多。根据评分的数据来源可以分为解剖学评分、生理学评分和综合评分，应当依据创伤中心建设指南和质量管理部门的要求选择合适的评估方式。

2. 常用的创伤严重程度定级评分方法。

■ 解剖学评分：简明损伤定级（abbreviated injury scale，AIS）、损伤严重度评分（injury severity score，ISS）、最高 AIS 值评分（maximal AIS，MaxAIS）、新损伤严重度评分（new injury severity score，NISS）、解剖要点评分法（anatomic profile score，APS）、基于国际疾病分类编码的损伤严重度评分（international classification for disease based injury severity score，ICISS）。

■ 生理学评分：创伤记分法（trauma score，TS）、改良创伤记分法（revised trauma score，RTS）、CRAMS 记分法（circulation，respiration，abdomen，motor and speech scale，CRAMS）、院前指数（prehospital index，PHI）、创伤指数（trauma index，TI）。

■ 综合评分：主要有创伤及损伤严重程度评分法（trauma and injury severity score，TRISS）、创伤严重特征评估法（A severity characterization of trauma，ASCOT）、急性生理学与慢性健康状况评分系统（acute physiology and chronic health valuation，APACHE）。

3. 按照创伤评分的场所可以分为院前创伤评分和院内创伤评分。

## （二）院前创伤评分

院前创伤评分是指在事故现场或救护车上，根据解剖、生理和创伤机制等指标数据对病情进行简单快速的评分，以便决定是否转运以及转运医院级别。

■ 作用：现场拣伤分类、转送、收治和指导复苏。
■ 目的：区分重伤患者与一般创伤患者，从而对重伤患者实施及时有效的救治。
■ 优点：直观、简便、实用、易掌握、省时、适合急救。
■ 缺点：不够精确，判断预后的作用较差。
■ 方法：以 PHI、RTS、CRAMS 和 TI 为常用。
■ 院前创伤评分的种类：

- 创伤指数（trauma index，TI）。

- 院前指数（prehospital index，PHI）。

- 创伤记分法（trauma score，TS）。

- 改良创伤记分法（revised trauma score，RTS）。

- CRAMS 记分法（circulation, respiration, abdomen, motor and speech scale, CRAMS）。

- 伤情严重程度指数（illness injury severity index，IISI）。

- 拣伤核查表（triage check list，TC）。

- 拣伤指数（triage index）。

- 拣伤记分法（triage score）。

- 现场拣伤标准（field triage criteria）。

- 急救员判定法（paramedic judgement，PJ）。

- 院前拣伤决定流程图（prehospital triage decision scheme）。

- 脉搏、呼吸、运动反应（pulse，respiration，motion，PRM）。

- 呼吸、收缩压和运动反应（respiration，systolicpressure，motion，RSM）。

## （三）院内评分

院内创伤评分的目的是客观地评估单个或群体创伤病人的损伤严重程度，包括评估生理异常程度的生理评分系统和评估各解剖部位损伤程度的解剖评分系统。由于评分较为复杂，需要经过专业培训，适合院内完成。

- 作用和意义：

- 评价创伤的复杂性和伤情严重程度，指导治疗，预测创伤病人预后（如生存概率、残疾状况和远期生活质量等）。

- 有助于客观评价创伤救治质量、医疗护理工作量，也是创伤研究的数据来源。

- 常用于评价医疗质量，统计 ICU 床位周转率和使用率、医疗费用等，有助于临床决策和科室管理、合理分配有限的医疗资源。

- 优点：预测与评估准确率高。

- 缺点：相对复杂、耗时。

- 常用方法：AIS 评分、ISS 评分和 ICISS。

- 院内创伤评分的种类：

- 简明损伤定级（abbreviated injury scale，AIS）。

- 损伤严重程度评分(injury severity score, ISS)。

- 新损伤严重程度评分(new injury severity score, NISS)。

- 解剖要点评分法(anatomic profile score, APS)。

- 最高AIS值评分(maximal AIS, MaxAIS)。

- 基于国际疾病分类编码的损伤严重程度评分(international classification for disease based injury severity score, ICISS)。

- 创伤及损伤严重程度评分法(trauma and injury severity score, TRISS)。

- 创伤严重特征评估法(a severity characterization of trauma, ASCOT)。

- 急性生理学与慢性健康状况评分系统(acute physiology and chronic health evaluation, APACHE)。

## 三、 常用院前评分方法

### (一) 创伤指数

1. 评分方法:TI是以伤员的生命体征为基础的创伤严重程度评分法(见表4-5-1)。

■ 根据受伤部位、损伤类型、循环系统状况、呼吸状况和意识状态五方面计分。

■ 每一项指标按照不同伤情分别计为1、3、4、6分;1分代表轻微,3分和4分代表中度,6分代表严重。

■ 五项分值相加得出TI。

2. 结果评判:TI最大为30分,分值越大,伤情越重;TI≤7分为轻伤,TI为8~18分为中度伤,TI>18分为重度伤。

3. 实际应用:TI≥10分,应当将伤员送往创伤中心或大型综合性医院。中度伤病

表4-5-1　创伤指数评分表

| 指标 | 计 分 | | | |
|---|---|---|---|---|
| | 1 | 3 | 4 | 6 |
| 受伤部位 | 皮肤或四肢 | 背部 | 胸腹部 | 头颈部 |
| 损伤类型 | 裂伤或挫伤 | 刀刺伤 | 钝性伤 | 枪弹伤 |
| 循环系统状态 | 外出血 | 收缩压<100mmHg或脉搏>100次/min | 收缩压<80mmHg或脉搏>140次/min | 无脉搏 |
| 呼吸状况 | 胸痛 | 呼吸困难或咯血 | 误吸 | 窒息或发绀 |
| 意识状态 | 嗜睡 | 昏睡 | 运动或感觉缺失 | 昏迷 |

人通常需要住院治疗,但很少引起死亡,但重度伤病人的死亡率接近50%。

## (二)院前指数

1. 评分方法:

- 根据收缩压、脉搏、呼吸和意识四项生理指标进行评分(见表4-5-2)。

- 四项分值相加得到总分值,如有胸部或腹部穿透伤总分另加4分。

2. 结果评判:PHI总分越大,伤情越重。轻伤,PHI为0~3分;重伤,PHI为4~20分。

3. 实际应用:此法使用方便但敏感性较差。PHI能较好地预测创伤病人死亡率和急诊手术率。

表4-5-2 院前指数评分表

| 收缩压(mmHg) | 分值 | 脉搏(次/min) | 分值 | 呼吸(次/min) | 分值 | 意识 | 分值 |
|---|---|---|---|---|---|---|---|
| >100 | 0 | 51~119 | 0 | 正常 | 0 | 正常 | 0 |
| 86~100 | 1 | ≥120 | 3 | 用力或/浅 | 3 | 模糊或烦躁 | 3 |
| 75~85 | 2 | ≤50 | 5 | <10次/min或需插管 | 5 | 言语不能理解 | 5 |
| 0~74 | 5 | — | — | — | — | — | — |

## (三)创伤记分法

1. 评分方法:

- 根据呼吸频率、呼吸幅度、收缩压、毛细血管充盈和GCS五项指标进行评分(见表4-5-3)。

表4-5-3 创伤记分法

| 呼吸频率(次/min) | 分值 | 呼吸幅度 | 分值 | 收缩压(mmHg) | 分值 | 毛细血管充盈 | 分值 | GCS | 分值 |
|---|---|---|---|---|---|---|---|---|---|
| 10~24 | 4 | 正常 | 1 | >90 | 4 | 正常 | 4 | 14~15 | 5 |
| 25~35 | 3 | 浅或困难 | 0 | 70~90 | 3 | 迟缓 | 1 | 11~13 | 4 |
| >35 | 2 | — | — | 50~69 | 2 | 无 | 0 | 8~10 | 3 |
| <10 | 1 | — | — | <50 | 1 | — | — | 5~7 | 2 |
| 0 | 0 | — | — | 0 | 0 | — | — | 3~4 | 1 |

■ 五项分值相加得到总分。

2. 结果评判：总分16分，分值越低，伤情越重。

3. 实际应用：TS是应用较多的一种方法，一般以总分≤12作为重伤和送往创伤中心或大型综合性医院的标准。

## （四）改良创伤记分法

1. 评分方法：

■ 根据评分的目的和用途，Champion等人设计了两个版本的评分方法。分拣-改良创伤记分法（Triage-revised trauma score，T-RTS）是主要用于院前伤员分拣，RTS是用于创伤救治结局和损伤严重程度评估。

■ T-RTS和RTS评分的指标均依据患者的呼吸频率、收缩压和GCS进行评分，每个项目分为0～4分五个分值（见表4-5-4）。

■ T-RTS计算方法：T-RTS总分值等于三项分值之和。

$$T\text{-}RTS＝GCS分值＋SBP分值＋RR分值$$

■ RTS计算方法：将GCS、SBP、RR计分值分别进行加权处理。GCS、SBP、RR的权重分别为0.9368、0.7326和0.2908，三项之和等于RTS。

$$RTS＝0.9368×GCS分值＋0.7326×SBP分值＋0.2908×RR分值$$

表4-5-4　改良创伤记分表

| 呼吸频率(次/min) | 收缩压(mmHg) | GCS | 计分分值(CV) |
|---|---|---|---|
| 10～29 | ≥90 | 13～15 | 4 |
| >29 | 76～89 | 9～12 | 3 |
| 6～9 | 50～75 | 6～8 | 2 |
| 1～5 | <50 | 4～5 | 1 |
| 0 | 0 | 3 | 0 |

2. 结果评判：

■ T-RTS有效值为3～12分，分值越小，伤情越重。

■ RTS分值范围为2.81～9.49，分值越小，伤情越重。

3. 实际应用：

■ T-RTS主要用于院前拣伤，但如果伤员GCS＜13、收缩压＜90mmHg、RR＞29次/min或RR＜10次/min，即三项中任何一项分值≤3分，则可作出判断，立即将病人转送至相应医院。

- RTS主要用于院内创伤救治结局评估和损伤严重程度评估。

## （五）CRAMS评分

1. 评分方法：

- 评分项目包括创伤病人的循环（circulation）、呼吸（respiration）、腹部（abdomen）、运动（motor）及语言（speech）五个方面。

- 分别对五个项目进行计分，每项按正常、轻度和重度分别计为2分、1分和0分，五项分值相加得总分（见表4-5-5）。

2. 结果评判：CRAMS总分为0～10分，分值越小，伤情越重。总分>8分者为轻伤，总分≤8分者为重伤。

3. 实际意义：总分≤8为转运标准。CRAMS评分将创伤病人简单分为轻伤和重伤。CRAMS定义的轻伤为创伤病人经过急诊处理后可以离院回家，而重伤为在急诊室死亡或需要急诊手术者。

表4-5-5　CRAMS评分

| 项目 | 正常（2分） | 轻度（1分） | 重度（0分） |
|---|---|---|---|
| 循环 | 毛细血管充盈正常或收缩压≥100mmHg | 毛细血管充盈迟缓或收缩压85～99mmHg | 无毛细血管充盈或收缩压<85mmHg |
| 呼吸 | 正常 | 费力、浅或呼吸频率>35次/min | 无自主呼吸 |
| 腹部 | 腹部和胸部均无压痛 | 腹部或胸部有压痛 | 连枷胸、板状腹或深穿透伤 |
| 运动 | 正常（按吩咐动作） | 疼痛刺激有反应 | 无反应 |
| 言语 | 正常（对答切题） | 言语错乱、语无伦次 | 发音听不懂或不能发音 |

## 四、简明损伤定级

### （一）简明损伤定级要点

AIS是按照损伤严重程度定级衡量损伤对人体全身影响的简易方法，是目前国际上使用最广泛的创伤院内评估方法，是ISS评分的前提，也是其他多个创伤或损伤严重程度评价方法的基础。

1. AIS主要用于临床创伤严重程度分类及创伤结局评估、机动车事故调查（如事故发生频率、分布、机制及机动车设计）、创伤流行病调查及社会成本分析，也用于军事创伤研究,有利于政策制定和工业设计决策。

2. AIS是基于损伤的解剖结构改变而非生理学变化对创伤进行定级的方法。只评定损伤本身,而非损伤造成的长期后果,所测严重程度不受损伤的时间、转归和结局的影响,也与病人的年龄、是否中毒、受伤到治疗的时间、急救过程、液体复苏反应性等因素无关。

3. AIS采用标准化的编码术语描述损伤,适用于多种原因损伤的严重程度评估。2005年已有约两千条损伤编码,2015年增添修正了术语字典和分值定义,但未对编码规则进行改动。

4. AIS编码按照头部、面部、颈部、胸部、腹部、脊柱、上肢、下肢和体表九大解剖区域进行损伤严重程度评估,每一部分的每一处损伤均有相应的编码,并按照1~6分确定严重程度,评定分值的大小主要依据编码字典,不可随意估测填写。

5. 严重程度的影响范围包括危及生命的程度、组织损伤程度,对死亡的影响、ICU住院时长、费用、治疗的复杂程度、治疗时长,对肢体功能的影响(暂时或是永久),是否永久性残疾以及对生活质量的影响。因此,完整、详细、准确的AIS评估极其重要。

## (二) AIS 编码结构

1. 1990、1998、2005版AIS编码均采用7位编码格式,中间以小数点隔开,小数点前面有6位,小数点后有1位。小数点前的编码,称为点前编码,小数点后的编码即AIS严重程度分值,称作点后编码(见图4-5-1)。

2. AIS编码格式扩展,2005版新增损伤定位编码(有4位)和损伤原因编码(有4位),由使用者根据需要采用,属可选编码。

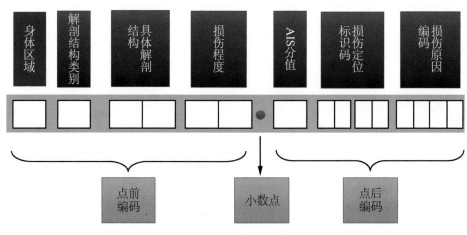

图4-5-1　AIS编码结构示图

## （三）AIS 编码规则

1. 第1位编码：按损伤所在的九个区域进行编码。

■ 九个区域分别是：①头部（颅脑和颅骨）；②面部（包括眼睛和耳部）；③颈部；④胸部；⑤腹部及盆腔脏器；⑥脊柱（包括颈椎、胸椎和腰椎）；⑦上肢；⑧下肢（包括骨盆和臀部）；⑨体表（包括皮肤损伤、热损失、其他损伤）。

■ 其他损伤包括窒息、低温、腐蚀剂损伤、热损伤、溺水、电损伤和未经进一步证实而死亡的损伤。

■ 注意：九个区域有别于下面描述 ISS 的六个身体区域划分。

2. 第2位编码：按损伤涉及的解剖类别进行编码。

■ 六个解剖类别分别是：①全区域；②血管；③神经；④器官（包括肌肉、韧带）；⑤骨骼（包括关节）；⑥头部。

3. 第3、4位编码：按损伤具体解剖结构进行编码。

■ 损伤的解剖学诊断类别繁多，不同损伤的具体编号应当查找编码表。

■ 如果是体表损伤，则以损伤性质编码。

4. 第5、6位编码：按具体部位损伤程度进行编码。

■ 用两位数字顺序编排以表示具体的损伤，00表示严重程度未指明的损伤（not further specified，NFS）或表示该解剖结构只有一项条目的损伤，99表示损伤性质或严重程度都不明者。

■ 不同损伤的具体编号应当查找编码表。

5. 第7位编码：即 AIS 评分之分值，为点后编。

■ AIS 严重程度编码用数字1～6表示，各数字意义如表4-5-6所示。

表4-5-6　AIS评分严重程度分级

| AIS分值 | 描述 |
| --- | --- |
| 1 | 轻度（minor） |
| 2 | 中度（moderate） |
| 3 | 较重（serious） |
| 4 | 重度（severe） |
| 5 | 危重（critical） |
| 6 | 极度（目前不可救治）（maximal, currently untreatable） |

■ 特别说明：点后编码为9，表示该损伤未进一步详细说明，具有流行病学意义，但不反映AIS严重程度水平，进行ISS评分等计算时，不能算入ISS评分。

6. 损伤定位标识编码(4位)：

■ 为了确定某一损伤在体内或体表的确切部位，AIS 2005版增设了损伤定位标识编码系统，便于研究人员按照其特殊数据库的要求进行设计，属于可选编码，位于AIS严重程度分值之后。

■ 损伤定位标识编码系统分两部分，即定位标识码1(L1)和定位标识码2(L2)，L1和L2都是一个两位数，直接跟在损伤编码点后的AIS严重程度分值后面。

■ L1表示损伤部位方位；L2与L1合用，可以进一步表明损伤部位的特征，如某一损伤没有使用L1和(或)L2，则L1和(或)L2分别编为00。

7. 损伤原因编码(4位)：

■ AIS 2005版还具备一个用四位数编码来表达损伤原因(cause of injury, COI)。

■ 第1位数表示损伤的本质。0表示非故意损伤；1表示故意损伤。

■ 第2位及第3位数表示损伤的具体原因。

■ 大多数情况下第4位数为零，但是如果需要表达一些特殊情况，如在车辆中安置有婴幼儿座椅，车祸中儿童受了伤，可使用该编码。

8. AIS编码示范：

■ 如某一病人影像学确诊为股骨骨折，但未进一步描述损伤的状况，则其AIS编码为：股骨骨折(NFS)→853000.3。

■ 该编码表明采用7位数字标识符进行编码，各数字的具体含义如下：

● 点前代码为853000。其中，8代表身体区域；5代表解剖结构类型(骨骼)；30代表特定解剖结构(股骨)；00代表特定身体区域和解剖结构内的损伤程度未进一步描述(NFS)。

● 点后代码为3，表明该部位AIS严重程度分值为3(表示损伤严重)。

## (四) AIS编码准则及注意事项

1. "损伤"定义：

■ 损伤通常指的是钝性伤、穿透伤、烧伤和其他损伤机制导致的解剖学改变，损伤的判断应当基于CT、MRI检查，以及手术所见和尸解报告，初始诊断中"可能""也许""疑似""排除"或"印象"等模棱两可的诊断不能用于定级。

■ 某些难以诊断的情况可以按照临床表现来判断损伤，如神经损伤、颅底骨折。

如果是死亡病人,则可以通过临床检查判断肋骨骨折和肢体骨折。

■ 损伤的并发症、即时后果(如死亡、流产、水肿)、结果转归、操作技术和治疗措施以及医源性损伤原则上均不能用于评估编码或说明损伤的严重程度,但有些损伤的即时结果应当予以编码,如空气栓塞、窒息、失血、脑水肿或肿胀、骨筋膜室综合征、血胸、气胸。

2. 编码保守原则:如果根据已有资料对损伤严重程度判断有问题,在确定 AIS 分值时应当就低不就高。

3. AIS 分值为 6:仅表明某一部位具体损伤的严重程度分值为 6,通常指最为严重的损伤分值,如寰椎与颅底完全离断、脊椎完全横断、脊髓完全损伤综合征、胸廓撕脱伤、肝脏撕裂伤、二度和三度烧伤面积超过体表面积 90% 等情况。绝不能因为病人死亡就随意将某一部位具体损伤的严重程度分值定为 6。死亡本身不应成为衡量严重程度的指标,死亡病人仍然应按照 AIS 编码规则进行评分编码。

4. 失血量估计:失血量是损伤严重程度的一个指标,应当用于评估编码。

■ 对于穿透性损伤、内脏器官损伤、血管损伤、骨盆或面部骨折、头皮撕裂伤、皮肤撕脱伤,其严重程度往往以出血量来评估,如果某一处的失血量 > 20%,则将其归于最严重的损伤,但多个部位出血只能按损伤最为严重的部位进行 AIS 评分。

■ 通常来讲,普通成年人失血 1000mL,即等于 20% 失血量。表 4-5-7 可用于估算失血量是否达到全身血量的 20%,特别有助于儿童的失血量估计。

表 4-5-7　20% 失血量估算表

| 体重(kg) | 20% 失血量(mL) |
| --- | --- |
| 100 | 1500 |
| 75 | 1125 |
| 50 | 750 |
| 25 | 375 |
| 5 | 75 |

5. 穿透伤:AIS 编码时,穿透伤是指枪击伤、刀刺伤或其他戳刺伤,伴或不伴有其深部器官或结构的损害,编码时须注意。

■ 累及深部结构的穿透伤需要得到放射影像学、手术或尸检的确认。

■ 枪击伤或刀刺伤时,只对受累最深的结构或器官进行 AIS 编码,不再对其表层的皮肤损伤单独编码。

■ 枪击伤导致的骨折按开放性骨折编码。

■ 对贯通(同时具备入口和出口)枪击伤按单一损伤编码。

■ 如果同一身体区域发生多处损伤,且每一损伤彼此的界限明确,则对每一损伤均要编码。

6. 钝性损伤:

■ 体表的软组织损伤均按独立的损伤进行AIS编码。

■ 开放性骨折表面的软组织损伤不单独编码。

## (五) AIS 的特殊要求和不足

1. 要求损伤资料确切具体,否则无法进行编码和定级。

2. 需要专门的编码人员,操作相对繁琐。

3. AIS严重程度分值是依据多数人的共识而定,而不是根据严格的统计学结果,其科学性和准确性被某些学者质疑。

4. 决定AIS损伤严重程度的因素不仅仅包括死亡率或致命性,死亡率之外的其他因素过多会影响严重程度评估的操作性和可比性。

5. AIS不适用于多发伤严重程度的评估;与ICD-10编码的兼容性尚有待进一步提高。

# 五、 损伤严重程度评分

## (一) 损伤严重程度评分简述

1. 对于严重多发伤病人而言,损伤造成的全身影响并不等于各个部位损伤严重程度的总和;死亡率与某个部位损伤最大严重程度之间也并非简单的线性关系;导致死亡的原因与损伤固然有关,但可能更取决于继发的损伤或并发症等。因此,通过多部位AIS分值简单相加或平均求和,用于多发伤病人的整体严重程度评估可能产生较大偏差,需要有更好的评价指标。

2. 1971年Susan Baker等人在AIS评分基础之上,分别取身体损伤程度最重的三个区域中最高的AIS分值,利用加权方式建立了ISS评分方法、并证实其与生存概率(Ps)之间具有较好的相关关系,成为目前应用最为广泛的多发伤总体严重程度评估方法,是多发伤评估的金标准,也用于评估创伤病人治疗效果、预测康复时间、估计治疗费用、住院时间等。

3. 新损伤严重程度评分,是将身体任何区域(包括同一身体区域)的三个最高AIS分值的平方相加所得。对有些重症创伤病人的评估具有一定意义。

## (二) ISS计算方法

1. 区域定义:计算ISS时,将全身分为6个区域,具体内容见表4-5-8。

表4-5-8　ISS评分区域

| ISS身体区域 | 所包括的具体损伤范围 |
|---|---|
| 头颈部 | ● 颅脑、颅骨、颈椎损伤、颈部损伤;<br>● 包括窒息; |
| 面部 | ● 包括累及口、耳、眼、鼻和面部骨骼的损伤; |
| 胸部 | ● 胸腔内的所有脏器损伤,膈肌、肋骨和胸椎的损伤;<br>● 包括溺水; |
| 腹部或盆腔脏器 | ● 包括腹腔内的所有脏器损伤和腰椎损伤; |
| 四肢或骨盆 | ● 四肢、骨盆或肩胛带的损伤;<br>● 包括扭伤、骨折、脱位和肢体离断; |
| 体表 | ● 任何部位体表的裂伤、挫伤、擦伤和烧伤;<br>● 包括电击伤、低温伤、热损伤和全身体表损伤; |

特别注意:这6个区域有别于AIS(简明损伤定级)中的9个身体区域划分,在使用时应注意两者区域划分的区别,以防计算ISS时出现身体区域划分错误。

2. ISS计算公式:

■ 对身体多部位的损伤进行AIS评分,在6个区域中选出三个损伤最严重区域,取每个区域中最高的AIS分值(maximum AIS,MAIS);将三个MAIS分别平方,然后将三个平方值相加即得ISS。

$$ISS = MAIS_1^2 + MAIS_2^2 + MAIS_3^2$$

■ 如只有两个部位,则只取两个部位中最高AIS分值的平方求和得到ISS值。

3. ISS计算举例说明:

■ 某一多发伤病人伤情涉及头颈、胸部、腹部和四肢,各区域的AIS评分如下:

头颈部:严重的脑挫裂伤　　　　AIS=4分

胸部:较为严重的双肺挫裂伤　　AIS=3分

　　　双侧连枷胸　　　　　　AIS=5分

腹部:脾撕裂伤,NFS　　　　　AIS=2分

509

四肢:髌骨骨折　　　　　　　　　AIS=2分

■ ISS计算时应取头颈部AIS评分4分,胸部AIS最高评分5分,腹部或四肢AIS评分均为2分(可取其一),分别将三个值的平方相加,即$ISS=4^2+5^2+2^2=45$。

4. 结果判断:ISS分值的范围为1～75,分值越高,损伤越严重。

5. 实际意义:通常将ISS≤15定位轻伤;16≤ISS≤25定为重伤;ISS>25定为严重伤。

6. 特别说明:

■ ISS最高分为75(25+25+25),代表创伤极其严重,是致死性创伤;如果某个区域AIS分值为6,无论其他损伤情况如何,其ISS值都自动确定为75分。

■ ISS不适合用于评估单部位损伤对全身严重程度的影响,如某个区域的MAIS=4,则ISS=16,应当为重伤,但可能与死亡无关。

■ AIS中编码分值9的损伤仅表明了损伤的存在,方便流行病学调查,而不是指明其严重程度,因此不能用来计算ISS。

■ 某些特殊部位的损伤如果分区错误,可能导致ISS较大差异。如肺挫伤AIS分值为3,合并主动脉损伤AIS分值为4的病人,主动脉损伤应该划分在腹部,ISS为$3^2+4^2=25$;如果错误地划分在胸部,则$ISS=4^2=16$;

## (三) ISS缺点

1. 忽视了年龄、原有身体状况对预后的影响,也不能反映伤后病理生理变化。

2. 不能反映出分值相同,但伤情不同,预后可能存在较大差异的问题。

3. 不能反映同一区域多脏器损伤的全面情况,身体同一区域存在多处严重损伤时,ISS仍只能取其中的最高的AIS值来计算ISS,可能低估了重症创伤的严重程度。

4. 颅脑损伤的评分偏低,不能准确反映脑外伤的严重程度。

5. 由于ISS计算基于AIS分值,所以必须要有专门的人员进行AIS编码。

6. 只取三个部位,不能反映四个及以上部位的伤情。

# 六、 其他创伤严重评估方法

## (一) 创伤及损伤严重程度评分法

1. 意义:

■ 由于ISS评分与创伤病人预后的线性关系不够理想,Boyd CR等利用北美80个创伤中心的25000例资料,于1987年提出了TRISS。

■ TRISS结合了RTS、ISS、病人年龄及致伤机制(钝性伤或穿透伤)等多种因素,赋以不同的权重,根据数学模型计算出病人的生存概率(Ps),用于预测病人存活的可能性,精确地估计伤情,预测预后及评估治疗效果。

2. 计算:该指数需要将上述多种因素的数值输入到特定的软件来计算。

3. 生存概率(Ps)的意义:

■ Ps=0则意味着必然死亡。

■ Ps=1则意味着必然存活。

■ Ps在0与1之间则意味着具有生或死的可能性。一般以Ps=0.5作为分界标准点:如Ps≥0.5,则预测生存可能性大;如Ps<0.5,则预测死亡的可能性大。

4. 缺陷与不足:

■ TRISS只能预测Ps,在创伤评估中的作用及地位一直受到质疑,对提高创伤质量改进的作用有限。

■ TRISS预测生存率并非如预想中那样准确,如在预测坠落伤病人时计算得到的Ps值往往要高于实际值。

■ TRISS需要熟悉AIS计分法的专业人员记录AIS值,且相互之间有时差异较大,且费用昂贵。

■ TRISS在预测患者医疗资源使用情况上价值极其有限,几乎不具有预测能力。

## (二)基于国际疾病编码的损伤严重程度评分

1. ICISS是一种基于国际疾病分类编码第9版或第10版(ICD-9或ICD-10)的创伤严重程度评分法。

2. 通过大量有代表性的创伤病例数据作为"源数据库",为每一条创伤病种ICD编码计算相应的生存概率值(survival risk ratio,SRR)

3. 创伤病人的ICISS评分为各处创伤ICD编码所对应的SRRs的乘积。

4. ICISS的特点:

■ 创伤越严重,生存概率越低,则ICISS评分也越低。

■ 创伤越多,则ICISS评分越低,死亡风险也就越大。

■ ICISS的计算仅包含乘法,计算简单。

5. ICISS与ISS相比,具有以下优点:

■ ICISS取值为0与1之间的真正连续变量,而且包括了所有损伤,而ISS仅包括三处创伤。

■ ICD 编码几乎在所有医疗机构通用,ICISS方法简单、计算简便,而AIS常需要经过专门训练的人员来对每个患者进行编码,需要更多的时间和费用。

■ ICISS采用了每一处损伤的SRR,可以更好地解释每一处损伤对创伤结局的影响,比ISS有更强的预测能力。

■ 有研究证实,ICISS在预测住院日和住院费用等方面都要优于ISS。

## 七、 创伤质量管理

### (一)创伤信息收集

1. 创伤救治信息收集是质量管理的基础,院前以及急诊救治信息应当由专人按规范的表格进行填写(见附表),力求资料翔实、准确、及时。

2. 鼓励采用信息化系统收集信息,节省收集时间,减少人力消耗,提高信息收集准确率。

3. 除了院前和急诊填写信息外,创伤信息还应当包括尸检报告、手术记录、影像学报告、护理及ICU有关记录、住院病程记录、日常核查清单等。

4. 信息收集过程中可能遇到各种导致信息不完善或不可靠的因素(见表4-5-9)。质量管理人员应当对所有来源的数据进行核实与纠正,保证数据的完整、真实和可靠。

表4-5-9 信息来源与常见问题

| 数据来源 | 常见问题 |
| --- | --- |
| 尸检报告 | 未做或无法获取 |
| 手术报告 | 手术可能没有涉及所有的损伤 |
| 影像学报告 | 可能漏诊或误诊 |
| 护理或ICU记录 | 如果是手写,可能字迹不清 |
| 急诊科记录 | 信息可能还未经证实 |
| 院前记录 | 不完善、字迹模糊不清,只有"可能"的诊断,或没有诊断 |
| 电子设备的记录 | 可能包含了既往错误的或者过时的信息 |

### (二)质量管理组织架构

1. 创伤质量管理组织架构是创伤中心质量不断改进的基本保障,医院应当根据有关国家创伤中心建设的有关文件建立健全的质量管理组织,建立完整的质量监管、评价、持续改进机制。

2. 建议医院设立创伤质量管理委员会,负责监管与评估创伤中心的重大质量问题,协调各部门的关系,协助处理重大质量改进工作。

3. 创伤中心是质量改进的主体,应当建立质量管理制度,根据创伤中心等级评审规定和要求,常态化开展质量持续改进工作。

## (三) 质量管理人员工作职责

1. 创伤质量管理负责人:

■ 创伤中心主任是质量管理的核心,应当全面负责质量评估与改进。

■ 做好质量管理的关键在于创伤中心负责人及高年资医师应当精通重症创伤救治理论与规范,精通国家创伤中心建设有关标准与指南。

2. 专职质量管理人员:创伤中心应当有一定数量的专职质量管理人员,并做到分工明确、责任到人。

■ 必须经过严格规范的质量管理专项培训,熟知创伤评分规则和疾病分类方法。

■ 主要负责创伤资料和数据的收集、核实、评分与管理。

■ 负责创伤应急考核并组织创伤质量改进会议。

■ 提出质量改进建议并督查质量改进效果。

## (四) 创伤质量管理内容

1. 创伤质量管理基本要求:

■ 创伤质量改进工作必须落实到日常工作中,到期召开,坚持不懈,并详细记录。

■ 创伤质量改进的重点是死亡和发生并发症的病人以及特殊病例。

■ 创伤质量改进的方式是缺陷审查、自我检讨、根因分析并提出改进措施。

■ 创伤质量改进的内容包括救治流程、时间节点、规范执行、知识缺陷、技术缺陷、器械药品缺陷和制度管理缺陷。

■ 质量改进会议至少应当包括创伤中心层面质量改进会和多学科联合质量改进会。特殊情况可以召开院级和(或)区域内多家医院联合质量改进会。

2. 创伤中心层面质量改进会:

■ 由创伤中心主任主持,所有创伤团队成员必须参加,建议1～2周召开一次。

■ 以质量改进为目的,采取"无责"和保护隐私的方式进行讨论,探讨死亡或并发症是否不可避免？如何避免？有哪些具体措施进行改进？

■ 所有质量改进会议讨论的病例均应进行质量等级分层和质量改进分类（见表4-5-10），用于质量改进效果整体评估与趋势分析。

表4-5-10　病例质量等级分层和质量改进分类

| 质量等级分层 | | 质量改进分类 | |
|---|---|---|---|
| 层级1（Level 1） | 符合质量规范,符合预期结果 | 类别Ⅰ（Class Ⅰ） | 结果符合预期,没有改进空间 |
| 层级2（Level2） | 符合质量规范,结果出乎预期 | 类别Ⅱ（Class Ⅱ） | 结果符合预期,有改进空间 |
| 层级3（Level3） | 偏离质量规范与标准 | 类别Ⅲ（Class Ⅲ） | 结果出乎预期,有改进空间 |
| 层级4（Level4） | 不符合质量标准 | | |

3. 多学科层面联合质量改进会：

■ 涉及创伤救治的有关科室,如急诊科、放射科、输血科、手术室、麻醉科以及其他相关外科专科负责人均应参加。

■ 重点讨论严重多发伤病人多学科协同救治过程中的配合协助问题,以及救治流程的改进问题。

4. 涉及重大质量问题或有争议的问题,可以提请医院质量管理委员会评定,提倡以尸检报告为依据进行高标准的质量评估。

# 六、 常见问题与特别提示

1. 信息收集与核查制度不完善,只有简单的院前病例和急诊病例,无规范的填写表格,大多数数据未能收录,包括时间节点不明或不准确,重要检查未完成或检查结果缺失,评估不到位,诊断不全面等,均可能造成数据分析和后期严重程度评估无法准确完成。

2. 院前救治时间紧迫、情况紧急、人员缺少,所以常无法及时准确地完成评分,建议在救护车上备好常用评分表,需要时可以随手可得;使用信息化系统可以使评分更加快捷方便,而且可以同步到院内创伤团队的设备终端,能有效提高评分的完成率和合格率。

3. 缺乏专职质量管理人员或专职人员未经过严格系统的培训,对院内评分规则不熟悉,可能导致 AIS 创伤定级不准确,ISS 评分过高或过低,从而影响其价值。专职质量管理人员进行 AIS 创伤定级时常见错误和需要注意的问题如下。

- 重复计算损伤:如撕裂伤＋骨折,可能不是两个部位,而应当是开放性损伤。

- 遗漏损伤部位:多发伤病人很可能是双侧损伤,单侧和双侧定级结果不同。

- 过高定级:如广泛出血的病人 AIS 分值过高。

- 未考虑"共存"或"关联"的损伤:如脊柱损伤和脊髓损伤,肋骨骨折和肺挫伤,查看编码字典有助于正确评定。

- 未通过创伤方式了解更多信息:如连枷胸病人应查看肺挫伤;安全带征病人应查看内脏损伤和脊柱损伤;头皮出血或者意识障碍病人应查看脑损伤。

- 未注意病历文件中描述的术语可能与 AIS 术语不同:如病历记载某个损伤为严重,不能就此定为 AIS 4 分,而应当核实编码字典的定义,确定 AIS 分值。

- 未收集所有信息:即使 AIS 达 6 分的病人,仍然要仔细描述有关损伤,如撕裂伤或擦伤的面积、损伤部位、复杂程度、出血量和神经损害等。

- AIS 评分与治疗无关,不应由于施行了某项治疗和(或)操作而给予 AIS 高分值。

4. AIS 按身体的九大区域进行损伤定级,而 ISS 只选择六大区域中三个最高 AIS 分值计算评分,应当特别注意两种区域划分的不同,避免混淆。

5. 创伤质量改进的基础在于创伤数据翔实、完整、准确;在于创伤团队得到规范的整体培训,形成基本的共识。

6. 创伤质量改进的关键在于创伤团队核心人员应当精通创伤救治理论,掌握规范和标准,具有丰富的知识和教学经验。

7. 创伤质量改进的核心在于以死亡病例、并发症病例和特殊病例为对象,以差错核查为方式,以不断改进为目的,针对出现的问题,就团队人员的责任心、知识面和救治过程的系统问题展开讨论,提出改进措施。

8. 创伤质量改进的精髓不但在于对标标准、找出问题、提出改进、落实到位,形成质量改进的闭环管理,更在于坚持不懈地改进,而不是流于形式。

附表一　　　　　　创伤中心病人信息登记表（1）
（来源于美国南加州大学洛杉矶医学中心创伤中心）

记录日期：_____ 应急启动时间：_____ 病人到院时间：_____ 创伤团队组别：A/B/C/D/E；填表人：_____

组长姓名：_____ 到达时间：_____

创伤队员1_____ 到达时间：_____ 创伤队员2：_____ 到达时间：_____ 其他：_____

应急启动：符合标准：□是 □否 ； 提前启动：□是 □否 ； 是否取消 □是 □否

病人姓名：_____ 年龄：_____ 性别：□男 □女 体重：_____ kg 登记号_____

过敏史：_____ 既往病史/既往手术史：_____

平时用药：_____

受伤机制：

□ 机动车车祸 □ 摩托车车祸 □ 车撞人 □ 高处坠落 □ 被袭击 □ 刀刺伤 □ 倒在地上/不明原因 □ 砸伤 □ 其他

特殊描述_____

简要病史：_____

**初始评估**

气道： □正常 □不正常 _____

　　　 □气管插管(型号)： _____

　　　 □第一次血气时间： _____

呼吸： □正常 □不正常 _____

　　　 呼吸频率_____ 血氧饱和度：_____

　　　 □胸管： □ 右 □ 左 □ 两侧

循环： 心率_____ 血压_____ 体温：_____ C

　　　 □中心静脉置管 右/左_____ 位置_____

神经系统：GCS 评分_____ 眼_____ 语言_____ 动作_____

　　　 □双侧瞳孔等大等圆对光反射灵敏 □瞳孔（mm）：右_⟩_____ 左__⟩_____ .

　　　 运动评估： 四肢活动正常 □不正常：_____

　　　 感觉评估： 完全未损伤 □不正常：_____ □损伤平面：_____

疼痛评分_____
□ Faces
□ FLACC
□ N-PASS
□ Numeric

**二次评估**

头眼耳鼻喉： □正常 □异常：_____

颈部： □正常 □异常：_____

颈椎： □正常 □明确 □不能评估 □异常：_____

胸椎/腰椎 ： □正常 □明确 □不能评估 □异常：_____

胸部： □正常 □异常：_____

腹部： □正常 □异常：_____

骨盆： □正常 □异常：_____

泌尿系统： □正常 □异常：_____

四肢： □正常 □异常：_____

血管： □正常 □异常：_____

神经： □正常 □异常：_____

**伴发症状**

□不能获得病史　　　　　□没有并发症

□酗酒　　　　　　　　　□30 天内有心绞痛

□30 天内有腹水　　　　 □不规则出血

□30 天内接受化疗　　　 □慢性心衰

□脑血管意外后遗症　　　□糖尿病

□透析　　　　　　　　　□癌症远处转移

□器官捐赠　　　　　　　□食管静脉曲张

□高血压需要服药　　　　□感觉中枢受损

□6 个月内有心梗　　　　□肥胖

□呼吸系统疾病　　　　　□早产儿

□血管再生/外周血管疾　 □糖皮质激素使用

□其他：_____

**转归：** □出院 □外科观察室 □病房 □ICU □手术室

**评估/计划：** _____

**会诊请求时间** _____ 会诊完成日期：_____ 会诊完成时间：_____ 会诊医生签名：_____

□ 与组长讨论　　　　　　　　　　　　　　　　　　　组长签名：_____

# 创伤中心病人信息登记表（2）
（来源于美国南加州大学洛杉矶医学中心创伤中心）

**实验室检查：**

血红蛋白： 1：_____ 时间：_____ 2：_____ 时间：_____ 3：_____ 时间：_____

血气时间：_____ pH：_____ PCO₂：_____ PO₂：_____ HCO₃：_____

尿液分析：_____ 时间：_____

毒物检查：□酒精 □其他 _____ 时间：_____

GCS：_____ E：___ V：___ M：___ 体温：_____ C

**诊断学检查：**

□B 超#1：时间：_____ □阴性_____ □阳性（位置）：_____

□B 超#2：时间：_____ □阴性_____ □阳性（位置）：_____

□胸片：时间_____ □正常_____ □异常_____

□骨盆片：时间_____ □正常_____ □异常_____

□心电图：时间_____ □正常_____ □异常_____

□腹腔穿刺：时间_____ □正常_____ □异常_____

**放射学结果：**

□ 头颅 CT：时间：_____ □正常 □异常：_____
　　□ 结果：_____

□ 颈椎 CT：时间：_____ □正常 □异常：_____
　　□ 结果：_____

□ 面部 CT：时间：_____ □正常 □异常：_____
　　□结果：_____

□ 胸部 CT：时间：_____ □正常 □异常：_____
　　□结果：_____

□ 腹部/骨盆 CT：时间：_____ □正常 □异常：_____
　　□结果：_____
　　_____

□ CT 血管造影：时间：_____ □正常 □异常：_____
　　□结果：_____

□ 其他： 时间：_____ □正常 □异常：_____
　　□结果：_____

**会诊者名字：**_____ 会诊医生签名：_____

会诊完成日期：_____ 会诊完成时间：_____

□ 与组长讨论过 　　组长签名：_____

**转运生命体征：**

记录者：_____ 签名 _____

工号：_____ 职位_____

日期：_____ 时间：_____ HR：_____ BP：_____ Sat O₂：_____

日期：_____ 时间：_____ HR：_____ BP：_____ Sat O₂：_____

日期：_____ 时间：_____ HR：_____ BP：_____ Sat O₂：_____

日期：_____ 时间：_____ HR：_____ BP：_____ Sat O₂：_____

日期：_____ 时间：_____ HR：_____ BP：_____ Sat O₂：_____

日期：_____ 时间：_____ HR：_____ BP：_____ Sat O₂：_____

日期：_____ 时间：_____ HR：_____ BP：_____ Sat O₂：_____

日期：_____ 时间：_____ HR：_____ BP：_____ Sat O₂：_____

日期：_____ 时间：_____ HR：_____ BP：_____ Sat O₂：_____

**检验结果：**

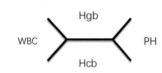

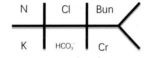

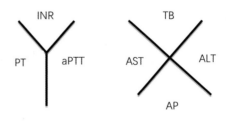

## 附表三　　　　创伤中心病人信息登记表（3）
（来源于美国南加州大学洛杉矶医学中心创伤中心）

### 三次评估

疼痛评分＿＿＿＿＿＿
- ☐ Faces
- ☐ FLACC
- ☐ N-PASS
- ☐ Numeric

GCS : ＿＿＿＿＿＿＿＿　　　　E: ＿＿＿ V: ＿＿＿ M: ＿＿＿

T: ＿＿＿＿＿＿HR: ＿＿＿＿＿＿＿BP: ＿＿＿＿＿＿＿RR: ＿＿＿＿＿＿Sat O₂: ＿＿＿＿FiO₂ ＿＿＿＿＿

头眼耳鼻喉：☐正常　☐异常：＿＿＿＿＿＿＿＿＿＿＿＿＿＿＿　　泌尿系统：　☐正常 ☐异常：＿＿＿＿＿＿＿＿＿＿＿＿

颈部：　　　☐正常　☐异常：＿＿＿＿＿＿＿＿＿＿＿＿＿　　　　肛门：　　　☐正常 ☐异常：＿＿＿＿＿＿＿＿＿＿＿＿

颈椎：　　　☐正常　☐明确 ☐不能评估 ☐异常：＿＿＿＿＿＿　　血管：　　　☐正常 ☐异常：＿＿＿＿＿＿＿＿＿＿＿＿

胸椎/腰椎 : ☐正常　☐明确 ☐不能评估 ☐异常：＿＿＿＿＿＿　神经：　　　☐正常 ☐异常：＿＿＿＿＿＿＿＿＿＿＿＿

胸部：　　　☐正常　☐异常：＿＿＿＿＿＿＿＿＿＿＿＿＿　　　　骨盆：　　　☐正常 ☐异常：＿＿＿＿＿＿＿＿＿＿＿＿

上肢：　　　☐正常　☐异常：＿＿＿＿＿＿＿＿＿＿＿＿＿　　　　腹部：　　　☐正常 ☐异常：＿＿＿＿＿＿＿＿＿＿＿＿

下肢：　　　☐正常　☐异常：＿＿＿＿＿＿＿＿＿＿＿＿＿

### 专科会诊：

| | 姓名 | 工号 | 请会诊日期 | 请会诊时间 | 签名 |
|---|---|---|---|---|---|
| ☐骨科 | | | | | |
| ☐神经外科 | | | | | |
| ☐耳鼻喉 | | | | | |
| ☐脸部下颌 | | | | | |
| ☐整形科 | | | | | |
| ☐眼科 | | | | | |
| ☐其他 | | | | | |

### 损伤小结与计划

＿＿＿＿＿＿＿＿＿＿＿＿＿＿＿＿＿＿＿＿＿＿＿＿＿＿＿＿＿＿＿＿＿＿＿＿＿＿＿＿＿＿＿＿＿＿＿＿＿＿＿＿＿＿

＿＿＿＿＿＿＿＿＿＿＿＿＿＿＿＿＿＿＿＿＿＿＿＿＿＿＿＿＿＿＿＿＿＿＿＿＿＿＿＿＿＿＿＿＿＿＿＿＿＿＿＿＿＿

＿＿＿＿＿＿＿＿＿＿＿＿＿＿＿＿＿＿＿＿＿＿＿＿＿＿＿＿＿＿＿＿＿＿＿＿＿＿＿＿＿＿＿＿＿＿＿＿＿＿＿＿＿＿

＿＿＿＿＿＿＿＿＿＿＿＿＿＿＿＿＿＿＿＿＿＿＿＿＿＿＿＿＿＿＿＿＿＿＿＿＿＿＿＿＿＿＿＿＿＿＿＿＿＿＿＿＿＿

＿＿＿＿＿＿＿＿＿＿＿＿＿＿＿＿＿＿＿＿＿＿＿＿＿＿＿＿＿＿＿＿＿＿＿＿＿＿＿＿＿＿＿＿＿＿＿＿＿＿＿＿＿＿

＿＿＿＿＿＿＿＿＿＿＿＿＿＿＿＿＿＿＿＿＿＿＿＿＿＿＿＿＿＿＿＿＿＿＿＿＿＿＿＿＿＿＿＿＿＿＿＿＿＿＿＿＿＿

＿＿＿＿＿＿＿＿＿＿＿＿＿＿＿＿＿＿＿＿＿＿＿＿＿＿＿＿＿＿＿＿＿＿＿＿＿＿＿＿＿＿＿＿＿＿＿＿＿＿＿＿＿＿

＿＿＿＿＿＿＿＿＿＿＿＿＿＿＿＿＿＿＿＿＿＿＿＿＿＿＿＿＿＿＿＿＿＿＿＿＿＿＿＿＿＿＿＿＿＿＿＿＿＿＿＿＿＿

**会诊医生名字:** ＿＿＿＿＿＿＿＿＿＿＿＿＿＿＿　会诊医生签名: ＿＿＿＿＿＿＿＿＿＿＿＿＿＿＿

会诊完成日期: ＿＿＿＿＿＿＿＿＿＿＿＿＿　会诊完成时间: ＿＿＿＿＿＿＿＿＿＿＿＿＿

☐ **与组长讨论过**　　　　　　　组长签名: ＿＿＿＿＿＿＿＿＿＿＿＿＿＿＿

LSST
重症创伤生命支持